全国中医药行业高等职业教育"十四五"规划教材

全国高等医药职业院校规划教材（第六版）

预防医学

（第三版）

（供中医学、临床医学、针灸推拿、中医骨伤、
护理、公共卫生管理等专业用）

主　编　杨柳清　唐亚丽

全国百佳图书出版单位
中国中医药出版社
·北 京·

图书在版编目（CIP）数据

预防医学 / 杨柳清，唐亚丽主编 . -- 3 版 . -- 北京：
中国中医药出版社，2024.12. --（全国中医药行业高等
职业教育"十四五"规划教材）.
ISBN 978-7-5132-9136-1

Ⅰ . R1

中国国家版本馆 CIP 数据核字第 2024HM1095 号

融合教材服务说明

全国中医药行业职业教育"十四五"规划教材为新形态融合教材，各教材配套数字教材和相关数字化
教学资源（PPT 课件、视频、复习思考题答案等）仅在全国中医药行业教育云平台"医开讲"发布。

资源访问说明

到"医开讲"网站（jh.e-lesson.cn）或扫描教材内任意二维码注册登录后，输入封底"激活码"进行
账号绑定后即可访问相关数字化资源（注意：激活码只可绑定一个账号，为避免不必要的损失，请您
刮开序列号立即进行账号绑定激活）。

联系我们

如您在使用数字资源的过程中遇到问题，请扫描右侧二维码联系我们。

中国中医药出版社出版

北京经济技术开发区科创十三街 31 号院二区 8 号楼

邮政编码　100176

传真　010-64405721

唐山市润丰印务有限公司印刷

各地新华书店经销

开本 850×1168　1/16　印张 19.25　字数 514 千字

2024 年 12 月第 3 版　2024 年 12 月第 1 次印刷

书号　ISBN 978 - 7 - 5132 - 9136 - 1

定价　85.00 元

网址　www.cptcm.com

服 务 热 线　010-64405510

购 书 热 线　010-89535836

维 权 打 假　010-64405753

微信服务号　zgzyycbs

微商城网址　https://kdt.im/LIdUGr

官 方 微 博　http://e.weibo.com/cptcm

天猫旗舰店网址　https://zgzyycbs.tmall.com

如有印装质量问题请与本社出版部联系（010-64405510）

全国中医药行业高等职业教育"十四五"规划教材
全国高等医药职业院校规划教材（第六版）

《预防医学》编委会

全国中医药行业高等职业教育"十四五"规划教材
全国高等医药职业院校规划教材（第六版）

《预防医学》
融合出版数字化资源编创委员会

主　编

杨柳清（重庆三峡医药高等专科学校）　　唐亚丽（广东江门中医药职业学院）

副主编

赵秀荣（承德医学院）　　　　　　　　　张寒冰（山西卫生健康职业学院）

贺箫楠（河南推拿职业学院）　　　　　　赵铁牛（天津中医药大学）

许坚锋（广东江门中医药职业学院）　　　丁　可（南阳医学高等专科学校）

编　委（以姓氏笔画为序）

王永红（邢台医学高等专科学校）　　　　区美玲（广东省江门市疾病预防控制中心）

刘　芹（云南中医药大学）　　　　　　　刘　利（四川中医药高等专科学校）

李佳蔓（重庆三峡医药高等专科学校）　　杨　艳（保山中医药高等专科学校）

杨璧榕（保山中医药高等专科学校）　　　张　华（济南护理职业学院）

赵　悠（昆明卫生职业学院）　　　　　　赵明明（重庆三峡医药高等专科学校）

胥　可（四川中医药高等专科学校）　　　袁淑怡（渭南职业技术学院）

倪成玉（湖北中医药高等专科学校）　　　徐晓萌（济南护理职业学院）

黄仲庆（漳州卫生职业学院）　　　　　　蒋建平（湖南中医药高等专科学校）

学术秘书

区美玲（广东省江门市疾病预防控制中心）

前　言

"全国中医药行业高等职业教育'十四五'规划教材"是为贯彻党的二十大精神和习近平总书记关于职业教育工作和教材工作的重要指示批示精神，落实《中医药发展战略规划纲要（2016—2030年）》等文件精神，在国家中医药管理局领导和全国中医药职业教育教学指导委员会指导下统一规划建设的，旨在提升中医药职业教育对全民健康和地方经济的贡献度，提高职业技术院校学生的实践操作能力，实现职业教育与产业需求、岗位胜任能力严密对接，突出新时代中医药职业教育的特色。鉴于由中医药行业主管部门主持编写的"全国高等医药职业院校规划教材"（三版以前称"统编教材"）在2006年后已陆续出版第三版、第四版、第五版，故本套"十四五"行业规划教材为第六版。

中国中医药出版社是全国中医药行业规划教材唯一出版基地，为国家中医、中西医结合执业（助理）医师资格考试大纲和细则、实践技能指导用书，全国中医药专业技术资格考试大纲和细则唯一授权出版单位，与国家中医药管理局中医师资格认证中心建立了良好的战略伙伴关系。

本套教材由50余所开展中医药高等职业教育的院校及相关医院、医药企业等单位，按照教育部公布的《高等职业学校专业教学标准》内容，并结合全国中医药行业高等职业教育"十三五"规划教材建设实际联合组织编写。本套教材供中医学、中药学、针灸推拿、中医骨伤、中医康复技术、中医养生保健、护理、康复治疗技术8个专业使用。

本套教材具有以下特点：

1. 坚持立德树人，融入课程思政内容和党的二十大精神。把立德树人贯穿教材建设全过程、各方面，体现课程思政建设新要求，发挥中医药文化的育人优势，推进课程思政与中医药人文的融合，大力培育和践行社会主义核心价值观，健全德技并修、工学结合的育人机制，努力培养德智体美劳全面发展的社会主义建设者和接班人。

2. 加强教材编写顶层设计，科学构建教材的主体框架，打造职业行动能力导向明确的金教材。教材编写落实"三个面向"，始终围绕中医药职业教育技术技能型、应用型中医药人才培养目标，以学生为中心，以岗位胜任力、产业需求为导向，内容设计符合职业院校学生认知特点和职业教育教学实际，体现了先进的职业教育理念，贴近学生、贴近岗位、贴近社会，注重科学性、先进性、针对性、适用性、实用性。

3. 突出理论与实践相结合，强调动手能力、实践能力的培养。鼓励专业课程教材融入中医药特色产业发展的新技术、新工艺、新规范、新标准，满足学生适应项目学习、案例学习、模块化学习等不同学习方式的要求，注重以典型工作任务、案例等为载体组织教学单元，有效地激发学生的学习兴趣和创新潜能。同时，编写队伍积极吸纳了职业教育"双师型"教师。

4. 强调质量意识，打造精品示范教材。将质量意识、精品意识贯穿教材编写全过程。教材围绕"十三五"行业规划教材评价调查报告中指出的问题，以问题为导向，有针对性地对上一版教材内容进行修订完善，力求打造适应中医药职业教育人才培养需求的精品示范教材。

5. 加强教材数字化建设。适应新形态教材建设需求，打造精品融合教材，探索新型数字教材。将新技术融入教材建设，丰富数字化教学资源，满足中医药职业教育教学需求。

6. 与考试接轨。编写内容科学、规范，突出职业教育技术技能人才培养目标，与执业助理医师、药师、护士等执业资格考试大纲一致，与考试接轨，提高学生的执业考试通过率。

本套教材的建设，得到国家中医药管理局领导的指导与大力支持，凝聚了全国中医药行业职业教育工作者的集体智慧，体现了全国中医药行业齐心协力、求真务实的工作作风，代表了全国中医药行业为"十四五"期间中医药事业发展和人才培养所做的共同努力，谨此向有关单位和个人致以衷心的感谢。希望本套教材的出版，能够对全国中医药行业职业教育教学发展和中医药人才培养产生积极的推动作用。需要说明的是，尽管所有组织者与编写者竭尽心智，精益求精，本套教材仍有一定的提升空间，敬请各教学单位、教学人员及广大学生多提宝贵意见和建议，以便修订时进一步提高。

国家中医药管理局教材办公室

全国中医药职业教育教学指导委员会

2024 年 12 月

编写说明

本教材是在《中医药健康服务业发展规划（2015—2020 年）》和《中医药发展战略规划纲要（2016—2030 年）》文件指导下，为贯彻落实《关于加快发展中医药现代职业教育的意见》和《中医药现代职业教育体系建设规划（2015—2020 年）》文件精神，由全国中医药职业教育教学指导委员会、国家中医药管理局教材办公室统一规划，中国中医药出版社具体组织，为提升中医药职业教育对全民健康和地方经济的贡献度，提升高等职业技术院校学生的实际操作能力，实现高等职业教育与产业需求、岗位胜任能力严密对接而编写的。

本教材以"推进健康中国建设，把保障人民健康放在优先发展的战略位置"为总基调，以预防医学思想为核心，以岗位工作任务为引导，以培养岗位职业能力与提升职业素养为目标，结合执业准入标准，体现以人的健康为中心进行整体设计。

本教材适合高职高专中医学、临床医学、针灸推拿、中医骨伤、护理及公共卫生管理等专业用。全书共分为四个模块：模块一为社区公共卫生，包含绪论、环境卫生与健康、职业因素与健康、食物与健康，共 4 个项目；模块二为临床与社区疾病预防控制，包含健康管理与临床预防服务、健康相关行为干预、社区慢性非传染性疾病的预防与控制、社区传染病及突发公共卫生事件应急策略，共 4 个项目；模块三为社区人群健康研究方法，包含卫生统计学方法和流行病学方法，共 2 个项目；模块四为实训指导，旨在为配合学生学习，强化学生实践能力。

本教材是在第二版基础上，对部分内容修订优化。一方面在纸质教材中对各项目任务的内容进行替换、补充、更新，强化课程思政内容进教材、进课堂；另一方面增加了考纲考点、教学视频、试题库等丰富的数字化资源。

本教材项目一由杨柳清编写；项目二由蒋建平编写；项目三由黄仲庆编写；项目四由杨艳（任务一、任务二）、贺箫楠（任务三、任务四）编写；项目五由刘利编写；项目六由唐亚丽编写；项目七由李佳蔓编写；项目八由张寒冰编写；项目九由赵明明（任务一）、赵铁牛（任务二、任务三）编写；项目十由赵秀荣（任务一、任务二）、张华（任务三、任务四、任务五）编写。数字化教材增加了许坚锋、徐晓萌、丁可、倪成玉、胥可、杨壁榕、赵悠、刘芹、区美玲共 9 位编委，他们与纸质教材编委会成员一同完成了相关编写工作，而且完成了 2 个视频及试题命题等工作。

本教材注重突出四个特色：

1. 突出职业教育，序化教材内容　以项目引领、任务布局内容。根据学生培养目标，结合执业准入标准要求，将预防医学的学科知识进行序化重构，使教材内容适应预防医学课程在高职高专层次"适用""够用""精练"的特点。

2. 强化实践技能，创新实训项目　教材中的实训任务与基层医疗卫生机构公共卫生职责紧密结合。本次修订时对 11 个实训任务再次优化，突出实训内容与岗位需求相对接，培养动手能力与临床思维，促进开展公共卫生服务基本能力的提升。其中公共卫生现场处置、个人防护用品穿脱、健康行为宣传板报设计、自然环境实地考察等社区卫生服务实训任务是书中突出的实训特色。

3. 设计多个板块，引导自主学习　设计了"知识链接""内容小结""复习思考"，这些板块可以帮助学生在课堂学习的基础上进行自主学习、自我评价。

4. 突出产教融合，指导教学改革　编写内容充分展现职业技术教育的特色、理念，将行动导向教学贯穿其中，通过情景案例讨论、公共卫生实践、现场考察调研等实现"做中学、学中做"，提高学生的岗位适应能力。

由于编者水平有限，编写中存在一些不足，敬请老师与同学们在使用中提出建议，以便再版时修订提高。

《预防医学》编委会

2024 年 9 月

目 录

模块一　社区公共卫生

项目一　绪　论

【学习目标】

1. 掌握预防医学的定义、研究对象、主要内容与特点。

2. 熟悉健康的决定因素。

3. 了解预防医学的目标、学习的意义。

随着社会的快速发展、医学科学进步与医学模式的变革，以促进人的健康为最终目标的医学服务面临着工作重点的转移：服务对象由以患者为中心转变为全社会所有人群；服务内容从治疗扩大到预防、保健、康复；服务范围从医院内扩大到医院外。推进健康中国建设，要把保障人民健康放在优先发展的战略位置。医疗卫生工作更加强调以预防为主，治疗和预防相结合。预防医学的地位被提到了前所未有的战略高度。

案例 1-1

慢性病已成为国人主要的健康危险因素

随着我国经济社会快速发展、人口老龄化程度不断加深、饮食结构发生变化，慢性病由于其发病率、死亡率高，知晓率、控制率低和疾病经济负担重等特点，已成为威胁我国人民群众生命健康的重要公共卫生问题。

《全国第六次卫生服务统计调查专题报告》显示，心脑血管疾病、糖尿病和癌症等重大慢性病占我国疾病经济负担超 90%，我国 55～64 岁人群慢性病患病率达 48.4%，65 岁及以上老年人发病率达 62.3%。

随着慢性病患者的基数不断扩大，我国慢性病死亡比例也有所增加。《中国居民营养与慢性病状况报告》（2020 年）显示，2019 年我国因慢性病导致的死亡人数占总死亡人数的 88.5%，其中心脑血管病、癌症、慢性呼吸系统疾病死亡比例为 80.7%。慢性病已成为我国主要的健康危险因素，由此造成的疾病与经济负担越来越重。

问题：

1. 查阅资料，初步分析国内人群的健康状况及其对生存质量的影响。

2. 为什么医疗卫生工作的服务理念与范畴要发生转变？

任务一 预防医学的概述

一、预防医学的定义、主要内容和主要特点

（一）预防医学的定义

预防医学（preventive medicine）是从预防的观点出发，综合应用生物医学、环境医学和社会医学的理论，以群体与个体相结合、宏观与微观相结合的研究方法，研究疾病的发生与分布规律，分析主要致病因素对健康的影响，制定防治对策，实施公共卫生措施，进而预防疾病、改善环境、维护和增进健康的医学科学。

预防医学是从医学中分化出来的独立学科，涵盖了多个研究领域，形成了多个分支，如流行病学、卫生统计学、卫生经济学、健康教育学、卫生管理学、社会医学、传染病学、寄生虫学、媒介生物学、营养学、毒理学、消毒学、环境医学、职业病学、地方病学、卫生检验学、食品卫生学、环境卫生学、劳动卫生学、放射卫生学、卫生工程学、少儿卫生学、妇幼卫生学等。

预防医学的研究对象是全社会所有人群，包括患者、亚健康及健康人群和构成人群的个体。

（二）预防医学的主要内容

1. 影响健康的因素 应用流行病学与医学统计学方法，研究疾病与健康危险因素的关系，进行健康危险影响因素评价、健康状况评价、生命质量评价。

2. 疾病控制 采取公共卫生措施，营造良好的自然与社会环境，控制与消除危险因素对健康的影响，防治传染病、慢性非传染性疾病及其他疾病的发生。

3. 健康促进 以社区为单位，动员全社会、多部门协作参与，积极开展三级预防，加强个人、家庭自我保健，促进慢性患者康复，落实健康教育行动计划，提高人群健康水平。

4. 应对突发公共卫生事件 建立完善的突发公共卫生事件防控体系，加强监测防控、制定应急预案，增强全社会防范意识与应对能力。

上述内容涵盖了以下理论与方法：①预防保健策略与措施。②现代健康观、三级预防等基本理念。③环境对健康的影响。④社区卫生服务。⑤突发公共卫生事件的应急处理与预防。⑥健康人群的流行病学与统计学研究方法。

（三）预防医学的主要特点

1. 服务对象包括个体和群体。

2. 主要着眼于健康人群和无症状患者。

3. 研究重点为人群 – 健康 – 环境。

4. 采取积极预防措施及提高人群健康效益的对策。

5. 宏观与微观研究相结合的研究方法。

知识链接

公共卫生与预防医学

1920 年，美国公共卫生领袖人物、耶鲁大学查尔斯·温斯洛提出："公共卫生是通过有组织的社区努力来预防疾病、延长寿命和促进健康的科学和艺术。"此定义在 1952 年被世界卫生组织（world health organization，WHO）采纳，并沿用至今。

在经过严重急性呼吸综合征（sever acute respiratory syndrome，SARS）危机之后，我国加大了公共卫生体系建设和完善，时任国务院副总理兼卫生部部长吴仪强调："公共卫生就是组织社会共同努力，改善环境卫生条件，预防控制传染病和其他疾病流行，培养良好卫生习惯和文明生活方式，提供医疗服务，达到预防疾病、促进人民身体健康的目的。"

预防医学是医学的分支，是一门专业的医学学科，公共卫生是在预防医学学科基础上的社会实践。没有预防医学的理论指导，公共卫生就成了无源之水；而没有公共卫生实践，预防医学则成为"空中楼阁"。

二、预防医学的发展历程

预防医学的发展有漫长的过程。在医学发展的最初阶段，人类为求生存，在不断适应环境及与自然界各种危害因素作斗争的过程中，取得了治病的经验，总结了防病、养生之道，逐步形成以个体为对象的医学。随着医学的发展，预防医学逐渐分离出来成为独立与完整的一门学科。归纳预防医学的产生与发展历史，主要经历了三个阶段。

（一）个体预防阶段

古今中外的文化史对预防疾病的思想很早就有表述。我国第一部古典医著《黄帝内经》记载："圣人不治已病治未病，不治已乱治未乱。夫病已成而后药之，乱已成而后治之，譬如临渴穿井，斗而铸锥，不亦晚乎。"唐代医学家孙思邈在《备急千金要方》中提出："上医治未病之病，中医治欲病之病，下医治已病之病。"

西方在前403—前221年也有预防于未病之前才是良医的观点表述。希腊的希波克拉底（Hippocrates，前460—前370年）在关于环境与疾病的论著《空气、水、地区和流行》中，通过对破伤风、流行性腮腺炎和产后败血症的观察，阐述了疾病和环境之间的关系，提出了疾病预防思想。创立免疫接种者路易斯·巴斯德（1822—1895年）讨论他对预防的认识时，曾对他的学生说："与疾病作斗争，我从没想要找出一个治疗方法，而是在找预防手段。"可见，科学家对当时处于萌芽阶段的预防科学就具有执着的研究与重视。随着17世纪工业革命的到来，显微镜及基础医学知识和技能的创始，推动了临床医学的发展，同时人们开始利用解剖学、生理学、微生物学及病理学等知识研究人类与环境的关系，认识到生物性致病因素与疾病的发生关系，探索出包括隔离患者、处理饮水等预防传染病的方法。这个以个体为对象进行疾病预防的学科产生后，西方称之为卫生学（Hygiene），取自希腊神话中负责健康的女神海吉亚（Hygeia）之名，相当于我国"养生""摄生"之词。

（二）群体预防阶段

19世纪末到20世纪初，借助迅猛发展的生物医学（传染病学、寄生虫学、流行病学）理论，人们在与生物源性疾病作斗争的实践中，认识到仅从个体预防疾病的效益不高，必须以人群为对象，使病因、宿主和环境之间保持平衡关系，从而提出了对传染病要改善环境、控制病因、保护宿主进行预防的科学思想，其方法包括免疫接种、隔离检疫、消灭病媒动物、处理垃圾粪便、保障食物及用水的安全等公共卫生措施，这些有效的措施使人们在战胜天花、霍乱、鼠疫等烈性传染病的过程中取得了可喜的成绩，因此，个体摄生防病扩大为群体预防，个人卫生扩大为公共卫生，医学史上称之为第一次卫生革命，其特点是以传染病、寄生虫病为主要预防对象，通过控制传染源、预防接种、改善环境等措施，以控制传染病的流行。

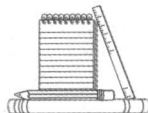

（三）全球（人类）预防阶段

20世纪中期，随着工业化社会的到来、城市化进程的加快，人群疾病谱、死亡谱发生明显的变化。心脏病、脑血管病、恶性肿瘤、职业病、意外伤亡发生呈上升趋势并成为主要死因。这些疾病及其他许多疾病的发生都与心理活动、行为生活方式（行为习惯、饮食等）及生存环境（社会环境为主）等因素有关，所以对于疾病的防治单纯用生物医学的手段是很有限的，需要增加心理疏导和行为矫正等措施，动用社会的各种力量，才能达到有效防治。由此，传统的生物医学模式转变成了"生物－心理－社会"医学模式，疾病预防从生物预防开始转向社会预防，预防重点也从传染病转移为传染病与慢性病并重，这就是第二次公共卫生革命。第二次公共卫生革命就是通过健康教育、自我保健等措施控制心脏病、脑血管病及恶性肿瘤等因生活方式引起的疾病。

由于世界各国、各地区工业发展不平衡，导致贫富水平悬殊。在一些经济水平低、发展速度缓慢的贫穷国家，传染病不能得到有效控制，使传染病在全球范围内不能得到永久性控制或消除。世界卫生组织（WHO）于1948年成立，其目标是使所有的人都尽可能地达到最高的健康水平。WHO主要致力于实现国际间的卫生合作与交流，在医学目标引入了"不仅是治疗和预防疾病，还有保护健康和促进健康的功能"的新概念，使医学进入以全人类为对象的预防时代，即人类预防。

三、健康及健康决定因素

健康观是建立在一定医学模式的基础上，是人们对健康与疾病的本质认识。

（一）现代健康观

1948年，WHO提出了著名的健康三维概念："健康不仅是没有疾病或不虚弱，而是身体的、心理的和社会的完美状态。"这一观念得到人们的普遍认可，其特点：①指向健康而不是指向疾病，扩大了内涵。②涉及人类生命的生物、心理和社会三个基本层面，突破了医学的界限。③健康不仅是个体健康，还包含群体健康（社会健康）。④生物、心理和社会三个基本层面形成了健康的三维立体概念，即三维健康观。

1989年，WHO深化了健康的概念，健康包括躯体健康、心理健康、社会适应良好和道德健康。其中，道德健康是指能够按照社会规范的细则和要求来支配自己的行为，能为人们的幸福作贡献，表现为思想高尚、有理想、有道德、守纪律。

新的健康观的核心思想是"人人为健康，健康为人人"。任何集体的、个人的对自然生态环境的破坏和污染及不道德、不讲卫生的行为，不但危害自己的身心健康，而且也危及他人的健康。"机体－心理－社会－自然－生态－健康"是一种整体观，也是一种社会协调发展型的健康观。

知识链接

健康的判定

WHO提出了健康的10条标志：①精力充沛，能从容不迫地应付日常生活和工作。②处事乐观，态度积极，乐于承担任务而不挑剔。③善于休息，睡眠良好。④应变能力强，能适应各种环境的变化。⑤对一般感冒和传染病有抵抗力。⑥体重适当，体态匀称，头、臂、臀比例协调。⑦眼睛明亮，反应敏锐，眼睑不发炎。⑧牙齿清洁，无缺损，无疼痛，牙龈颜色正常，无出血。⑨头发光洁，无头屑。⑩肌肉、皮肤富弹性，

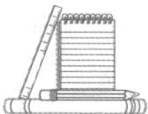

走路轻松。其中①、②、④的界定都是不确定的，受主观、客观、自然和社会等条件的影响。

WHO提出身心健康8大标准，即"五快、三良好"，食得快、便得快、睡得快、说得快、走得快，良好的个性、良好的处世能力、良好的人际关系。

（二）健康决定因素

健康决定因素（determinates of health）是指决定个体和人群健康状况的因素，主要有个体因素、卫生服务、物质环境及社会环境四个方面。

1. 个体因素 如人类的生物学特征和遗传因素、婴幼儿期的发育状态、个人的卫生习惯、个人维护健康的能力和技能。

2. 卫生服务 健全的卫生服务机构、完备和有质量保证的服务网络、公平合理的卫生资源分配及卫生服务的可及性等对人群健康有重要的促进作用。

3. 物质环境 包括物理因素（光、热、辐射等）、化学因素（有毒有害的气体、蒸气、雾、烟尘、粉尘，有毒的金属、非金属）及生物因素（细菌、病毒、寄生虫等）。

4. 社会环境 个人收入、社会地位、文化背景、教育、就业、工作条件等。

任务二 三级预防策略

一、疾病自然史

疾病的自然史是指在没有人为干预的情况下，疾病从发生、发展到结局的整个过程。不同疾病的自然史差异很大，了解疾病的自然病史，对早期诊断和预防、判断治疗效果等都有重要意义。

疾病的自然史包括四个时期：①病理发生期，致病因子侵入机体，开始在细胞或分子水平上发生病理改变。②症状发生前期，生物病因不断繁殖和非生物病因不断累积的过程，处于尚无症状的潜伏期或潜隐期，此期可以用灵敏度高的筛检试验早期发现疾病。③临床出现期，致病因子突破机体屏障，生理功能失去代偿，而表现各种临床症状和体征，此期疾病尚可逆转。④发病后期，疾病导致后遗症或引起死亡。

二、三级预防

三级预防是针对疾病自然史的全过程而采取的积极预防措施，包括在病理发生期采取的第一级预防措施，症状发生前期采取的第二级预防措施，临床出现期及发病后期采取的第三级预防措施。疾病自然史与三级预防措施见表1-1。

表1-1 疾病自然史与三级预防措施

疾病自然史	病理发生期	症状发生前期	临床出现期	发病后期
三级预防	一级	二级	三级	
具体措施	健康促进 特殊防护	早发现 早诊断 早治疗	一切治疗与康复手段	
目标	降低发病率	降低死亡率	尽量减少伤残，降低病死率 提高生存率，改善生存质量	

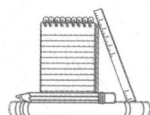

1. 第一级预防（primary prevention） 又称病因预防。第一级预防是采取健康促进及特殊的保护措施，以减少和控制疾病的发生。如通过制定卫生法、改善环境卫生、健康教育、改变不良行为方式和生活习惯、创造良好的劳动和生活居住环境、保护环境、清洁饮水、污染物无害化处理、控制人口过度增长等措施控制健康危险因素；特殊防护措施，如免疫接种、消毒杀菌灭虫、监测高危险性环境（工业毒物等）和高危险性人群（免疫缺陷者等）。

2. 第二级预防（secondary prevention） 又称临床前期预防。第二级预防主要通过病例发现、年度体检或周期性健康检查、社区筛检而达到早期发现、早期诊断和及时治疗疾病的目的。如定期做胸部 X 线检查以早期发现肺癌、肺结核或矽肺病，妇女定期体检以早期发现乳腺癌或宫颈癌，在肝癌高发区做甲胎蛋白测定以早期发现肝癌等。早期发现疾病后，立即制定合理有效的治疗方案，控制疾病的发展，从而促进身体尽早痊愈。

3. 第三级预防（tertiary prevention） 又称临床预防。第三级预防通过采取积极、有效的措施，防止疾病进一步恶化或发生严重的并发症或后遗症，尽可能地保护和恢复机体的功能。其包括防止病残和康复工作。防止病残是为了使患者不致丧失劳动能力，即力求病而不残、残而不废，保留人的社会价值；康复工作是对身体和心理残疾者，以及老年人采取措施，使他们能够在身体、心理、社会或职业上成为有用的人。康复分为身体上的（功能性）康复、调整性康复和心理康复。做好第三级预防，开展康复医学服务，充分发挥社区康复保健功能，可以有效减轻临床治疗压力，促进病残者恢复健康，提高其生命的质量。

三、高危人群策略与全人群策略

（一）高危人群策略

高危人群策略是以临床思维为导向而实现的第一级预防的策略，是对未来发病率高的部分个体，针对致病危险因素采取有针对性的措施，降低危险暴露水平及未来发病的风险。

优点：①高危个体对于解决健康问题的干预措施的依从性较好，且不会对其他风险较低的个体造成干扰。②对高危个体实施干预，收益高。③节约医疗资源。

（二）全人群策略

全人群策略是以公共卫生思维为导向而实现的第一级预防的策略。全人群策略不需要确定哪些个体未来发生疾病的风险高，哪些风险低，而是通过消除有害暴露，尤其是哪些个体难以觉察或控制的环境暴露，或针对人群中有害暴露的决定因素采取措施，降低全人群有害暴露的水平，进而降低人群总的疾病负担。

全人群策略需要借助一些政策、法律、经济、环境等手段，从根本上去除妨碍个体采取健康行为的障碍，或控制来自各方不利的压力，努力推动整个人群行为规范的改变，创造一个能促进个体采纳健康行为、有利于健康的环境。这种结构性的、根本性的方法旨在改变个体行为发生的背景环境，而不是行为本身。采取全人群策略可以使大多数人受益。

作为实现第一级预防的重要策略，高危人群策略与全人群策略在疾病预防中互相补充、相辅相成。高危人群策略关注的主要是病因链近端的环节，针对性强，效果明确，易被理解和接受，可操作性强，针对近期的疾病负担可解燃眉之急。而全人群策略主要关注的是病因链远端的环节，涉及的因素通常是很多疾病共同的根本原因，覆盖的人群面广，干预措施更具根本性且往往成本低廉，是实现持久的全人群健康的必经之路。

任务三　社区及国家基本公共卫生服务

一、社区的概述

（一）社区的定义

最早关于社区的概念是德国学者汤尼斯于1881年提出的，他认为社区是以家庭为基础的历史共同体，是血缘和地缘共同体的结合。我国著名社会学家费孝通给社区定义：社区是由若干社会群体（家庭、氏族）或社会组织（机关、团体）聚集在某一地域里所形成的一个生活上相关联的大集体。

1987年，在初级卫生保健国际会议上将社区定义：以某种形式的社会组织或团体结合在一起的一群人。社区是社会的缩影，可大可小，可以大至全世界、一个国家，小至一个街道。WHO认为一个有代表性的社区人口数为10万～30万人，面积为5000～50000平方千米。

（二）社区的组成要素

现代社会学认为，社区应具备五个要素：一定数量的人口、一定的地域、生活服务设施、特有的文化背景和生活方式、一定的生活制度和管理机构。

二、国家基本公共卫生服务

（一）定义

国家基本公共卫生服务，是指由城市社区卫生服务中心、乡镇卫生院及村卫生室等城乡基本医疗卫生机构，向全体居民提供的、公益性的公共卫生干预措施，以达到疾病预防和控制的目的。其特征是服务免费、费用由政府承担、直接面向群众。

（二）内容

为进一步规范国家基本公共卫生服务项目实施，原卫生部组织制定了《国家基本公共卫生服务规范》（2009年），明确了服务对象、服务内容、服务流程、服务要求及工作指标。服务项目自2009年启动以来至2024年，项目数量不断增加，服务补助经费标准从人均15元提高至94元。

国家基本公共卫生服务项目主要如下。

1. 面向所有人群的服务项目　城乡居民健康档案管理、健康教育、传染病及突发公共卫生事件报告和处理服务、卫生计生监督协管服务、健康素养促进行动等。

2. 面向特殊人群的服务项目　0～6岁儿童健康管理、孕产妇健康管理、老年人健康管理、预防接种、免费提供避孕药具等。

3. 面向患病人群的服务项目　慢性病患者健康管理（高血压、糖尿病）、严重精神障碍患者管理、肺结核患者健康管理、中医药健康管理等。

（三）居民健康档案管理

居民健康档案是居民各类健康服务过程的规范、科学的记录，贯穿整个生命过程，是满足居民自我保健和健康管理、健康决策需要的基础信息资源。

2024年6月国家卫生健康委员会制定了《居民电子健康档案首页基本内容》（试行），提出：强化基层数字健康和基本公共卫生便民服务，规范居民电子健康档案首页，推进居民电子健康档案信息安全有序向本人开放。

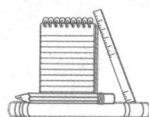

居民健康档案是基本公共卫生服务面向城乡居民提供的一项基本服务内容，在为居民提供全生命周期健康管理服务中发挥着基础性载体作用。为辖区居民建立完整而系统的健康档案是实施国家基本公共卫生服务项目的基本要求，是促进基本公共卫生服务逐步均等化的重要体现，对居民的健康管理有着十分重要的意义。

任务四　预防医学的发展前景

一、预防医学的发展现状与趋势

（一）预防医学的发展现状

在我国目前的医学分支布局中，预防医学等学科建设相对偏弱。近年来我国预防医学与公共卫生事业进入健全发展时期。党的二十大报告指出：坚持"预防为主"，更加强化对公共卫生体系建设的投入，使我国疾病监测网络逐渐完善，疾病防控能力逐渐得到加强和提升。

例如，在控制呼吸道传染病方面。第一，我国学者将多源大数据及其分析技术应用于流行病学分析与多学科交叉研究，研发了呼吸道传染病传染关系重构和空间溯源的关键技术，提高了密切接触人员的识别效率，为疫情空间溯源提供了辅助判别手段。第二，我国建立了多尺度时空耦合传播动力学模型，能准确预测全国各地的差异化疫情发展趋势。第三，结合环境、气候、交通、经济等数据，实现了疫情空间风险的分级量化与预警，为我国差异化分级分层疫情精准防控提供了有力支撑。

在重大慢性疾病防控方面，我国构建了"智能健康＋团体干预"的健康管理模式，开发了移动医疗应用平台，实现了线下公共卫生服务与基层团体组织、线上健康决策支持和处方迭代相结合的特色健康管理模式，实现高血压控制率≥45%、糖尿病控制率≥40%。此外，我国还建立了中国人群肺癌分子遗传图谱，新发现了21个肺癌易感基因，揭示了我国肺癌易感性的遗传基础，填补了该领域空白。

然而，我国预防医学的学科发展水平与民众对健康的需求还不相适应，整体研究力量尚需进一步加强。

（二）预防医学的发展趋势

1. 向社会预防为主的方向发展　随着医学模式从生物医学模式向"生物－心理－社会"医学模式的转变，人们认识到预防疾病、促进健康在更大程度上依赖于社会。要实现"人人享有卫生保健"的目标，必须使医学更加社会化。深入进行健康教育宣传，引导群众合理消费，接受健康的生活方式是预防医学社会化的一项重要任务。

2. 向防治结合、促进健康、提高生活质量和人口素质的方向发展　随着国民经济和文化水平的提高，群众不仅要求有病能及时得到治疗，而且要懂得防病和保健的知识，以提高自我保健能力。预防医学和临床医学的结合是医学发展的必然趋势。

3. 环境与健康问题将成为热点　环境污染问题已引起全球的关注，预防医学应积极参与解决环境与健康问题，特别是对环境中有害因素的允许量和消除方法，以及环境中微量有害因素长期危害性的研究尤为迫切。

4. 重视心理、精神和行为因素对健康的影响　现代工业化社会带来新的一系列心理、精神问题，这些需要心理卫生教育、社会的关心和政府的政策支持。重视心理、精神和行为因素对健康的影响将可能成为预防医学发展的一个新趋势。

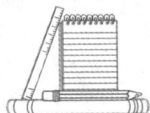

5. 研究向深广发展 研究范围将更加广泛，学科渗透将更加密切，研究手段将更加丰富，理论与实践和现代科学技术的结合将更加紧密。

二、预防医学面临的机遇与挑战

改革开放以来我国取得了举世瞩目的成就，高速的经济发展推动了城乡居民生活水平、饮食营养、生活方式等发生质的改变，城市化、人口老龄化等许多因素也使城乡居民的健康状况和疾病模式发生了根本的改变。人民群众对决定生活质量的健康问题更加重视，这些为预防医学的发展提供了良好的大环境；同时随着分子生物学和免疫学等生命科学的发展，以及基因工程技术的广泛应用，各种疾病病因将更加明确，各种预防措施将更加科学有效，为预防医学的发展提供了良好的支撑。

但是，我国人口众多，疾病的种类繁多，卫生条件复杂，食品结构、生活方式处于快速变化时期，一些传统疾病和公共卫生问题尚未得到彻底解决，许多新的疾病和问题又不断出现，为预防医学的研究提出了新的要求与方向：①传染病仍然是当前严重威胁人民群众生命健康的主要疾病。②慢性非传染性疾病对人民健康的危害加剧。③职业病将长期存在，危害严重。④精神卫生和心理健康问题日益突出。⑤意外伤害发生率在我国不断上升。⑥人口老龄化带来的问题日趋严重。⑦妇女和儿童健康备受关注。⑧我国食品安全面临严峻的考验。⑨人类生存环境全球性危机给"环境 – 健康 – 发展"研究带来前所未有的挑战。

此外，我国社会经济尚处于发展阶段，卫生资源的有限性和公众卫生需求的无限性成为无法避免的矛盾。在所有医疗卫生干预手段中，以疾病预防为核心的公共卫生服务的成本效益是最好的。但是我们的疾病预防控制的相关研究和技术水平、突发公共卫生事件的应急能力以及疾病信息合成、分析与利用等尚不能满足疾病预防与控制的需要。与西方国家相比，经济的高速发展和公共卫生服务能力的滞后，使得我们面临着更为严峻的挑战。

任务五 学习预防医学的意义

医务工作者应该以"帮助患者恢复健康，并且帮助健康人提高健康水平"为己任。21世纪的医务工作者其工作环境不仅仅在医院内，还将延伸到各种机构，如社区、家庭、学校、托儿所、老人院等，其工作内容从临床专科的疾病治疗扩展到从专业角度为患者及健康人群提供治疗、预防、保健及康复等工作。医学生通过学习预防医学，树立预防为主的思想，将预防医学的知识与技能融入医务工作中，才能更好地完成恢复健康、提高健康水平的工作任务，满足人们的健康需求。学习预防医学的意义如下。

1. 有利于建立使命感 明确医务工作在促进健康、维护健康中的重要职责，增强其职业责任感和使命感。

2. 有利于承担健康服务与健康教育责任 临床医生应该将开展健康教育为己任，帮助人群维护与促进健康。现代社会的个体、家庭和社会在决定和满足自身不同层次健康要求方面扮演着重要角色，其中自我维护健康能力正成为一个发展需要。临床医生承担健康服务与健康教育的重要任务，需要具备预防医学的知识与技能，才能向人们传授必要的健康知识，教会他们自我维护健康的知识和技术，改变他们的健康态度，帮助实践健康的生活方式。

3. 有利于开展社区卫生工作 发展壮大医疗卫生队伍，要把工作重点放在农村和社区。社区卫生服务是卫生工作的重要组成部分，是实现人人享有卫生保健目标的基础环节。医生在社

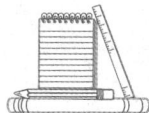

区卫生服务中，从疾病的预防、治疗和康复、健康促进等整体工作出发，开展人群健康状况调查、社区诊断、康复保健等工作，从宏观视角分析社区疾病的分布状况，评价社区人群的健康需求，找出疾病发生、发展及影响因素，评价社区卫生服务效果，改进社区护理质量，从而为个人、家庭、社区提供持续的、全面的卫生保健服务。

4. 有利于预防医院内感染　医院内感染是指一切发生在医院内的感染，目前已成为医院人群的重要健康问题，它是医院管理的重要内容。医务人员不规范的技术操作及介入性检查，不规范的诊断、治疗手段等是引发院内感染的主要原因。通过学习，医务工作者可通过规范的操作，控制医院内感染的发生，保护自身、患者及其他医务人员的健康。

5. 有利于预防、控制慢性非传染疾病　社区医务工作者按照心脑血管疾病、恶性肿瘤等的流行病学特征，疾病发生的主要危险因素，疾病发生、发展及转归等规律，在社区内针对高危人群及健康人群开展预防工作，提高居民的保健意识，完善保健措施，可以降低人群慢性非传染性疾病的发病率。

6. 有利于进行饮食指导　对服务对象的饮食指导是医务人员的一项任务。运用疾病与营养的知识，针对患者、高危人群及健康人群进行临床饮食指导和健康教育，通过营养干预，促进患者康复，预防疾病的发生。

［小结］

自 21 世纪以来，我国的卫生事业已转变为卫生保健型体制，更加突出预防为主和群众性的自我保健。以预防疾病、改善环境、增进健康为己任的预防医学，在原有基础上，更重视传染病及非传染病在人群中流行规律、环境危害因素对人群健康近期及远期危害的预防措施、疾病危险因素和高危人群概念的建立等研究，提高了预防医学病因探索及预防策略研究的水平。三级预防原则贯穿疾病预防控制始终，成为预防医学的核心策略；大卫生观使卫生系统从封闭走向开放，把卫生事业和卫生责任社会化、全民化；医学模式的转变对预防医学的发展产生了深远影响，新的健康观推动预防医学向更高层次发展。

结合执业资格考试，本章节主要涉及的考点：①预防医学的概述，如定义、内容、特点、意义。②健康及其影响因素，如当代健康观、影响健康的主要因素、健康决定因素生态学模型。③三级预防策略，疾病自然史与预防机会；第一级预防、第二级预防、第三级预防。④社区及社区公共卫生服务、居民健康档案管理。

复习思考
【单项选择题】
1. 预防医学在医学的学科分级中属于（　　　）
　　A. 一级学科　　　　　　　　B. 二级学科　　　　　　C. 三级学科
　　D. 四级学科　　　　　　　　E. 独立学科
2. 预防医学的研究与实践内容是（　　　）
　　A. 疾病发生的病理　　　　　B. 疾病自然进程　　　　C. 疾病治疗原则
　　D. 疾病发生与分布规律　　　E. 疾病康复措施
3. 以下属于第二级预防措施的是（　　　）
　　A. 健康检查　　　　　　　　B. 免疫接种　　　　　　C. 戒烟
　　D. 计划生育　　　　　　　　E. 治疗残疾

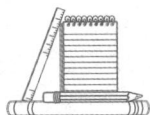

4. 全人群策略的特点是（　　　）

　　A. 针对高危人群

　　B. 人群参与及依从性高

　　C. 只需要医学干预，可操作性强

　　D. 针对病因链发生的远端、疾病的病因采取措施

　　E. 范围广、费用高

5. 预防医学发展趋势不包括（　　　）

　　A. 向社会预防为主发展

　　B. 向促进健康方向发展

　　C. 环境与健康问题还需解决

　　D. 多学科渗透

　　E. 重点研究疾病预防控制政策

【简答题】

1. 说出预防医学的定义、内容、特点。

2. 什么是三级预防？疾病的自然史与三级预防开展的具体措施是什么？

3. 叙述预防医学与公共卫生的区别与联系。

扫一扫，查阅
复习思考题答案

项目二　环境卫生与健康

【学习目标】

　　1. 掌握环境、环境污染、公害、生物地球化学性疾病的定义；区别生态系统与生态平衡、迁移与分布、蓄积与生物富集、剂量 – 效应关系与剂量 – 反应关系；正确评价环境、环境污染物与人体健康的关系。

　　2. 熟悉污染物的来源、转归、转化及对人体危害的理论，提出环境污染的防制原则；结合碘缺乏病、地方性氟中毒的发病原因、临床表现，提出相应的防治措施。

　　3. 了解环境、环境污染物对人体健康的影响，能自觉积极参与到宣传、保护环境的行动中。

扫一扫，查阅
本模块 PPT、
视频等数字资源

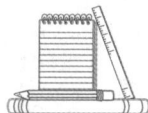

案例 1-2

"双碳"——碳达峰与碳中和

　　我国力争在 2030 年前实现碳达峰，2060 年前实现碳中和。"双碳"战略倡导绿色、环保、低碳的生活方式。加快降低碳排放步伐，有利于引导绿色技术的创新，提高产业和经济的全球竞争力。我国持续推进产业结构和能源结构调整，大力发展可再生能源，在沙漠、戈壁、荒漠地区加快规划建设大型风电光伏基地项目，努力兼顾经济发展和绿色转型同步进行。

　　党的二十大报告指出：积极稳妥推进碳达峰、碳中和。因此，实现碳达峰、碳中和是一场广泛而深刻的经济社会系统性变革。

问题：

1. 碳达峰、碳中和的意义是什么？

2. 请谈谈你对"环境保护""生态文明建设""绿水青山就是金山银山"等时代主题的理解？

任务一　人类与环境

一、环境的概念

根据 WHO 的定义，环境（environment）是指在特定时刻由物理、化学、生物及社会各种因素构成的整体状态，这些因素可能对生命机体或人类活动直接或间接地产生近期或远期作用。

环境包括两大部分，即自然环境（natural environment）和社会环境（social environment）。自然环境是指人类出现之前已客观存在的各种自然因素的总和，它是由各种物质因素组成的，包括大气圈、岩石圈、水圈、生物圈等。自然环境可分为原生环境（primitive environment）和次生环境（secondary environment）。原生环境与次生环境的定义及两者对健康的影响见表 1-2。

表 1-2　原生环境与次生环境比较

项目	原生环境	次生环境
定义	天然形成的，未被人为因素影响的环境	人类活动影响下形成的环境
对健康的有益影响	清洁的空气、水、土壤，适宜的阳光照射和小气候对健康有益	改造环境过程中重视生态平衡，使其优于原生环境，更适合人类生存，有益于人类健康
对健康的不良影响	某些地区水、土中某种微量元素过多或过少而引起生物地球化学性疾病（地方病）	改造环境或生活、生产活动中破坏了生态平衡，产生环境污染

社会环境是指人类在生产、生活和社会交往等活动过程中建立起来的上层建筑体系。

二、构成环境的因素

（一）生物因素

生物因素（biological factor）是指影响生物生长、形态、发育和分布的任何其他动物、植物或微生物的活动。与人类健康关系密切的生物因素主要有微生物、寄生虫、支原体等。这些生物通过食物链进行能量传递与物质转移，保证生态系统的完整和生态平衡。

（二）化学因素

环境的化学因素是指天然形成与人工合成的各种有机和无机化学成分的总和。生物圈中的空气、水、土壤及岩石的化学组成比较恒定，这种化学组成的相对恒定、含量适宜是保证人类生存和维持身体健康所必需的。

（三）物理因素

环境的物理因素包括存在于环境中的气温、气湿、气流、气压等气象条件，阳光中的电磁辐射及天然放射性元素产生的电离辐射，生活和生产环境中使用机械与交通运输工具产生的噪声、震动，使用无线电通信设备产生的电磁辐射等。

（四）社会心理因素

社会因素由社会经济、政治、文化、教育、科学技术、家庭、生活方式、风俗习惯、卫

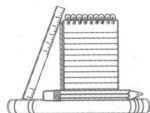

服务及人口等社会因素构成。社会因素不仅与人类生活和健康息息相关，而且各因素之间又互相影响。如社会的政治制度、经济水平及文化传统不仅直接影响了人们的文化教育水平、生活方式和卫生服务质量，也影响了对自然环境的保护、利用、改造的政策和措施。由于与健康相关的心理活动和行为是在一定的社会情景或影响下产生的，因此，心理因素和社会环境因素密切相关，常被称为社会心理因素。人们生活在社会中，健康与疾病是一种社会现象，必然受到社会因素的制约。

三、生态系统与生态平衡

（一）食物链

食物链（food chain）是指生态系统中一种生物被另一种生物所食，后者再被第三种生物所食，彼此形成一个以食物连接起来的链锁关系。生态系统中的能量流动、物质循环和信息都是通过食物链才得以进行的。各种食物链在生态系统中相互交错形成食物网（food web）。物质、能量和信息沿着食物链由无机界向生物体转移，由一种生物体向另一种生物体转移，实现了物质、能量和信息从无机界到有机界，又形成了从有机界到无机界的循环。食物链在维系生态平衡中发挥了重要作用。

（二）生态系统及其基本构成

生物圈（biosphere）是指地球表层适于人类或其他生物生存的立体空间，其范围自海平面以下 11km 至海平面以上 10km，包括其中的生物、地壳、海洋和大气层。

生态系统（ecosystem）是指生物与环境通过物质循环、能量流动和信息联系共同构成的结合体。生物群落是指地球上有生命的生物体，包括植物、动物和微生物。根据其在生态系统中的作用，可将生物群落分为生产者、消费者、分解者。非生物环境包括空气、水、阳光、土壤、无机盐类等。生产者、消费者、分解者和非生物环境是生态系统的四大构成要素。

生态系统是一个开放的综合体。生产者包括绿色植物、蓝藻和一些细菌，它们是一类以简单的无机物制造食物的自养型生物，一级、二级、三级消费者分别被更高一级的消费者所食用；生产者和消费者的残骸又被分解者分解为无机元素，供生产者再次生产，进入新一轮循环。生产者、消费者和分解者分别与非生物环境保持着广泛的联系。生态系统的物质循环中，循环频繁的元素依次是碳、氢、氧、氮、硫、磷。

（三）生态平衡

生态平衡（ecological equilibrium）是指在一定时间内，生态系统中的生产者、消费者和分解者之间，生物群落与非生物环境之间，物质、能量的输出和输入，生物学种群和数量，以及各种群落数量之间的比例，始终保持着一种动态平衡的关系，即生态系统内部自然的、动态的相对平衡状态。生态平衡是生物生存、活动、繁衍得以正常进行的基础。人类的健康有赖于生态平衡。

影响生态平衡的因素很多，如火山喷发、地震、山洪、海啸、泥石流和雷电引发的森林火灾等自然因素。过度砍伐森林、过度开发水利资源、破坏植被、滥捕滥杀野生动物，导致生物种群减少、失调，自然生态生物结构改变；人类生产、生活废弃物的排放，大量农药、化肥的使用，破坏了环境的正常化学构成。这些人为因素均可导致生态平衡失调。

人类可以驾驭和利用自然环境，但是人类不可能脱离自然环境而存在，必须与整个生态系统的其他部分和环节保持动态平衡才可求得自身的生存和发展。

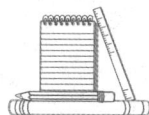

四、人类与环境的关系

人类在长期生存、进化和发展的过程中，依赖环境、适应环境、改造环境，与环境之间保持着密切联系，既相互作用、相互制约，又相互依存、相互适应，从而构成了一种生命与环境既相互适应又相互矛盾的对立统一体。

（一）人与环境的统一性

人与环境之间最本质的联系是物质的交换和能量的转移。新陈代谢是物质和能量交换的基本形式。在人类生态环境中，人和环境之间不断地进行着物质、能量、信息交换，保持着动态平衡而成为不可分割的统一体，从而实现了人与环境的和谐统一。这种统一性首先是人体通过新陈代谢与周围环境进行物质交换来实现的，同时人体不断进行着自身调节，适应环境变化，通过相互适应达到统一。英国科学家汉米尔顿对人体组织与地壳中的化学元素做了全面分析测定，发现人体与地壳中共同存在的 60 多种元素，除碳、氢、氧、硅外，其他元素的含量与分布呈现惊人的一致性。这种相关性绝不是偶然的巧合，而是人类在地球上生存的 300 万年的漫长历程中，环境与人体进行直接和间接的物质交换的结果。

（二）人体对环境的适应性

我国古代劳动人民很早就提出了"顺四时而知寒暑，服天气而通神明"的观点，这是有关人类适应环境变化最早的精辟论述。在人类长期的进化发展过程中，人体对环境的变化产生一定的调节功能以适应环境状态的改变。现代人类的行为特征、形态结构和生理特点，都是自己适应特定环境的结果。

机体的适应性是人类在长期发展过程中与环境相互作用所形成的遗传特征。人体对环境变化的适应能力是有一定限度的，与环境因素的作用强度和性质有关。当环境因素作用强度过大或环境中存在大量的污染物，超出了机体自身适应能力时，会使机体的适应机制遭受破坏而出现有害的健康效应。

（三）人与环境的相互作用

在地球发展的历史长河中，人类不仅没有退化，反而越来越兴旺发达，其原因在于人类不是被动地依赖于环境，被动地适应环境的变化，而是认识环境，充分利用环境中的有利因素，避免不利因素，创造更加优美的环境条件，这也是人类与其他动植物的根本区别。

诸多环境因素对机体健康的影响具有有利和有害两重性。例如，紫外线具有合成维生素 D、抗佝偻病和增强机体免疫力的作用，但过量、长期的紫外线照射则可致皮肤癌和白内障的发生。人类要充分利用有利的环境条件，改造不利的环境因素，与环境保持平衡。如长期居住在海拔 3000m 以上的高原居民，由于低氧环境的影响，其人体可通过神经及体液调节使生理功能发生一系列非遗传性的改变，通过增加呼吸、加快血液循环、增加红细胞和血红蛋白含量提高机体的携氧能力，适应缺氧环境，维持机体的正常生理活动。

在人类社会的不断进步和发展中，人和环境的关系也不断发生变化。自 18 世纪以燃煤和石油开采应用为标志的工业革命开始以来，人类大量利用环境资源，开矿冶炼、加工制造、化工合成等极大地丰富着人类所需的物质条件，创造了更为舒适方便、有利于人类生存和繁衍的生活环境，同时产生了一定的环境污染。20 世纪 70 年代以来，人类进入高新技术时代，资源大规模被开发，能源大规模被应用，新的化学物质大规模被合成。这些生产和生活活动对环境造成了越来越严重的破坏，致使生态平衡失调，环境质量恶化，土地沙漠化，生物种群减少，全球气候变暖，臭氧空洞、酸雨等形成，直接影响了人们的生活，严重威胁着人类自身健康和生存发展。研究探讨各种环境因素在何种条件、何种强度下能引起机体的不良反应是预防医学研究的一个重要的理论和实际问题。

知识链接

都江堰

"天府之国"成都，在古代是一个水旱灾害十分严重的地方。李白在《蜀道难》中记载"蚕丛及鱼凫，开国何茫然""人或成鱼鳖"的感叹和惨状，就是那个时代的真实写照。这种状况是由岷江和成都平原"恶劣"的自然条件所造成的。岷江出自岷山山脉，从成都平原西侧向南流去。在古代，每当岷江洪水泛滥，成都平原就是一片汪洋；一遇旱灾，又是赤地千里，颗粒无收。

都江堰是公元前250年由蜀郡太守李冰父子在前人鳖灵开凿的基础上组织修建的大型水利工程，两千多年来一直发挥着防洪灌溉的作用，使成都平原成为"天府之国"，至今灌区已达30余市县，面积近千万亩，是全世界迄今为止年代最久、唯一留存、仍在一直使用、以无坝引水为特征的宏大水利工程，是我国古代劳动人民勤劳、勇敢、智慧的结晶。

任务二　环境污染与人类健康

一、环境污染的概述

环境污染（environmental pollution）是指由于人为的或自然的原因，进入环境污染物的量超过了环境的自净能力，造成环境质量下降，扰乱生态平衡，直接或间接影响人体健康的现象。

人类在开发和利用自然环境资源，创造新的生存环境的同时，又将生产、生活活动中的废弃物排入环境，导致环境污染、环境质量恶化。进入环境并能引起环境污染或环境破坏的物质称为环境污染物（environmental pollutant）。从污染源直接排入环境，理化性状未发生改变的污染物称为一次污染物。排入环境的一次污染物经物理、化学或生物学作用，所形成的与原来污染物理化性质不同的、新的，甚至危害更大的污染物称为二次污染物。

由于人类活动引起的严重的环境污染，对居民的安全、健康、生命财产及生活等方面造成的危害称为公害（public nuisance），如比利时马斯河谷烟雾事件、美国洛杉矶光化学烟雾事件等。由公害引起的地区性疾病，称为公害病（public nuisance disease）。公害病具有明显的地区性，患病人群有共同的病因、相同的症状和体征。公害病具有医学和法律的双重含义，一旦被确定为公害病，有关部门应对受害者进行必要的赔偿，如水俣病、痛痛病等。

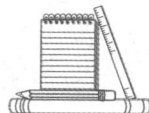

知识链接

历史上的几次重大公害事件

名称	原因	后果	发生时间
伦敦烟雾事件	盆地、逆温层形成。自 1873 年以来，共发生 7 次，主要是采暖煤烟粉尘与浓雾结合，二氧化硫污染也较严重，烟尘浓度达 4.5mg/m³，二氧化硫浓度达 3.8mg/m³	仅 1952 年 12 月的烟雾事件导致的死亡人数，比同期死亡人数增加 4807	最近 4 次发生在 1954 年、1956 年、1957 年、1962 年
比利时马斯河谷烟雾事件	狭窄盆地、逆温层形成，含硫矿冶炼厂炼钢、炼锌、炼焦、发电等排放二氧化硫等有害气体，二氧化硫浓度达 25 ~ 100mg/m³	数千人出现上呼吸道炎症的症状与体征，1 周内 60 多人死亡	1930 年
洛杉矶光化学烟雾事件	三面环山，一年中有 100 天出现逆温，大量汽车（250 万辆）排放出的废气在日光紫外线作用下形成大量以臭氧（O_3）为主的光化学烟雾	造成数千人出现红眼病及上呼吸道炎症等，65 岁以上的老人死亡 400 人	1943 年、1955 年
痛痛病事件	日本富山县神通川流域，因上游锌冶炼厂排出的含镉废水污染了河水，居民用河水灌田，使稻米含镉量增高	痛痛病患者数百人，死亡 200 余人，100 多人出现可疑症状	1955 ~ 1972 年
米糠油事件	日本九州爱知县，某一食用油厂在炼油时被多氯联苯污染了食用油	1 万多人中毒，16 人死亡	1968 年
四日市哮喘病事件	日本四日市、大阪市的石油化工企业排放废气污染大气，居民长期吸入含二氧化硫、硫酸、铅等污染物的混合气体	四日市哮喘病患者 500 多人，实际患者超过 2000 人。截至 1972 年，日本四日市哮喘患者总数达 6376 人	1955 年
博帕尔异氰酸甲酯事件	印度博帕尔市农药厂贮气罐泄漏异氰酸甲酯，污染厂周围居民区	中毒 15 万多人，死亡 2500 人，5 万多人双目失明	1984 年
切尔诺贝利核电站事件	苏联切尔诺贝利核电站事故造成厂周围被放射性物质污染	共造成 30 人死亡。污染区人群经 10 年追踪，儿童甲状腺癌发病率增加	1986 年

📖 **案例 1–3**

水俣病

　　1950 年，日本九州岛西侧不知火海东岸水俣湾曾发生异常现象，鱼类漂浮于海面、贝类经常腐烂、一些海藻枯萎。之后又发现乌鸦和某些海鸟在飞翔中突然坠入海中。有时章鱼和乌贼漂浮于海面，呈半死状态，儿童可直接用手捕捞。村民家的猫也出现步态犹如酒醉，大量流涎，突然痉挛发作或疯狂兜圈，或东蹿西跳，有时又昏倒不起，有的甚至发狂致死。1956 年 4 月，一名造船工的 3 岁和 5 岁的女儿被送到水俣氮肥公司医院就诊（其主要症状为步态不稳、语言不清、狂躁不安、谵语等脑炎的特殊神经症状），引起相关部门的高度重视，并组织专家进行了大量的流行病学调查。专家认为该地区的疾病不是传染性疾病，而是因长期食用水俣湾中的鱼贝类后引起的中毒，毒物可能来自附近氮肥公司排出的废水。此后又经过大量的环境污染调查、临床试验研究、病理检查、动物实验等，结果发现，氮肥公司在生产过程中用作催化剂的无机汞盐在生产乙醛的过程中转化为甲基汞，然后排入水俣湾中。氮肥公司废水排放渠污泥中的汞含量高达 2020mg/kg 湿重，而随着排水距离的延长，污泥中的汞含量逐渐降低。

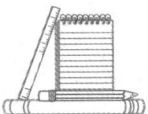

该地区的动物脑及其他各脏器中的汞含量也异常增高。这些事实充分证明，这一中毒事件是氮肥公司排出的废水中含大量汞、甲基汞所引起的，因事件发生在日本水俣湾，所以将这种疾病命名为水俣病。

1965年，水俣病在日本的新潟县阿贺野河下游地区再次发生暴发流行。直到1968年，日本政府才正式确认：熊本县水俣病是水俣氮肥公司的乙酸乙醛装置内生成的甲基汞化合物被排放到水俣湾，致使水俣湾内的甲基汞严重超标导致的公害病。到目前为止，已知日本水俣病受害人数（包括日本新潟县发生的水俣病）多达12000余人，其中2955人被确定为水俣病患者，2009人已病故。

问题：

1. 水俣病产生的病因是什么？其属于几次污染物？

2. 根据案例，理解公害及公害病的定义。

3. 试对水俣病产生的过程进行复述。

二、环境污染物的来源与转归

（一）环境污染物的来源

1. 生产性污染 生产过程中产生的废气、废水、废渣称为"工业性三废"。农业生产过程中使用的各类农药（杀虫剂、杀菌剂、除草剂、植物生长调节剂等），以及人类活动中向环境排放的大量人工合成化学物，都可能导致环境质量恶化。

2. 生活性污染 其产量在不断上升，尤其是随着人们生活的现代化，"生活性三废"（粪尿、污水、垃圾）的性质和成分发生了巨大变化。以生活污水为例，水中广泛存在着烷基磺酸盐型合成洗涤剂，可使水的表面张力增加，影响水的感官性状；还含有大量的氮、磷等物质，排入水体后可使水中的藻类和水生生物大量繁殖，致使耗氧量增加，水的感官性状和化学性状迅速恶化，导致水体富营养化（eutrophication）。

3. 其他污染 在全球经济迅速发展的同时，汽车数量迅猛增加，交通运输工具产生的污染越来越严重。交通工具产生的噪声、振动及各种废气污染物排入大气，成为一些大都市空气污染物的主要来源。电磁波通信设备可产生微波和其他电磁辐射波，医用和军用的原子能及放射性同位素机构向环境排放的各类放射性废弃物和飘尘，火山爆发、森林大火、地震等自然灾害所释放的大量烟尘、废气等，都可使自然环境受到不同程度的污染，造成不良后果。

（二）环境污染物的转归

环境污染物的转归是指污染物进入环境后，在物理、化学和生物因素的作用下，发生分布或迁移、生物转化、生物富集和自净作用的全部过程。

1. 迁移 是指污染物在环境中发生空间位置相对移动的过程。污染物一经排放就能够进入任何一种环境介质，即可以通过蒸发进入空气，吸附进入土壤，溶解进入水体，通过吸收、吸入、摄食进入生物体，其中部分进入人体。污染物迁移的方式：①在空气中迁移的主要方式是扩散和对流。②在水中通过扩散、弥散和水流迁移。③在土壤中迁移，靠水在土壤颗粒间空隙的运动实现。④进入生物体内后，可通过食物链和食物网在生物间迁移。

在非生物环境条件中，污染物分布、转化和迁移常常是通过稀释、扩散、溶解、沉降等物理作用而由浓度高处向浓度低处迁移，从而使浓度逐渐下降；也可通过氧化、还原、水解、中和等化学反应使污染物得以分解和无害化。进入生物体的污染物，在生物体内经过一系列酶的作用，通过生物转化、生物蓄积、生物分解、生物放大作用，发生种类和数量的变化。

2. 生物转化（biotransformation） 是指环境污染物进入生物体内，在机体酶系统的催化作用下进行代谢转化的过程。环境污染物的生物转化过程一般都经过两个阶段：第一阶段，又称Ⅰ相反应或降解反应，其反应包括氧化、还原、水解作用；第二阶段，又称Ⅱ相反应，以结合反应为主。有些化学物质可不经过第一阶段反应，直接结合而排出体外。

经过生物体内的Ⅰ相和Ⅱ相反应，环境污染物极性增高、水溶性增加，有利于排泄。而多数污染物经代谢后毒性降低，称为生物解毒作用（detoxication）。解毒能力是机体的一种防御功能，但这种功能是有限的，而且动物的种属、年龄、性别、营养状态及遗传特性等对生物转化的性质与强度有重大影响。少数化学物经过生物转化后毒性增强，这种现象称为生物活化作用（bioactivation）。例如，对磷、乐果等通过生物氧化激活后，分别生成对氧磷和氧化乐果，其毒性增大；一些致癌物如苯并（a）芘、芳香胺等通过代谢后转化成终致癌物。

3. 生物富集（biological concentration） 是指某些生物从环境中不断摄取污染物，在体内逐渐蓄积和（或）通过食物链作用在各级生物之间传递、转移，使污染物在生物体内的浓度逐级提高。

4. 自净作用（self purification） 是指少量污染物一时性地进入环境中，在物理、化学和生物学作用下，使污染物逐渐减少或污染危害消失的过程。环境自净作用主要有物理作用、化学作用和生物作用。但环境的自净无论是通过物理作用、化学作用，还是通过生物作用，其效果都是有限的。净化是相对的，污染是绝对的，除了分解、转化成无毒或低毒的物质外，多数情况是污染物在某一介质中浓度或数量减少了，但在整个环境中，污染物仍然存在。

三、环境污染物在人体中的代谢

环境污染物经各种途径和方式与机体接触，经过吸收、分布与蓄积，最后以原型或代谢产物的形式排出体外。

（一）吸收

吸收是指环境污染物通过各种途径透过机体生物膜进入血液的过程。机体的吸收部位主要为呼吸道、消化道和皮肤。

1. 呼吸道 环境中以气体、蒸气和气溶胶（烟、尘、雾等颗粒物）形式存在的污染物主要经呼吸道进入人体。污染物通过呼吸道进入人体不经过肝脏的转化、解毒，直接由肺循环进入全身血液循环。

2. 消化道 水和食物中的有害物质主要通过消化道吸收。另外，由呼吸道清除或吸入后黏附于鼻咽部的粉末状物可被吞入消化道。消化道吸收的主要部位是小肠，其他各个部位也有吸收作用。经消化道吸收的毒物可在肠肝循环过程中反复被吸收。

3. 皮肤 只有同时具有脂溶性和一定水溶性的环境污染物才能穿透角质层的表皮屏障到达真皮层而被吸收。污染物经皮肤的吸收率不仅取决于污染物的溶解度、分子大小、浓度及 pH 值等因素，还受皮肤完整性和接触条件的影响。

（二）分布与蓄积

吸收进入体内的环境污染物随血流和体液分布至全身，经代谢后部分排泄，部分贮存在不同器官和组织，对机体产生毒副作用。

1. 分布（distribution） 是指环境污染物经不同途径吸收入血液后，随血流被转运分配到全身各器官和组织的过程。同一环境污染物在不同器官和组织的分布，不同污染物在同一器官和

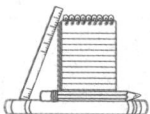

组织的分布都不一样。吸收入血液的环境污染物仅少数呈游离状态,大部分与血浆蛋白结合并随血液运送到器官和组织。毛细血管壁和其他生物膜形成的屏障是环境污染物在体内分布不均匀的另一影响因素。

2. 蓄积（accumulation） 是指长期接触某些环境污染物时,如果吸收量超过消除量,使环境污染物在体内逐渐积累增多的现象。物质蓄积是引起慢性中毒的物质基础。有效排出体内的毒物,防止或减少毒物的蓄积作用,是预防和减少慢性中毒的重要措施。

污染物蓄积的部位是毒物直接作用的部位,该部位称为靶部位（靶组织或靶器官）,如甲基汞聚积于脑并对神经系统产生损害。有些化学物浓度高的部位不一定是靶部位,有的器官和组织中化学物含量高,但未显示明显的毒性作用,此部位被称为贮存库（storage depot）。例如,铅的贮存库是骨骼,铅的靶器官或靶组织则是造血系统、神经系统和肾脏。贮存库中的化学物与血浆中的游离化学物处于平衡状态,当机体内化学物被生物转化或排出时,贮存库即释放该化合物。

（三）排泄

环境污染物及其代谢产物主要通过四种途径从机体排出:①经肾脏随尿排出。②经肝、胆通过肠道随粪便排出。③随各种分泌液如汗液、乳汁、唾液、月经排出。④气态、气溶胶、蒸气、挥发性物质可经呼吸道排出。

四、环境污染对人类健康的危害

知识链接

环境致病因素的生物标志物

生物标志物是指被识别的外源性物质及其代谢产物和内源性活性物质,它能特定地显示机体对环境毒物的暴露或早期损害情况。1993年,WHO专题组编写《生物标志物与危险度评定:概念和原则》中,将生物标志物广义地定义为"几乎包括反映生物系统与环境中化学、物理或生物因素之间相互作用的任何测定指标",并将生物标志物分为3大类:①接触性生物标志物（biomarker of exposure）,是指生物材料中存在的环境毒物及其代谢产物,其含量的高低可反映机体对毒物的接触水平。体内剂量、生物有效剂量可作为污染物危害监测和鉴定的重要指标,是定性污染物与暴露效应相关联的重要参数。②效应性生物标志物（biomarker of effect）,是指机体中可测出的生化、生理、行为或其他改变指标,反映早期生物效应、结构和（或）功能改变及疾病。③易感性生物标志物（biomarker of susceptibility）,是指反映机体先天具有或后天获得的接触外源性物质后产生反应能力的指标。

（一）环境污染对人类健康影响的特点

1. 广泛性 环境污染影响的地区和人群范围广泛,可以影响整个城镇、区域,甚至全球,涉及人群范围广、数量多,包括不同年龄、不同性别的人群,甚至可能影响未出生的胎儿。

2. 多样性 环境中存在各种污染物,对人体健康的损害作用表现出明显的多样性。这种损害既有直接的,也有间接的;有急性的,也有慢性的;有局部的,也有全身的;有近期的,也有远期的;有特异性的,也有非特异性的;有的是单个污染物的作用效应,有的则是多种污染物联合作用所造成的。

3. 复杂性　受污染环境中可有多种污染物同时存在，各种毒物间可以产生联合毒性作用；同一种污染物可由受污染的空气、土壤、水、食物等不同途径进入人体，同一个体可摄入不同种类的环境污染物；暴露人群中各个体对污染物的易感性不同，在临床上有不同反应；环境污染物作为致病因素，对健康损害多，属多因多果关系。

4. 长期性　一些环境污染物可长时间滞留于空气、土壤和水中，并长时间作用于人体，在污染物浓度低的情况下，造成的健康损害在短时间内不易被发现，需要几年、十几年甚至几十年才表现出来，有的到下一代才表现出健康危害效应。

（二）环境污染物健康危害效应的影响因素

1. 污染物因素

（1）理化性质　污染物的理化性质对其在环境中的稳定性、进入机体的机会及在体内的生物转运和生物转化过程均具有重要影响，决定其健康损害的程度、性质与部位。污染物的溶解度可直接影响其毒性的大小。如一氧化碳（CO）和二氧化碳（CO_2），在化学结构上虽只差一个氧原子，但它们的理化性质和毒性却完全不同。

（2）作用剂量（暴露浓度或强度）　污染物对健康的损害程度主要取决于污染物进入人体的剂量或暴露于人体的浓度或强度。不同的作用剂量能引起不同的生物学效应。剂量 – 效应关系（dose-effect relationship）是指化学物质摄入量与摄入该化学物质的生物体呈现的生物学效应程度之间的关系。剂量 – 反应关系（dose-response relationship）是指化学物质的剂量与导致呈现某一生物学效应并达到一定程度的个体在群体中所占比例的关系，一般以百分率表示。剂量 – 效应关系是对个体而言，剂量 – 反应关系是对群体而言。在环境流行病学实际研究工作中很难确定污染物进入机体的数量，常以人体对污染因素的暴露水平代表作用剂量（大气中有害物质的浓度、物理因素作用强度即作为一种暴露水平），即以暴露水平 – 反应关系（exposure-response relationship）来代表剂量 – 反应关系，因为污染因素的暴露水平越高，其作用于人体的剂量越大。

（3）作用时间　在一定剂量或暴露水平的条件下，机体与污染物接触时间的长短是影响污染物健康危害效应的重要因素。许多污染物需要在体内蓄积达到一定的量，才能对健康造成损害。

2. 机体因素

（1）健康状况　人体的健康状况对污染物的生物学效应有直接影响。当人体存在某种疾病时，特别是当某种污染物毒性作用的靶器官和疾病的靶器官相同时，机体受损部位对污染物的敏感性就会增加。

（2）生理状况　不同性别、年龄、生理状况的机体对污染物损害作用的敏感性不同，特别是对那些通过体内代谢后毒性会发生改变的污染物。这是由于在生物机体的不同发育阶段，其组织器官系统与酶系统存在差别。

（3）遗传因素　也可影响污染物对机体的毒性效应。如红细胞葡萄糖 –6– 磷酸脱氢酶（G-6-PD）缺乏的人，对硝基苯类化合物特别敏感，可引起血液损害。

（4）营养条件　污染物在体内的生物转化反应主要由微粒体混合功能氧化酶系（mixed-functional oxidase，MFO）所催化，必需脂肪酸与蛋白质缺乏一般可抑制 MFO 的活性。

（三）环境污染的健康危害类型

1. 急性危害　指污染物在短时间内大量进入环境，致使暴露人群在较短时间内出现有害效应、急性中毒，甚至死亡等。历史上多次发生在英国伦敦的烟雾事件，美国洛杉矶、纽约和日

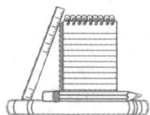

本东京、大阪的光化学烟雾事件，苏联的切尔诺贝利核电站事故均属于急性危害，造成大量人群严重的健康危害和巨大的经济损失。其中印度的博帕尔异氰酸甲酯泄漏事件是由于贮存45吨异氰酸甲酯的储存罐破裂，大量异氰酸甲酯气体逸出污染大气，造成25万人中毒，5万人双目失明，2500人死亡，各种后遗症、并发症不计其数。急性危害以大气污染事件较常见。

2. 慢性危害　低剂量环境污染物长期、反复对机体作用而引起的危害称为慢性危害。慢性危害是由于毒物对机体微小损害的积累或毒物在人体内蓄积所致。慢性危害最为常见，且影响广泛，是较为潜匿的健康损害方式。慢性中毒（chronic poisoning）是慢性危害的主要类型。水俣病是因水体被无机汞污染，沉积到水底的无机汞被微生物转化成甲基汞，在环境中很难降解并易于被水生生物吸收的汞（甲基汞）；通过食物链的作用在生物体内的含量逐级增高，生物体内的甲基汞浓度超过环境中的浓度，引起以神经系统病变为特征的疾病。痛痛病则是由于长期食用被工业废水中的镉污染的稻米和饮用水，引起以肾脏受损、骨质疏松及全身疼痛为临床特点的慢性中毒。在职业环境中，由各种生产性毒物引起的慢性职业中毒更为多见，如铅、汞、锰、苯等生产性毒物引起的慢性中毒。

低浓度污染物长期作用人体，还可引起非特异性损害，包括暴露人群抵抗力下降、人群中一般疾病患病率和死亡率增加、儿童生长发育受到影响，还可使人群感染性疾病患病率升高。环境有害因素只是此类疾病的诱因和加重因素，而非直接的致病因素。

3. 远期作用　表现为潜伏期长、后果严重而深远，具有致癌、致畸、致突变作用。

（1）致癌作用（carcinogenesis）　大量调查资料显示，近年来恶性肿瘤死亡率持续上升的主要原因是环境致癌因素及相关的行为生活方式。国际癌症研究机构（IARC）将已有资料报告的物质与人类癌症的关系划分为以下四类：①人类致癌物，即对人的致癌性证据充分者。②对人类很可能或可能是致癌物，此组又分为第2A类和第2B类，前者指对人类的致癌性证据有限，对实验动物的致癌性证据充分；后者指对人类的致癌性证据有限，对实验动物的致癌性证据不够充分，或对人类的致癌性证据不足，对实验动物的致癌性证据充分。③现有的证据尚不能就其对人类的致癌性进行分类。④对人类很可能不是致癌物，常见的化学致癌物有黄曲霉毒素B_1、砷、N-亚基硝基化合物等。

（2）致畸作用（teratogenesis）　指母体受孕后受外环境影响，引起胎儿的畸形或其他缺陷。人类先天性畸形发生的原因较为复杂，某些药物、化学毒物都能影响胚胎发育过程，使胚胎发育异常而造成畸形的发生。致畸的敏感期为妊娠的第3～8周。20世纪60年代初，造成28个国家地区中出生8000多个短肢畸形儿（海豹畸形）的"反应停"事件震惊世界，此事件的发生引起了政府部门和研究机构的高度重视。

（3）致突变作用（mutagenesis）　指引起生物体细胞遗传物质发生可遗传改变的作用。遗传毒性（genotoxicity）指环境中的化学因素、物理因素和生物因素引起的生物体细胞遗传物质和遗传过程的改变。遗传毒性可以通过直接测定遗传毒物与脱氧核糖核酸（DNA）的相互作用来评价，更多的则是通过间接检查DNA修复或基因突变、染色体改变来评价。化学物或其他环境因素引起遗传物质发生突变的能力称为致突变性（mutagenicity）。凡能引起致突变作用的物质称为致突变物（mutagens），又称诱变剂。环境污染的致突变作用可发生在体细胞，也可发生在生殖细胞。

4. 其他危害

（1）影响免疫功能　早在20世纪初，人们就注意到有些化学物对免疫系统的损伤，并发现不少食品、药品、香料及日用化学品能引起过敏反应。环境毒物对免疫系统的影响有三种类型：

①对免疫功能的抑制。②作为致敏原引起机体变态反应。③少数环境化学物可引起自身免疫反应，即免疫系统的细胞（反应性 T 淋巴细胞）或产物（自身抗体）与机体自身抗原发生反应。过度的自身免疫反应可导致慢性炎症、组织破坏和（或）功能紊乱，即自身免疫性疾病。

（2）干扰内分泌功能　环境污染物中具有雌激素活性的物质能够改变内分泌系统的功能。对整个机体或其后代，或其（亚）群体引起健康效应的外源性物质或混合物称为环境内分泌干扰物（environmental endocrine disrupting chemicals，EDCs），也称环境雌激素。环境内分泌干扰物可影响人类的生殖功能、免疫功能、神经内分泌功能，有些环境雌激素还可以导致癌症。

五、环境污染的防治

（一）加强环境立法，强化环境管理和监督

1973 年，第一次全国环境保护工作会议提出"全面规划，合理布局，综合利用，化害为利，依靠群众，大家动手，造福人民"的环境保护方针。为保护和改善环境，防治污染和其他公害，保障公众健康，推进生态文明建设，促进经济社会可持续发展，我国于 1989 年 12 月 26 日在第七届全国人民代表大会常务委员会第十一次会议上通过《中华人民共和国环境保护法》，并于 2014 年 4 月 24 日在第十二届全国人民代表大会常务委员会第八次会议上修订，修订后的《中华人民共和国环境保护法》于 2015 年 1 月 1 日起实施。保护环境是国家的一项基本国策，一切单位和个人都有保护环境的义务。到目前为止，我国相继颁布了 32 部有关环境保护和同环境密切相关的法律，47 部行政法规，82 部部门规章。

（二）加强环境科学技术研究，采用先进的污染防治技术

1. 减少工业"三废"的污染　工业企业排放的"三废"是环境污染物的主要来源，治理工业"三废"是防止环境污染的主要措施。

（1）工业企业合理布局　在统筹安排市、县、镇用地时，要进行功能分区。工业用地应安排在生活居住区的下风侧或在最小频率风向的上风侧。工业区与居住区之间应设置卫生防护带。

（2）改革工艺，综合利用　这是治理"三废"的根本性措施。如我国发明的以无氰电镀代替过去含氰电镀的新工艺，消除了含氰废水对环境的污染。厂矿企业要"一业为主，多种经营"，搞综合利用，将生产过程中排放的"三废"回收利用，化害为利。如造纸厂排出的废水可以回收大量烧碱、脂肪酸和木质素等多种产品。对固体废物实行充分回收和合理利用，可回收大量金属、有机物，其中废渣、粉煤灰可加工成建筑材料。对城市垃圾采用卫生填埋、堆肥和焚烧处置，不仅可达到无害化，还可发电、产能。石油化工厂排出的硫化氢和二氧化硫尾气可回收利用并制成硫酸，含氮、磷的废水通过处理可用来灌溉农田。

（3）净化处理　工业企业排出的"三废"多是成分复杂的混合体，单一的净化方法常常达不到彻底净化的效果，实际工作中往往把几种净化方法结合起来，可收到较好的效果。对于暂时还没有合适方法进行综合利用的"三废"，为避免排放后污染环境，也应采取经济有效的方法加以净化。

2. 控制生活污染　对生活垃圾、粪便、污水等生活废弃物按照相关规定集中并进行无害化处理；减少使用含磷洗涤剂，减少水体富营养化；医院污水可能含多种病原微生物、放射性废物，必须经专门的消毒处理才可排放。最终改善能源结构与节约能耗，从能源生产到消费的各个环节降低消耗，减少损失和污染物排放，制止浪费，有效、合理地利用能源，提高能源利用效率，减少生活污染物的排放。

3. 预防农业污染　合理使用农药是预防农业污染的主要措施。推广高效、低毒、低残留的

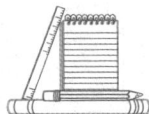

农药，严格按照国家规定控制农药适用范围和用量，将化学农药、生物防治与物理防治病虫害的方法联合或交替使用，减少农药的污染和残留。

（三）开展环境教育，提高全民环境意识

环境教育是保护环境、维护生态平衡、实现可持续发展的根本措施之一。我国将环境教育作为环境与发展的十大对策之一，通过环境教育，提高全民的环境意识，使人们增强保护环境的社会责任感和道德水准，使人们的行为与环境相协调，积极地参与环境保护行动，自觉地执行环保法规、政策、方针、条例，共建和谐社会。

任务三　环境介质与健康

环境介质是指环绕着人群的空间及其中可以直接、间接影响人类生活和发展的各种因素的总称，它包括大气、水、土壤和住宅等。自然环境和生活环境中的各种环境介质是人类赖以生活和生存的客观物质条件，它既可对人体产生有益的作用，即保障健康的作用，又可在一定的条件下对人类健康产生直接、间接或潜在的不良影响，即健康损害作用。

一、大气介质与健康

大气是人类及其他生物赖以生存的主要外界环境介质之一，大气的物理性状和化学组成与人体健康有着十分密切的关系。

案例 1—4

1952 年英国伦敦烟雾事件

1952 年 12 月 5 日，地处泰晤士河谷地带的英国伦敦上空被高压层控制，使伦敦市区家庭炉灶和工厂烟囱排放的烟尘、二氧化硫等废气难以扩散而积聚，导致伦敦市被黑暗的迷雾笼罩，城市内白天如黑夜般伸手不见五指，人们小心翼翼地摸索前行。事件持续至 12 月 9 日，强劲的西风吹散了笼罩在伦敦上空的烟雾。

据英国官方统计，在发生烟雾事件期间，伦敦城区丧生者共达 5000 多人，48 岁以上人群的死亡率为平时的 3 倍，1 岁以下人群的死亡率为平时的 2 倍，在大雾散去的 2 个月内又有近 8000 多人相继因呼吸系统疾病而死亡，造成了严重的影响。此事件后来被称为"英国伦敦烟雾事件"。

问题：

1.英国伦敦烟雾事件的发生原因是什么？

2.伦敦烟雾事件的主要成分及对人体的主要危害作用是什么？

（一）大气的物理性状与健康

大气的主要物理因素包括太阳辐射、气象因素（气温、气流、气湿、气压）及空气离子化等，这些因素对人类健康可产生影响。

1.太阳辐射　太阳辐射是产生各种天气气象的根本原因，是地球上光和热的源泉。太阳辐射按其光谱组成分为紫外线、可见光和红外线。

（1）紫外线（ultraviolet radiation，UV）　按其波长分为三段：长波紫外线（UVA，波长 320～400nm）有色素沉着作用；中波紫外线（UVB，波长 275～320nm）对机体有抗佝偻病作

用和抗红斑作用；短波紫外线（UVC，波长 200 ～ 275nm）有较强的杀菌作用，但对细胞的损伤也极为严重。

紫外线虽能促进机体健康，但长期大量的照射可对机体造成危害：①紫外线眼损伤，长波紫外线可穿透角膜被晶状体吸收，从而导致晶状体蛋白质的氧化性损害，引起紫外线性白内障。波长为 250 ～ 320nm 的紫外线直接照射眼睛，可引起急性结膜角膜炎，如冬季太阳光被积雪反射形成的紫外线可导致雪盲，电弧光发出的紫外线可导致电光性眼炎。②紫外线皮肤损伤，紫外线过度照射皮肤，可发生光照性皮炎，皮肤出现红斑、水疱、水肿等。若皮肤接触光变应性物质，在一定波长的紫外线照射下，可引起皮肤发生光感性皮炎，出现红斑、水肿或疱疹、湿疹样症状。紫外线慢性危害可增加皮肤癌的发生率。③紫外线还可使大气中的氮氧化物和碳氢化合物发生光化学反应而产生光化学烟雾，对人体健康造成危害。

（2）可见光　指波长为 400 ～ 760nm 的电磁波，为赤、橙、黄、绿、蓝、靛、紫的七色光谱，被机体的视觉分析器感觉为白色光。可见，光综合作用于机体的高级神经系统，能提高视觉功能，并具有平衡兴奋与镇静的作用，可提高情绪和工作效率，是生物生存必不可少的条件之一。光线微弱或过强可使视觉器官过度紧张而易引起疲劳。

（3）红外线　指波长为 760nm ～ 1mm 的电磁波。红外线的主要生物学效应是对机体产生热效应，故又称热射线。适量的红外线产生的热效应可促进新陈代谢和加快细胞增生，并有消炎和镇痛作用。因此，医学上常利用红外线治疗冻伤、某些慢性皮肤疾病和神经痛等。但过量的红外线照射可引起体温升高，甚至导致日射病、白内障等。

2.气象因素　包括气温、气流、气湿和气压等因素。适宜的气象条件可使机体处于良好舒适的状态。不良的气象条件如严寒、酷暑、高温、高湿、强气流、低气压及暴风雨等，若超出机体的代偿能力，可引起机体不适或诱发疾病，如心脑血管疾病、呼吸系统疾病、关节疾病、偏头痛、传染性疾病等。此外，气象因素对大气污染物的扩散、稀释等自净作用起着极为重要的作用，从而间接影响人类健康。

3.空气离子化　一般情况下，空气中的气体分子呈中性，但在某些外界因素（宇宙线、紫外线、雷电、人工紫外线、人工电场等）的强烈作用下，空气中的中性气体分子形成带电荷的正、负离子，这一过程称为空气离子化或空气电离。一定浓度的空气负离子对机体的健康有益，能起到镇静、催眠、镇痛、止汗、改善肺的换气功能、降低血压、增进食欲、振奋精神、集中注意力和提高工作效率等良好的作用。空气负离子还具有清洁空气、改善微小环境空气状况的作用。而正离子则相反，对机体有许多不良的作用。如果空气离子浓度超过 $10^6/cm^3$，则无论是正离子还是负离子，均可对机体健康产生不良影响。

一般认为，在海滨、森林公园、瀑布附近、喷泉附近、风景区，以及夏季雷雨过后，大气中负离子含量较多，人会感到空气新鲜，令人舒爽。而在闹市区或拥挤的公共场所，易感胸闷、头昏、头痛等，则与空气中的正离子增多有关。

（二）大气污染对健康的危害

大气污染是指由于自然或人为因素，使空气的构成和性状发生改变，超过大气的自净能力，对居民身体健康和生活条件产生直接、间接甚至潜在的影响或危害。大气污染来源于自然过程（火山爆发、森林火灾等）和人类活动两个方面，其中人类活动是大气污染的主要来源。

1.大气中几种常见污染物　大气中常见的污染物主要有二氧化硫（SO_2）、氮氧化物（NO_x）、光化学烟雾、一氧化碳（CO）、颗粒物（IP）、多环芳烃（PAHs）及二噁英等。

（1）二氧化硫（SO_2）　是一种无色、中等刺激性气体，主要来自煤、石油、天然气等含硫

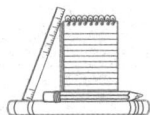

燃料的燃烧，还有有色金属冶炼、钢铁、化工、炼油、硫酸制造等工业生产过程，为大气中主要的污染物之一。大气中的 SO_2 主要对眼和上呼吸道有强烈刺激作用，可引起急慢性呼吸系统疾病，或加重已有的呼吸系统疾病（支气管炎等）及心脑血管疾病。含 SO_2 的颗粒物被认为是一种变态反应原，能引起支气管哮喘。SO_2 与苯并（a）芘联合作用时，可能对后者有促癌作用。

（2）氮氧化物（NO_x）　氮氧化物是含氮气体化合物的总称，主要来自化石燃料的燃烧，如汽车、飞机内燃机及工业窑炉的燃烧，也可来自生产、使用硝酸的过程。其中造成大气严重污染的主要是二氧化氮（NO_2）和一氧化氮（NO）。当大气中的污染物以 NO_2 为主时，肺损害较明显；污染物以 NO 为主时，高铁血红蛋白症及中枢神经系统损害较明显。

（3）光化学烟雾　汽车尾气排出的氮氧化物和碳氢化合物在太阳光紫外线的作用下发生光化学反应，所形成的一种刺激性很强的浅蓝色混合烟雾被称为光化学烟雾。光化学烟雾是多种混合物的总称，属于二次污染物，主要成分是臭氧（O_3）、醛类和过氧酰基硝酸酯类（PANs）等。光化学烟雾为强氧化剂，主要危害是有强烈的刺激作用，可引起急性眼炎、咽喉炎、气管炎等，严重者可致肺水肿。洛杉矶曾多次发生光化学烟雾事件，纽约、东京、大阪、悉尼、孟买等城市也出现过光化学烟雾污染。

（4）颗粒物（particulate matter，PM）　空气中呈颗粒状态的物质统称为颗粒物，与卫生学关系密切的有总悬浮颗粒物（TSP，粒径≤100μm）和可吸入颗粒物（IP，粒径≤10μm）两类。不同粒径的颗粒物滞留在呼吸道的部位不同。大于 5μm 的颗粒物多滞留在上呼吸道，小于 5μm 的多滞留在细支气管和肺泡。滞留在上呼吸道的颗粒物对黏膜产生刺激和腐蚀作用，常导致慢性鼻咽炎、慢性支气管炎；滞留在细支气管和肺泡内的粉尘可损伤肺泡和黏膜，引起支气管和肺部炎症。颗粒物长期持续的作用，可诱发慢性阻塞性肺疾病（COPD），出现继发感染，可导致严重后果。

（5）多环芳烃（PAHs）　是指含有两个或两个以上苯环，并以稠环形式相连的芳香烃类化合物的总称。环境中的 PAHs 的主要来源是各种含碳有机物的热解和不完全燃烧（煤、木材、烟叶及汽油、柴油、重油等各种石油馏分的燃烧）、烹饪油烟，以及各种有机废弃物的焚烧等。至今已发现的 PAHs 有 100 多种化合物，其中有一部分具有致癌性。由于苯并（a）芘是第一个被发现的环境化学致癌物，而且致癌性很强，故经常以它作为 PAHs 的代表。1973 年美国的卡诺等详细分析了一系列有关肺癌流行病学调查资料，认为大气中苯并（a）芘浓度每 $100m^3$ 增加 0.1mg 时，人群肺癌死亡率相应升高 5%。

知识链接

$PM_{2.5}$

$PM_{2.5}$ 是指大气中空气动力学直径小于或等于 2.5μm 的颗粒物，也称为细颗粒物。与较大的大气颗粒物相比，$PM_{2.5}$ 粒径小，在大气中停留时间长，且富含大量的有毒、有害物质，因而对人体健康和大气环境质量的影响更大。

$PM_{2.5}$ 被吸入人体后可直接进入支气管和呼吸道深部，沉积在肺泡内，干扰肺部的气体交换，引发包括哮喘、支气管炎和心血管等方面的疾病。研究表明，大气中的 $PM_{2.5}$ 污染与居民肺癌死亡率呈正相关关系，$PM_{2.5}$ 浓度每增加 10μg/m^3，肺癌的死亡率增加 8%。

$PM_{2.5}$ 还是形成并加重雾霾天气污染的"罪魁祸首"。科学家用 $PM_{2.5}$ 表示每立方米空气中这种颗粒的含量，其值越高，就代表空气污染越严重。2012 年 2 月，我国发布

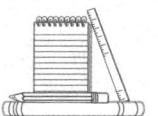

的新修订的《环境空气质量标准》增加了 $PM_{2.5}$ 的检测指标。

2. 大气污染对健康的危害

（1）急性危害 当大气污染物的浓度在短期内大剂量进入机体时可造成急性损害。大气污染引起急性中毒常见于以下两种情况：①生产事故的发生，大量污染物进入大气环境，如印度博帕尔异氰酸甲酯泄漏事件。②环境条件急剧恶化，不利于污染物扩散，如 1952 年 12 月的伦敦烟雾事件。

（2）慢性危害 大气污染物长期低浓度作用于机体可引起各种慢性或潜在性的危害：①慢性炎症反应，大气中的 SO_2、NO_2、硫酸雾、硝酸雾、盐酸雾及烟尘等污染物不仅能产生急性刺激作用，而且能长期反复刺激机体的感受部位，使这些组织部位充血、发生炎症，如咽炎、喉炎、眼结膜炎和气管炎等。②心血管疾病，大气污染可造成肺部疾病，使肺功能下降，某些污染物（CO、NO_2 等）能使血红蛋白携氧能力下降而造成组织缺氧，加重心脏负担，引起肺心病。③机体免疫功能下降，在大气污染严重的地区，居民体内的唾液溶菌酶和分泌型免疫球蛋白 A（SIgA）的含量均会明显下降，血清中的免疫指标也会下降，说明机体的免疫力降低。④变态反应，大气中的某些污染物（甲醛、某些石油制品的分解产物）能使机体产生变态反应。日本四日市哮喘即是以变态反应症状为主要表现的公害病。⑤致癌、致畸、致突变作用，流行病学研究或毒理学实验已证实，有些空气污染物有致癌、致畸、致突变作用，如苯、煤焦油、砷、甲醛、苯并（a）芘等。

（3）间接危害 ①气候改变：大气污染物烟尘影响太阳的直射光和散射光，减弱太阳辐射强度和紫外线辐射，降低能见度。飘浮在大气中的颗粒物还能吸收太阳能而使气温明显降低，造成"冷化效应"。②温室效应：指由于现代工业社会对化石燃料（石油、煤炭等）的大量使用，导致大气中的二氧化碳等温室气体不断上升，妨碍地面热量的扩散，从而使地球表面温度升高的现象。其不仅造成南北两极冰川融化，海平面升高，而且有利于某些致病微生物和传染病媒介生物的生长繁殖，造成传染病、寄生虫病等的发病率上升。③臭氧空洞，其主要原因是含氯氟烃类（CFCS）等物质的使用和排放。氯氟烃类化合物等在紫外线作用下，发生光降解而释放出游离氯，游离氯可与臭氧（O_3）反应而破坏臭氧层。臭氧层的臭氧（O_3）含量降低，减弱了臭氧层遮挡吸收短波紫外线的功能，造成白内障、皮肤癌等疾病的发病率上升。④酸雨，通常指 pH 值 < 5.6 的酸性降水。酸雨主要由大气中的 SO_2、NO_x 等酸性气态污染物溶于水汽中经过氧化凝结而成。酸雨破坏农田和植被，腐蚀建筑物，溶解土壤中的重金属，增加重金属进入人体的机会，给人类的生活带来一系列的影响。

（三）大气污染的防治措施

1. 制定大气卫生标准 大气卫生标准是大气中有害物质的法定最高限值，它是防止大气污染、保护居民健康、评价大气污染程度、制定大气防护措施的法定依据。我国制定大气卫生标准的依据是《中华人民共和国环境保护法》和《中华人民共和国大气污染防治法》等法律法规。我国现行的大气卫生标准主要有《环境空气质量标准》（GB3095—2012）和《工业企业设计卫生标准中》的"居住区大气中有害物质的最高容许浓度"，此外还有与大气质量密切相关的《大气污染物综合排放标准》（DB32/4041—2021）等。

2. 合理规划 应结合城镇规划，合理安排工业布局和城镇功能分区。工业建设区应设在小城镇和工业区，工业项目不宜过于集中，避免生产性废气的扩散。功能分区应根据国家关于发展经济建设的任务，在当地政府领导下统一规划，合理配置。工业区一般应置在城市的边缘或郊区，居住区内不得修建有害工业企业。工业区的位置应在当地居民区最大频率风向的下风侧，此外还应设置一定的卫生防护距离。

3. 改革工艺　以无毒或低毒原料代替毒性大的原料，采取闭路循环进行生产。改革燃料结构，逐步以无烟燃料取代有烟燃料，以液体或气体燃料取代固体燃料。实施集中供热，减少分散烟囱，充分利用工业余热资源。改造锅炉，提高燃烧效率。采取消烟除尘措施和废气净化措施，使净化后的废气符合国家排放标准。开展技术革新，进行综合利用，如电厂排出的大量煤灰可制成水泥、砖等建筑材料，又可回收氮，制造氮肥等。

4. 植树造林　植物除美化环境外，还具有调节气候，阻挡、滤除和吸附灰尘，吸收大气中有害气体等功能。建立绿化带是行之有效的生物防治措施。绿化地点可根据污染情况而定：①对有组织排放，绿化地点应从烟波降落点开始，向外延伸。②对无组织排放，应在排放处附近进行绿化。

5. 加强卫生监测监督　环境保护部门应依法加强卫生监测监督，加大环保执法力度，采取有力措施，确保大气卫生。

二、水介质与健康

水是构成环境的基本要素，也是维持包括人类在内所有生命生存的宝贵自然资源。水是生物体最重要的组成部分，生物体的一切生理活动和代谢反应都需要在水的参与下完成。另外，水在保持个人卫生、改善生活居住环境、促进人体健康、发展经济等方面具有重要作用。世界上已把城市人均耗水量作为衡量一个国家或城市居民生活水平和经济发展状况的重要标志。

（一）水体污染与健康

水在自然界分布广泛，约占地球总表面积的70%，但可利用的淡水不足地球总储水量的1%，且分布不均匀。我国属水资源缺乏的国家，人均淡水资源仅为世界人均水量的1/4，被联合国列为世界上13个最贫水的国家之一。我国还是一个水资源被严重污染的国家，目前，90%流经城市的河流受到了严重污染，70%的江河湖泊和5%的城市地下水已遭受污染，严重影响了我国的经济发展和人民生活质量的提高。据WHO统计，全世界80%的疾病和50%的儿童死亡都与水质不良有关。由于水质不良导致的消化系统疾病、传染病、糖尿病、癌症、肝炎、各种皮肤病、结石病、心血管疾病等多达50多种。因此，水质决定人的体质。

水污染是指人类活动产生的污染物进入水体，其数量超过水体的自净能力，使水和水体底质的理化性质和水环境的生物学特性、组成等发生改变，从而影响了水的使用价值，造成水质恶化，乃至危害人体健康或破坏生态环境的现象。造成水污染的原因是多方面的，其中，主要是人类生产和生活活动排放出来的工业废水、农业废水和生活污水等。水污染有化学性污染、生物性污染及物理性污染。

1. 化学性污染　被污染的水中各种有毒化学物质，如汞、镉、砷、铬、铅、氰化物、多氯联苯及农药等，可通过饮水或食物链对人体健康产生危害。这些污染物造成危害的程度与污染物在饮用水中的浓度及持续污染的时间等因素有关，某些污染物还通过生物转化和生物富集作用等对机体健康产生影响。

2. 生物性污染　垃圾、人畜粪便及某些工农业废弃物进入水体，使水体受微生物污染，可能导致介水传染病及与水有关的疾病的发生和流行。

介水传染病的流行特点包括：①多呈暴发流行，短期内突然出现大量患者，患者的临床表现相似，发病多在同一潜伏期内。②患者分布与供水范围一致，大多数患者都有饮用或接触同

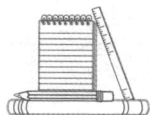

一水源的历史。③对水源采取净化消毒处理后，流行迅速得到控制。

3. 物理性污染　水体的物理污染主要有两类：放射污染和热污染。自然界本身存在一些放射本底，一般不会造成损害。如果工业和医院中的高强度放射性废水污染水体，则会对人类健康带来严重危害，如 ^{235}U 对肝脏及骨髓造血功能有损害，^{90}Sr 可引起骨肿瘤和白血病。热污染主要是由于火力发电、核电、冶金、石油化工等企业生产过程中产生的冷却水进入水体，造成水温升高，加速水中溶解氧的消耗，影响一些水生动植物的生长和繁殖，并诱发一系列物理化学和生物化学变化，给人类的健康带来危害。

知识链接

地表水水域功能与标准分类

按照《中华人民共和国地表水环境质量标准》，依据地表水水域环境功能和保护目标，将地表水水域功能分为五类：Ⅰ类主要适用于源头水、国家自然保护区，Ⅱ类主要适用于集中式生活饮用水地表水源地一级保护区，Ⅲ类主要适用于集中式生活饮用水地表水源地二级保护区，Ⅳ类主要适用于一般工业用水区及人体非直接接触的娱乐用水区，Ⅴ类主要适用于农业用水区及一般景观要求水域。其中，Ⅰ类水质良好，经简易净化处理（过滤等）、消毒后即可供生活饮用。Ⅱ类水质受轻度污染，经常规净化处理（絮凝、沉淀、过滤、消毒等）后，可供生活饮用。Ⅲ类水质经过处理后也能供生活饮用。Ⅳ类、Ⅴ类水质恶劣，不能作为饮用水源。

（二）生活饮用水的基本卫生要求

1. 饮用水的基本卫生要求

（1）流行病学安全　饮用水不得含有病原微生物和寄生虫虫卵，以防介水传染病的发生和传播。

（2）化学组成有益无害　饮用水中应含有适量的人体必需微量元素。有毒、有害化学物质及放射性物质的含量应控制在安全限值内，以防对人体造成急、慢性中毒及任何潜在的危害。

（3）感官性状良好　饮用水应透明、无色、无臭，适口而无异味，无任何肉眼可见物，使人们乐于饮用。

（4）水量充足，取用方便　饮用水应取用便利，水量应能满足居民饮用、食物加工、个人卫生、洗涤清扫等各方面总的需要。

2. 饮用水的水质标准　我国现行的生活饮用水水质标准是国家卫生健康委员会于 2022 年颁布的《生活饮用水卫生标准》（GB5749—2022），于 2023 年 4 月 1 日起实施。本标准规定了生活饮用水的水质要求、生活饮用水水源的水质要求、集中式供水单位的卫生要求、二次供水的卫生要求、涉及饮用水卫生安全的产品卫生要求、水质检验方法。该标准适用于各类生活饮用水。

（三）生活饮用水安全卫生措施

为保证饮用水达到水质标准要求，必须采取相应的卫生措施，主要包括水源的选择及卫生防护、饮用水的净化和消毒。

1. 水源的选择及卫生防护

（1）水源的种类及卫生学特征　生活饮用水根据其来源，分为 3 类：①降水，指雨水和雪水。其特点是水量不稳定，易受污染，水中含氧量高，硬度低。②地面水，指江水、河水、湖水、塘水、水库水、沟水。其特点是水质较软，水量充足，但容易受污染，水质受季节、气候及周围环境的影响较大。由于地面水取用方便，水质经处理后可以满足饮用要求，常被选为生活饮用水水源。③地下水，指渗入地下的来自附近的江水、河水、塘水及降水。其特点为感官性状较好，微生物含量少，硬度高，一般不易受污染，是水质最好的水源。但如果补给区的水土被污染，就会污染地下水，而且一旦被污染就不易消除治理。

（2）水源的选择原则　①水量充足，水源水量应能满足城镇或居民点的总用水量，并考虑近期和远期城镇人口的发展，而且要保证在枯水季节所需要的水量。②水质良好，要保证送到用户的水能达到规定的水质卫生标准。③便于防护，水源一旦被选定，要按《饮用水水源保护区污染防治管理规定》中的要求，设置水源防护区，把一切污染水源的污染源搬走，取水点设置在城镇和工矿企业的上游。④技术上经济合理，取用方便，水源选择要考虑到取水、净化、消毒处理、输送等过程技术上的可行性，同时经济、合理，做到投资少、效益高。

根据水源的选择原则及不同水源的卫生特征，一般首选地下水（按泉水、深层地下水、浅层地下水的次序），其次选择地面水（按江河、水库、湖泊、池塘的次序），最后考虑选择雨水、雪水。

（3）水源的卫生防护　对生活饮用水的水源，必须设置卫生防护地带。

1）地表水水源的卫生防护：地面水取水点周围半径100m的水域内，严禁捕捞、停靠船只、游泳和从事可能污染水源的任何活动，并由供水单位设置明显的范围标志和严禁事项的告示牌；取水点上游1000m至下游100m的水域，不得排入工业废水和生活污水，其沿岸防护范围内不得堆放废渣，不得设立有害化学物品的仓库、堆栈或装卸垃圾、粪便和有毒物品的码头，不得使用工业废水或生活污水灌溉及施用持久性或有剧毒的农药，不得从事放牧等有可能污染该段水域水质的活动。集中式取水的进水口应设在水面以下1.5m和河床以上1m之间，避免进水浑浊。分散式给水可采取分段或分时取水，宜在上游段或清晨取水饮用。

2）地下水水源的卫生防护：合理选择井址，确定防护范围，取水点影响半径30m范围内不得有污染物，不得修建渗水厕所、渗水坑，不得堆放废渣或垃圾，不得使用污水灌溉，不得施用难降解或剧毒的农药。分散式供水的水井有井台、井栏、井盖、排水沟，井壁上部密封不透水，井底用砂石铺装；应推广密封水井，用抽水机取水。

2. 饮用水的净化和消毒　自然界中的水源水质一般情况下不能达到生活饮用水水质标准的要求，必须加以净化和消毒处理。

（1）水的净化　净化的目的是除去水中的各种悬浮物质、胶体物质和部分病原体，改善水的感官性状。常用的净化方法包括沉淀、过滤：①沉淀，水中的悬浮物质凭着本身的重力作用逐步下沉而使水澄清，称为自然沉淀。但是自然沉淀往往不彻底，达不到净化的要求，需向水中加入混凝剂，使水中的各种悬浮物迅速凝聚成絮状物并沉淀到水底，此过程称为混凝沉淀。常用的混凝剂有硫酸铝、硫酸钾铝（明矾）、碱式氯化铝，此外还有硫酸亚铁、三氯化铁等。如果水中重碳酸盐太少，不能很快形成氢氧化铝胶体，必须加入适量的熟石灰以保证良好的混凝效果。②过滤，是使水通过砂层等多孔滤料，截除悬浮物的净水过程。

（2）水的消毒　原水经混凝沉淀和过滤处理后，虽能除去大部分微生物，但大多难以达到水质标准中的微生物学要求，故水经净化处理后还必须消毒。某些地下水可不经过净化处理，但仍需消毒。

水的消毒方法有两类：一类是物理法，如煮沸、紫外线照射、超声波杀菌等；另一类是化学法，如用氯、二氧化氯、臭氧、溴、碘及某些金属离子等消毒。我国应用最广的是氯化消毒法，即用氯或氯制剂进行消毒的方法。进行饮水消毒的含氯化合物有液氯、漂白粉和漂白粉精等。

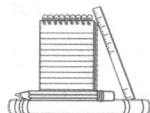

氯化消毒的原理：各种氯化消毒剂在水中都能水解生成次氯酸（HClO），次氯酸分子体积小、电荷中性，能穿透细菌的细胞膜，导致细菌内蛋白质、核糖核酸（RNA）、DNA等内容物渗出，特别是能氧化磷酸葡萄糖脱氢酶中的巯基，使细菌糖代谢发生障碍而死亡。病毒缺乏复杂酶系，对氯的抵抗力较细菌强，氯对病毒的作用多在于对核酸的致死性损害。次氯酸根（ClO⁻）也具有杀菌能力，但带负电难于接近细菌，其杀菌力仅为次氯酸的 1/100 ～ 1/80。

氯溶于水后的化学反应：

$$Cl_2 + H_2O \rightleftharpoons HOCl + H^+ + Cl^-$$

$$HOCl \rightleftharpoons H^+ + OCl^-$$

漂白粉和漂白粉精在水中均能水解成次氯酸（HOCl）：

$$2Ca(OCl)Cl + 2H_2O \rightleftharpoons Ca(OH)_2 + 2HOCl + CaCl_2$$

$$Ca(OCl)_2 + 2H_2O \rightleftharpoons Ca(OH)_2 + 2HOCl$$

影响氯化消毒效果的因素：①加氯量和接触时间，一般要求加入氯化消毒剂后，接触30分钟，水中游离氯不低于 0.3 ～ 0.5mg/L。适当增加加氯量和接触时间可提高消毒效果。②pH值，HOCl在水中可解离形成 ClO⁻，使杀菌力减弱，降低pH值可减少HOCl的解离，提高消毒效果。③水温，水温高时杀菌效果好，故水温低时要适当延长消毒时间。④水的浑浊度，浑浊度高，水中有机物等悬浮杂质多，会消耗有效氯，而且细菌包裹在悬浮物内不易被杀灭，同时还会形成较多的氯化副产物，故浑浊度高的水必须强化混凝沉淀和过滤处理。⑤水中微生物种类和数量，肠道病毒、原虫包囊对氯的耐受性高于肠道细菌；水中微生物的数量过多，则消毒效果较难达到卫生标准的要求。

三、土壤介质与健康

土壤是地球陆地表面的疏松部分，由岩石风化和经生物作用形成，它和空气、水环境介质一样，是人类环境的基本要素之一。人体内的各种化学元素都来源于地层，当土壤的组成超出人体的适宜范围或土壤受到污染时，就会对人体健康产生危害。

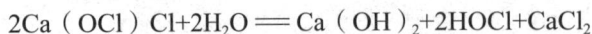 **案例 1-5**

1955 年日本痛痛病事件

位于日本中部地区的富山平原上，流淌着一条名叫"神通川"的河流。这条河流穿越富山平原，不仅是居住在河流两岸人们世世代代的饮用水源，也灌溉着两岸肥沃的土地，是日本主要粮食基地的命脉水源。1955年，在神通川流域出现了一种怪病，症状初始是腰、背、手、脚等各关节疼痛，随后遍及全身，有针刺般痛感，数年后骨骼严重畸形，骨脆易折，甚至轻微活动或咳嗽都能引起多发性病理骨折，最后衰弱疼痛而死，痛痛病由此得名。截至1968年5月，共确诊患者258例，其中死亡128例，到1977年12月又死亡79例。

经调查分析，痛痛病是河岸的锌、铅冶炼厂等排放的含镉选矿废水和尾矿渣淬污染了水体，使稻米含镉。而当地居民长期饮用受镉污染的河水，食用含镉的稻米，致使镉在体内蓄积而中毒致病。

问题：

1. 日本痛痛病发生的原因是什么？

2. 日本痛痛病对人体健康的主要危害是什么？

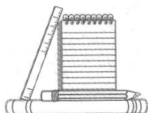

（一）土壤污染

土壤污染是指人类生产和生活活动中排出的有害物质进入土壤并积累到一定程度，引起土壤质量恶化，直接或间接危害人畜健康的现象。

1. 土壤污染物 土壤污染物种类繁多，主要可分为四类。

（1）生物污染物 包括肠道致病菌、肠道寄生虫（蛔虫卵）、钩端螺旋体、炭疽杆菌、破伤风杆菌、肉毒杆菌、真菌和病毒等，主要来自人畜粪便、垃圾、生活污水和医院污水等。

（2）化学污染物 如镉、铅等重金属，以及各种化学农药、石油及其裂解物等，主要来自工业生产过程中排放的废水、废气、废渣及农业上大量施用的农药和化肥。

（3）物理污染物 如尾矿、废渣、粉煤灰和工业垃圾等来自工厂和矿山的固体废弃物。

（4）放射污染物 如铯和锶等，主要来自核爆炸的大气散落物及工业、科研、医疗机构产生的液体或固体放射性废弃物。

2. 土壤污染的特点

（1）隐蔽性 往往要通过对土壤样品的分析化验和农作物的残留检测，甚至研究对人畜健康状况的影响才能确定。

（2）累积性 污染物质在土壤中并不像在大气和水体中那样容易扩散和稀释，因此容易在土壤中不断积累而超标，同时也使土壤污染具有很强的地域性。

（3）不可逆转性 重金属对土壤的污染基本上是一个不可逆转的过程，许多有机化学物质的污染需要较长的时间才能降解，如被某些被重金属污染的土壤可能要 100～200 年时间才能够恢复。

（4）难治理性 积累在污染土壤中的难降解污染物很难靠稀释作用和自净作用来消除，治理土壤污染通常成本较高、周期较长。

（二）土壤污染对健康的影响

1. 化学物污染 对人们的影响大都是间接的，主要是通过农作物、地面水或地下水对人体产生影响。在生产过磷酸钙工厂的周围，土壤中砷和氟的含量显著增高；铅、锌冶炼厂周围的土壤不仅受到铅、锌、镉的严重污染，而且还受到含硫物质所形成的硫酸的严重污染。任意堆放的含毒废渣及被农药等有毒化学物质污染的土壤，通过雨水的冲刷、携带和下渗，会污染水源。人畜通过饮水和食物可发生中毒或罹患肿瘤。

2. 放射性物质污染 放射性物质通过放射性衰变，能产生 α、β、γ 射线。这些射线能穿透人体组织，使机体的一些组织细胞死亡。这些射线对机体既可造成外照射损伤，又可通过饮食或呼吸进入人体，造成内照射损伤，使受害者出现头昏、疲乏无力、脱发、白细胞减少或增多等症状，甚至发生癌变等。

3. 生物性污染 ①人体排出的含有病原菌或寄生虫卵的粪便污染了土壤，通过直接接触或污染食物、饮水经口进入，引起肠道传染病和寄生虫病的发生。②含有病原体的动物粪便污染了土壤后，病原体通过受损皮肤或黏膜进入体内而传播。③土壤中常常存在着破伤风梭菌和肉毒梭菌，这两种致病菌抗力很大，在土壤中能长期存在，人可因接触土壤而感染发病。

（三）土壤卫生防护

1. 工业废渣处理 工业废渣主要来源于燃料燃烧和冶金、化学、石油化工等工业。工业废渣的特点是产量大、种类繁多、化学成分复杂、含有难以降解的重金属毒物。目前对工业废渣的处理主要是综合利用，进行回收和处理。利用废渣填造洼田、种植作物、制造建筑材料时，应经有关部门鉴定无害后才可使用，以防残毒危害。

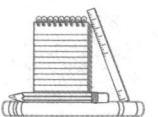

2. 粪便无害化处理　人畜粪便的无害化处理，是控制肠道传染病、增加农业肥料、改良土壤的重要措施。利用堆肥、发酵、沼气法等多种方法，以杀灭粪便中的寄生虫卵和致病微生物，消除传染疾病的危害性，并保持其肥料价值。

3. 垃圾无害化处理　生活垃圾要经过有效的无害化处理，才能排放或利用。

4. 污水处理　含有毒污染物的工业废水，必须有效的净化、回收后才可排放；医院污水含有许多致病微生物，应经专门消毒处理。

5. 合理施用农药和化肥　对毒性大并在土壤中残留期长的农药、化肥，应控制施用范围和用量；同时大力发展高效低毒、低残留的新品种农药和化肥。

四、室内环境介质与健康

室内环境包括办公室、会议室、教室、医院等各种公共场所的室内环境，以及人们的居室。人的一生有2/3以上的时间是在室内度过的。室内环境卫生质量如微小气候、日照、采光、噪声、绿化和空气清洁状况等与人类健康息息相关。

（一）室内污染的来源

1. 烹调油烟和燃料燃烧　这是我国室内污染的主要来源，污染物主要有CO、CO_2、SO_2、NO_x、烃类和颗粒物。

2. 室内的生活活动　人在呼吸过程中会向空气中排放CO_2、水蒸气，使空气中氧含量减少；吸烟时，烟雾会向空气散发CO、尼古丁、丙烯醛、煤焦油与多环芳烃等污染物；在人们谈话、咳嗽、打喷嚏时，随着飞沫可排出呼吸道黏膜表面的病原微生物，如流感病毒、SARS病毒、结核杆菌及链球菌等；人的皮肤、衣物及卫生用品可散发出不良的气味与碎屑；人的走路及其他活动可使地面的灰尘、微生物等散播到空气中。

3. 建筑和装饰材料　随着化学工业的发展，许多新的化学物质被引入到建筑材料、装饰材料（包括油漆与涂料）、家具与家庭用品中。室内使用的装饰材料如胶合板、刨花板、塑料贴纸均可释放甲醛、苯、三氯乙烯等化学物质。用工业废渣、矿渣或天然石料等制成的建筑材料可能释放出有害的放射性物质。

4. 来自室外的污染物　包括室外大气中的SO_2、NO_x、CO、铅及颗粒物等化学性污染物和住宅周围的植物花粉、孢子等生物性污染物。

5. 其他　家用化学品的使用，包括各种杀虫剂、清洁剂和化妆品等造成挥发性有机物污染。微波炉、电磁炉、电脑等家用电器增加了人们接触电磁辐射的机会。猫、狗、鸟、鱼等家养宠物可传播传染病，如支原体病、巴斯德菌病和鹦鹉热等。

（二）主要的室内污染物

1. 甲醛　是一种挥发性有机化合物，具有刺激作用与致敏、致癌作用，主要来源是室内家具与装饰材料。甲醛可引起眼红、眼痒、流泪、咽喉发干发痒、打喷嚏、咳嗽、气喘、声音嘶哑、胸闷、皮肤干燥发痒及皮炎等，还可引起过敏性哮喘、过敏性紫癜等。长期接触甲醛会出现神经衰弱症状，还可能导致肝功能异常，出现中毒性肝炎。遗传毒性研究发现，甲醛能引起基因突变和染色体损伤。

2. 二氧化碳　正常空气中二氧化碳含量为0.03%～0.04%。室内CO_2可来源于燃料燃烧、动植物的新陈代谢和人体呼吸。当CO_2浓度为0.07%时，个别敏感者有不舒适感；CO_2浓度为0.15%时，不舒适感明显；CO_2浓度为3%时，使人呼吸程度加深；CO_2浓度为4%时，使人产生头晕、头痛、耳鸣，神志由兴奋变成丧失；CO_2浓度为30%时可致死亡。CO_2升高时，往往

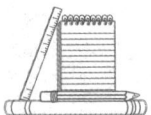

同时伴有缺氧，这也是引起死亡的一个原因。

3.香烟烟雾 含有多种有害物质，主要有尼古丁、焦油、CO 和重金属等。这些物质进入机体后对许多器官和组织的生理、生化和代谢产生影响，降低机体抵抗力，诱发肿瘤，使人的期望寿命缩短。现已证明，吸烟可增加许多疾病的发病率或死亡率，其中关系最大的是肺癌、支气管炎、肺心病等。孕妇吸烟会影响胎儿的健康，可导致死胎和自发性流产、早产和新生儿低体重。吸烟不但危害吸烟者本人的健康，而且由于散发的烟雾污染空气，还会使不吸烟者被动吸烟而受到危害，因此，要严禁在室内吸烟。

4.烹调油烟 食用油在加热烹调时会产生一种混合性污染物，有 200 多种成分，在我国室内污染中十分常见。研究表明，烹调油烟具有致突变性，并成为肺癌的危险因素。

5.挥发性有机化合物（volatile organic compounds，VOCs） 除甲醛外，还有苯、甲苯、汽油等，主要来源于室内油漆、涂料、去污剂等家用化学品。VOCs 可引起头晕、头痛、嗜睡、无力、胸闷、食欲不振及恶心等，导致变态反应与机体免疫水平失调，影响中枢神经系统功能，甚至可损伤肝脏和造血系统等。

6.氡 氡是一种无色、无味、无臭的天然惰性气体，具有放射性，主要来源于工业废渣、矿渣或天然石料制成的建筑材料。在高浓度的暴露下，氡及其衰变子体与人体脂肪有很高的亲和力，而和神经系统结合后危害更大。因为氡为放射性气体，吸入人体后可造成呼吸系统的辐射损伤而诱发肿瘤。氡已被国际癌症研究机构（IARC）列为重要的室内致癌物质，美国环保局也将氡列为最危险的致癌因子。

7.病原微生物 病原微生物对呼吸道传染病的传播有重要意义，如导致流行性感冒、麻疹、流行性腮腺炎、百日咳、白喉、猩红热和肺结核等疾病的病原微生物，均可经室内空气传播。

常见室内空气污染物的来源及危害见表 1-3。

表 1-3 常见室内空气污染物的来源及危害

种类	主要来源	主要危害
甲醛	室内家具及装饰材料	皮肤黏膜的刺激作用、致敏及致癌作用
氡	建筑物及建筑材料	辐射损害，诱发肺癌
VOCs	室内油漆、涂料及去污剂等家用化学品等	导致头晕、头痛、嗜睡、无力、胸闷、食欲不振及恶心等
苯系物	室内油漆、涂料、胶水及黏合剂等	造血系统损害

（三）室内污染的危害

1.诱发癌症 吸烟者自身肺癌高发已是公认的事实，吸烟通过污染室内空气形成环境烟草烟雾，导致肺癌的发病率增加。室内氡的放射性污染对人体健康的危害主要是诱发肺癌。据不完全统计，全世界非吸烟肺癌患者中 20% 是由氡辐射引起的。

2.引起中毒性疾病 由于燃料燃烧不完全或烟道不畅，室内出现高浓度 CO 而引起急性中毒是常见的事故。而 CO 的低浓度污染与动脉粥样硬化、心肌梗死、心绞痛发作有密切关系。烟草烟雾还有引起男性精子异常、阳痿、早泄、性功能减退及女性月经异常等生殖毒性作用。

3.引起不良建筑物综合征 当建筑物的气密性和绝缘性升高，室内最小新气通风量降低时，室内有害物质得不到有效稀释，以致在建筑物内活动的人群产生一系列的自觉症状，而离开该建筑物后症状即可减轻或消失。WHO 将这些与建筑物室内环境污染有关的症状称为"不良建筑物综合征"或"建筑物综合征"，主要症状表现：眼、鼻、咽喉部位有刺激感，头痛，易疲

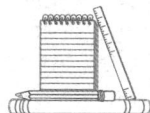

劳，胸闷，注意力不集中等。不良建筑物综合征是多因素综合作用所致的，除了污染和通风不良以外，室内的温度、湿度、采光、声响等舒适因素失调，包括情绪等心理因素都有一定程度的影响。

4. 传播传染病及诱发呼吸道感染　室内空气中的致病微生物主要通过三种方式进行传播：一是附着在尘埃上；二是附着在人的口或鼻腔喷出的飞沫小滴上；三是附着在飞沫表面。

5. 引起变态反应　常见的有花粉病、尘螨过敏等，可引起哮喘、过敏性鼻炎等变态反应性疾病。

（四）室内污染的防治措施

1. 执行有关室内污染的法规　2023年2月1日起实施的《室内空气质量标准》（GB/T18883—2022）提出了室内空气质量的卫生新要求。新标准规定了室内空气质量的物理性、化学性、生物性和放射性指标，以及卫生限值、检测方法。新标准的正式实施对于加强我国室内空气质量管理，降低室内空气污染物的浓度，保护公众健康具有重要意义。

2. 选择合适的住宅地段　应按照住宅的基本要求，住宅要选择在大气清洁、日照通风良好、周围环境无各种环境污染源，有绿化地带，与闹市、工业区和交通要道隔离的地段内。

3. 选择安全的建筑材料和装饰材料　选择不散发有害物质、不易沾上尘埃和易于清洁的材料；为防止建筑材料中氡的逸出，除注意选材外，还可在建筑材料表面刷上涂料，起到降低室内氡浓度的作用；为减少室内甲醛及其他挥发性有机物的含量，要选用低挥发性的建筑材料和装饰材料，或者选择已在空旷处释放了甲醛后的出厂产品；避免在室内使用毛制的地毯或挂毯，以减少室内积尘和螨虫。

4. 房屋内应有不同的功能分隔区　内部设计布局合理，住宅的平面配置应要防止厨房产生的煤烟、烹调油烟及卫生间的不良气味进入起居室，避免各室互相干扰等。

5. 改善炉灶和采暖设备　保证烟道通畅，注意改进燃烧方式、提高燃烧效率，以降低室内污染物的浓度；逐步推广煤气化，电力供应充足的地区要推广电热烹调；以集中式采暖取代分散式采暖。

6. 经常开窗，通风换气　厨房可安装抽油烟机和排风扇，以降低局部污染物的浓度；坚持合理清扫制度，必要时进行空气消毒以杀灭病原体；刚装修的房间或放置新家具后，需经一定时间充分通风后再居住；使用空调时，应保持一定量的通风。

任务四　常见生物地球化学性疾病

由于地壳表层化学元素分布不均衡，使某些地区的水和（或）土壤中某种元素过多或过少，当地居民通过饮水、摄食等途径摄入这些元素过多或过少而引起某些特异性疾病，称为生物地球化学性疾病（biogeochemical disease），也称为地方病（endemic disease）。

生物地球化学性疾病的特点：有明确的地区性；与地质环境中某种化学元素之间有明显的剂量－反应关系；与人群对某种化学元素的总摄入量之间存在摄入量－反应关系。我国常见的生物地球化学性疾病有碘缺乏病和地方性氟中毒。

一、碘缺乏病

碘缺乏病（iodine deficiency disorder，IDD）是由于自然环境碘缺乏，导致碘摄入不足（或过量的碘）而造成机体碘营养不良所表现出一组疾病的总称，包括在缺碘地区出现的地方性甲

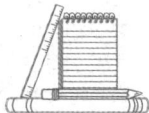

状腺肿（endemic goiter）、地方性克汀病（endemic cretinism）智力障碍、生殖功能障碍等。

地方性甲状腺肿（endemic goiter）是居住在特定地理环境下的居民，长期通过饮水、摄食低于生理需要量或过量的碘，而引起的以甲状腺肿大为主要临床体征的生物地球化学性疾病。其发病原因包括碘缺乏，促甲状腺肿物质、碘过多，膳食中蛋白质、维生素不足，环境中其他化学元素不平衡，如钙、镁、锰、铁元素过高，硒、钴、钼元素过低。

大多数地方性甲状腺肿患者起病缓慢，早期仅见甲状腺轻度肿大，多为弥漫性，一般无明显症状。当甲状腺肿大到一定程度时，压迫气管和食管可引起呼吸困难和吞咽困难。肿大的甲状腺压迫喉返神经，可出现声音嘶哑、痉挛性咳嗽等刺激性症状。囊性变的结节性甲状腺肿，当囊内出血时可突然出现疼痛，腺体急剧增大。

地方性克汀病（endemic cretinism）是由严重碘缺乏造成的，以智力障碍为主要特征的神经精神综合征。在胚胎期及出生后早期缺碘，患儿有不同程度的智力低下、体格矮小、听力障碍、神经运动障碍，以及不同程度的甲状腺功能低下和甲状腺肿，可概括为呆、小、聋、哑、瘫，故又称之为地方性呆小病。患儿的特点是"头大面宽鼻翼厚，齿稀舌长涎水流"。

防治碘缺乏病的唯一有效途径是长期坚持补碘：①补碘措施，碘盐法是补碘的最好方法。②碘缺乏病监测，评估人群碘营养状况及防治措施效果，了解和掌握碘缺乏病的病情和干预措施落实情况，并为决策提供依据。③其他措施，高碘地区供应无碘盐；减少食用促甲状腺肿物质（硫氰酸盐、硫葡萄糖苷）含量高的食品；水中不缺碘而硬度过高时，选用软水水源或饮用煮沸过的水等。

二、地方性氟中毒

地方性氟中毒（endemic fluorosis），又称地方性氟病，是生活在高氟环境中的居民通过饮水、摄食或空气接触等，摄入体内的氟过量而引起的一种以氟斑牙和氟骨症为主的临床表现的慢性全身性疾病。地方性氟中毒的发病机制目前尚未完全阐明，可能与钙、磷代谢紊乱，抑制多种酶的活性等有关。

氟斑牙是在牙齿发育形成期间由于机体摄入氟过多而引起的牙齿釉质矿化不全或松网样改变，临床上肉眼可见牙釉质表面失去正常光泽，出现白垩、着色、缺损样表现。

地方性氟骨症是指病区居民摄入过量氟化合物而引起以颈、腰、四肢大关节疼痛、肢体运动功能障碍，以及骨和关节 X 线检查征象异常为主要表现的慢性代谢性骨病。

预防地方性氟中毒的关键在于控制氟的来源和减少氟摄入量。治疗原则及方案：①治疗原则，地方性氟中毒尚无特殊治疗方法。目前治疗主要采用减少氟的摄入量和吸收量，促进氟排出和增强机体抗病能力等办法。②药物治疗，给予钙剂和维生素 D 的同时，合用维生素 C 可减少氟经胃肠道吸收，促进氟的排出，提高机体对钙、磷的吸收和利用率。神经损伤者可给予 B 族维生素、辅酶 A、三磷酸腺苷等，以改善神经细胞的代谢、减轻氟的毒性。氟骨症的对症治疗重在止痛，对于手足麻木、抽搐者可给予镇静剂。③其他疗法，可采用涂膜覆盖、药物脱色和修复等方法对氟斑牙治疗；对椎管狭窄压迫脊髓或马尾神经的氟骨症患者应进行椎板切除术，对严重畸形者可进行矫正术。

[小结]

在科学技术高速发展的今天，人类大量利用环境资源来极大丰富自己的物质条件，创造更加舒适、方便和快捷的生活、生产环境。由于环境污染与人类健康关系密切，通过学习环境的

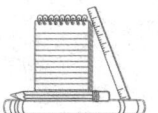

构成因素，环境污染物的转归、转化及对人体的危害的基本理论，探索环境污染防治措施。

自然和生活环境中的各种环境介质（大气、水、土壤、室内环境等）是人类赖以生活和生存的客观物质条件，但一定条件（自然因素和人为因素）下可对人类健康产生直接、间接或潜在的不良影响，如常见的生物地球化学性疾病就是由于地壳表面化学元素分布不均衡而导致人体中某些特异性疾病。不同环境介质中的环境有害因素的种类、来源、危害和防治措施是环境医学研究的重点和主要内容。

结合执业资格考试，主要涉及的考点：①环境概述。②常见生物地球化学性疾病。③饮用水卫生，如介水传染病的特点、水源选择与卫生防护、饮用水的常用消毒方法。④土壤污染来源和健康危害，粪便和垃圾无害化处理。⑤室内空气污染来源和健康危害、预防控制措施。

复习思考

【单项选择题】

1. 在生态系统中维持生物种群间物质与能量流动的桥梁是（　　　）

    A. 生态平衡　　　　　　　　B. 食物链与食物网　　　　C. 植物

    D. 动物　　　　　　　　　　E. 微生物

2. 下列不属于集中式给水水源的选择原则是（　　　）

    A. 水质良好　　　　　　　　B. 便于卫生防护　　　　　C. 水的 pH 值合适

    D. 积极合理、技术可行　　　E. 水量充沛

3. 短波紫外线 UVC 的生物学效应是（　　　）

    A. 热效应　　　　　　　　　B. 杀菌效应　　　　　　　C. 红斑效应

    D. 视觉感受效应　　　　　　E. 晒黑效应

4. 可以引起水体富营养化的元素是（　　　）

    A. Ca、Mg　　　　　　　　　B. P、N　　　　　　　　　C. Pb、P

    D. C、CO_2　　　　　　　　E. Pb、As

5. 下列哪项不是影响氯化消毒效果的因素（　　　）

    A. 加氯量和接触时间　　　　B. pH 值　　　　　　　　C. 水温

    D. 水的浑浊度　　　　　　　E. 盛水的容器

6. 关于自然环境构成的叙述正确的是（　　　）

    A. 自然环境由人类赖以生存的自然条件所构成

    B. 自然环境由人类赖以生存的物质条件所构成

    C. 自然环境由人类赖以生存的自然资源总括所构成

    D. 自然环境由对人类有益的自然资源所构成

    E. 自然环境由人类所改变的自然资源所构成

7. 光化学烟雾对机体危害的主要特点（　　　）

    A. 对眼睛和上呼吸道的刺激作用

    B. 肺水肿

    C. 神经系统损害

    D. 肝肾损害

    E. 皮肤损害

8. 光化学烟雾事件的主要污染物（　　　）

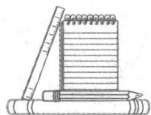

A. SO₂ 和颗粒物 　　　　B. SO₂ 和 NOₓ 　　　　C. CO 和 NOₓ

D. 颗粒物和烃类 　　　　E. 烃类和 NOₓ

9. 酸雨是指降水的（　　　）

A. pH 值＜ 4.5 　　　　B. pH 值＜ 5.6 　　　　C. pH 值为 4.0 ～ 4.5

D. pH 值为 3.0 ～ 4.5 　　E. pH 值＞ 5.6

10. 造成臭氧层破坏的物质是（　　　）

A. CFCs 　　　　B. CO 　　　　C. CO₂

D. NO₂ 　　　　E. NO

11. 环境污染对人体危害比较多见的是（　　　）

A. 急性中毒 　　　　B. 慢性中毒 　　　　C. 致畸

D. 致癌 　　　　E. 致突变

12. 目前最主要的环境污染来源于（　　　）

A. 自然污染 　　　　B. 工业生产污染 　　　　C. 农业生产污染

D. 交通性污染 　　　　E. 生活性污染

13. 水俣病的成因是由于人食用的鱼、贝机体中富集了（　　　）

A. 汞 　　　　B. 铅 　　　　C. 砷

D. 镉 　　　　E. 甲基汞

14. 震惊世界的日本神通川痛痛病是由于人们食用了含（　　　）的稻米引起的病变。

A. 汞 　　　　B. 铅 　　　　C. 砷

D. 镉 　　　　E. 甲基汞

15. 下列不属于温室气体的是（　　　）

A. CH₄ 　　　　B. N₂O 　　　　C. SO₂

D. CFCₛ 　　　　E. CO₂

16. 形成煤烟型烟雾事件的主要污染物是（　　　）

A. 悬浮颗粒物和氮的化合物（NOₓ）

B. 汽车废气和硫的化合物（SOₓ）

C. 颗粒物和 PANs

D. 颗粒物和臭氧（O₃）

E. 颗粒物和硫的化合物（SOₓ）

17. 目前经济有效、应用较广的饮用水消毒方法是（　　　）

A. 紫外线照射 　　　　B. 煮沸消毒 　　　　C. 超声波消毒

D. 氯化消毒 　　　　E. 红外线照射

18. 预防缺碘较安全、有效、省钱的方法是（　　　）

A. 饮水加碘 　　　　B. 口服碘油 　　　　C. 多吃蔬菜

D. 食盐加碘 　　　　E. 口服碘化钾片

19. 胎儿严重碘缺乏造成大脑发育不可逆的损害，其严重后果是（　　　）

A. 克汀病 　　　　B. 脑瘫 　　　　C. 脑出血

D. 佝偻病 　　　　E. 脑部受伤

20. 酸雨的主要形成物是（　　　）

A. CO₂ 　　　　B. SO₂ 　　　　C. CO

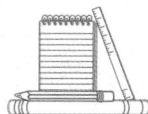

D. PAH   E. 光化学烟雾

21. 地方性氟中毒最早出现的症状是（   ）

A. 氟斑牙   B. 氟骨症   C. 龋齿

D. 夜盲症   E. 贫血

【简答题】

1. 简述环境与人类健康的关系。

2. 简述环境污染对人体健康的影响。

3. 简述大气的主要环境污染物及对健康的主要危害。

4. 简述室内污染的来源。

5. 简述介水传染病发生的特点。

6. 简述土壤污染的特点。

7. 简述地方性碘缺乏病的预防措施。

扫一扫，查阅
复习思考题答案

扫一扫，查阅
本模块 PPT、
视频等数字资源

项目三   职业因素与健康

【学习目标】

1. 掌握职业病危害因素概念、分类及对健康的危害；职业卫生服务的基本概念与服务内容；职业人群健康监护的概念与主要内容；职业病的概念、特点、诊断；职业病管理的主要内容。

2. 熟悉职业病危害因素进入人体途径和预防措施；熟悉医学监护的内容。

3. 了解职业健康监护信息管理。

随着我国社会经济的发展、制造业的日益壮大，我国职业病发病率呈逐年上升趋势，其潜在危害越来越大，已成为影响劳动者健康、造成劳动者过早丧失劳动能力的主要因素之一。社会对职业健康的关注与需求日益显著。

案例 1-6

农村务工人员职业损害

小冯随丈夫从农村老家远赴温州打工。经过简单的填表和面试后，她进入了一家玻璃厂当普通工人，工作任务是在加工好的玻璃上涂黏合剂。工厂给工人发放了工作手套，未发放口罩。小冯与工友在工作时总能闻到黏合剂有刺鼻的气味，气味使喉咙受堵而喘不过气，每天回家休息后好转。一年后的某天，小冯在用力摇黏合剂瓶子后，打开瓶子时被刺鼻的气味熏倒并昏迷，送到厂医务室紧急抢救，待她清醒时喉咙已不能发出声音，转到当地一综合医院后因其咽喉水肿危及生命，于是行气管切开术并插管。

小冯病情缓解后找到工厂有关部门，要求厂里提供资料做职业病诊断与鉴定。但工厂因其生病解除了与她的劳动合同，并坚持说黏合剂无害，不承认小冯患病与黏合剂有关。

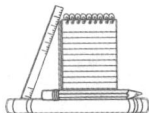

问题：

1. 农村居民到工厂务工要注意哪些方面？

2. 如何确认小冯是否患职业病？

3. 如果你在乡镇从事公共卫生服务工作，应该做好哪些工作才能有效预防农民外出务工时的健康损害。

任务一　职业病危害因素的概述

一、职业病危害因素的概念

职业病危害是指对从事职业活动的劳动者可能导致职业病的各种危害。职业病危害因素（occupational hazard factor）包括职业活动中存在的各种有害的化学、物理、生物因素，以及在作业过程中产生的其他职业有害因素。

二、职业病危害因素的来源

职业病危害因素产生的来源主要有三个方面。

1. 与生产工艺过程有关，产生的职业病危害因素　指生产技术、生产设备、生产原料和工艺流程，包括与生产过程有关的原料、中间产物、产品、机器设备的工业毒物、粉尘、噪声、振动、高温、电离辐射及非电离辐射、污染性因素等。

2. 与劳动过程有关，产生的职业病危害因素　指工艺流程的劳动组织、设备布局、劳动者操作体位和方式，以及体力和脑力劳动比例、劳动者心理状况等，如作业时间过长、作业强度过大、劳动制度与劳动组织不合理、长时间强迫体位劳动、个别器官和系统的过度紧张等。

3. 与作业环境有关，产生的职业病危害因素　指作业场所小环境、作业周围大气环境及户外作业的自然环境等，如厂房布局不合理、生产布局不合理、照明不良、缺少必要的防护设施、不良气象条件等。实际作业中，多种有害因素常并存，对劳动者健康产生复杂且深远的联合影响，需综合施策，科学防控。

三、职业病危害因素的分类

2015 年 11 月国家卫生和计划生育委员会、国家安全生产监督管理总局、人力资源和社会保障部及全国总工会联合组织对《职业病危害因素分类目录》进行了修订，将职业病危害因素分为六大类 459 种。

（一）粉尘

《职业病危害因素分类目录》中包含了 52 种粉尘，可引起包括尘肺病在内的多种职业性肺部疾患。

1. 无机粉尘　包括矿物性粉尘、金属粉尘和人工无机粉尘，如石英、石棉、煤、铅、锰、铁、锌、金刚砂、水泥、玻璃纤维等。

2. 有机粉尘　包括动物性粉尘、植物性粉尘和人工有机粉尘，如皮毛、丝、骨粉尘、谷物、甘蔗、木、茶粉尘、有机染料、农药、合成树脂、人造有机纤维粉尘等。在作业环境中，生产性粉尘通常呈两种及以上的粉尘混合存在。

3. 混合性粉尘　在生产环境中以两种及以上粉尘同时存在时，其混合物为混合性粉尘，如矽尘、煤尘、石棉尘、水泥粉尘、有机性粉尘等。

（二）化学因素

在职业病危害因素分类目录中有 375 种化学因素，如铅、汞、锰及其化合物、苯、一氧化碳、氨、氯气、氮氧化物、硫化氢、甲醛等。

知识链接

常见化学因素存在形态及其主要涉及作业如下所示（表 1-4）。

表 1-4　常见化学因素存在形态及其主要涉及作业

化学毒物名称	主要存在形态	主要涉及作业	中毒后治疗药物或原则
铅	铅尘/铅烟	金属开采、冶炼、通信设备、无机盐、油料、制药、印刷等	依地酸二钠、二巯基丁二酸钠
汞	蒸气	金属开采、贵金属冶炼、仪表制造、化工、染料、涂料、航天设备、碱产品	二巯基丙磺酸钠、二巯基丁二酸钠
苯	液体（易挥发）	皮革、皮毛制品、家具、有机化工原料、涂料、染料、机械工业等	临床对症治疗
锰	锰尘/锰烟	金属开采、冶炼、机械工业、金属制品、化学试剂、医药、金属表面热处理等	依地酸钙钠、促排灵或二巯基丁二钠
一氧化碳	气体	煤炭、金属矿采业、石油加工、炼焦、煤气制造、冶炼业、机械工业等	临床对症治疗
氨气	气体	石油加工、医药工业、金属冶炼、化学肥料、农药、有机化工原料、染料、化学试剂等	临床对症治疗
氯气	气体	自来水生产、食品制造、造纸业、印染、金属冶炼、无机盐等	临床对症治疗
氮氧化物	气体	煤炭、金属矿采业、石油加工、硝基炸药、涂料、染料、机械工业等	临床对症治疗
硫化氢	气体	煤炭、金属矿采业、造纸业、石油加工、无机盐、农药、有机化工原料、污水处理等	临床对症治疗
甲醛	水溶液/气体	化工制造、家具、板材、医药行业等	临床对症治疗

（三）物理因素

在职业病危害因素分类目录中有 15 种，如噪声、高温、低温、高气压、低气压等。

1. 异常气象条件　生产环境的气象条件常见气温、气湿、气流、气压、热辐射等，以上因素构成作业场所的微小气候。

（1）高温作业　指有高气温或强烈的热辐射或伴有高气湿（相对湿度 ≥ 80%）相结合的异常作业条件；或湿球黑球温度指数（wet bulb globe temperature index，WBGT 指数）等于或大于 25℃ 的作业。高温作业引起的职业病主要有职业性中暑。

（2）异常气压　某些特殊工种需要在异常气压下工作，如高气压下的潜水作业，低气压下的高原或高空作业等，异常气压可导致的职业病有减压病、高原病、航空病等。

2. 噪声　噪声作业指工作时长达到 8 小时/天或 40 小时/周，且噪声暴露等效声级 ≥ 80dB 的作业。生产性噪声又称工业噪声，指在生产过程中产生的噪声，其强度和频率没有规律，使人感到厌烦。噪声作业有损劳动者听力，可导致职业性噪声聋。

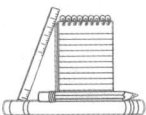

3. 振动　振动是指一个质点或物体在外力作用下沿直线或弧线围绕平衡位置来回重复的运动。由生产或工作设备产生的振动称为生产性振动。

（四）放射性因素

在职业病危害因素分类目录中有8种。如X射线、α射线、β射线、γ射线和中子流等各种电离辐射，可引起急慢性放射病、放射性皮肤病、放射性白内障、放射性肿瘤等。

（五）生物因素

在职业病危害因素分类目录中有6种。其中艾滋病毒限于医疗卫生人员及人民警察的职业接触，其他生物因素有布鲁氏菌、伯氏疏螺旋体、森林脑炎病毒、炭疽芽孢杆菌等，接触这些职业病危害因素可能导致布鲁氏菌病、莱姆病、森林脑炎、炭疽。

（六）其他因素

在职业病危害因素分类目录中有3种，即金属烟、井下不良作业条件及刮研作业。

四、职业病危害因素与人体健康的关系

（一）粉尘

1. 在体内的过程　粉尘主要通过呼吸道吸入人体。进入呼吸道后，通过撞击、重力沉积、布朗运动、静电沉积、截留等方式而沉积。直径大于1μm的粒子主要通过撞击和重力沉积而沉降；直径小于0.5μm的粒子主要通过布朗运动沉降；纤维状粉尘主要通过截留而沉积。鼻腔、咽喉、气管等呼吸道对粉尘具有一定的阻留作用。

2. 粉尘的排除　沉积在呼吸道的粉尘主要通过两种方式清除：一是黏液纤毛系统，通过气管壁上纤毛向咽喉方向有规律的摆动，将黏附于黏液层的粉尘推向咽喉部并排出体外；二是肺泡巨噬细胞的吞噬作用，这些细胞能吞噬肺泡表面的粉尘，形成尘细胞，随后通过阿米巴样运动和肺泡的舒缩活动，将尘细胞转移至纤毛上皮表面，最终随纤毛运动排出。人体通过各种清除功能，排出97%～99%进入呼吸道的粉尘，1%～3%尘粒沉积在体内。

3. 对人体健康的影响　长期吸入粉尘可削弱人体的清除功能，导致粉尘过量沉积，造成肺组织病变。具体影响包括：①呼吸系统疾病，如尘肺、粉尘沉着症。有机粉尘可引起支气管哮喘、棉尘症、职业性变态反应性肺泡炎、非特异性慢性阻塞性肺疾病、混合性肺病等。②局部作用，阻留较多粉尘后造成呼吸道黏膜肥大性病变、萎缩性改变，还可以引起皮脂炎、粉刺、毛囊炎、脓皮病；金属磨料粉尘可引起角膜损伤；沥青粉尘可引起光感性皮炎等。③中毒作用，即吸入铅、砷、锰等粉尘后，可在呼吸道黏膜溶解并很快吸收，从而导致职业中毒。

（二）化学毒物

1. 存在形态　化学毒物在生产环境中以气态、液态、固态或气溶胶的形式存在。气溶胶是由固体或液体微粒悬浮在气体介质中的悬浮体系，包括粉尘、烟和雾，如$PM_{2.5}$、雾霾等。粉尘是指悬浮在空气中的固体颗粒，直径通常大于0.1μm。烟是指悬浮在空气中直径小于0.1μm的固体微粒，通常由燃烧或熔融过程产生。雾是指悬浮在空气中的液体颗粒，通常由液体的喷雾或蒸发形成。化学毒物的存在形态，对于测定毒物浓度、评价毒物作用及制定预防控制措施等具有重要意义。

2. 接触机会　在生产劳动过程中原料的开采和提炼、储存、搬运、加工、成品的包装等环节容易接触到化学毒物。例如，在地窖、化粪池、腌菜池、矿井下的废巷等局限或密闭空间作业时易发生硫化氢中毒；在存储罐、船舱、锅炉、隧道及各种生产容器类作业时易发生缺氧窒息、意外爆炸和化学中毒。

3. 体内过程

（1）进入途径　化学毒物主要通过呼吸道进入人体，也可经皮肤和消化道进入。

（2）体内分布　化学毒物被吸收后，随血液循环（部分随淋巴液）不均匀地分布到全身，相对集中于某些靶器官中。有的化学毒物直接作用于靶器官产生毒效应，并以原型的形式排出。

（3）生物转化　多数化学毒物吸收后，在体内酶的作用下，其化学结构发生一系列改变，此过程称为化学毒物的生物转化。生物转化主要是氧化、还原、水解和结合等反应。经皮肤吸收的化学毒物可不经过生物转化直接进入血液循环。

（4）排泄　化学毒物以原型或代谢产物的形式通过肾脏、呼吸道、消化道及唾液等方式排出体外。其中，经肾脏随尿液排出是最主要的排泄途径，临床上，常用测量尿中化学毒物含量来监测和诊断化学毒物吸收和中毒的情况。

（5）蓄积　不能完全排出体外的化学毒物或代谢产物会逐渐蓄积于体内，化学毒物的蓄积是引起慢性中毒的物质基础。当化学毒物的储蓄部位与其作用的靶器官一致时，易发生慢性中毒。

4. 对健康的影响　职业人群在生产劳动过程中，若过量接触化学毒物，可能引起职业中毒（急性中毒或慢性中毒），可累及全身各个系统，出现多脏器损害进而危及生命。

五、预防措施

1. 生产性粉尘　粉尘是我国最重要的职业病危害因素之一，生产性粉尘不但使接触粉尘作业的工人健康受损，还可能引发粉尘爆炸事故。因此，防治粉尘危害仍然是我国职业卫生工作的重要任务之一。

预防控制必须采用综合措施。我国在控制粉尘危害和预防尘肺病方面的"三级预防"控制措施，可概括为"革、水、密、风、护、管、教、查"八字方针。

（1）法律措施　我国颁布了一系列法规和条例来防治粉尘危害，保护工人健康。如《中华人民共和国尘肺防治条例》《粉尘作业工人医疗预防措施实施办法》及修订的《中华人民共和国职业病防治法》等。根据这些法规和条例，各级地方政府、企事业主管部门及厂矿应高度重视尘肺病的防治工作，制定本地区、本部门的尘肺病防治规划和制度。各级安全生产监督部门和卫生行政部门定期对企业粉尘浓度、尘肺病发病情况依法监督。

（2）技术措施　革新生产设备、改革工艺过程是消除粉尘危害的根本途径；湿式作业是相对经济、简单实用的防尘措施。对于不能采取湿式作业的劳动场所，应采用密闭通风除尘的办法，如安装通风除尘系统、使用吸尘罩等。

（3）个人防护和个人卫生　当粉尘作业现场防降尘措施难以达到国家卫生标准要求时，可通过佩戴防尘用具作为辅助防护措施。如在粉尘浓度高的环境中，选择佩戴防尘安全帽、送风头盔、送风口罩等；在低粉尘浓度环境下，可佩戴防尘口罩。另外，劳动者应加强体育锻炼，增强体质，提高防病能力；注意个人卫生，杜绝将粉尘作业的工作服带回家等。

2. 化学毒物　应遵循"三级预防"的原则，采取综合治理措施：①根除化学毒物，从生产工艺流程中消除化学毒物，用无毒或低毒物质代替有毒或高毒物质。②降低化学毒物浓度，可通过改造工艺、革新技术、通风排毒等方法降低化学毒物浓度。③建筑设备合理布局，生产性建筑的设计、布局及与周围环境的安全距离等要按照国家有关规定执行。④加强个体防护，为工人提供适当的个人防护设备，并确定其正确使用。⑤提供有效的安全卫生管理和健全的职业卫生服务等。

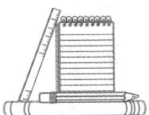

任务二 职业卫生服务

一、职业卫生服务的概念

1985年，国际劳工组织在日内瓦召开的第71届国际劳工大会通过了《职业卫生服务公约》（第161号）及其建议书（第171号）。该公约对职业卫生服务（occupational health service, OHS）的定义，以预防为根本职能，负责向雇主、工人及其代表就下列问题提供咨询服务：雇主按要求建立和保持有利于工人身心健康的安全卫生工作环境；雇主根据工人身心健康状况，提供适合工人能力的工作。因此，职业卫生服务是以职业人群和工作环境为对象，以保护劳动者安全与身体健康、预防职业病、促进劳动者身心健康为目的的特殊形式的卫生服务，其核心是保护、预防与促进，其服务对象覆盖到所有劳动者。

总之，职业卫生服务是通过各种有效的预防和干预措施，来控制工作场所可能产生对健康和安全造成的危害因素，为用人单位和劳动者提供服务。

二、职业卫生服务的实施原则

1.保护和预防原则 保护职工健康，预防工作中的危害。

2.适应原则 是为所有劳动者提供的卫生服务，覆盖面要广，能反映当地需求，与当地条件相适应。

3.健康促进原则 能增进劳动者的躯体和心理健康，以及社会适应能力。

4.治疗与康复原则 使职业危害、事故损伤、职业病和与工作有关疾病的影响降低到最小程度。

5.全面的初级卫生保健原则 为职工及其家属提供全面的卫生保健服务。

三、职业卫生服务的内容

根据《职业卫生服务公约》要求，结合我国职业卫生服务的开展情况，职业卫生服务内容由工作环境监测，职业人群健康监护，健康危险度评估，健康教育和健康促进，职业病和工伤的诊断、治疗和康复，提出预防控制措施，职业场所突发公共卫生事件的应急救援等组成。

1.工作环境监测 通过信息资料收集，初步识别工作场所中可能存在的职业病危害因素。通过检测来确定危害因素（空气中挥发的有机溶剂、粉尘、重金属及其他的物理因素，如噪声、高温、震动等）的性质和浓度，为制定相应的预防控制措施提供依据。

2.职业人群健康监护 尽管监测到工作场所空气中存在的有害因素，但由于技术和经济的限制，工作场所的有害因素不可能完全被消除，从而引发职业病和职业相关疾病。对劳动者实行健康监护是职业卫生服务的重要任务之一。健康监护的重点是职业健康检查，包括上岗前、在岗期间和离岗时的体检。

3.健康危险度评估 即安全健康风险评估。根据工作环境监测结果、卫生标准、健康监护的体检情况及流行病学特征，把上述定性和定量资料结合起来评价暴露的风险程度，得出评估结果，并提出相应的改进措施和建议。

4.健康教育和健康促进 实施危害告知和培训教育是OHS的首要任务。把职业病危害因素及防控要求等信息告知用人单位。通过培训和健康教育将预防与控制措施传达给广大劳动者，使之转化成企业和工人的自觉行动。

5.职业病和工伤的诊断、治疗和康复   为患有职业病或工伤的员工提供专业的医疗诊断、治疗和康复服务。与专业医疗机构合作，为员工提供职业病的诊断和治疗。制订个性化的康复计划，帮助受伤员工尽快恢复工作能力。提供必要的心理支持和职业指导，帮助员工适应康复后的工作。

6.提出预防控制措施   在进行了一系列职业卫生服务活动（开展工作环境监测、劳动者健康监护、风险评估等）后，应提出适宜、有效的预防控制措施的建议，并将这些建议与用人单位共同探讨，使之落实可行。OHS应优先考虑的是防止暴露和改善可能引起健康损害的作业环境，这是职业卫生服务的基本任务。

7.职业场所突发公共卫生事件的应急救援   通过全面预案、专业培训、充足资源、及时响应、透明信息及后续总结，确保在职业场所发生突发公共卫生事件时能够迅速、有效地进行应急救援工作，减少事件对劳动者健康和社会的影响。

知识链接

工伤康复

工伤康复是指综合、协调地应用医疗、工程、教育、职业、心理、社会和其他措施，对工伤职工进行治疗、辅助、训练、辅导、补偿、提高或者恢复工伤职工的功能，以消除或者减轻工伤造成的后果，改善工伤职工参与劳动就业等社会生活的自身条件。

康复性治疗服务一般包括：及早发现、诊断与处理；医疗护理；社会、心理和其他方面的咨询和协助；进行自理训练，包括行动、交往及日常生活技能，为听觉、视觉受损者提供所需的特殊器材；提供辅助器械、行动工具及其他设备；提供专门教育服务；提供职业技能训练、就业培训等。

综上，康复性治疗服务的内容包括生理康复、心理康复和职业康复。

任务三　职业人群健康监护

一、职业人群健康监护的概念

职业人群健康监护（occupational health surveillance）是以预防职业病为目的，根据劳动者的职业史，通过定期或不定期的健康检查和收集健康资料，连续性地监测劳动者的健康状况，分析劳动者健康变化与所接触的职业病危害因素的关系，并及时地将健康检查资料和分析结果报告给用人单位和劳动者本人，以便及时采取干预措施，保护劳动者健康。

二、职业人群健康监护的内容

职业人群健康监护的内容包括接触控制（职业病危害因素的环境监测、接触评定）、医学监护和信息管理三个方面。

（一）接触控制

1.职业环境监测（occupational environmental monitoring）   是对作业者的作业环境进行有计划、系统的检测，分析作业环境中有毒有害因素的性质、强度及其在时间、空间的分布，以判定、评价工作环境和工作过程中影响工人健康危害因素的存在、种类、性质和浓（强）度。

2. 接触评定　是对在人群中发生的或预计要发生的接触进行识别和评估。其方法有直接接触测定（测定接触量和测定生物接触标志物）和间接接触测定（环境监测、数理推测和调查表调查等）。

（二）医学监护

医学监护（medical surveillance）是对职业人群进行职业健康检查和医学实验，以确定其处在职业危害中是否出现职业性疾患。

1. 职业健康检查　是职业人群健康监护的主要内容之一。医疗卫生机构按照国家有关规定，对从事接触职业病危害作业的劳动者进行的上岗前、在岗期间、离岗时的健康检查。目的是尽早发现个体与职业病危害因素接触有关的健康损害、职业病或职业禁忌证，以便及时采取防治措施。根据我国《职业病防治法》规定：对从事接触职业病危害作业的劳动者，用人单位应当按照国务院、卫生行政部门的规定组织上岗前、在岗期间和离岗时的职业健康检查，并将检查结果书面告知劳动者。职业健康检查费用由用人单位承担。

（1）上岗前健康检查（preplacement medical examination）　是指对准备从事接触危害因素作业者，在上岗前施行的健康检查。其主要目的是发现职业禁忌证（occupational contraindication），同时可作为健康状况动态观察时的基础资料。用人单位不得安排未经上岗前职业健康检查的劳动者从事接触职业病危害的作业；不得安排有职业禁忌的劳动者从事其所禁忌的作业。

（2）定期健康检查（periodical medical examination）　是指对现从事危害因素作业者，每隔一定时间进行的健康检查。目的是及早发现职业病和职业禁忌证，以便及时处理。其属于二级预防。对于在职业健康检查中发现有与所从事职业相关的健康损害劳动者，应当调离原工作岗位，并妥善安置。

（3）离岗或转岗时体格检查　是指职工调离当前工作岗位时或改换为当前工作岗位前所进行的检查。目的是掌握职工在离岗或转岗时，职业病危害因素对其健康有无损害或可疑征象，为离岗从事新工作的职工和接受职工新工作的业主提供健康与否的基础材料。对于未进行离岗前职业健康检查的劳动者不得解除或者终止与其订立的劳动合同。

按照劳动者接触的职业病危害因素目录，职业健康检查分为六类（接触粉尘类、接触化学因素类、接触物理因素类、接触生物因素类、接触放射因素类、其他类），每类中包含不同检查项目。

2. 职业病的健康筛检　是指应用医学检查及医学实验对接触职业病危害因素的人群进行筛选性医学检查。

职业病健康筛检的目的：①早期发现患者，早期采取干预或治疗措施。②评价暴露控制措施和其他初级预防措施效果。③根据毒理学和其他研究的结果，发现过去没有认识的可疑的健康危害，进一步进行确诊性检查。

3. 工伤与职业病伤残的劳动能力鉴定　中华人民共和国人力资源和社会保障部于 2014 年 9 月发布了《劳动能力鉴定、职工工伤与职业病致残等级》（GB/T 16180—2014），规定了职工工伤与职业病致残劳动能力鉴定原则和分级标准，适用于职工在职业活动中因工负伤和因职业病致残程度的鉴定标准。

（三）信息管理

1. 建立健康监护档案　是职业人群健康监护的主要内容之一。用人单位应为存在劳动关系的劳动者（含临时工）建立职业健康监护档案。劳动者名册应按照上岗前、在岗期间和离岗分

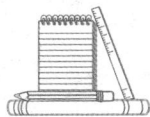

别建立并存档。

职业健康监护档案应包括的主要内容：①劳动者基本信息，姓名、性别、年龄、籍贯、婚姻、文化程度、嗜好等一般概况。②劳动者职业史、既往史和职业病危害接触史。③相应工作场所职业病危害因素的监测结果。④职业健康检查结果及处理情况。⑤职业病诊疗等劳动者健康资料。劳动者离开用人单位时，有权索取本人职业健康监护档案复印件，用人单位应当如实、无偿提供，并在所提供的复印件上签章。

2. 进行健康状况分析　通过连续性地收集劳动者的职业健康状况，分析劳动者健康变化和所接触职业病危害因素的关系，及时将健康检查和资料分析结果报告给用人单位和劳动者本人，以便及时采取预防干预措施，保护劳动者健康。

3. 健康监护档案管理　要求设置专门科室，制定相应管理制度，明确职能职责，由专业人员进行管理。

任务四　职业病的概念及管理

一、职业病的概念

知识链接

我国的职业病防治工作面临的形势

当前，我国的职业病防治工作取得了显著成效，但形势依然十分严峻。职业病危害广泛分布于煤矿、非煤矿、金属冶炼、建材、化工等30余个行业领域，随着我国城镇化和工业化快速发展，职业病管理不到位、工作场所职业病危害超标现象普遍、劳动者防护措施不足、职业健康检查比例较低等问题凸出，职业病防治工作面临一系列挑战。一是职业病危害治理工作基础薄弱。二是全社会职业病防治意识不强。一些劳动者尤其是农民工的职业病防治知识匮乏，自我防护能力和依法维权意识差。三是企业职业病危害防治主体责任落实不到位。四是随着生物、高端装备、新能源、新材料等新兴产业的快速发展，新的职业病危害不断涌现，职业病危害辨识和治理工作难度进一步加大。五是职业健康监管体制不健全。六是职业健康科研创新能力和技术支撑力量不足。职业健康技术服务机构发展布局不平衡，还需提高服务能力和服务质量。

（一）概念

职业病（occupational disease）是指企业、事业单位和个体经济组织等用人单位的劳动者在职业活动中，因接触粉尘、放射性物质和其他有毒、有害因素而引起的疾病。

2013年12月23日，国家卫生和计划生育委员会、国家安全生产监督管理总局、人力资源和社会保障部、全国总工会四部门联合印发的《职业病分类和目录》，国家法定职业病为10类132种。

1. 职业性尘肺病及其他呼吸系统疾病　含尘肺病13种，其他呼吸系统疾病6种。

2. 职业性皮肤病　共9种。

3. 职业性眼病　共3种。

4. 职业性耳、鼻、喉、口腔疾病　共4种。

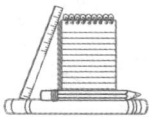

5. **职业性化学中毒** 共 60 种。

6. **物理因素所致职业病** 共 7 种。

7. **职业性放射性疾病** 共 11 种。

8. **职业性传染病** 共 5 种。

9. **职业性肿瘤** 共 11 种。

10. **其他职业病** 共 3 种。

知识链接

职业病分类与目录的调整

1957 年，我国首次发布了《关于试行"职业病范围和职业病患者处理办法"的规定》，将职业病确定为 14 种；1987 年经调整增加到 9 类 99 种；2002 年为配合《职业病防治法》的实施，原卫生部联合原劳动和社会保障部发布了《职业病目录》，将职业病增加到 10 类 115 种；2013 年国家卫生和计划生育委员会同国家安全生产监督管理总局、人力资源和社会保障部、全国总工会再次调整，发布了新的《职业病分类和目录》，将国家法定职业病调整为 10 类 132 种。

（二）特点

1. **病因特异性** 当职业有害因素被控制或作用条件被改变后，可消除或减少发病。

2. **病因可检测性** 多数病因是可检测的，且需要达到一定的剂量才能致病，一般有接触水平（剂量－反应）关系。

3. **发病具有群体性** 即很少出现个别病例，同环境、同工种的工人经常出现群体发病。

4. **早期诊断和及时治疗，预后较好** 多数职业病能早期诊断，合理处理，预后较好。但部分职业病目前无特效疗法，只能对症综合处理，所以发现越晚，疗效越差。

5. **病因可预防** 从病因上来说，职业病是可以预防的，所以应做好前期预防和作业过程中的预防工作。

（三）诊断

1. **基本原则** 职业病诊断应根据劳动者的职业病危害因素接触史和工作场所职业病危害因素情况，以其临床表现及相应的辅助检查结果为主要依据，按照循证医学的要求进行综合分析，并排除其他类似疾病，进而做出诊断结论。

职业病诊断的实质是要确定疾病发生与接触职业病危害因素之间的因果关系，因此需要可靠的职业病危害因素接触资料、毒理学资料及疾病的临床资料。

2. **职业病诊断需要的资料**

（1）劳动者职业史和职业病危害接触史，包括在岗时间、工种、岗位、接触的职业病危害因素名称等。劳动者的职业史，是职业病诊断的前提条件，是指按时间先后顺序列出的全部职业经历，主要包括接触职业病危害因素的品种及其浓度（强度）、实际接触时间、防护设施、个人防护等。

用人单位应当如实提供劳动者职业史和职业病危害接触史、工作场所职业病危害因素检测结果等资料；安全生产监督管理部门应当监督检查和督促用人单位提供上述资料；劳动者和有关机构也应当提供与职业病诊断、鉴定有关的资料。

（2）劳动者职业健康检查结果，含劳动者上岗前、在岗期间、离岗时的健康检查结果。

（3）工作场所职业病危害因素检测结果。

（4）职业性放射性疾病诊断还需要个人剂量监测档案等资料。

（5）与诊断有关的其他资料、临床表现及辅助检查结果。

没有证据否定职业病危害因素与患者临床表现之间的必然联系，应当诊断为职业病。

职业病在诊断和鉴定过程中，用人单位如不能提供工作场所职业病危害因素检测结果等资料的，诊断和鉴定机构应当结合劳动者的临床表现、辅助检查结果和劳动者的职业史、职业病危害接触史，并参考劳动者的自述及安全生产监督管理部门提供的日常监督检查信息等，做出职业病诊断、鉴定结论。

3. 职业病诊断机构 根据《中华人民共和国职业病防治法》有关规定：职业病诊断应当由取得《医疗机构执业许可证》的医疗卫生机构承担。省、自治区、直辖市人民政府卫生行政部门应当向社会公布本行政区域内承担职业病诊断的医疗卫生机构的名单。未取得职业病诊断资质的医疗卫生机构，在诊疗活动中怀疑劳动者健康损害可能与其所从事的职业有关时，应当及时告知劳动者到职业病诊断机构进行职业病诊断。

承担职业病诊断的医疗卫生机构在进行职业病诊断时，应当组织三名以上取得职业病诊断资格的执业医师集体诊断。职业病诊断证明书应当由参与诊断的执业医师共同签署，并经承担职业病诊断的医疗卫生机构审核盖章。

职业病诊断、鉴定机构需要了解工作场所职业病危害因素情况时，可以对工作场所进行现场调查，也可以向卫生行政部门提出要求，卫生行政部门应当在十日内组织现场调查。被调查的用人单位不得拒绝、阻挠。

二、职业病的管理

（一）职业病报告

职业病报告是职业病诊断机构、用人单位及接诊急性职业病的医疗卫生机构等依据国家有关法规，按照规定的内容、时限和程序，向卫生行政部门及法律法规规定需要报告的其他部门，及时、准确地报告法定需要报告的职业病的新发生病例和死亡病例的相关信息。

职业病报告是国家卫生行政部门为掌握劳动卫生职业病的发病情况，制定防治措施、保护职工健康、提高生产率的一项重要统计工作，各级负责职业病报告工作的单位和人员，必须树立法制观念，不得虚报、漏报、拒报、迟报、伪造和篡改。任何单位和个人不得以任何借口干扰职业病报告人员执行职业病报告任务。

1. 急性职业病 由最初接诊的任何医疗卫生机构在24小时之内向患者单位所在地的卫生监督机构发出《职业病报告卡》。

2. 凡有死亡或同时发生三名以上急性职业中毒，以及发生一名职业性炭疽时 接诊的医疗机构应立即电话报告患者单位所在地的卫生监督机构并及时发出报告卡。卫生监督机构在接到报告后即报国家卫生健康委员会，并立即赴现场，会同劳动部门、工会组织、事故发生单位及其主管部门，调查分析发生原因，并填写《职业病现场劳动卫生学调查表》，报送同级卫生行政部门和上一级卫生监督机构，同时抄送当地劳动行政部门、企业主管部门和工会组织。

3. 尘肺病、慢性职业中毒和其他慢性职业病 由各级卫生行政部门授权有职业病诊断权的单位或诊断组负责报告，并在确诊后填写《尘肺病报告卡》或《职业病报告卡》，在十五天内将其报送患者单位所在地卫生监督机构。

4. 尘肺病患者死亡后 由死者所在单位填写《尘肺病报告卡》，在十五日内报所在地的卫生监督机构。

5.凡有尘、毒危害的企、事业单位 必须在年底前向所在地的卫生监督机构报告当年度生产环境有害物质浓度测定和工人健康体检情况。

6.填写职业病报表 省、自治区、直辖市卫生监督机构应于每季度后的二十日内,将本地区上季度的《职业病季报表》报中国疾病预防控制中心,在次年二月底前,将本地区上一年度的《尘肺病年报表》《生产环境有害物质浓度测定年报表》《有害作业工人健康检查年报表》报该所。上述报表应同时抄报省、自治区、直辖市卫生、劳动厅(局)和总工会。

7.汇总上报 中国疾病预防控制中心应于每年三月底和每季度后三十日内分别将本办法中规定的年报和季报汇总分析,上报国家卫生健康委员会。

(二)职业病患者管理

1.及时治疗或康复疗养 劳动者被确诊患有职业病后,用人单位应当保障职业病患者依法享受国家规定的职业病待遇,根据职业病诊断医疗机构的意见,安排患者治疗、康复疗养或定期检查。

2.调离原工作岗位 劳动者被确诊患有职业病,经医治或康复疗养后被确认为不宜继续从事原有害作业或工作的,应将其调离原工作岗位,并妥善安置。

3.妥善安置职业病患者 用人单位应按照《工伤保险条例》的规定为确诊患有职业病的劳动者申报工伤,对留有残疾、影响劳动能力的,应进行劳动能力鉴定,并根据其鉴定结果安排适合其本人职业技能的工作。

4.发放岗位津贴 用人单位对从事接触职业病危害作业的劳动者,应当给予适当岗位津贴。

5.费用承担 职业病患者的诊疗、康复费用,伤残及丧失劳动能力的职业病患者的社会保障,按照国家有关工伤保险的规定执行。劳动者被诊断患有职业病,但用人单位没有依法参加工伤保险的,其医疗和生活保障由该用人单位承担。

6.单位赔偿 职业病患者除依法享有工伤保险外,依照有关民事法律,尚有获得赔偿的权利的,有权向用人单位提出赔偿要求。

(三)职业病预防

我国职业病防治工作的方针是预防为主,防治结合;工作原则是分类管理,综合治理;遵循的是三级预防的原则,包括以下五个方面。

1.作业环境监测 用人单位请职业卫生技术服务机构对其厂区进行作业场所职业病危害因素监测,识别作业场所中潜在的职业危害因素,分析接触量和接触机会,并在签订劳动合同时告知劳动者,也为改进作业环境提供依据。

2.职业健康监护 通过职业健康监护可以及时发现劳动者的职业健康损害。

3.职业流行病学调查 采用流行病学理论和方法,调查劳动者接触有害因素水平、工人健康状况及人口学统计资料,研究职业病危害因素及其对劳动者健康的影响,并描述其在人群、时间、空间的分布,分析接触与职业性损害的剂量-反应(效应)关系,评价劳动卫生和职业病防治工作质量及预防措施效果,为制定、修改劳动卫生标准和职业病诊断标准提供依据。

4.职业卫生监督 职业卫生监督包括预防性卫生监督和经常性卫生监督,目的是保证劳动条件处于良好状态。对于新建、改建、扩建工程项目,从项目论证到设计、施工、竣工验收应严格按照"三同时"制度要求,进行职业病危害预评价和控制效果评价;对于危害严重的项目,应每三年进行一次职业病危害现状评价。职业卫生监督是职业卫生管理的重要手段。

5.人员培训与健康教育 针对劳动者、职业卫生管理人员,开展职业危害因素对健康的损

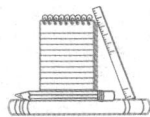

害和防护知识的培训，让劳动者形成自我保护意识，让职业卫生管理人员规范管理职业卫生相关工作，同时对企业的管理者实行群众监督。

[小结]

职业病防治工作需要行政单位、用人单位、医务工作者、劳动者等多方面的共同协作和努力。为有效控制职业病的危害因素，需要努力做好第一级预防，针对不同性质的危害因素采取不同的预防措施，及早发现问题，及时采取措施。政府部门要加大管理力度，治理不符合卫生标准的作业环境，才能有效地保护劳动者的健康。

结合执业资格考试，主要涉及的考点：①职业性有害因素，定义、分类及其对健康的危害。②职业卫生服务。③职业人群健康监护。④职业病的概念及管理。

复习思考

【单项选择题】

1. 我国修订与发布《职业病分类与目录》的时间是（　　）

　　A. 1957 年　　　　　　　　B. 1987 年　　　　　　　　C. 2002 年

　　D. 2012 年　　　　　　　　E. 2013 年

2. 我国职业病管理应遵循（　　）

　　A. 分类管理、彻底治理原则　　B. 早发现和早治疗原则　　C. 三级预防原则

　　D. 分类管理、综合治理原则　　E. 综合管理原则

3. 我国职业病防治工作的方针是（　　）

　　A. 安全为主、防治结合　　　　　　　　　　B. 预防为主、防治结合

　　C. 健康为主、防治结合　　　　　　　　　　D. 预防为主、治理为辅

　　E. 健康为主、治理为辅

4. 按照《职业病分类和目录》，现行的法定职业病有（　　）

　　A. 14 种　　　　　　　　　B. 9 类 99 种　　　　　　　C. 10 类 115 种

　　D. 10 类 125 种　　　　　　E. 10 类 132 种

5. 职业卫生服务的对象是（　　）

　　A. 职业患者　　　　　　　　B. 职业中毒者　　　　　　　C. 编制内职工

　　D. 伤残患者　　　　　　　　E. 全部劳动者

6. 某钢铁公司炼铁维修车间工人王某在烘干筒内操作数分钟后中毒倒下，在被外实施监护的陈某等 5 名工人发现后，他们在未采取防护措施的情况下先后进入烘干筒内施救。随后 5 人相继发生不同程度的中毒。该事件发生后用人单位向上级部门报告时限是（　　）

　　A. 24 小时内　　　　　　　　B. 12 小时内　　　　　　　C. 2 小时内

　　D. 1 小时内　　　　　　　　E. 立即报告

7. 下列哪项不是职业卫生服务的核心内容（　　）

　　A. 工作环境监测　　　　　　B. 健康危险度评估　　　　　C. 职业人群健康监护

　　D. 工作绩效评估　　　　　　E. 健康教育和健康促进

8. 职业人群健康监护的目的是（　　）

　　A. 预防职业因素引起健康损害

　　B. 评估健康损害程度

C. 测定有害因素

D. 建立健康档案

E. 开展信息管理

9. 上岗前健康检查的目的是（   ）

A. 发现职业禁忌证

B. 开展健康状况动态观察

C. 早期发现职业患者

D. 发现职业性健康损害

E. 常规体格检查

10. 职业病诊断的重要依据是（   ）

A. 环境有害因素的监测数据

B. 患者的职业史

C. 职业损害的表现

D. 患者血尿中有害因素的结果

E. 患者自述接触史

11. 具备职业病诊断资质的医疗卫生机构是（   ）

A. 三甲以上的医疗卫生机构

B. 二甲以上的医疗卫生机构

C. 社区卫生服务中心及乡镇卫生院

D. 承担职业病诊断的专门医疗卫生机构

E. 各级疾病预防控制中心

12. 进行职业病诊断时，诊断人员（   ）

A. 至少有 1 名取得职业病诊断资格的执业医师

B. 有 3 名以上取得职业病诊断资格的执业医师集体诊断

C. 至少有 1 名以上取得执业医师资格证的医师集体诊断

D. 至少有 1 名副主任医师、多名取得执业医师资格证的医师集体诊断

E. 有 5 名以上取得职业病诊断资格的执业医师集体诊断

【简答题】

1. 为有效预防职业病的发生、促进劳动者健康，政府、用人单位、医疗机构应当如何开展职业卫生服务工作，做好职业病管理？

2. 什么是职业病危害因素，如何分类？

3. 什么是职业病？如何预防职业病？

【案例分析题】

1. 一名化工厂的工人在长期接触化学物质后，最近被诊断出患有职业性哮喘。请分析可能的原因，并提出预防和控制措施。

2. 某建筑工地的工人在没有适当防护措施的情况下进行焊接作业，导致多名工人出现眼部刺激症状。讨论这种情况可能出现的健康影响，并提出改善建议。

扫一扫，查阅
复习思考题答案

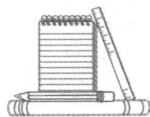

项目四　食物与健康

【学习目标】

1.掌握营养的相关概念；平衡膳食的概念与基本要求；食品安全与食源性疾病的概念；食物中毒的概念、特征与分类。

2.熟悉营养素的生理功能；膳食来源及参考摄入量；《中国居民膳食指南》和中国居民平衡膳食宝塔的知识。

3.了解合理营养与食品安全对于健康的重要性。

习近平总书记在 2022 年全国两会期间指出："要树立大食物观，从更好满足人民美好生活需要出发，掌握人民群众食物结构变化趋势。"党的二十大报告指出："树立大食物观，发展设施农业，构建多元化食物供给体系。"树立并践行大食物观能够为老百姓提供营养更加丰富的食物，有利于缩小人民群众在营养摄入、食品消费等方面的差距，合理膳食可提供人体所需的各种营养素和热能，维护机体正常的生理功能，促进健康和生长发育，提高人体的抵抗力和免疫力，有利于预防疾病，增强体质，提高人民生活品质。

📚 案例 1-7

第一届国民营养素养大会

2023 年 12 月 9 日，第一届国民营养素养大会在北京举办，其间发布了《中国居民营养素养年度报告》（2023 年）《0～3 岁婴幼儿回应性喂养核心信息》《科学饮奶蓝皮书》等内容。健康中国，营养先行。营养素养作为健康中国的重要组成部分，关系着人民群众的身体健康和全面发展。

《中国居民营养素养年度报告》（2023 年）（以下简称《报告》）发布了一般人群营养素养现状。《报告》显示，大多数调查对象具备基本的营养素养，达标率为 84.4%，但优秀率较低，为 11.8%。调查对象中女性的营养素养水平高于男性，这可能是由于女性更加关注营养与健康，在家庭中承担更多的食物选择、制作、分配任务，更注重营养知识与技能的学习和积累；大年龄组、受教育程度高的调查对象营养素养水平更高，可能是随着年龄增长、知识和经验的积累使自身营养素养更高一些。针对上述结果，《报告》提出："要建立健全营养素养检测系统，研发和推广不同人群、不同主题的营养素养核心信息和评估工具，加强个性化营养素养提升活动，重点提升居民技能领域的营养素养。"

问题：

1.《报告》显示我国居民营养素养调查发现的问题有哪些？

2.作为一名医学生如何运用专业知识影响身边人群的膳食结构？

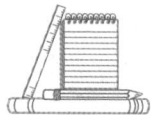

任务一　营养素

一、营养相关的概念

营养（nutrition）指人体从外界环境摄取食物，经过消化、吸收和代谢，利用其有益物质供给能量，构成和更新身体组织，以及调节生理功能的全过程。营养素（nutrients）指食物中具有特定生理作用，能维持机体生长、发育、活动、生殖及正常代谢所需的物质。人体所需的营养素可分为七大类：蛋白质、脂类、碳水化合物、矿物质、维生素、水、膳食纤维。其中，人体对蛋白质、脂类和碳水化合物的需要量较大，称之为宏量营养素；机体对矿物质和维生素的需要量相对较小，称之为微量营养素。

（一）膳食营养素参考摄入量指标

膳食营养素参考摄入量（dietary reference intakes，DRIs）是评价膳食营养素供给量能否满足人体需要、是否存在过量摄入风险及是否有利于预防某些慢性非传染性疾病的一组参考值。DRIs 包含以下七个指标：平均需要量（EAR）、推荐摄入量（RNI）、适宜摄入量（AI）、可耐受最高摄入量（UL）、宏量营养素可接受范围（AMDR）、预防非传染性慢性病的建议摄入量（PI-NCD）、特定建议值（CPL）。本书仅介绍前四项内容。

1. 平均需要量（estimated average requirement，EAR）　是群体中每个个体需要量的平均值，是根据个体需要量的研究资料计算而得到的。EAR 是制定推荐营养素摄入量的基础。

2. 推荐摄入量（recommended nutrient intake，RNI）　是个体每日摄入该营养素的目标值。RNI 可以满足某一群体中绝大多数（97%～98%）个体需要量的摄入水平。长期摄入 RNI 水平，可以满足身体对该营养素的需要，保持健康和维持组织中有适当的储备。

3. 适宜摄入量（adequate intake，AI）　是通过观察或实验获得的健康人群某种营养素的摄入量。与 RNI 相比，AI 的数值可能偏高一些。在决定是按照 RDA 还是 AI 来摄取营养素时，个人的特殊情况是一个重要的考虑因素。如果有特殊的健康条件，如患有慢性疾病，或处于孕期或哺乳期等，更倾向于遵循 RDA，因为它提供了更精确的营养摄入建议。而对于一般健康人群，AI 提供了一个合理的营养目标，尤其是在缺乏足够科学研究数据的情况下更适用。

4. 可耐受最高摄入量（tolerable upper intake level，UL）　指平均每日摄入营养素的最高限量。当摄入量超过 UL 时，发生毒副作用的危险性也会随之增大。因此，UL 不是一个建议的摄入水平。

营养素摄入不足或过多均有一定的危险性，见图 1-1。

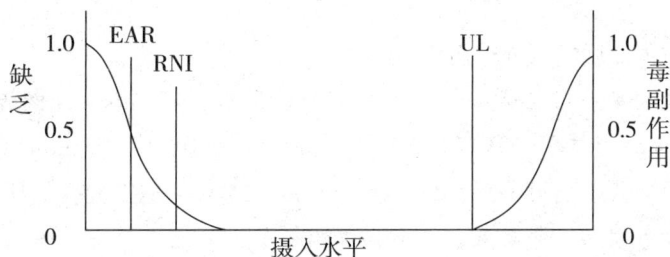

图 1-1　营养素摄入不足和过多的危险性图解

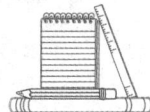

（二）人体能量的需求和供给

人体的一切生命活动都需要能量。营养学过去习惯用"卡（cal）"或"千卡（kcal）"为能量单位，目前建议使用国际通用单位"焦耳（J）"或"千焦耳（kJ）"表示。其换算关系：1cal = 4.184J、1J = 0.239cal。

1. 能量的来源 人体所需的能量是由碳水化合物、脂类和蛋白质在体内代谢产生的，故这三类营养素又称为产能营养素，其能量系数分别为 16.7kJ（4.0kcal）、37.7kJ（9.0kcal）、16.7kJ（4.0kcal）。

2. 能量的消耗方式 人体能量的消耗主要用于基础代谢、食物特殊动力作用和体力活动三个方面。

（1）基础代谢（basal metabolism，BM） 是指人处于空腹（禁食 12 小时以上）、静卧、室温 18 ~ 25℃及清醒安定状态下维持体温、心跳、呼吸等最基本生命活动所必需的能量消耗。

（2）食物特殊动力作用（specific dynamic action，SDA） 又称食物热效应（thermic effect of food，TEF），是指人体在摄食过程中，由于要对食物中的营养素进行消化、吸收、代谢转化等而引起的额外能量消耗。

（3）体力活动 是影响人体能量消耗的主要因素之一。劳动强度越大、持续时间越长、工作越不熟练，其所消耗的能量越多。

3. 能量的需要与供给 人体能量代谢的最佳状态是达到能量消耗与能量摄入的平衡。体重是能量平衡的常用观察指标。

中国营养学会建议，我国成年人一日能量供给的推荐量，男性为 2400kcal，女性为 2100kcal。其中，蛋白质供能占总能量的 10% ~ 15%，脂肪占 20% ~ 30%，碳水化合物占 55% ~ 65%。

二、人体必需的营养素

（一）蛋白质

蛋白质（protein）是一切生命的物质基础。蛋白质主要由碳、氢、氧、氮、硫等元素构成。蛋白质是人体内氮元素的唯一来源，各种蛋白质的含氮量很接近，平均为 16%，由此折算每克氮相当于 6.25g 蛋白质。

1. 生理功能

（1）构成、修补和更新机体组织。

（2）构成重要的生理活性物质，包括酶、激素、免疫球蛋白等。

（3）维持正常渗透压和酸碱平衡。

（4）提供能量。

2. 氨基酸模式与蛋白质的互补作用

（1）必需氨基酸与氨基酸模式 氨基酸是组成蛋白质的基本单位，构成人体蛋白质的氨基酸有 20 种。其中有 8 种氨基酸（婴儿为 9 种）在人体内不能合成或合成量不足，必须由食物供给，这些氨基酸称为必需氨基酸（essential amino acid，EAA），包括异亮氨酸、亮氨酸、赖氨酸、蛋氨酸、苯丙氨酸、苏氨酸、色氨酸、缬氨酸和组氨酸（婴儿必需）；另一部分氨基酸可以在体内合成，称为非必需氨基酸。蛋白质中各种必需氨基酸的构成比例称为氨基酸模式（amino acid pattern，AAP）。

（2）优质蛋白质 人体所需蛋白质来源于多种食物，当食物蛋白质与人体蛋白质在氨基酸

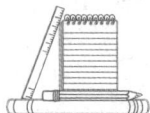

模式上越接近时，其必需氨基酸被机体利用的程度就越高，食物蛋白质的营养价值就越高。蛋、奶、肉、鱼及大豆蛋白质的氨基酸模式与人体蛋白质的氨基酸模式较接近，被称为优质蛋白质。其中，鸡蛋蛋白质的氨基酸模式与人体蛋白质的氨基酸模式最为接近，被称为参考蛋白质。

（3）限制氨基酸与蛋白质互补作用　当食物蛋白质中一种或几种必需氨基酸缺乏或不足时，可造成其他必需氨基酸不能被充分利用，从而降低了该蛋白质的营养价值，这些含量相对较低的氨基酸被称为限制氨基酸（limiting amino acid，LAA），含量最低的被称为第一限制氨基酸。

为了提高蛋白质的营养价值，往往将两种或两种以上食物混合食用，可使不同食物的氨基酸互相补充，称为蛋白质互补作用（protein complementary action）。如大米缺乏赖氨酸，大豆富含赖氨酸、相对色氨酸不足，玉米色氨酸含量丰富，三者混合食用时，其蛋白质的营养价值可显著提高。

3. 食物蛋白质营养价值评价

（1）蛋白质含量　评定一种食物蛋白质的营养价值，应以含量为基础。各种食物中蛋白质含量以大豆类最高，肉类次之。

（2）消化率（digestibility）　是指蛋白质在机体消化酶作用下被分解的程度。消化率越高，蛋白质越容易被分解成氨基酸，被机体吸收利用的可能性越大，其营养价值越高。一般来说，动物性蛋白质的消化率高于植物性蛋白质的消化率。通过适当的烹饪加工，可提高食物蛋白质的消化率，如整粒豆的消化率为60%，加工成豆腐或豆浆后其消化率可提高到90%以上。

（3）生物学价值（biological value，BV）　简称生物价，是指蛋白质吸收后被机体利用的程度。生物价越高，表明蛋白质被机体利用的程度越好，即营养价值越高。常见食物蛋白质的生物学价值见表1-5。

表1-5　常见食物蛋白质的生物学价值

蛋白质	生物价	蛋白质	生物价	蛋白质	生物价
鸡蛋黄	96	牛肉	76	玉米	60
全鸡蛋	94	白菜	76	花生	59
牛奶	90	猪肉	74	绿豆	58
鸡蛋白	83	小麦	67	小米	57
鱼	83	豆腐	65	生黄豆	57
大米	77	熟黄豆	64	高粱	56

4. 食物来源与参考摄入量　蛋白质广泛存在于动、植物性食物中。蛋、奶、肉、鱼是优质蛋白质的良好来源；粮谷类是我国居民膳食蛋白质的主要来源；大豆是植物优质蛋白质的良好来源，蛋白质含量最高，而且赖氨酸较多，与粮谷类蛋白质有较好的互补作用。成人蛋白质摄入占总能量的10%～12%，儿童、青少年为12%～14%。

（二）脂类

脂类（lipids）包括甘油三酯和类脂。甘油三酯由一分子甘油与三分子脂肪酸结合而成，它是体内主要的能量储存形式，也是食物中脂肪的主要成分。类脂包括磷脂（phospholipids）、糖脂（glycolipid）和固醇（steroid）等，它们在细胞膜结构、激素合成等方面发挥重要作用。脂肪酸可按其饱和程度分为饱和脂肪酸（saturated fatty acid，SFA）、单不饱和脂肪酸（monounsaturated fatty acid，MSFA）和多不饱和脂肪酸（polyunsaturated fatty acid，PUFA）；也

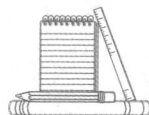

可按空间结构不同分为顺式脂肪酸（cis-fatty acid）和反式脂肪酸（trans-fatty acid）。

1. 生理功能

（1）储存、供给能量。

（2）促进脂溶性维生素的吸收。

（3）为机体提供必需脂肪酸（essential fatty acid，EFA）。EFA 是指人体不能合成、必须由食物供给的多不饱和脂肪酸，包括亚油酸和 α – 亚麻酸。EFA 的主要生理功能为参与构成细胞膜、参与胆固醇的代谢、合成前列腺素的前体等。

（4）构成机体组织的重要物质。脂肪占体重的 10% ～ 20%，多分布于皮下、腹腔、脏器周围等处。磷脂和固醇是构成细胞的主要原料，脑髓和神经组织中含有丰富的磷脂和糖脂。

（5）改善食物感官性状，增进食欲及维持饱腹感。

（6）维持体温，支持和保护内脏器官。

知识链接

二十碳五烯酸（EPA）和二十二碳六烯酸（DHA）

n-3 系列的多不饱和脂肪酸除 α– 亚麻酸外，还有 EPA、DHA，它们主要存在于鱼贝类食物中，主要作用：①降低炎症反应。②降压作用。③DHA 是大脑及视网膜的组成成分，可以促进胎儿大脑及视网膜的发育。④EPA 和 DHA 可以抑制血小板凝集、防止血栓形成、降低血脂、防治冠心病。

---

2. 食物来源与参考摄入量　甘油三酯主要来源于动物的脂肪组织、肉类及植物种子。含磷脂丰富的食物为蛋黄、肝脏、大豆、麦胚和花生等。胆固醇含量高的食物是动物脑、肝、肾等内脏及蛋类，肉类和奶类也含有一定的胆固醇。

我国营养学会推荐脂肪供能占总能量的比值：成年人为 20% ～ 30%，儿童青少年为 25% ～ 30%。饱和脂肪酸、单不饱和脂肪酸、多不饱和脂肪酸的比值在 1：1：1 为宜。胆固醇摄入量每天不宜超过 300mg。

（三）碳水化合物

碳水化合物（carbohydrate）又称糖类，是由碳、氢、氧三种元素组成的化合物。WHO 的专家将碳水化合物分为三类，见表 1-6。

表 1–6　碳水化合物的分类

分类（含单糖分子数）	亚组	组成
糖（1 ～ 2）	单糖	葡萄糖、半乳糖、果糖
	双糖	蔗糖、乳糖、麦芽糖、海藻糖
	糖醇	山梨醇、甘露醇、木糖醇
寡糖（3 ～ 9）	麦芽低聚寡糖	麦芽糊精
	其他寡糖	棉子糖、水苏糖、低聚果糖
多糖（≥ 10）	淀粉	直链淀粉、支链淀粉、变性淀粉
	非淀粉多糖	纤维素、半纤维素、果胶、亲水胶质物

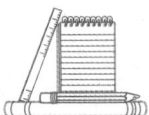

1. 生理功能

（1）供给能量　碳水化合物是人体最经济、最主要的能量来源。中枢神经系统和红细胞所需要的能量只能由碳水化合物分解产生的葡萄糖提供，故碳水化合物对维持中枢神经系统和红细胞的功能具有重要意义。

（2）构成机体的重要成分　如糖蛋白、糖脂、DNA、RNA 等，参与重要的生理活动。

（3）节约蛋白质作用　体内碳水化合物供给不足时，机体为了满足自身对葡萄糖的需要，要通过蛋白质的糖异生作用产生葡萄糖，供给能量。而当碳水化合物供给充足时，可减少蛋白质作为能量的消耗，即碳水化合物具有节约蛋白质的作用。

（4）抗生酮作用　脂肪在体内的氧化代谢需要葡萄糖的参与，当碳水化合物缺乏或利用障碍（如糖尿病）时，脂肪不能被彻底氧化而生成大量酮体，以致产生酮血症和酮中毒。因此，碳水化合物具有抗生酮作用。

（5）解毒保肝作用　碳水化合物经糖醛酸途径代谢生成的葡萄糖醛酸，是体内重要的结合解毒剂，在肝脏中能与许多有害物质如细菌毒素、酒精、砷等结合，从而起到解毒作用。

2. 食物来源与参考摄入量　淀粉主要来源于粮谷类、根茎类和豆类。乳糖仅存在于奶及奶制品中，是婴儿的主要能量来源。中国居民碳水化合物的 AI 为 55% ～ 65%。

（四）矿物质

存在于人体中的各种元素，除碳、氢、氧、氮主要以有机化合物形式存在外，其余统称为矿物质或无机盐（inorganic salt）。钙、镁、钾、钠、硫、磷、氯七种元素的含量大于体重的 0.01%，称为常量元素（macroelements）。其他元素在体内的含量极少，低于体重的 0.01%，称为微量元素（microelements），如铁、铜、锌、碘、硒、锰、钴、氟、钼、铬等。

我国人群中比较容易缺乏的是钙、铁、锌。其生理功能、缺乏症、食物来源、参考摄入量见表 1-7。

表 1-7　钙、铁、锌的生理功能、缺乏症、食物来源、参考摄入量

名称	生理功能	缺乏症	食物来源	参考摄入量
钙	构成骨骼和牙齿，维持神经与肌肉活动，促进某些酶的活性，参与凝血、激素分泌过程，维持体液酸碱平衡、细胞内胶质的稳定性及毛细血管渗透压等	佝偻病、骨软化症、骨质疏松症和手足搐搦症等	奶与奶制品、小虾皮、海带、发菜、大豆及其制品	AI：成人 800mg/d，孕妇、乳母 1000mg/d
铁	血红蛋白、肌红蛋白、细胞色素 A 及某些呼吸酶的成分，参与体内 O_2 与 CO_2 的转运、交换和组织呼吸过程，参与药物在肝脏的解毒过程	头晕、气短、心悸、乏力、注意力不集中、记忆力下降、脸色苍白	动物肝脏、全血、肉类、鱼类、黑木耳、海带	AI：成年男性 15mg/d，成年女性 20mg/d；孕中期、晚期分别为 25mg/d、35mg/d
锌	酶的组成成分或激活剂，在蛋白质合成、核酸代谢中起重要作用，促进生长发育和组织再生，维持食欲、味觉，促进性器官和性功能的正常发育，促进免疫功能	儿童生长发育迟缓、性成熟延迟、精子产生过少、创伤愈合不良、免疫功能下降、易感染、味觉异常、偏食厌食、异食癖、皮肤粗糙干燥	贝壳类海产品（牡蛎、扇贝）、动物内脏、肉类、蛋类、豆类、谷类	RNI：18 岁以上男性 15mg/d，女性 11.5mg/d，孕中晚期 16.5mg/d，乳母 21.5mg/d

（五）维生素

维生素（vitamin）是维持机体细胞正常生理功能与代谢活动所必需的一类低分子有机化合

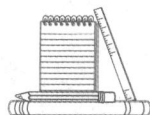

物，各种维生素的名称见表 1-8。虽然各种维生素化学结构不同，生理功能各异，但都具有以下共同特点：①维生素大多是以本体或可被机体利用的前体形式存在于天然食物中。②人体一般不能自身合成或者合成量很少，必须由食物提供。③维生素既不能参与构成组织，也不提供能量。④多以辅酶的形式发挥其功能。按照溶解性维生素分为水溶性维生素（包括 B 族维生素和维生素 C）和脂溶性维生素（包括维生素 A、维生素 D、维生素 E、维生素 K）。

知识链接

表 1-8　各种维生素的名称

脂溶性维生素	水溶性维生素
维生素 A: 视黄醇 / 抗干眼病维生素 维生素 D: 钙化醇 / 抗佝偻病维生素 　　（D$_2$: 麦角钙化醇；D$_3$: 胆钙化醇） 维生素 E: 生育酚 维生素 K: 凝血维生素 / 抗出血维生素 / 叶绿醌	B 族维生素: 　维生素 B$_1$: 硫胺素 / 抗脚气病因子 / 抗神经炎因子 　维生素 B$_2$: 核黄素 　维生素 B$_3$: 烟酸 / 维生素 PP / 尼克酸 / 抗癞皮病因子 　维生素 B$_6$: 吡哆醇 / 吡哆醛 / 吡哆胺 　维生素 B$_7$: 维生素 H/ 辅酶 RD 　维生素 B$_9$: 叶酸 / 维生素 M 　维生素 B$_{12}$: 钴胺素 / 抗恶性贫血病维生素 维生素 C: 抗坏血酸 / 抗坏血病维生素

各类维生素的生理功能、缺乏症、食物来源和参考摄入量见表 1-9 和表 1-10。

表 1-9　脂溶性维生素的生理功能、缺乏症、食物来源和参考摄入量

种类	生理功能	缺乏症	食物来源	参考摄入量
维生素 A	维持正常视觉功能，促进上皮细胞的生长和分化，促进生长发育，维持和促进免疫功能，抗癌	暗适应能力下降及夜盲症、毛囊角化症、干眼症、易感染、儿童生长发育缓慢、生殖功能减退	肝脏、鱼肝油、禽蛋类、鱼卵和奶类等，与植物的橙、黄、绿等色素共存，蔬菜、水果的颜色越深，胡萝卜素含量越高	RNI: 男性 800μgRE/d*，女性 700μgRE/d
维生素 D	促进肠道对钙、磷的吸收，促进肾脏对钙、磷的重新收	儿童：佝偻病 成人：骨软化症 老人：骨质疏松症	鱼肝油、动物肝脏、蛋黄等，皮肤经紫外线照射合成	RNI: 成人 5μg/d, 50 岁及以上 10μg/d
维生素 E	抗氧化作用，抗衰老，促进蛋白质合成，抑制血小板聚集，维持生殖功能	较少发生，红细胞脆性增加，尿中肌酸排出增多，新生儿溶血性贫血，可能增加肿瘤、动脉粥样硬化等病变的危险性	在食物中分布广泛，如植物油、麦胚、坚果、豆类、谷类等	AI: 14 岁以上均为 14mg/d
维生素 K	是凝血因子 γ- 羧化酶的辅酶，能激活凝血因子Ⅱ、凝血因子Ⅶ、凝血因子Ⅸ、凝血因子Ⅹ，具有促进血液凝固的作用	儿童：新生儿出血性疾病 成人：凝血障碍	绿叶蔬菜、奶类、肉类等，肠道细菌合成	AI: 120μg/d

注：*1μg 视黄醇当量（RE）= 1μg 视黄醇（维生素 A），1μgβ - 胡萝卜素 = 0.167μgRE，1μg 类胡萝卜素 = 0.084μgRE。

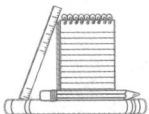

表 1-10 水溶性维生素的生理功能、缺乏症、食物来源和参考摄入量

种类	生理功能	缺乏症	食物来源	参考摄入量
维生素 B_1	以胸苷二磷酸（TDP）的形式构成氧化脱羧酶的辅酶，参与能量及三大营养素的代谢，维持神经、肌肉的正常功能，维持正常食欲、胃肠蠕动和消化液分泌	脚气病（分为干性脚气病、湿性脚气病、婴儿脚气病）	动物内脏、瘦肉、全谷、豆类、坚果、蛋类等，粮谷类碾磨精度过高或过度淘洗会造成维生素 B_1 大量丢失	RNI：男性 1.4mg/d，女性 1.3mg/d
维生素 B_2	以黄素单核苷酸（FMN）和黄素腺嘌呤二核苷酸（FAD）形式，催化氧化还原反应，参与氨基酸、脂肪酸和碳水化合物的代谢，蛋白质与某些激素的合成，Fe 的转运，参与叶酸、吡多醛、尼克酸的代谢等	口腔 - 生殖综合征，轻、中度缺铁性贫血等	动物内脏、瘦肉、乳类、蛋类、绿色蔬菜、豆类等	RNI：男性 1.4mg/d，女性 1.2mg/d
维生素 B_3	参与烟酰胺腺嘌呤二核苷酸（NAD）、酰胺腺嘌呤二核苷酸磷酸（NADP）的构成，参与细胞内氧化还原反应，参与脂肪、蛋白质和 DNA 的合成与分解代谢	癞皮病，其典型症状为腹泻、皮炎、痴呆	广泛存在于动植物食物中，玉米中的烟酸主要为结合型，不能被人体利用	RNI：男性 14mg/d，女性 13mg/d
维生素 B_9	作为体内生化反应中一碳单位转移酶系的辅酶，起着一碳单位传递体的作用；参与嘌呤和胸腺嘧啶的合成，进一步合成 DNA 和 RNA；参与氨基酸代谢和血红蛋白的合成	巨幼红细胞贫血、白细胞减少症、高同型半胱氨酸血症，孕妇缺乏叶酸有可能导致胎儿低体重、唇腭裂、心脏缺陷等。怀孕前 3 个月内缺乏叶酸，可引起胎儿神经管发育缺陷	绿色蔬菜、新鲜水果、动物内脏、肉类、豆类、坚果、谷类	RNI：成人 400μg/d
维生素 B_{12}	作为辅酶，参与甲基和一碳单位的转移，促进红细胞的发育和成熟，可以增加叶酸的利用率，促进碳水化合物、脂肪和蛋白质的代谢，参与 DNA 的合成	巨幼红细胞贫血、周围神经炎	肉类、鱼类、贝类、奶类	AI：2.4μg/d
维生素 C	参与胶原蛋白的合成，抗氧化，解毒，降低血胆固醇，抗癌	坏血病：表现为疲乏无力、伤口愈合不良、牙龈出血、毛细血管脆性增加，严重者皮下、内脏、关节出血	新鲜蔬菜和水果	RNI：100mg/d

（六）膳食纤维

膳食纤维（dietary fiber，DF）是指食物中不能被人体消化吸收所利用的多糖类物质。根据膳食纤维的水溶性可分为可溶性纤维和不溶性纤维。前者包括果胶、树胶和粘胶等，后者包括纤维素、半纤维素和木质素等。因膳食纤维具有重要的营养价值，故又称为"第七营养素"。

1. 生理功能

（1）增强肠道功能，防止便秘。

（2）降低血胆固醇，预防心脑血管疾病。

（3）减慢餐后血糖的快速升高，预防糖尿病。

（4）控制体重，有利于减肥。

（5）预防癌症。

2. 食物来源及供给量 膳食纤维主要来源于植物性食物，如谷类、豆类、蔬菜、水果和坚

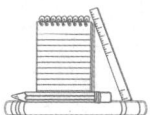

果类。谷粒和麦麸等食物富含膳食纤维，精加工的谷类食品膳食纤维损失较多。我国居民膳食纤维推荐摄入量为 25 ~ 30g/d。

任务二　平衡膳食与膳食指南

📖 **案例 1-8**

李明，男，18 岁，大一新生，到学校的医院体检，身高 170cm，体重 81kg，血压 110/80mmHg。针对饮食方面的问卷显示，他平时喜爱吃肉、油炸食品、甜点、快餐，很少吃蔬菜；业余时间喜欢玩网络游戏，除了学校的体育课外，平时很少运动。

问题：

1. 李明同学的饮食习惯是否健康？
2. 为李明同学提出合理膳食指导。

一、平衡膳食

（一）平衡膳食的概念

平衡膳食（balance diet）也称均衡膳食或合理膳食（rational diet）。平衡膳食包括了两层含义：①膳食中提供的营养素和能量可以满足人体需要。②各种营养素之间保持平衡，平衡膳食、合理营养与健康三者的逻辑关系是平衡膳食→合理营养→健康，即平衡膳食是物质基础，是合理营养的具体体现，没有平衡膳食，就谈不上合理营养和健康；合理营养，要通过平衡膳食来实现；平衡膳食和合理营养两者关系密不可分，最终目标一致。平衡膳食与合理营养的细微差别在于侧重点有所不同，平衡膳食关注宏观层面，即食物及其搭配，合理营养则关注微观层面，即食物中的营养成分及其相互比例关系。

（二）平衡膳食的基本要求

1. 满足人体所需的能量和各种营养素　除了母乳能满足 6 个月内的婴儿营养需要外，没有一种天然食物能够完全满足人体的营养需要。因此，必须将多种食物进行合理搭配，做到食物多样化，以达到营养素种类齐全。

2. 各营养素之间比例恰当　要注意以下六方面的平衡：①产能营养素之间的平衡，蛋白质供能占总能量的 10% ~ 15%，脂肪占 20% ~ 30%，碳水化合物占 55% ~ 65%。②蛋白质中各种必需氨基酸保持一定的比例。③饱和脂肪酸、单不饱和脂肪酸、多不饱和脂肪酸的比例应为 1:1:1。④可消化糖类与膳食纤维之间的比例要平衡。⑤保持能量与 B 族维生素之间的比例。⑥矿物质之间的平衡。

3. 科学加工和烹调　烹调加工有利于食物的消化吸收，还可以改善食品的感官性状，增进食欲，还能杀灭病原微生物，保证食用安全。但是不合理的烹调加工会导致食物中营养素的流失。故烹调加工时，应尽可能减少各种营养素的损失，并提高其消化率。例如，为了减少蔬菜中维生素的流失，可先洗后切、急火快炒、开汤下菜、炒好即食。

4. 建立合理的膳食制度　膳食制度包括进餐次数、时间间隔和食量分配。我国居民习惯一日三餐，餐间间隔以 4 ~ 6 小时为宜。根据中国营养学会建议，三餐的能量分配应为 25% ~ 30%、30% ~ 40% 和 30% ~ 40%。

5. 食物应安全、新鲜，食之对人体无害。

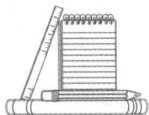

二、膳食结构

膳食结构（dietary pattern）是指膳食中各类食物的数量及其在膳食中所占的比重。由于生产、经济、文化、科技水平、饮食习惯等不同，不同人群的膳食结构差别很大。当今世界上存在的膳食结构主要有以下四种类型。

1. 动植物食物平衡的膳食结构　该类型以日本居民膳食结构为代表，膳食中动物性食物和植物性食物比例比较适当。该类型膳食的特点：能量能够满足人体需要，又不过剩。蛋白质、脂肪和碳水化合物的供能比例合理。来自植物性的膳食纤维和来自动物性食物的营养素如铁、钙等均比较充足，动物脂肪又不高，有利于避免营养缺乏病和营养过剩性疾病，促进健康。

2. 植物性食物为主的膳食结构　大多数发展中国家如印度、巴基斯坦、孟加拉国和非洲一些国家等的膳食结构属此类型。该模式以植物性食物为主，动物性食物为辅，容易出现蛋白质、能量营养不良，某些矿物质和维生素摄入不足，以致体质和劳动能力下降，易患营养缺乏症。

3. 动物性食物为主的膳食结构　这种膳食模式是多数欧美发达国家的典型膳食模式，属于营养过剩型的膳食模式，主要特点是提供高能量、高脂肪、高蛋白质而膳食纤维较低。与植物为主的膳食模式相比，营养过剩是此类膳食模式国家人群所面临的主要问题，因而这些国家的政府不得不制定膳食指导方针，劝导人们降低膳食中的能量，减少动物性食物的摄入并增加植物性食物的摄入。

4. 地中海膳食结构　是生活在地中海沿岸的意大利、希腊等国居民的膳食结构，主要特点是膳食富含植物性食物；食物的加工程度低，新鲜度较高；主要的食用油是橄榄油；每天食用适量奶酪、酸奶及新鲜水果（餐后食品）；每周食用适量的鱼、禽肉、蛋及几次甜食；每月只食用几次红肉；大部分成年人有饮用葡萄酒的习惯。地中海地区居民的心脑血管疾病发生率很低，因此这种膳食模式已被西方国家研究、改进及运用。

三、中国居民膳食指南

膳食指南（dietary guidelines，DG）是根据营养科学原则和人体健康需要，结合当地食物生产供应情况及人群生活实践，提出的食物选择和身体活动的指导意见。膳食指南是健康教育和公共政策的基础性文件，是国家实施健康中国行动和推动国民营养计划的一个重要组成部分。

2022年4月26日，中国营养学会发布《中国居民膳食指南》。该指南由一般人群膳食指南、特定人群膳食指南、平衡膳食模式和膳食指南编写说明三部分组成。一般人群膳食指南适用于2岁以上的健康人群，共有8条指导准则：①食物多样，合理搭配。②吃动平衡，健康体重。③多吃蔬菜、奶类、全谷、大豆。④适量吃鱼、禽、蛋、瘦肉。⑤少盐少油，控糖限酒。⑥规律进餐，足量饮水。⑦会烹会选，会看标签。⑧公筷分餐，杜绝浪费。

四、膳食指南可视化图示

（一）中国居民平衡膳食宝塔

中国居民平衡膳食宝塔（Chinese food guide pagoda）形象化的组合，遵循了平衡膳食的原则，体现了在营养上比较理想的基本食物构成（图1-2）。宝塔共分5层，各层面积大小不同，体现了5大类食物和食物量的多少。5大类食物包括谷薯类、蔬菜水果、畜禽鱼蛋奶类、大豆和坚果类及烹调用油盐。食物量是根据不同能量需要量水平设计，宝塔旁边的文字注释，标明了在1600～2400kcal能量需要量水平时，一段时间内成年人每人每天各类食物摄入量的建议值范围。

　　宝塔还包含了身体活动和水的图示，强调了增加身体活动和足量饮水的重要性。推荐成年人每天进行至少相当于快步走6000步以上的身体活动，每周最好进行150分钟中等强度的运动，如骑车、跑步、庭院或农田的劳动等。低身体活动水平的成年人每天至少饮水1500～1700mL（7～8杯），在高温或高身体活动水平的条件下，应适当增加饮水量。来自食物中水分和膳食汤水大约占1/2，推荐一天中饮水和整体膳食（食物中的水、汤、粥、奶等）水摄入总计2700～3000mL。

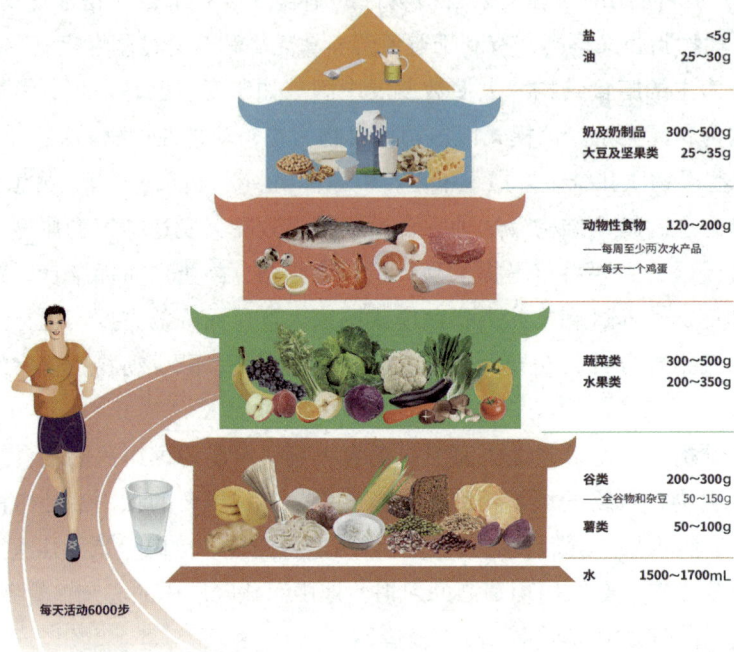

图1-2　中国居民平衡膳食宝塔（2022）

（二）中国居民平衡膳食盘餐

　　中国居民平衡膳食餐盘（food guide plate）是按照平衡膳食原则，描述了一个人一餐中膳食的食物组成和大致比例（图1-3）。餐盘分成4部分，分别是谷薯类、动物性食品和富含蛋白质的大豆及其制品、蔬菜和水果。餐盘旁的一杯牛奶提示其重要性。此餐盘适用于2岁以上人群，是一餐中食物基本构成的描述。

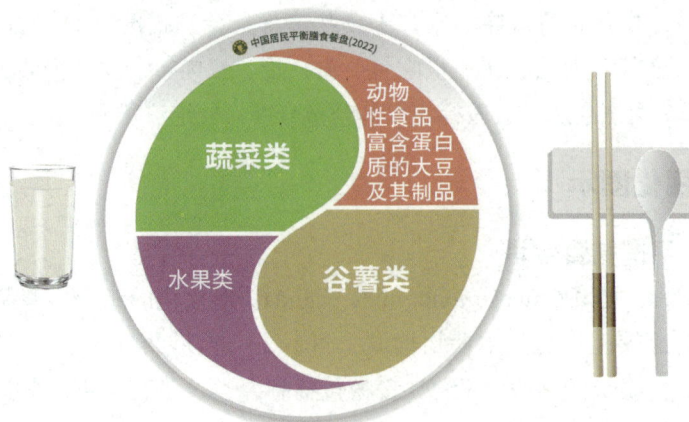

图1-3　中国居民平衡膳食餐盘（2022）

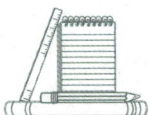

（三）中国儿童平衡膳食算盘

平衡膳食算盘（food guide abacus）分为6层，用不同颜色的算珠表示各类食物，浅棕色代表谷薯，绿色代表蔬菜，黄色代表水果，橘红色代表动物性食物，蓝色代表大豆、坚果和奶类，橘黄色代表油和盐（图1-4）。

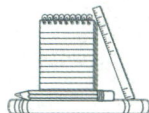

图1-4　中国儿童平衡膳食算盘（2022年）

知识链接

国民营养计划（2017～2030年）

为了贯彻落实《"健康中国2030"规划纲要》，提高国民营养健康水平，国务院办公厅于2017年6月30日印发了《国民营养计划（2017—2030年）》，提出今后在我国要实施七大营养策略：完善营养法规政策标准体系、加强营养科研能力建设和营养人才培养、强化营养和食品安全监测与评估、发展食物营养健康产业、大力发展传统食养服务、加强营养健康基础数据共享利用、普及营养健康知识。同时提出今后在我国开展六项重大营养行动：一是生命早期1000天营养健康行动，提高孕产妇、婴幼儿的营养健康水平。二是学生营养改善行动，包括指导学生营养就餐，超重、肥胖干预等。三是老年人群营养改善行动，采取多种措施满足老年人群营养改善需求，促进"健康老龄化"。四是临床营养行动，加强患者营养诊断和治疗，提高患者营养状况。五是贫困地区营养干预行动，采取干预、防控、指导等措施切实改善贫困地区人群营养现状。六是吃动平衡行动，推广健康生活方式，提高运动人群营养支持能力和效果。

任务三　食品安全与食品污染

案例1-9

2008年5月20日，一位网友披露，他于2007年11月在浙江泰顺县城一家超市里买的"三鹿"奶粉存在质量问题，该奶粉令他女儿小便异常。2008年6月中旬以后，其他地区也陆续报道了服用"三鹿"奶粉的婴幼儿因患肾结石而去医院治疗的消息。随后在三鹿集团公司生产的奶粉中发现了化工原料三聚氰胺。据不完全统计，全国约有294000名儿童受到此"毒奶粉"的影响，50000多名儿童住院，多名儿童死亡。该事件引起了各国的高度关注和对乳制品安全的担忧。原国家质量监督检验检疫总局对全国婴幼儿奶粉中的三聚氰胺进行检验后发现，包括伊利、蒙牛、光明、圣元及雅士利在内的22个厂家69批次产品中都检出了三聚氰胺。该事件重创了"中国制造"的信誉，多个国家禁止了中国乳制品的进口。

问题：

1. 你了解三聚氰胺的危害吗？

2. 三聚氰胺属于食品添加剂吗？

一、食品安全与食源性疾病

食品安全是保障人民群众健康和生命安全的基本条件，也是国家和社会治理的重要内容。食品安全一旦出了问题，不仅会危害人们的身体健康，还会给家庭和社会带来巨大的负担，甚至会导致严重的社会问题。我国传统文化中历来十分重视食品安全，如孔子就提出："十不食。"据《论语》记载："色恶，不食；臭恶，不食。"至今仍有一定的实用性和参考价值。

2009年6月1日，我国正式实施《中华人民共和国食品安全法》，并在2015年、2021年两次对其进行修订。最新的《中华人民共和国食品安全法》中将食品安全定义为无毒、无害，符合应当有的营养要求，对人体健康不造成任何急性、亚急性或者慢性危害。食源性疾病的定义：食品中致病因素进入人体引起的感染性、中毒性等疾病，包括食物中毒、食源性的肠道传染病、寄生虫病、化学性有毒有害物质造成的慢性中毒性疾病等。

二、食品污染与食品污染物

在食品生产、加工、贮存、运输、销售到食用的全过程中，对人体健康有害的生物性、化学性和物理性物质进入食品的现象，称为食品污染（food contamination）。

（一）食品污染对健康的影响

食用受污染的食品可对人体健康造成不同程度的直接或间接危害。

1. 食品失去食用价值　受污染的食品变味、变形、变色、腐败变质或营养成分破坏。

2. 急性感染或中毒　食用被细菌及其毒素、真菌及其毒素或有毒化学物质污染的食品，可引起各种感染或急性中毒。

3. 慢性危害　长期持续不断地摄入被某些有害物质污染的食物，可引起机体慢性中毒等危害，如慢性铅中毒、痛痛病等。

4. 致畸、致癌和致突变作用　某些食品污染物可通过母体作用于胚胎，使发育中的细胞分化和器官形成不能正常进行，出现畸胎，甚至死胎。亚硝胺、黄曲霉毒素、多环芳烃，以及砷、镉、镍、铅等污染物还有致突变和（或）致癌作用。

（二）常见的食品污染物及其危害

1. 生物性污染物　主要指病原体的污染，包括细菌、病毒、真菌及其毒素，以及寄生虫及其虫卵和昆虫等对食物的污染。

（1）食品细菌　包括致病菌、条件致病菌和非致病菌。致病菌直接引起人体疾病，可有两

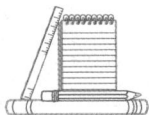

种方式污染食品：一是动物生前感染，如患沙门氏菌的畜禽，其肌肉、内脏、乳、蛋都带有沙门氏菌；二是致病菌通过带菌者粪便、病灶分泌物、苍蝇、生活用具、水、工作人员的手等污染食品。国家卫生标准规定在任何食品中不得检出致病菌。条件致病菌通常不致病，只是在一定特殊条件下才有致病力。非致病菌多数为腐败菌，一般不会引起疾病，但与食品的腐败变质关系密切，是评价食品卫生质量的重要指标。

（2）黄曲霉毒素 黄曲霉毒素（aflatoxin，AF）主要是由黄曲霉、寄生曲霉产生的代谢产物，目前已分离鉴定出 20 多种。黄曲霉毒素耐热，一般的烹调加工很难将其破坏，在 280℃ 时才发生裂解，毒性才被破坏。黄曲霉毒素在中性和酸性环境中稳定，在 pH 值 9～10 的强碱性环境中能迅速分解。世界各国的农产品普遍受到黄曲霉毒素的污染，一般热带和亚热带地区的食品污染较重。我国长江以南高温高湿地区黄曲霉毒素污染要比北方地区严重，主要污染的粮食作物为花生、玉米、大米、小麦及豆类。黄曲霉毒素有很强的急性毒性，其毒性为氰化钾的 10 倍。长期小剂量摄入黄曲霉毒素可造成肝脏慢性损害，引起肝炎、肝硬化和肝坏死等。黄曲霉毒素对动物有强烈的致癌性，可导致多种动物发生癌症。其与人类癌症的关系，目前难以找到直接证据，但肝癌流行病学研究发现，食物中黄曲霉毒素污染严重和人类实际摄入量比较高的地区，原发性肝癌的发病率较高。

（3）镰刀菌毒素 镰刀菌毒素是镰刀菌属中多种真菌所产生的代谢产物，常污染粮食。镰刀菌毒素包括单端孢霉烯族化合物、玉米赤霉烯酮、丁烯酸内酯、串珠镰刀菌毒素（伏马菌素）。玉米赤霉烯酮可使猪发生雌性激素亢进症，单端孢霉素类则阻碍蛋白质合成而引起动物呕吐、腹泻和拒食。联合国粮食农业组织（FAO）和 WHO 联合召开的第三次食品添加剂和污染物会议，将镰刀菌毒素同黄曲霉毒素一样看待，认为是自然发生的最危险的食品污染物之一，已列入当前国际最重要的研究课题之一。

（4）病毒 由于食品中病毒数量少，检测方法复杂，人们对食品中的病毒污染不甚重视。常见污染食品的病毒包括肝炎病毒、禽流感病毒、疯牛病病毒和轮状病毒等。

2. 化学性污染物 主要是食品受到各种有害的无机、有机化合物或人工合成物质的污染。

（1）农药 按照用途，可将农药分为杀（昆）虫剂、杀（真）菌剂、除草剂、杀线虫剂、杀螨剂、杀鼠剂、落叶剂和植物生长调节剂等类型。其中使用最多的是杀虫剂、杀菌剂和除草剂。按化学组成及结构分为有机磷、氨基甲酸酯、拟除虫菊酯、有机氯、有机砷、有机汞等类型。

使用农药可以减少农作物的损失、提高产量，增加粮食供应；但农药使用不当，可对环境造成严重污染，使环境质量恶化，物种减少，生态平衡遭到破坏。进入环境中的农药，可通过多种途径污染食品。使用农药后，在农产品、食品及动物饲料中出现的农药及其代谢产物、降解物或衍生物统称为农药残留（pesticide residue），能对人体产生危害。其中有机磷农药是一种神经毒剂；有机氯农药慢性中毒表现为肝脏病变、血液和神经系统损害，还可以对人体和动物的内分泌系统、免疫系统、生殖系统等产生影响；二溴乙烷对人畜有致畸、致突变作用；杀虫剂对人有潜在的致癌威胁，对动物有致癌作用。

（2）N- 亚硝基化合物 N- 亚硝基化合物（N-nitroso compound，NOC）是对动物具有较强致癌作用的一类化学物质，在已研究的 300 多种亚硝基化合物中，90% 具有致癌性。根据分子结构的不同，N- 亚硝基化合物可分为 N- 亚硝胺和 N- 亚硝酰胺。N- 亚硝基化合物的生产和应用并不多，但其前体物亚硝酸盐、硝酸盐和胺类则广泛存在于环境和食品中，在一定条件下，其前体物可转化合成 N- 亚硝基化合物。目前发现 N- 亚硝基化合物含量较多的食品有烟熏鱼、

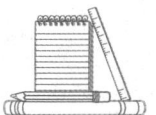

腌制鱼、腊肉、火腿、腌酸菜、啤酒及不新鲜的蔬菜等。此外，机体内也能合成一定量的亚硝基化合物，胃可能是人体合成亚硝胺的主要场所。

动物实验证实，N-亚硝基化合物能诱发多种动物肿瘤；有的实验显示 N-亚硝基化合物还可以通过乳汁使子代发生肿瘤。流行病学研究表明，人类某些肿瘤可能与亚硝基化合物有关，如胃癌、食管癌、结直肠癌、膀胱癌及肝癌，但目前尚缺少 N-亚硝基化合物对人类直接致癌的资料。如我国河南林县是食管癌高发区，当地居民有吃腌菜的饮食习惯，腌菜中的亚硝胺及其前体物质检出率与含量均较高，当地井水中还可检出硝酸盐和亚硝酸盐。

（3）多环芳烃类化合物　多环芳烃类化合物（polycyclic aromatic hydrocarbon, PAH）是指两个或两个以上苯环稠合在一起的一系列烃类化合物及其衍生物，目前已鉴定出数百种，其中苯并（a）芘是第一个被发现的环境化学致癌物，而且致癌性很强。

食品中的污染来源：①高温烹调加工时，食品成分发生热解或热聚合反应直接生成。②用煤、炭和植物燃料烘烤或熏制食品时直接污染。③土壤、水和大气中的 PAH 直接或间接污染植物性食品、水产品。④食品加工、贮存过程中被机油、沥青和包装材料等污染，如在柏油路上晾晒粮食或在内壁附着石蜡涂料的容器中存放牛奶均可使食品受到污染。⑤植物和微生物合成微量 PAH。

苯并（a）芘对动物具有致癌性、致突变性及生殖系统毒害性，可经小鼠胎盘使子代发生肿瘤，也可使大鼠胚胎死亡、仔鼠免疫功能下降。PAH 对人体的主要危害部位是呼吸道和皮肤，人长期处于多环芳烃污染的环境中，可引起急性或慢性损害及致癌性，如日光性皮炎、痤疮型皮炎、毛囊炎及皮肤癌、肺癌等。流行病学研究显示，食品中苯并（a）芘含量与胃癌的发生相关，如在冰岛、匈牙利和拉脱维亚某些地区及我国新疆胃癌高发区，居民经常食用含苯并（a）芘较高的熏肉、熏鱼类食品。

（4）二噁英类化合物　二噁英并不是一种单一物质，而是指结构和化学性质相似的两大类有机物，分别为多氯二苯并二噁英（PCDDs）和多氯二苯并呋喃（PCDFs）。多氯联苯（PCB）等化合物的理化性质和毒性与二噁英相似，称为二噁英类似物。二噁英类化合物无色无味，熔点较高，脂溶性强，易在生物体内蓄积；化学性质非常稳定，不易分解或在环境中降解，其半衰期平均为 9 年。

食品中的污染来源：①主要来自环境的污染，如金属冶炼、纸浆的氯气漂白及含氯农药的合成和使用，垃圾（特别是含聚氯乙烯的垃圾）、医疗废弃物、汽油的不完全燃烧，都可直接或间接污染食物。②食品包装材料的污染，如聚氯乙烯塑料、氯气漂白过的纸张，均可将其中残留的二噁英迁移到食物中。③意外事故的污染，如日本和我国台湾的米糠油受到 PCB 的污染事件。

二噁英属极强毒性毒物，可使动物体重明显降低，伴有肌肉和脂肪组织急剧减少，称为消耗综合征（wasting syndrome）。动物经皮肤或全身染毒接触二噁英后会出现氯痤疮，为二噁英毒性的特征标志。二噁英可使多种动物及人类接触者的肝脏受损，表现为肝大、肝功能异常。二噁英及其类似物可使实验动物的胸腺萎缩，对体液免疫与细胞免疫有抑制作用；具有明显的抗雌激素、抗雄激素作用及生殖毒性。二噁英对多种动物有致畸作用，尤以小鼠最为敏感；孕妇经常接触二噁英会使胎儿中枢神经、泌尿、生殖系统受到伤害。二噁英对动物有极强的致癌性，可诱发多部位肿瘤；可使暴露人群患有各种癌症危险性增加。

（5）有毒金属　某些金属通过食物进入人体，可干扰人体正常生理功能，危害人体健康，如汞（Hg）、镉（Cd）、铅（Pb）、砷（As）等，常称为有毒金属。食品中的有毒金属，一部分来自

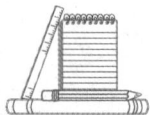

农作物对金属元素的生物富集；另一部分则来自环境污染及食品生产、加工、贮藏、运输过程中的污染。

有毒金属的毒作用特点：①强蓄积性，生物半衰期长，进入人体后排出缓慢。②通过食物链的生物富集作用可在生物体及人体内达到很高浓度。③对人体的危害以慢性中毒和远期效应为主，如砷化物可引起慢性中毒，诱发恶性肿瘤。

（6）**吊白块** 吊白块（formaldehyde sulfoxylate），又称雕白粉，化学名称为甲醛次硫酸氢钠，为半透明白色结晶或小块，易溶于水。高温下具有极强的还原性，有漂白作用，在工业上用作漂白剂。由于吊白块对食品的漂白、防腐效果明显，可改变食品的感官性状（增白、爽口），增加韧性和延长保鲜时间，而且价格低廉，故常被不良商家掺入食品中使用。吊白块在食品加工过程中分解产生的甲醛，是细胞原浆毒，能使蛋白质凝固，摄入 10g 即可致人死亡。长期食用吊白块漂白过的食品，可对机体的某些酶系统有损害，造成肺、肝、肾等的损害；也会影响中枢神经系统，导致失眠和生物节律紊乱，引起四肢麻木或震颤，甚至有致癌、致畸和致突变作用。

3. 物理性污染物

（1）**杂物污染** 食品中的杂物主要来自：①食品产、储、运、销的污染物，如粮食收割时混入的草籽、液体食品容器中的杂物等。②食品的掺假掺杂，如粮食中掺入的沙石、肉中注入的水等。

（2）**放射性污染** 环境中天然放射性核素及放射性核素的人为污染，均可通过水、空气、土壤、食物链转移到食品中。摄入放射性物质污染的食品后，对人体内各种组织、器官和细胞可产生低剂量、长期内照射效应，主要表现为免疫系统、生殖系统的损伤和致癌、致畸、致突变作用。

三、主要食品添加剂及安全使用

（一）食品添加剂的概念和分类

食品添加剂是指为改善食品品质和色、香、味，以及为防腐、保鲜、加工工艺的需要而加入食品中的人工合成或者天然物质，包括营养强化剂。目前我国使用的食品添加剂种类繁多，按其来源、功能用途分类如下。

1. 按来源分类 根据来源可分为天然食品添加剂和化学合成食品添加剂两大类。前者是指利用动植物或微生物的代谢产物等为原料，经提取所获得的天然物质；后者是指采用化学合成手段，使元素或化合物通过氧化、还原、缩合、聚合和成盐等反应得到的物质。一般认为，天然食品添加剂的毒性比化学合成食品添加剂弱。由于天然食品添加剂品种少，价格较高，目前普遍使用的添加剂大多为化学合成食品添加剂。

2. 按功能用途分类 食品添加剂按用途分类便于使用，是常用的分类方法。由于不同国家对食品添加剂的功能判断有异，因而其分类也不尽相同。目前我国食品添加剂有 23 个类别，2000 多个品种，包括酸度调节剂、抗结剂、消泡剂、抗氧化剂、漂白剂、膨松剂、胶姆糖基础剂、着色剂、护色剂、乳化剂、酶制剂、增味剂、面粉处理剂、被膜剂、水分保持剂、营养强化剂、防腐剂、稳定和凝固剂、甜味剂、增稠剂、香料、加工助剂及其他。

（二）食品添加剂使用的基本要求

食品添加剂与我们的日常饮食生活密切相关，近年来对食品毒理学研究发现，原本认为无毒的食品添加剂可能存在致癌、致畸及致突变的危害。故食品添加剂使用已影响人体的健康，

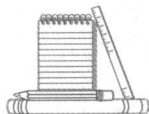

必须确保正确使用、严禁滥用。一般来说，食品添加剂使用时应符合以下基本要求：①不应对人体产生任何健康危害。②不应掩盖食品腐败变质。③不应掩盖食品本身或加工过程中的质量缺陷或以掺杂、掺假、伪造为目的而使用食品添加剂。④不应降低食品本身的营养价值。⑤在达到预期效果的前提下，尽可能降低在食品中的使用量。在下列情况下可使用食品添加剂：①保持或提高食品本身的营养价值。②作为某些特殊膳食用食品的必要配料或成分。③提高食品的质量和稳定性，改进其感官特性。④便于食品的生产、加工、包装、运输或者贮藏。

任务四　食物中毒

📚 案例 1-10

2023 年 7 月，浙江省温州市某县城一家六口因食用一篮野生蘑菇而发生食物中毒。这一家人误食的是一种叫"白毒鹅膏菌"的菌类，有剧毒。中毒的 6 人中，刘老伯和妻子年纪稍大（70 多岁），住院两天后因治疗无效而去世，之后刘老伯的两个女儿和儿子也相继过世。刘老伯的 26 岁外孙虽然幸存，但是毒素已经损伤他的肝脏、肾脏等器官，这些器官出现了严重的萎缩状况。

问题：

1. 这起食物中毒在发生时间、地点、人群上有何特征？

2. 怎样预防毒蘑菇中毒事件？

一、食物中毒的概述

（一）概念

食物中毒（food poisoning）是指摄入了含有生物性、化学性有毒有害物质的食品，或将有毒有害物质当作食品摄入后所出现的非传染性的急性、亚急性疾病，不包括暴饮暴食引起的急性胃肠炎、食物过敏引起的腹泻、食源性肠道传染病和寄生虫病，也不包括因长期摄入含有毒有害物质的食物引起的以慢性损害为主要特征的疾病。

（二）特征

食物中毒的特征：①发病与食物有关，发病者在相近的时间食用了某种同样的食品，未食者不发病。②潜伏期短，呈暴发性，短时期内可能有多数人发病，发病曲线呈突然上升趋势。③中毒患者临床表现相似，以恶心、呕吐、腹痛、腹泻等急性胃肠炎症状为主。④人与人之间无传染性。

二、食物中毒的分类

食物中毒按病原分为细菌性食物中毒、真菌性食物中毒、有毒动植物食物中毒、化学性食物中毒四类。

（一）细菌性食物中毒

细菌性食物中毒是指摄入被致病菌或其毒素污染的食品所发生的急性或亚急性疾病，是食物中毒中常见的一类。细菌性食物中毒全年皆可发生，好发于夏秋两季。

细菌性食物中毒根据发病机制又可分为：①感染性食物中毒（infectious food poisoning），细

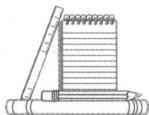

菌污染食品并大量繁殖，达到中毒数量，大量活菌随着食物进入人体，侵犯肠黏膜，引起胃肠炎症状。②毒素性食物中毒（toxins of food poisoning），是细菌在食品中繁殖时产生的毒素（外毒素）引起的中毒，摄入的食品中可以没有产毒的活菌。

　　细菌性食物中毒多呈集体暴发，其发病率高，病死率低（除肉毒毒素中毒外）。抵抗力较弱的患者、老人、儿童临床症状较重，如能及时抢救，一般病程短、恢复快、预后好。我国常见的细菌性食物中毒主要有沙门氏菌食物中毒、葡萄球菌食物中毒、副溶血性弧菌食物中毒等，其流行病学特点参见表 1–11。

表 1–11　我国常见的细菌性食物中毒

类型	名称	病原	引起中毒的食品	临床表现
感染型食物中毒	沙门氏菌属食物中毒	沙门氏菌为革兰阴性杆菌，不耐热，100℃时立即死亡，20～30℃条件下可迅速繁殖，2～3 小时即可达到引起中毒的细菌数量	主要是畜肉类及其制品，其次为家禽、鱼虾、奶蛋类	潜伏期 12～36 小时；主要症状为发热（38～40℃）、恶心、呕吐、腹痛、腹泻；大便为黄绿色水样便，偶带脓血；病程 3～5 天，预后良好；除上述胃肠炎型外，还可表现为类霍乱型、类伤寒型、类感冒型、败血症型，病程 3～5 天，预后良好
	副溶血性弧菌食物中毒	副溶血弧菌为"嗜盐"菌，在含盐 3.5% 的食物中生长良好，不耐高温，90℃、1 分钟即可被杀灭；对酸敏感，在 50% 的食醋中 1 分钟即可灭活	主要是鱼、虾、蟹、贝类等海产品，其次是肉类、咸菜及凉拌菜	潜伏期一般为 6～10 小时，发病急，主要症状为恶心、呕吐、上腹部阵发性绞痛、频繁腹泻、发热（37～39℃）；大便呈洗肉水样便，重者为黏液便和黏血便，失水过多者可出现脱水、血压下降；病程 1～3 天，预后良好
毒素型食物中毒	葡萄球菌食物中毒	主要是金黄色葡萄球菌；适合在 31～37℃、pH 值 7.4、水分较多、蛋白质及淀粉丰富的环境中繁殖并产生肠毒素；葡萄球菌肠毒素（外毒素）是一种蛋白质，分为八种抗原型，以 A 型毒力最强。其肠毒素耐热性较强，破坏食品中该毒素须加热至 100℃并持续两小时	主要为肉制品、剩饭、凉糕、奶类及其制品；此外，油煎荷包蛋、凉粉和米酒也可引起中毒	潜伏期 1～6 小时，主要症状为恶心、剧烈而频繁的呕吐，呕吐物中常有胆汁、黏液和血，同时伴有腹部剧烈疼痛，腹泻为水样便；体温一般正常，偶有低热；病程 1～2 天，预后良好
	肉毒梭菌食物中毒	肉毒梭状芽孢杆菌为革兰阳性厌氧菌，其芽孢耐热性极强，干热 180℃加热 5～15 分钟或湿热 100℃加热 6 小时才能杀死芽孢；该菌在无氧环境下 18～30℃能生长并产生外毒素，即肉毒毒素，是一种强烈的神经毒素	多为家庭自制的发酵食品，如臭豆腐、豆酱、面酱、豆豉等；其次为罐头食品、火腿、腊肠、鱼罐头、酱菜等	潜伏期 6 小时至数天，一般为 12～48 小时；早期全身疲乏无力、头晕、头痛、食欲不振等，少数有胃肠炎症状，以后出现视力模糊、眼睑下垂、复视、瞳孔放大等神经麻痹症状；重症者出现咀嚼、吞咽、呼吸、语言困难、头下垂、运动失调、心力衰竭等；病死率较高，多死于病后 4～8 天
	致病性大肠杆菌食物中毒	致病性大肠菌株为革兰阴性杆菌，分为侵入型和毒素型两类；前者引起急性痢疾型，后者引起急性胃肠炎型。毒素型大肠杆菌产生的肠毒素，可分为耐热毒素和不耐热毒素；前者加热至 100℃经 30 分钟尚不破坏，后者加热 60℃仅 1 分钟即被破坏	各类食品均可受到致病性大肠杆菌污染，其中主要以肉类、水产品、豆制品、蔬菜多见，特别是熟肉类及凉拌菜常见	急性菌痢型：主要症状为腹痛、腹泻、里急后重，体温 38～40℃，呕吐较少，大便为伴有黏液脓血的黄色水样便；急性胃肠炎型：潜伏期 4～48 小时，主要症状为食欲不振、剧烈腹痛、呕吐和腹泻，腹泻 1～2 天，每天达 5～10 次，呈米泔水样便，无脓血，重度脱水者可发生循环衰竭

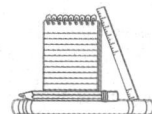

（二）真菌性食物中毒

真菌性食物中毒是指摄入了被真菌及其毒素污染的食物而引起的食物中毒。

1. 赤霉病麦中毒   麦类、玉米等谷物被镰刀菌侵染后引起的赤霉病，除造成谷物减产外，还可引起人畜中毒。引起中毒的成分为镰刀菌产生的毒素，潜伏期10～30分钟，主要症状为恶心、眩晕、腹痛、呕吐、全身乏力，少数伴有腹泻、流涎、颜面潮红及头痛等，以呕吐最为明显，症状一般持续1天可自行消失。个别严重者可有呼吸、脉搏、血压的波动，四肢酸软，步态不稳，形似醉酒，故称为"醉谷病"。

预防措施：加强田间和贮藏期的防霉措施，选用抗霉品种，及时脱粒、晾晒，降低谷物水分含量至安全值。对已霉变的谷物，采取措施除去毒素。制定粮食中赤霉病麦毒素的限量标准，加强粮食卫生管理。

2. 霉变甘蔗食物中毒   甘蔗保存不当容易发生霉变。霉变甘蔗质软，瓤部呈浅棕色、棕褐色或灰褐色，断面有白色絮状或绒毛状菌丝，闻之有轻度酸霉味、酒糟味或辣味。霉变甘蔗中毒多见于我国北方地区的初春季节。致病物质主要是节菱孢霉产生的3-硝基丙酸（3-NPA），为神经毒，主要损害中枢神经系统。潜伏期最短仅十几分钟，重度中毒者多在2小时内发病。最初表现为一时性消化功能紊乱，恶心、呕吐、腹痛、腹泻、黑便；随后出现神经系统症状，头晕、头痛、眼前发黑、复视；重者可出现阵发性抽搐，发作时四肢强直，屈曲内旋，手呈鸡爪状，眼球向上，偏侧凝视，瞳孔散大，继而进入昏迷状态。患者可死于呼吸衰竭，幸存者则留下严重的神经系统后遗症。

预防措施：甘蔗在成熟后才可收割，贮存时应防止霉变，已霉变的甘蔗严禁售卖。加强宣传教育，教育群众不买、不吃霉变甘蔗。

（三）有毒动植物食物中毒

有毒动植物食物中毒可发生于下列情况：①某些动植物在外形上与可食的食品相似，但含有天然毒素，如河豚、毒蕈。②加工烹调过程中未能除去或破坏有毒成分，如苦杏仁、未煮熟的豆浆。③食品保存不当而产生毒素，如发芽马铃薯可产生有毒物质龙葵素。

1. 河豚中毒   河豚是一种味道鲜美但含有剧毒的鱼类，在我国主要产于沿海及长江下游。河豚的有毒物质是河豚毒素（tetrodotoxin，TTX），为一种神经毒，几乎存在于鱼体的所有组织，其中卵巢、肝脏含毒素最多，肾、血液、眼睛和皮肤次之。新鲜洗净的鱼肉一般不含毒素，但鱼死时间较长后，皮肤及内脏的毒素可渗入肌肉组织。某些品种的河豚肌肉组织也具有毒性。TTX可阻断神经肌肉间的传导，可导致外周血管扩张及动脉压急剧降低，也可对呼吸中枢有抑制作用。河豚中毒的潜伏期为10分钟～3小时，早期出现手指、口唇和舌刺痛感，同时出现恶心、呕吐、腹痛、腹泻等消化道症状；继而出现以麻痹为特征的症状，四肢肌肉麻痹，身体摇摆，共济失调；严重者全身麻痹、瘫痪、语言障碍、呼吸困难、血压下降、昏迷，最后多死于呼吸衰竭。目前，河豚中毒无特效解毒剂，一旦发现必需迅速抢救，以去除毒物和对症治疗为主。

预防措施：开展宣传教育，使群众认识河豚，以防误食。捕获的河豚禁止零售，必须统一收购、集中加工，去头、去内脏、去皮后，充分放血，肌肉反复冲洗，加2%碳酸氢钠处理24小时，制成鱼干或罐头，经检验合格后方可销售。

2. 毒蕈中毒   在我国已鉴定的蕈类中食用蕈有300多种，毒蕈100多种，其中进食后导致死亡的30多种。毒蕈外形与食用蕈不易区别，常因采摘鲜蘑菇误食而中毒，多发生在高温多雨季节。毒蕈的有毒成分较复杂，几种毒蕈含同一毒素，或一种毒蕈含有多种毒素。根据中毒症

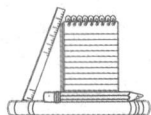

状的不同，毒蕈中毒可分为四种类型：胃肠毒型、神经精神型、溶血型、脏器损害型。毒蕈中毒后，立即采取催吐、洗胃、清肠等措施尽快去除有毒物质，并对症治疗。神经精神型用阿托品治疗，溶血型可给予肾上腺皮质激素及输血等治疗措施，脏器损害型早期给予保肝治疗，同时可用巯基解毒药物等。

预防措施：加强宣传教育，提高人群对毒蕈的识别能力，防止误采、误食。

（四）化学性食物中毒

化学性食物中毒在我国属常见的一类食物中毒，其发病率和病死率均较高，发病无明显的季节性和地区性。

1. 亚硝酸盐中毒 亚硝酸盐来源广泛，天然存在于水及蔬菜中，也可来自化工产品。亚硝酸盐中毒原因：误将亚硝酸盐当作食盐食用；食品加工中过量加入或超范围使用亚硝酸盐，亚硝酸盐作为防腐剂在日常生活中广泛使用，但有的不法商贩为保持食物良好色泽、延长食物保质期，在熟肉制品中过量添加，甚至超出国家标准限量，导致食用后出现食物中毒。有些地区井水含硝酸盐较多，当用此水煮饭并存放过久时，亚硝酸盐的含量会增加。亚硝酸盐为强氧化剂，进入机体后可使血中低铁血红蛋白氧化成高铁血红蛋白，从而引起组织缺氧。其特征性临床表现是口唇、指甲及全身皮肤出现发绀，并有头晕、头痛、胸闷、心率过速、嗜睡、烦躁不安或呼吸急促等症状。亚硝酸盐食物中毒的特效治疗方法是采用1%亚甲蓝（美蓝）小剂量口服或缓慢静脉注射，亚甲蓝、维生素C和葡萄糖合用效果更佳。

预防措施：防止亚硝酸盐污染食品或误食误用、勿食存放过久的变质蔬菜及腌制不充分的蔬菜、加强对肉制品中硝酸盐和亚硝酸盐的管理。

2. 砷化物中毒 无机砷化物一般都有剧毒，最常见的是三氧化二砷，俗称砒霜，为无色无味的白色粉末。砷化物中毒的原因：误把砒霜当成碱或盐食用、水果和蔬菜中残留有含砷杀虫剂、盛放砷的容器污染了食物等。进入机体后，砷与酶的巯基有很强的亲和力，使酶失去活性，细胞代谢发生障碍。砷化物中毒的临床表现为咽喉及上腹部烧灼感、恶心、反复呕吐，甚至吐出黄绿色胆汁，重者出现脱水、体温下降、意识消失。砷化物中毒后要尽早使用特效解毒剂，一般首选二巯基丙磺酸钠。

预防措施：加强砷化物的管理、防止蔬菜和水果农药残留量过高、盛放砷的容器不得再盛装食品或改制为炊具、砷化物毒死的畜禽应深埋销毁等。

三、食物中毒的调查与处理

食物中毒调查处理的主要目的：尽快确定中毒食物，控制中毒食物继续食用，阻止中毒事态的扩大；查清中毒原因，预防同类食物中毒的再次发生；对中毒者实施抢救与治疗；加强食品卫生监督与管理。

（一）食物中毒的诊断原则

食物中毒的诊断标准主要以流行病学调查资料及患者的潜伏期和中毒的特有表现为依据，实验室诊断是为了确定中毒的病因而进行的。

（二）食物中毒的处理原则

1. 及时报告 根据《中华人民共和国食品卫生法》《国家突发公共卫生事件应急预案》等规定，发生食物中毒或者疑似食物中毒事故的单位、接收患者进行治疗的单位应当在2小时内向所在地县级人民政府卫生健康部门、市场监督管理部门报告事件发生时间、地点、单位等内容。

2. 对患者采取紧急措施 ①停止食用可疑中毒食品。②采取患者血液、尿液、吐泻物等标

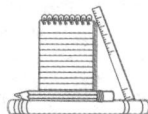

本，以备送检。③进行紧急处理，包括催吐、洗胃和灌肠，对症治疗与特殊治疗。

3. 对中毒食品控制处理 ①保护现场，封存中毒食品或可疑中毒食品。②采取剩余可疑中毒食品，以备送检。③追回已售出的中毒食品或可疑中毒食品。④对中毒食品进行无害化处理或者销毁。

（三）食物中毒的现场调查处理程序

初步调查，同时积极救治患者；现场调查，初步确定中毒原因；样品采集与检验；采取控制措施；总结评价及追究责任。

[小结]

本章主要讲述了营养、营养素、营养素摄入量等基本概念；介绍了能量及各种营养素对人体的作用、食物来源及参考摄入量；平衡膳食的概念及基本要求；一般人群膳食指南的指导准则，解释了中国居民平衡膳食宝塔、中国居民平衡膳食餐盘、中国儿童平衡膳食算盘。

本章还介绍了食品安全、食源性疾病的概念；食品污染可对人体造成急、慢性危害，甚至远期危害（致畸、致癌、致突变）；食品污染物可分为生物性、化学性及物理性污染物；食物中毒有细菌性食物中毒、真菌性食物中毒、有毒动植物食物中毒、化学性食物中毒；食物中毒的调查与处理应以国家有关法律、法规和标准执行。

结合执业资格考试，主要涉及的考点：①合理营养，营养、营养素、能量、膳食营养素参考摄入量概述。②平衡膳食的概念及基本要求。③中国居民膳食指南。④营养缺乏病、营养过剩性疾病。⑤食品安全，食源性疾病；食品中常见污染物及其危害；主要食品添加剂及安全使用。⑥食物中毒，定义、分类和特点。⑦常见食物中毒的原因、特点及预防措施。⑧食物中毒调查与处理。

复习思考

【单项选择题】

1. 谷类食物在反复淘洗过程中，最易损失的是（　　　）
   A. 碳水化合物　　　　　B. 维生素 A　　　　　　C. B 族维生素
   D. 蛋白质　　　　　　　E. 磷

2. 鱼类具有一定的降低血脂、防治动脉粥样硬化、抗癌等作用，是因为鱼类食品中含有（　　　）
   A. 丰富的钙　　　　　　B. 较多的不饱和脂肪酸　　C. 优质蛋白质
   D. 较多的铁和锌　　　　E. 维生素 A 和维生素 D

3. 中国居民平衡膳食宝塔共分为（　　　）
   A. 三层　　　　　　　　B. 四层　　　　　　　　　C. 五层
   D. 六层　　　　　　　　E. 七层

4. 成人碳水化合物供能应占总能量的（　　　）
   A. 50%　　　　　　　　B. 50%～60%　　　　　　C. 70%～75%
   D. 55%～65%　　　　　E. <50%

5. 维生素 B_1 缺乏可引起的疾病为（　　　）
   A. 黏膜炎症　　　　　　B. 糙皮病　　　　　　　　C. 脚气病
   D. 坏血病　　　　　　　E. 夜盲症

6. 下列食物中，蛋白质生物学价值最高的是（　　　）

    A. 鸡蛋　　　　　　　　B. 牛奶　　　　　　　　C. 瘦猪肉

    D. 豆制品　　　　　　　E. 鱼

7. 黄曲霉毒素主要损伤的部位是（　　　）

    A. 神经　　　　　　　　B. 肝脏　　　　　　　　C. 肾脏

    D. 膀胱　　　　　　　　E. 心脏

8. 导致食物中毒的副溶血性弧菌最容易污染的食品是（　　　）

    A. 剩米饭　　　　　　　B. 罐头　　　　　　　　C. 家庭自制豆制品

    D. 禽肉类及其制品　　　E. 海产品和盐渍食品

9. 在某工地食堂用餐半小时后，多名工人口唇、指甲和全身皮肤发绀，并出现头痛、乏力、心跳加速，有的伴有恶心、呕吐、腹胀、烦躁不安、呼吸困难。其最大可能是（　　　）

    A. 河豚中毒　　　　　　B. 四季豆中毒　　　　　C. 亚硝酸盐中毒

    D. 沙门氏菌属中毒　　　E. 葡萄球菌肠毒素中毒

10. 某食堂，将病死的一头小牛制成卤牛肉出售，食用者均发病，大多数患者发烧、腹痛、腹泻，大便为黄绿色水样便，据此，可初步诊断为（　　　）

    A. 沙门氏菌属食物中毒　　　　　　　　B. 葡萄球菌肠毒素食物中毒

    C. 肉毒杆菌食物中毒　　　　　　　　　D. 副溶血性弧菌食物中毒

    E. 致病性大肠杆菌食物中毒

【简答题】

1. 简述膳食纤维的概念和生理功能。

2. 简述平衡膳食的概念和基本要求。

3. 简述《中国居民膳食指南》的主要内容。

4. 简述食物中毒的发病特点。

5. 简述食品污染对健康的危害。

扫一扫，查阅
复习思考题答案

模块二　临床与社区疾病预防控制

项目五　健康管理与临床预防服务

【学习目标】

1. 掌握健康管理的概念、流程和基本策略；临床预防服务的概念、内容和实施原则。

2. 熟悉健康管理的特点；临床预防服务实施的基本步骤；制订与实施健康维护计划；健康危险因素分类、评价的应用。

3. 了解健康管理和临床预防服务的意义。

案例 2-1

从中医"治未病"谈健康管理

在我国古代有一个故事，有一天，魏文王问名医扁鹊："你们家兄弟三人，都精于医术，到底哪一位最好呢？"扁鹊答："长兄最好，中兄次之，我最差。"文王再问："那么为什么你最出名呢？"扁鹊答："我长兄治病，是治病于病情发作之前。由于一般人不知道他事先能去除病因，所以他的名气无法传出去，只有我们家的人才知道。我中兄治病，是治病于病情初起之时，一般人以为他只能治轻微的小病，所以他的名气只及于本乡里。而我扁鹊治病，是治病于病情严重之时。一般人看到我在经脉上用针来放血、在皮肤上敷药时，认为我的医术高明，因此名气响遍全国。"

病后治疗不如病初治疗，病初治疗不如病前预防，即疾病的三级预防工作。一级预防消除健康危险因素；二级预防在于早发现、早诊断、早治疗；三级预防是防止病情继续发展，预防并发症和后遗症。

问题：

从健康管理的角度如何理解"上医治未病，中医治欲病，下医治已病"的意义？

任务一　健康管理

健康管理是一种前瞻性的卫生服务模式，它以较少的投入获得较大的健康效果，从而增加医疗卫生服务的效益，使个体和群体健康水平得到明显改善。健康管理由健康体检发展而来，由健康保险推动而壮大。健康风险及循证公共卫生干预的大量研究为健康管理积累了科学证据，管理科学和行为医学为健康管理提供了理论和实践基础，互联网的出现和信息产业的发展为健康管理普及提供了技术支撑。

一、健康管理的基本内涵

（一）健康管理的概念

健康管理是指对个体或群体的健康状态进行全面的调查、分析、评估、检测、预测，并对健康危险因素采取干预措施，以减少或消除危险因素，保证良好健康状态的过程。

健康管理是以预防和控制疾病发生和发展、降低医疗费用、提高生命质量为目的，针对个体及群体进行健康教育，提高其自我管理意识和水平，并对其与生活方式相关的健康危险因素，通过健康信息采集、健康检测、健康评估、个性化健康管理方案、健康干预等手段持续加以改善的过程和方法。

健康管理要做到"三全"，即全员、全程、全面。全员是指对全部个体和群体都应该进行健康管理；全程是指健康管理应该贯穿人的生命全过程；全面是指对个体和群体健康的各个方面都要进行管理。

（二）健康管理的特点

1. 标准化　健康管理的服务内容和工作流程必须严格依据循证医学、循证公共卫生的标准，以及学术界公认的预防和控制指南、规范等来确定和实施。这确保了健康管理服务的科学性和规范性。

2. 可量化　在健康管理中，采用流行病学和统计学方法，可定量和定性地进行健康危险因素的评估及干预效果的评价。这使得健康管理更加客观、具体，能够准确反映健康状况的变化。

3. 个体化　健康管理能够确定被管理的目标人群，并能按照健康危险因素的种类、数量进行人群分类，分别实施有针对性的干预措施。这种个性化的管理方式能够更好地满足不同人群的健康需求。

4. 系统化　健康评估和干预的结果既要针对个体和群体的特征和健康需求，又要注重服务的可重复性和有效性。同时，利用现代信息学、计算机软件和互联网等手段，强调多平台合作提供服务，使得健康管理更加全面、系统。

（三）健康管理的意义

1. 有助于居民树立正确的健康观　通过健康指导和健康教育，可以帮助居民形成正确的健康观，使其认识到健康不仅是没有疾病或不虚弱，而是生理、心理、道德的健康和社会适应的完好状态，逐步形成健康的生活方式。

2. 有助于控制慢性病和降低医疗费用　慢性病的发生和发展大多与不良的行为生活方式有关，健康管理可以纠正不良生活习惯，加强重大慢性病健康管理，提高基层防病治病和健康管理能力，从根本上降低慢性病的发病率、致残率和死亡率。健康管理可从源头上发现健康危险因素，及时进行干预，从而做到以预防为主，防治结合，大大降低了发病率，节约医疗费用。

3. 有助于延长慢性病患者寿命和提高其生命质量　慢性病的病程长、预后差，常导致多器官、多系统损害和功能障碍。通过重点人群筛检、生活方式管理和需求管理，可早期发现无症状患者，降低发病率和病死率，减少伤残。

4. 有助于解决卫生服务面临的矛盾和挑战　随着医学科学技术的进步，使很多疾病得到了有效控制，但也带来了医疗费用的快速上涨，而慢性病依靠新技术、新药物也难以得到非常有效的治疗和控制。贫富差距使得卫生服务利用出现了不公平的现象，而且在治愈疾病和提高生命质量之间、减少残疾率和患病率之间难以达到较好的平衡。通过健康管理，可以有效实现人

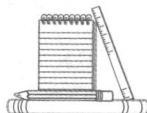

群自我保健的积极性，有利于预防疾病及早期发现、治疗疾病。

（四）健康管理的基本流程

健康管理的基本流程是健康危险因素的健康监测（发现健康问题）、健康评估（认识健康问题）、健康综合干预（解决健康问题）三个环节的不断循环，是一个长期、连续、周而复始的过程。即在实施健康干预措施一定时间后，需要评价效果，调整计划和干预措施。只有周而复始、长期坚持，才能达到健康管理的预期效果。因此，控制健康危险因素（干预）是核心。

1. 健康监测   通过体检，收集服务对象的健康信息，同时建立实时可跟踪的电子健康档案。

（1）健康调查   包括个人一般情况如性别、年龄、目前健康状况、疾病史、家族史等，生活方式如饮食、活动、吸烟、饮酒等基本健康信息，为健康评估提供依据。

（2）健康体检   健康体检是以人群的健康需求为基础，按照早发现、早干预的原则来选定体格检查的项目。检查的结果对后期的健康干预活动具有明确的指导意义。健康体检项目可以根据个人的年龄、性别、工作特点等进行调整。目前一般的体检服务场所提供的信息应该可以满足这方面的要求。

（3）电子健康档案   包含与健康相关的各种因素，可以对居民的健康状况进行及时的监测和追踪，有利于发现健康危险因素，及时干预。

2. 健康评估   根据收集的健康信息，以及疾病的危险因素、影响条件等流行病学因素，采用数学模型对个体或群体目前的健康状况进行量化评估，并预测一定时间内发生某种疾病或健康危险的可能性。

3. 健康综合干预   在以上两部分内容的基础上，根据个体的健康危险因素，由健康管理师进行个体指导，设定个体目标并动态追踪效果，以多种形式来帮助个体纠正不良的生活方式和习惯，控制和消除健康危险因素，实现个人健康管理计划的目标。

（1）健康管理咨询   在完成上述步骤后，个体可以得到不同层次的健康咨询服务，可以到健康管理服务中心咨询，也可以由健康管理师与个体进行电话沟通，内容可包括：解释个人健康信息和健康评估结果及其对健康的影响，制订个人健康管理计划，提供健康指导，制订随访跟踪计划等。

（2）健康管理后续服务   主要取决于被服务者（人群）的情况及资源的多少，可以根据需求提供不同的服务，可以采取通过网络查询个人健康信息和接受健康指导、定期寄送健康提示、提供个性化的健康改善行动计划等形式。后续服务的一个常用手段是监督随访，主要内容是检查健康管理的实现状况，并检查主要危险因素的变化情况。后续服务也可采取健康教育课堂形式，在营养改善、生活方式改变和疾病控制等方面有很好的效果。

（3）专项健康及疾病管理服务   除了常规的健康管理服务外，还可针对个体和群体的主要健康危险因素进行有重点的专项管理，提供专项的健康管理服务，以达到更好的管理效果。这些服务通常会按患者及健康人来划分和设计，如糖尿病管理、心血管疾病及相关危险因素管理、精神压力缓解、戒烟、运动和营养咨询等。非慢性病个体可选择个体健康教育、生活方式改善咨询、疾病高危人群的教育及维护等服务项目。

二、健康管理的基本策略

健康管理的基本策略是通过评估和控制健康风险，以达到维护健康的目的。健康管理有六大基本策略，即针对不同人群和不同需求，以生活方式管理为主要内容，开展健康管理服务。

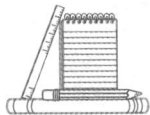

（一）生活方式管理

生活方式与人们的健康和疾病息息相关，生活方式影响或改变人们的健康状况。医学研究显示，健康的生活方式能降低患心血管疾病等慢性疾病的风险指数。

从卫生服务角度来说，生活方式管理是指以个人或自我为核心的卫生保健活动。生活方式管理通过健康促进技术（有针对性的健康教育和具体的干预措施等）来保护人们远离不良行为，减少健康危险因素对健康的损害，预防疾病，改善健康。

生活方式管理的内容包括合理饮食、不吸烟、适量饮酒、保持健康体重、定期运动等与健康行为密切相关的几方面。生活方式管理的特点：①以个体为中心，强调个体的健康责任和作用。②以预防为主，有效整合三级预防。③通常与其他健康管理策略联合进行。

（二）需求管理

需求管理实质上是通过帮助人群在健康消费过程中维护自身健康，指导健康消费者获取适当的卫生服务，促进卫生资源的合理利用。其包括自我保健服务和人群就诊分流服务。

需求管理的主要手段包括寻找手术的替代疗法、鼓励人群减少特定的危险因素并采纳健康的生活方式、鼓励自我保健和干预等。

影响需求的主要因素：①患病率，疾病患病率与卫生需求呈正相关，通过疾病预防，可有效降低患病率。②感知的需求，个人感知的卫生服务需求是影响卫生服务利用的最重要因素之一，它反映个人对疾病重要性的看法，以及认为是否需要寻求卫生服务来处理该疾病。③患者偏好，在患病个体决定其医疗保健措施中起着重要作用。当医生帮助患者了解各种治疗方法的益处和风险后，在确定最终的治疗方案时，患者通常会选择那些创伤更小、风险更低、治疗费用更低廉的治疗手段。④健康因素以外的动机，一些健康因素以外的因素（个人请病假就诊的能力、残疾补贴、疾病补助等），都能影响人们寻求医疗保健措施的决定。此外，医疗保险中的自付比例也是影响卫生服务利用水平的一个重要因素。

（三）疾病管理

疾病管理是一种国际通行的医疗保健干预和沟通辅助系统，主要是通过为患者协调医疗资源和医患有效沟通来提高患者自我管理的效果。美国疾病管理协会（DMAA）对疾病管理的定义：一种通过整合性医疗资源的介入来提高患者自我管理效果的管理系统。疾病管理具有三个主要特点。

1. 目标人群是患有特定疾病的个体，如糖尿病管理项目的管理对象为已诊断患有 1 型或 2 型糖尿病的患者。

2. 重视疾病发生和发展的全过程，不以单个病例和（或）其单次就诊事件为中心，关注个体或群体连续性的健康状况与生活质量，这也是疾病管理与传统的单个病例管理的区别。

3. 医疗卫生服务及干预措施的综合协调至关重要。强调预防、保健、医疗等多学科的合作，提倡资源早利用以减少不必要的医疗费用，提高卫生资源的使用效率。

（四）灾难性病伤管理

灾难性病伤管理是疾病管理的一个特殊类型，顾名思义，它关注的是"灾难性"的疾病或伤害。这里的"灾难性"可以指对健康的危害十分严重，也可以指其造成的医疗卫生花费巨大，常见于肿瘤、肾衰竭、严重外伤等情形。

灾难性病伤管理除了具有疾病管理的共有特点外，还具有复杂性和艰难性。因为灾难性病伤本身所具有的一些特点，需要长期复杂的医疗卫生服务，同时服务的可及性又受家庭、经济、保险等各方面的影响较大。

较完善的灾难性病伤管理项目具有以下一些特征：①转诊及时。②综合考虑各方面因素，制订出适宜的医疗服务计划。③有一支具备多种医学专科及综合业务能力的服务队伍，能够有效应对可能出现的多种医疗服务需要。④最大限度地帮助患者进行自我管理。⑤患者及其家人满意等。

（五）因工残疾管理

因工残疾管理是针对因工作导致的伤残人员进行评估，以及体能和心理恢复的过程。具体目标：防止残疾恶化；注重功能性能力；设定实际康复和返工的期望值；详细说明限制事项和可行事项；评估医学和社会心理学因素；与患者和雇主进行有效沟通；有需要时要考虑复职情况；要实行循环管理。

（六）综合的群体健康管理

综合的群体健康管理通过协调上述不同的健康管理策略来对个体提供更为全面的健康和服务管理。这些策略都是以人的健康需要为中心发展起来的。健康管理实践中应考虑采取综合的群体健康管理模式。

知识链接

美国、日本的健康管理服务介绍

在美国，雇主需要对员工进行需求管理，医疗保险机构和医疗服务机构需要开展疾病管理，大型企业需要进行残疾管理，人寿保险公司、雇主和社会福利机构会提供灾难性病伤管理，社区卫生服务机构会提供综合管理。

美国密西根大学健康管理研究中心经过 20 多年的研究表明，健康管理对于任何个人具有 90% 和 10% 的规律。具体解释，90% 的个人通过健康管理后，医疗费用降到原来的 10%；10% 的个人没有进行健康管理，医疗费用比原来上升 90%。

日本是众所周知的长寿之国，其原因是许多日本人一生都在进行健康投资，日本家庭普遍享有健康管理机构的保健医生提供的长期跟踪服务。保健医生为家庭成员建立健康档案，负责家庭成员的健康管理。

由此可见，健康管理不仅是一个概念，也是一种办法，更是一套完善、周密的服务程序，其目的在于使患者及健康人更好地拥有健康、恢复健康、促进健康，并节约经费开支，有效减少医疗支出。

任务二　临床预防服务

案例 2-2

高血压患者缺乏预防意识，脑卒中发病率高

王先生，57 岁，在与朋友打牌时突然倒在桌旁，出现神志不清和口角㖞斜等情况。他人送其至医院检查后发现，王先生血压达到 180/120mmHg，CT 诊断为高血压性脑出血。虽然医生尽全力抢救并挽回了王先生的生命，但他留下了一侧肢体行动障碍。

据家人介绍，王先生一向身体健康，只是在 3 年前的体检中发现血压偏高，但由于他自认为身体没什么不适，因此并未坚持服药，也从不测量血压。王先生的哥哥前年

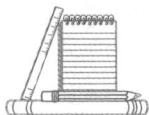

曾发生过中风，妹妹是高血压患者。王先生平时喜欢找人打牌，有时会连续打牌五六个小时。儿女们忙于工作，对其生活方式并未多加劝阻。

　　问题：

　　1. 国家卫生部门规定，对门诊 35 岁及以上的初诊患者必须测量血压，有什么意义？

　　2. 对高血压患者，除开降压药处方外，临床医生还应嘱咐些什么？

一、临床预防服务的概念及意义

（一）临床预防服务的概念

临床预防服务是指由医务人员在临床场所（包括社区卫生服务工作者在家庭和社区场所）对健康者和处于"疾病不同阶段的患者"的健康危险因素进行评价，实施个性化的预防干预措施来预防疾病和促进健康。临床预防服务主要针对个体的健康者和无症状"患者"，服务提供者是临床医务人员。全科医生是开展临床预防服务的最佳人选。

（二）临床预防服务的意义

临床预防服务的意义在于通过治疗与预防的一体化服务模式，提高医疗服务的整体效果。这种服务模式使得临床医务人员在提供治疗服务的同时，也积极参与健康促进和疾病预防工作。具体来说，它的意义如下。

1. 受益人群覆盖广泛　由于大多数医疗服务人员都是临床医务人员，且人群中约 78% 的人每年至少会去看一次医生，因此临床预防服务能够覆盖大量的人群，带来显著的收益。

2. 提供专业指导服务　医生以其专业的知识和经验，与患者直接接触，能够更准确地了解患者的健康状况和行为习惯，从而提供更具针对性的预防保健建议。同时，许多医疗服务，如宫颈脱落细胞涂片、乙状结肠镜检查等，只有临床医生才能开展，这使得临床服务在技术上具有独特的优势。

3. 患者依从性较高　患者对医生的建议或忠告往往有较高的依从性，这有助于推动患者采取积极的预防措施，如患者戒烟、进行乳腺检查等的决定常常是在医生的鼓励下做出的。

二、临床预防服务的内容及实施原则

（一）临床预防服务的内容

1. 健康咨询　健康咨询是临床场所，尤其是社区卫生服务场所帮助个体及家庭改变不良行为常用的一种健康教育方式，可以帮助人们了解自己可以通过哪些努力来避免疾病的发生和提高生活质量。健康咨询既可以作为治疗咨询的一部分，也可以是疾病预防和健康促进的重要手段之一。

临床医生通过收集求医者的健康危险因素，与求医者共同制订改变不健康行为的计划，督促求医者执行计划等，促使他们自觉地采纳有益于健康的行为和生活方式，消除或减轻影响健康的危险因素，预防疾病，促进健康，从而提高生活质量。

由于咨询对象的健康危险因素及个人文化背景存在差别，咨询者运用的方法会有所不同，但总体来讲，健康咨询会遵循基本的模式。

2. 健康筛检　健康筛检是指运用快速、简便的体格检查或实验室检查，以及危险因素监测与评估等手段，在健康人群中发现未被识别的患者或有健康缺陷的人。如女性的定期体检，用宫颈涂片筛查宫颈癌。

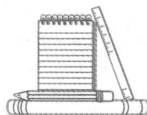

3. 免疫接种   免疫接种是指将抗原或抗体注入人体，使人体获得对某些疾病的特异性抵抗力，从而保护易感人群，预防传染病的发生。目前我国所有无禁忌证的儿童均要按照免疫程序实行计划免疫，同时建议高危人群进行相应的免疫接种。

4. 化学预防   化学预防是指对无症状者使用药物、营养素、生物制剂或其他天然物质作为第一级预防措施，提高人群抵抗疾病的能力，防止某些疾病的发生。

5. 预防性治疗   预防性治疗是指通过治疗的手段，预防某种疾病从一个阶段发展到更严重的阶段，或者预防某种较轻的疾病发展为另一种较重疾病的方法。例如，在糖尿病患者早期采取各种措施控制血糖，预防以后可能出现更严重的并发症；手术切除结肠息肉，预防发展为更严重的结肠癌。

（二）临床预防服务的实施原则

1. 重视危险因素的收集   这是临床预防服务的基础。通过全面、系统地收集患者的危险因素信息，如家族史、生活习惯、既往史等，可以为制订个性化的预防计划提供重要依据。

2. 医患双方共同决策   在临床预防服务中，医生应充分尊重患者的意愿和选择，与患者共同讨论并制订预防计划。这种共同参与的方式有助于增强患者的参与感和责任感，提高预防效果。

3. 以健康咨询和教育为先导   健康咨询和教育是临床预防服务的重要组成部分。通过向患者提供科学、准确的健康信息和建议，可以帮助患者树立正确的健康观念，掌握自我保健的方法，从而有效预防疾病的发生。

4. 注重综合性和连续性   临床预防服务应注重综合性和连续性。这意味着在预防过程中，要综合考虑患者的身体、心理和社会因素，制订全面的预防计划。同时，还要关注预防效果的持续性和长期性，确保预防措施能够持续有效地发挥作用。

5. 合理选择健康筛查的内容   健康筛查是临床预防服务的重要手段之一。在选择筛查内容时，应根据患者的年龄、性别、家族史等因素进行综合考虑，确保筛查的针对性和有效性。

6. 根据不同年龄阶段的特点开展针对性的临床预防服务   不同年龄阶段的人群在生理、心理和社会环境等方面存在差异，因此临床预防服务应根据这些差异制订针对性的预防计划。例如，对于儿童和青少年，应重点关注生长发育和心理健康问题；对于中老年人，则应重点关注慢性病和退行性疾病的预防。

三、临床预防服务实施的基本步骤

（一）收集健康信息

收集健康信息是临床预防服务的第一步，也是基础。医务人员需要全面了解个体的健康状况，包括个人基本信息（年龄、性别、职业等）、行为及生活方式（饮食习惯、运动习惯、吸烟和饮酒情况等）、目前及既往健康状况（已患疾病、手术史、过敏史等）、家族病史及心理健康状况等。这些信息对于后续的评估和指导至关重要。

（二）健康危险度评估

健康危险度评估（HRA），又称健康风险评估，是通过所收集的个人健康信息，分析建立健康危险因素与健康状态之间的量化关系，预测个人在一定时间内发生某种特定疾病（生理疾病或心理疾病）或因为某种特定疾病导致死亡的可能性，以及对个人健康状况和未来患病或死亡危险性的量化评估。这一步骤旨在提供一系列健康及疾病危险性的评价报告，包括生命质量评估、健康危险因素评估、疾病风险评估等。通过这些评估，可以明确个体存在哪些健康风险，

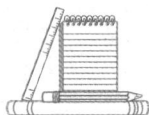

为后续的干预措施提供依据。

（三）健康维护计划的制订与实施

健康维护计划是指在特定的时期内，依据患者的年龄、性别及具体的危险因素等而计划进行的一系列干预措施。具体包括做什么、周期多久、何时做等内容。

健康维护计划制订的原则：①根据危险度评估结果，找出最主要的危险因素进行干预。②结合服务对象的具体情况、资源的可用性和实施的可行性，选择合适、具体的干预措施。③计划的制订应与服务对象共同商量确定。④制订行为改变的目标要切实可行，应从小而简单的目标开始。⑤确定筛检频率的两个因素是筛检试验的灵敏度和疾病的进展，而不是疾病发生的危险度。

1. 健康维护计划的制订

（1）选择适宜的干预措施　健康维护计划具有针对性，因此，应根据服务对象的性别、年龄、危险因素及健康评估结果，结合医师的专业知识，为患者选择适宜的干预措施。如对儿童，主要关注生长发育、计划免疫、预防意外伤害等；对成年人，以一般健康教育为主，指导进行血压和血糖的监测、保持适宜体重、定期进行健康体检等；对慢性病患者，应增加疾病相关问题的检查，如糖尿病患者应做眼及足部检查。在选择干预措施时，必须考虑服务对象的年龄，因各年龄段疾病的发病率和病死率不同，则干预措施效果也不同。

（2）确定干预和随访的频率　①干预，在健康风险评估的基础上，结合疾病筛检的灵敏度、服务对象的健康状况及疾病的发生和发展情况来确定合适的干预频率。频率过高会耗费较多的人力、时间和卫生资源，而频率不足又可能会发生疾病漏诊或延误病情。②随访，即健康维护随访，是医务人员为了解、督促服务对象对维护计划的依从情况，以及执行过程中出现的问题和需求等而进行的访视活动。通过随访可以及时发现和解决问题，对偏离计划的情况应询问原因并结合具体情况适当进行调整。一般来说，随访应定期进行，不同对象随访的时间和频率不同。如要求对高血压、糖尿病患者每年提供至少4次面对面的随访；社区卫生服务机构向上级医院转诊的患者也应在转诊2周后进行随访。

2. 健康维护计划的实施

（1）建立流程表　为让服务对象执行健康维护计划，同时便于医务人员进行监督督促，计划实施前应先建立健康维护流程表和单项健康危险因素干预计划，见表2-1。健康维护流程表一般包括3个主要内容：①健康指导，表格列出成人最常接触的危险因素，由医务人员结合服务对象的具体情况选择要指导的项目并做好标记。指导过程中，医务人员填写日期和项目代码。②疾病筛检，左侧栏为筛检项目及不同年龄组的检查频率。确定需要检查的时间后，将日期栏右上角的○涂成●，作为下一次检查的提示，检查后填上日期和结果代码（代码说明见表后备注）。③免疫接种，左侧两栏为接种的项目和频率。确定接种时间后，医务人员将日期栏右上角的○涂成●，接种后填写日期和接种疫苗的生产厂商及批号。由于患者具体情况有所差异，流程表3个部分均留有空白格，以便医务人员根据患者的个体情况进行其他项目的开展和记录。

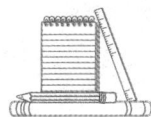

表 2-1　成人健康维护流程表

姓名：＿＿＿＿　出生年月：＿＿＿＿　编号：＿＿＿＿										
健康指导	项目代码：①吸烟。②饮酒。③营养与膳食。④运动。⑤损伤。⑥性行为。⑦计划生育。⑧职业卫生。⑨心理卫生。⑩吸毒。		年份							
			年龄							
			日期 项目代码							
			日期 项目代码							
			日期 项目代码							
疾病筛检	项目	频率/年龄（岁）	日期 结果代码	○	○	○	○	○	○	
	体检	每3年1次/＜50	日期 结果代码	○	○	○	○	○	○	
		每年1次/≥50	日期 结果代码	○	○	○	○	○	○	
	血压	每2年1次	日期 结果代码	○	○	○	○	○	○	
	胆固醇	每2年1次/35～60	日期 结果代码	○	○	○	○	○	○	
	大便潜血试验	每年1次/≥50	日期 结果代码	○	○	○	○	○	○	
	听力	每年1次/≥65	日期 结果代码	○	○	○	○	○	○	
	乳房检查	每3年1次/＜40	日期 结果代码	○	○	○	○	○	○	
		每3年1次/≥40	日期 结果代码	○	○	○	○	○	○	
	乳腺X线检查	每年1次/≥50	日期 结果代码	○	○	○	○	○	○	
	巴氏涂片	每3年1次/18～65	日期 结果代码	○	○	○	○	○	○	
				○	○	○	○	○	○	
				○	○	○	○	○	○	
免疫接种	项目	频率	日期、厂商与批号	○	○	○	○	○	○	
				○	○	○	○	○	○	
				○	○	○	○	○	○	

备注：结果代码 N 为正常、A 为异常、R 为拒绝、E 为在其他地方已做。把日期右上角"○"涂成"●"提示下次检查的时间。

（2）干预单项健康危险因素　由于个体具体情况不同，在确定的健康维护项目之外，医师应与服务对象共同制订一份针对性强的单项健康危险因素的干预计划，如肥胖者的体重控制计划。个体的生活方式和习惯较难改变，因此，干预应从较易实现的、短期内可以纠正的因素入手，完成后再干预下一项较难纠正的危险因素。

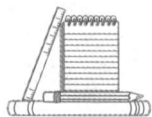

（3）提供健康教育资料 向服务对象提供健康教育资料，可以提高其对健康和疾病的认识，进一步提高计划执行的依从性，从而使健康维护干预措施取得较好的效果。医务人员在提供资料时，一定要考虑服务对象的阅读能力和理解能力。

（4）提供健康维护随访 一般来说，服务对象在执行健康维护计划3个月后，医务人员应定期进行随访，以便了解对象在执行过程中的情况、感受和要求，发现执行过程中出现的问题，及时予以解决。

任务三 健康危险因素的评价

案例 2-3

"潜伏"的危险

明成社区地处北京郊区，其多数居民通过出租房屋作为经济来源。通过对社区卫生服务中心医务人员调查发现，该社区老年人比例达到30%，人群文化水平相对不高。饮食方面，很多居民喜食腌咸鱼，每天至少吃一次。还有很大一部分男性居民吸烟情况严重。社区附近有一家水泥厂，每日排放大量粉尘，约1/3的青壮年劳力在工厂上班。

问题：

1. 该社区居民存在哪些健康危险因素？

2. 结合生活实例，举出其他常见的健康危险因素。

健康危险因素评价是研究健康危险因素与疾病发病率、死亡率之间数量依存关系及规律性的一种技术。通过个体或群体健康信息咨询或调查、体格检查和实验室检查等过程，收集各种与健康相关的危险因素信息，将危险因素转换为可测量的危险分数，全面评估个体或群体的健康状况，预测个体在未来一段时间发生疾病或死亡的风险，同时估计个体降低危险的潜在可能，并将信息反馈给个体，为进一步开展有针对性的干预措施提供依据。进行健康危险因素评价是一项基本、行之有效的预防慢性非传染性疾病的重要手段和措施。

一、健康危险因素的概念和特点

（一）健康危险因素的概念

健康危险因素是指机体内外存在的能使疾病发生和死亡增加的诱发因素，或能使健康不良后果发生概率增加的因素，包括环境、生物、社会、心理、行为等因素。健康管理实质是对健康危险因素的管理，掌握不同人群健康危险因素的暴露情况对健康决策制定者确定重点干预策略、指导卫生政策和医学实践具有重要意义。

许多慢性疾病很难用单一的病因进行解释，如吸烟只是肺癌的多个病因之一，因此单个经流行病学证实的慢性病危险因素通常只是病因的一个组成单位。由于慢性病病因复杂，因此评价其危险因素可作为慢性病病因研究的一种方式及慢性病防治的组成内容。

（二）健康危险因素的特点

了解危险因素影响健康的特点，加深对危险因素的认识，是进行健康危险因素评价的前提，也是预防慢性非传染性疾病的基础。

1. 潜伏期长 危险因素作用于机体往往需要相当长的时间才能显示其危害。潜伏期长使疾病的危险因素不易被确定，给疾病预防工作带来一定困难，但也为实施干预赢得了时间与机会。

2. 联合作用明显 多种危险因素同时存在，可彼此增强致病作用而明显增加其危害性。这一特点提示我们，在临床预防工作中，应对各种健康危险因素进行综合干预。

3. 特异性弱 慢性病的病因学研究发现，疾病的发生往往与多种危险因素有关，而一种危险因素也可导致多种疾病，即危险因素与疾病之间的特异性联系不强。

4. 广泛存在 慢性病危险因素广泛存在于自然与社会环境中，且早已融入人们的日常生活中，已被大多数人所习惯和接受。因此，必须进行深入持久的健康教育和健康促进活动，使人们充分认识各种危险因素的危害，并自觉地加以避免和清除，才能最终达到增进健康的目的。

二、健康危险因素的分类

健康危险因素的分类方法有多种形式，有直接、间接危险因素之分，也有群体和个体危险因素之分等。根据"生物 – 心理 – 社会"医学模式，主要分为以下几类。

（一）环境危险因素

1. 自然环境危险因素 自然环境中影响健康的危险因素有生物因素如细菌、病毒、寄生虫等，物理化学因素如噪声、粉尘、电离辐射、农药及汽车尾气等。

2. 社会环境危险因素 包括经济状况、收入水平、居住条件、营养状况、就业条件，以及离婚、丧偶、家庭不和睦等家庭因素。如贫困导致营养缺乏症；经济发达，生活过于富裕，体力活动太少又可导致营养过剩，使肥胖症等的发病率增高。

（二）行为危险因素

行为危险因素主要指不良的个人生活方式或行为，属"自创性"危险因素，是可以避免的，也易于通过干预加以消除。如吸烟、酗酒、滥用药物、不合理膳食、特殊嗜好、不良性行为和吸毒等，是引起心脏病、恶性肿瘤、脑血管疾病及精神疾病的重要因素。通过倡导文明健康的生活方式，可明显降低心脑血管病的发病率及死亡率。

（三）生物遗传因素

随着分子生物学的发展，已有部分疾病在分子水平上找到了其发病的遗传学客观依据，这为疾病的预防提供了有效的生物学基础。许多传染病、慢性非传染性疾病的发生与遗传致病基因有关，而绝大多数疾病的发生都是遗传因素和环境因素共同作用的结果，如高血压，既有家族遗传倾向，又与行为生活方式密不可分。

（四）医疗卫生保健服务中的危险因素

狭义上来讲，医疗质量低、误诊漏诊、医院交叉感染等都可直接危害人体健康和影响医疗质量；广义上来讲，医疗资源分配不合理、初级卫生保健网络不健全、重治轻防的医疗保健倾向及医疗保健制度不完善等都可能危害人群健康，需加以重视。

三、健康危险因素的评价方法

健康危险因素评价可分为个体评价和群体评价两类，通常采用自填式调查表或生物医学测定的方法来进行。

（一）个体评价

个体评价主要通过比较实际年龄、评价年龄和增长年龄三者之间的差别，了解危险因素对

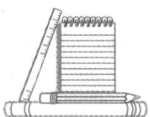

寿命可能影响的程度及降低危险因素后寿命可能增长的程度。评价年龄指对服务对象进行第一次健康危险因素评价出来的年龄；增长年龄指提出降低危险因素的建议措施后，再次进行危险因素评价所得到的评价年龄。如果评价年龄理解为"初评价年龄"，那么增长年龄可以理解为"再评价年龄"。

若评价年龄高于实际年龄，说明被评价者存在的危险因素高于平均水平，即死亡概率可能高于当地同年龄性别组的平均水平，反之则低。增长年龄与评价年龄之差，说明被评价者接受医生建议采取降低危险因素的措施后，可能延长的寿命年数。根据实际年龄、评价年龄和增长年龄三者之间不同的量值，评价结果可以分为以下四种类型。

1. 健康型　被评价者的评价年龄小于实际年龄，其个体危险因素低于平均水平，预期健康状况良好。如被评价者实际年龄为 51 岁，其评价年龄为 46 岁，说明其个体危险因素低于平均水平，即 51 岁的个体可能处于 46 岁年龄者的死亡概率，其预期健康状况良好。

2. 自创性危险因素型　被评价者的评价年龄大于实际年龄（说明危险因素较平均水平高），并且评价年龄与增长年龄的差值大。如被评价者的实际年龄为 41 岁，评价年龄为 43.5 岁，增长年龄为 36 岁，评价年龄与增长年龄的差值为 7.5 岁（较大），说明危险因素属自创性，通过自身的行为改变可降低和（或）消除危险因素，有可能较大程度地延长预期寿命。

3. 难以改变的危险因素型　被评价者的评价年龄大于实际年龄，但评价年龄与增长年龄之差较小。如被评价者实际年龄 43 岁，评价年龄 49 岁，增长年龄 48 岁，评价年龄与增长年龄的差值为 1 岁。此型个体的危险因素主要来自生物遗传因素、既往史及目前疾病史等，通常难以改变，因此降低这类危险因素的可能性小，延长预期寿命的余地不大。

4. 一般性危险型　评价年龄接近实际年龄，其危险因素接近于轻微危害程度，降低危险因素的可能性有限，增长年龄和评价年龄接近。

除此之外，尚可对某一特殊危险因素进行分析。如仅控制超重的危险因素，用同样的方法计算增长年龄，从评价年龄与增长年龄的差值大小说明超重的危险因素对个体预期寿命可能影响的程度。

（二）群体评价

群体评价是在个体评价的基础上进行，可进行以下几方面的评价与分析。

1. 人群的危险程度　根据个体评价的结果，将人群分为健康组、危险组和一般组三种类型。根据各人群中上述三种类型人群所占比重，确定哪一类人群危险程度最高，将其列为健康促进的重点对象。一般而言，处于危险组人群比例越大，危险水平也越高，越应重点加以干预。

2. 危险因素属性分析　个体评价后，通过计算能够消除的自创性危险因素与生物遗传和疾病史等难以消除的危险因素之间的比例，可估计通过健康促进能够提高健康水平的预期效果。如对某市居民进行危险因素分析，男性的危险因素 88% 属于能消除的自创性危险因素，而女性的危险因素主要为过去疾病史及家庭遗传史等不易消除的危险因素。因此，对男性居民进行旨在改变不良的行为生活方式，建立健康生活方式的健康教育更为迫切。

3. 分析危险因素对健康的影响　分析多种危险因素对预期寿命可能影响的程度，发现其中对人群健康影响最大的危险因素，从而有针对性地制定预防措施。因为有些因素虽然对预期寿命影响不大，但在人群中分布范围较广，对人群总体的危害程度严重，须加以重视。

总之，健康危险因素评价是进行疾病预防及健康促进工作的一种重要技术和手段，因其简单方便且行之有效，被广泛应用于临床预防服务。

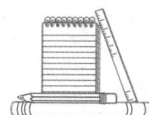

知识链接

世界卫生组织《心血管疾病风险评估及管理袖珍指南》

《心血管疾病风险评估及管理袖珍指南》对两类人就降低冠心病、脑血管疾病和周围血管疾病的首次和再发临床事件的发生提供了基于循证医学的指导意见：①具有心血管疾病危险因素但尚无明确临床症状者（一级预防），利用 WHO/ 国际高血压学会（ISH）风险预测图估计总的心血管风险，对需要采取哪些特定的预防行动并达到何种力度提供了指导意见。②已诊断为冠心病、脑血管疾病或周围血管疾病者（二级预防），这类人群发生心血管疾病风险高，需要加强生活方式干预和药物治疗。

［小结］

健康管理和临床预防过程，是对健康危险因素的检查监测（发现健康问题）→评价（认识健康问题）→干预（解决健康问题）的不断运行。其中"干预（解决健康问题）"是核心。在健康管理与临床预防服务工作中，要善于调动个体、群体及整个社会的积极性，分析健康危险因素，有效利用各种资源来达到最大的健康效果。

结合执业资格考试，主要涉及的考点：①临床预防服务与健康管理的定义，临床预防服务的内容、意义及实施原则。②健康危险因素评价。③制订与实施健康维护计划。

复习思考

【单项选择题】

1. 健康管理涉及多项内容，其中不包括（　　　）

　　A. 健康检查和监测　　　　　　B. 家庭病床服务　　　　　C. 健康评估和风险控制

　　D. 健康干预和健康促进　　　　E. 健康教育和健康咨询

2. 健康管理的核心是（　　　）

　　A. 健康体检　　　　　　　　　B. 健康评估　　　　　　　C. 健康咨询

　　D. 健康医疗　　　　　　　　　E. 健康干预

3. 健康咨询的基本模式不包括（　　　）

　　A. 健康体检　　　　　　　　　B. 劝告　　　　　　　　　C. 达成共识

　　D. 协助　　　　　　　　　　　E. 安排随访

4. 根据个体的健康危险因素，由健康管理师进行个体指导属于健康管理的（　　　）

　　A. 健康体检　　　　　　　　　B. 健康评估　　　　　　　C. 健康咨询

　　D. 健康筛检　　　　　　　　　E. 健康干预

5. 对成人进行健康干预时最应侧重的内容为（　　　）

　　A. 树立健康意识　　　　　　　B. 定期健康体检　　　　　C. 形成健康行为的生活方式

　　D. 关注体重变化　　　　　　　E. 预防意外伤害

6. 健康危险因素评价结果中，可以通过健康教育改变的类型是（　　　）

　　A. 健康型　　　　　　　　　　　　　　　　　　　　B. 自创性危险因素型

　　C. 难以改变的危险因素型　　　　　　　　　　　　　D. 一般型

　　E. 以上都不能

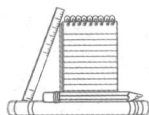

7. 对健康危险因素的特点描述错误的是（　　　）

　　A. 潜伏期长　　　　　　　　B. 联合作用明显　　　　　　C. 种类较少

　　D. 广泛存在　　　　　　　　E. 特异性弱

8. 关于健康危险因素，下列说法正确的是（　　　）

　　A. 主要是指生活行为方式

　　B. 疾病的危险因素是明确而单一的

　　C. 是进行健康风险评估的基础

　　D. 健康危险因素可以通过干预措施得以消除

　　E. 危险因素评价一般只用于个体评价

9. 临床预防服务和健康管理的实施原则不包括（　　　）

　　A. 全面收集个人健康信息

　　B. 服务对象参与计划的制订

　　C. 坚持诊断与治疗明确

　　D. 突出健康教育和咨询的先导作用

　　E. 强化自我管理意识

10. 医务人员在服务对象执行健康维护计划后，应开展定期随访的时间是（　　　）

　　A. 3 个月　　　　　　　　　B. 4 个月　　　　　　　　　C. 5 个月

　　D. 6 个月　　　　　　　　　E. 7 个月

【简答题】

1. 简述健康危险因素的概念。

2. 简述健康管理的常用服务流程。

3. 简述健康危险因素评价的应用。

扫一扫，查阅
复习思考题答案

扫一扫，查阅
本模块 PPT、
视频等数字资源

项目六　健康相关行为干预

【学习目标】

1. 掌握健康教育、健康促进的概念；临床场所行为干预的"5A"模式。

2. 熟悉健康教育、健康咨询应遵循的原则；健康促进的主要活动领域和基本策略。

3. 了解临床戒烟指导、常用的戒烟药物。

　　2011 年 9 月，第 66 届联合国大会预防和控制非传染性疾病问题高级别会议达成共识：人们的生活条件和生活方式影响其健康和生活质量，贫穷、财富分配不均，缺乏教育，迅速城市化和人口老龄化，以及经济、社会、性别、政治、行为和环境方面的健康决定因素等，都是导致非传染性疾病发生率和流行率上升的因素。根据世界卫生组织（WHO）发布的报告显示，2019年全球有约 4100 万人死于慢性非传染性疾病，占总死亡人数的 74%。心血管疾病、癌症、呼吸系统疾病和糖尿病这四类疾病占所有非传染性疾病死亡的 81%。烟草使用、缺乏运动、不健康饮食等不良行为增加了人群死于非传染性疾病的风险。因此，深入开展健康中国行动和爱国卫生运动，加快推进面向人群的健康相关行为干预措施，对降低慢性非传染性疾病的影响具有重要意义。

任务一　健康行为

一、健康行为的概念

行为是机体对刺激的反应，有自身认知、思维、心理等因素的影响，分为外显行为和内隐行为。构成行为有 5 个要素，即行为主体、客体、环境、手段及结果。健康行为（health behavior）是指与促进、维护或恢复健康相关的、可观察到的外显行动及内隐的个体心理、情感状态。

二、健康行为的内容

健康行为包罗万象，种类繁多。常见的健康行为主要归纳为两个方面。

（一）促进健康的行为

促进健康的行为（healthy behavior）是指个体或群体表现出的、客观上有益于自身和他人健康的一组行为。促进健康的行为可分为五类。

1. 基本健康行为　指日常生活中一系列有益于健康的基本行为，如积极休息与适量睡眠、合理营养与平衡膳食、适度运动锻炼、饭前便后洗手等行为。

2. 戒除不良嗜好　不良嗜好是指对健康有危害的个人偏好，如吸烟、酗酒、药物滥用等。戒烟、戒酒等属于戒除不良嗜好行为。

3. 预警行为　指预防事故发生及事故发生后的正确处置，即对可能发生危害健康的事件预先给予警示，从而预防意外事故发生并能在事故发生后正确处置的行为，如驾车系安全带、遇险后自救和他救等行为。

4. 避开环境危害　以积极或消极的方式避开对健康有害的各种环境因素所致的危害，这类行为亦是促进健康的行为。如不到没有安全设施的水域游泳、积极应对引起心理应激的生活事件等。

5. 合理利用卫生服务　指有效、合理利用现有卫生服务，以实现三级预防，维护自身健康的行为，包括从接受预防服务（预防接种、定期健康查体等）到手术或住院治疗（遵从医嘱等）。

（二）危害健康的行为

危害健康的行为（risky behavior）是指偏离个人和他人乃至社会的健康期望，客观上不利于健康的一组行为。危害健康的行为可分为四类。

1. 不良生活方式与习惯　不良生活方式是一组人们习以为常的、对健康有害的行为习惯，如高脂和高盐饮食、缺乏运动、吸烟、酗酒、吃饭过快和过饱等。

2. 致病行为模式　致病行为模式是导致特异性疾病发生的行为模式，国内外研究较多的是 A 型行为模式和 C 型行为模式。A 型行为模式是一种与冠心病密切相关的行为模式，其特征往往表现为雄心勃勃、争强好胜、有时间紧迫感、敌对意识强、具攻击性。C 型行为模式是一种与肿瘤发生有关的行为模式，其核心行为表现为情绪过分压抑和自我克制、爱生闷气。

3. 不良疾病行为　疾病行为是指个体从感知自身患病至疾病康复的全过程所表现出来的一

系列行为。不良疾病行为可发生在疾病发生、发展、治愈过程的任何阶段，常见的表现形式有讳疾忌医、不及时就诊、不遵从医嘱、迷信等。

4.违反社会法律、道德的危害健康行为 吸毒、性乱属于此类行为，这些行为既直接危害行为者自身健康，又严重影响社会健康与正常的社会秩序。如吸毒可直接产生成瘾行为，导致吸毒者身体的极度衰竭，静脉注射毒品还可能感染乙型肝炎、艾滋病；性乱易感染性传播疾病。

三、健康行为的影响因素

影响健康行为的因素归纳起来可分为三类：倾向因素、促成因素和强化因素。

（一）倾向因素（predisposing factors）

倾向因素指为行为改变提供理由或动机的因素。它通常先于行为，是产生某种行为的动机或愿望，或是诱发产生某行为的因素，包括知识、信念、价值观、态度、自信心，以及现有技能、自我效能等。这些前提可能促进人们的健康行为，也可以阻止人们的健康行为，这取决于人们的文化素质、健康知识水平、接受健康教育的程度、医务人员的作用和责任等。

（二）促成因素（enabling factors）

促成因素指允许行为动机或愿望得以实现的因素，即实现或达到某行为所必需的技术和资源，包括干预项目、服务、行为和环境所改变必需的资源，行为改变所需的新技能等。如健康食品的供应情况、保健设施、医务人员、诊所等资源；医疗费用、诊所距离、交通工具、个人保健技术；政府的重视与支持、法律、政策等。

（三）强化因素（reinforcing factors）

强化因素指对象实施某行为后所得到的加强或减弱该行为的因素。这类因素来自行为者周围的人，如配偶、亲属、医生、教师、同伴、长辈等；也包括行为者自己对行为后果的感受，如社会效益、生理效益、经济效益及心理收益等。因此，应尽可能地让人们获得有益健康行为的信息反馈，避免不健康行为的影响。

事实上，无论是倾向、促成还是强化因素，都反映了人的行为受到多个层次上不同因素的影响。如倾向因素往往和个体的认知、态度等有关，但也会受到家庭和社会环境的影响。强化可以来自自我激励，可以来自家庭或组织。促成因素可能更多来自社会资源。健康行为的生态学模式强调人的行为受多重环境的影响，若按照层次来描述它们之间的关系，影响人的行为有四个层次，由小到大依次为个体、人际、组织机构、社区（文化、经济和政策）因素。健康行为的发生发展也受到多个水平的因素影响：个体水平，家庭、朋友等人际水平，组织、群组水平，社区、社会水平。同时，在这些因素和水平间存在相互联系，即人的行为与环境是相互作用的。因此，健康教育要在多个水平实施综合干预措施才有可能取得最佳效果。多个水平的行为干预活动需在不同场所的人群中实施。

任务二 健康教育与健康促进

案例 2-4

贵州省防控地方性氟中毒健康教育典型案例

贵州省曾是全国燃煤污染型地方性氟中（以下简称"地氟病"）患病人数最多的省份，地氟病是贵州省因病致贫、因病返贫的主要原因之一。1986年，贵州省有关部门

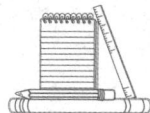

制定了地氟防控策略，并每年投入 10 万～20 万元开展"炉灶行动"，在地氟病流行区创建了以健康教育为基础，改良炉灶为主，其他能够有效阻断氟污染途径措施为辅的综合防控模式。贵州省人民政府将该模式作为全省防控地氟病的策略，制定相应公共卫生政策措施，建立多部门协调联动、广大群众积极参与的健康促进工作机制。截至 2015 年，全省氟病区目标人群防氟知晓率达到 90% 以上，病区家庭改良炉灶率达到 99.34%，人群防氟行为普遍形成，全省 31 个县及 91% 病区村达到消除或控制标准，这是以健康教育为先导，采取综合防治措施控制地方病的典型案例。

问题：

1. 该案例给了你哪些启示？

2. 怎样理解健康促进与健康教育在行为干预中的作用？

一、健康教育

（一）健康教育的概念

健康教育（health education）是通过有计划、有组织、有系统的社会和教育活动，促使人们自觉地采纳有益于健康的行为和生活方式，消除或减轻影响健康的危险因素，预防疾病，促进健康，从而提高生活质量。健康教育的核心是行为干预，涵盖了从疾病危险因素的预防、筛检及疾病的诊断、治疗、康复等长期、连续的过程，同时包括了传染性疾病和慢性非传染性疾病的预防、治疗和康复过程。

（二）健康教育的形式

健康教育的信息通过不同的形式和渠道，最终传递给受众，其主要形式如下。

1.语言教育　口头交谈、健康咨询、专题讲座、小组座谈等。

2.文字教育　卫生标语、卫生传单、卫生小册子、折页、卫生报刊、书籍、卫生专栏、卫生宣传画等。

3.形象化教育　图片、照片、标本、模型、示范、演示、动画等。

4.信息教育　公众号、短视频、广播、电视、电影、电话、投影、录像带等。

5.综合式教育　展览、文艺表演、游园会、健康科普集会、健康知识竞赛等。

（三）健康教育效果评价

要使健康教育获得好的效果，必须对受众有充分的了解。健康教育的第一步是充分了解受众，可以从其社会学特征、民族及相关文化背景、生命周期阶段、疾病或危险状态等方面考虑，在了解受众的基础上采取有针对性的干预措施。健康教育的效果评价分为三个阶段。

1.近期效果评价　主要是对知识、信念、态度的变化进行评估。主要评价指标：健康知识知晓率、健康知识合格率、健康知识平均分数、健康信念形成率等。

2.中期效果评价　主要是指目标人群的行为改变。主要评价指标：健康行为形成率、行为改变率等。

3.远期效果评价　主要是对健康教育项目计划实施后产生的远期效应进行评价，包括目标人群的健康状况、生活质量的变化。主要评价指标：生理指标、心理指标（人格测验、症状自评量表）、疾病与死亡指标（发病率、患病率、死亡率、病死率、婴儿死亡率、平均期望寿命）、生活质量指数等。

（四）健康教育遵循的原则

1. 科学性 健康教育的内容要立足于科学。无论是正面宣传还是反面举例，都要实事求是，引用的资料应准确无误、来源可靠。

2. 针对性 健康教育的内容要根据不同的教育对象进行有针对性的健康教育。要详细调查了解目标人群的卫生保健需求及年龄、性别、职业、文化程度、心理状态等，对不同的人群应实施不同的教育内容，以便做到有的放矢。

3. 实用性 健康教育本身是一门应用科学，在实施过程中应注重健康教育技术、方法的实用性、可行性。应根据目标人群的实际经济水平，提出切实可行的措施，使健康教育活动发挥出实际效益。

4. 群众性 健康教育是以人群为对象、以健康为中心的教育活动。健康教育要吸引广大群众积极参与，争取社会各部门和团体的合作，只有这样，才能将健康教育持续开展下去并取得相应的效果。健康教育的内容应适应不同人群的需要，并且要通俗易懂、深入浅出，形式上应使群众易于接受、喜闻乐见。

5. 艺术性 健康教育可根据不同对象的兴趣爱好、心理特点及自我要求等，将教育内容进行适当的艺术加工，通过直观形象和视听电化教育等形式，提高人群对健康教育的兴趣。

二、健康促进

（一）健康促进的概念

健康促进（health promotion）是在健康教育基础上发展而来的。著名健康教育学家劳伦斯·格林（Lawrence W. Green）指出："健康促进是指一切能促使行为和生活条件向有益于健康改变的教育和环境支持的综合体。"在此基础上，WHO从更高的层面定义健康促进，指出健康促进是"促使人们维护和提高他们自身健康的过程，是协调人类与环境的战略，它规定个人与社会各自对健康所负的责任"。根据这一定义，健康促进无疑对人类健康和医疗卫生工作具有战略意义。由此可见，健康促进远远超出了通过信息传播和行为干预帮助个人和群体采纳有利于健康行为和生活方式的健康教育，它要求调动社会、政治和经济的广泛力量，改变影响人们健康的社会和物质环境条件，从而促进人们维护和提高自身的健康。

从不同的定义可见，健康促进存在着广义和狭义的理解。将健康促进视为当前防治疾病、增进健康的总体战略，这是广义的理解；将健康促进视为一种具体的工作策略或领域，这是狭义的理解。在实践中，广义和狭义的理解都是有意义的。

（二）健康促进的活动领域

首届国际健康促进大会通过的《渥太华宪章》（1986年）提出了健康促进的五大活动领域。不同领域的内容是相互补充的，在这些领域内综合开展工作能比在任何单个领域开展工作产生更好的健康促进效果。

1. 建立促进健康的公共政策 含促进健康的各种法令、规章和制度。健康的公共政策常涉及教育、卫生、收入和社会政策等社会各方面的联合行动，以保证全体居民公平地获得享有健康资源的权利，促进发展健康的生活方式。

制定健康的公共政策应考虑以下因素：可获得工作、有资金保障、足够的住房、普及有质量的教育、保障安全的和有利于健康的食物供应、保障安全的交通、有娱乐和体育锻炼场所、有发展生活技能的机会、建立社会支持性网络。健康公共政策应能保护社区、家庭和个人远离健康危险因素，并使他们尽早做出最利于健康的选择。这些政策也在寻求如何实现资源的平等分配，以实现健康的公平性。

2.创造健康支持环境　是指在促进人群健康的过程中，必须使物质环境、社会经济环境和社会政治环境都有利于健康。《渥太华宪章》指出，我们的社会是复杂和相互联系的，健康不可能与其他目标分开。健康、环境和人类的发展密不可分，所以发展必须包含生活质量和健康的提高，同时保持环境的可持续性发展。任何健康促进策略都必须致力于保护自然，创造良好的环境及保护生态资源。

生活、工作和休闲模式的改变对健康有重要影响，政府应该致力于创建有利于健康的社会环境。通过健康促进，系统地评估环境的迅速改变对健康的影响，倡导有利于健康的社会规范和共识，创造一种安全、舒适、满意、愉悦的生活和工作条件对健康而言是极为重要的。政府倡议、部门合作和人人参与是创造健康的支持性环境的关键。随着城市化进程的加速，世界上多数人口及其经济活动将在城市中进行，这将引起人们对资源分配、收入分配、服务提供（供水、卫生设施）及污染更多的关注。

3.加强社区行动　社会公正与平等是人民获得较好健康状况和幸福生活的先决条件，民主和对人权的尊重是社会公正、和平的内在品质。如果没有个人和社区居民的参与，就不可能创建和谐健康的环境。健康促进的另一项策略就是通过具体和有效的社区行动（包括确立优先问题、做出决策、设计策略及其实施），以达到更健康的目标。要求社区群众能够连续、充分地获得卫生信息、学习机会等。医学卫生工作者应参与、支持和引导社区行动。

4.发展个人技能　通过提供健康信息和教育来帮助人们提高做出健康选择的能力，改善健康相关行为和生活方式，并支持个人和社会的发展。由此可使人们更有效地维护自身健康和生活环境。医院和预防医学机构，以及其他社会机构均有责任在发展个人技能方面提供帮助。在临床预防服务中，帮助患者发展个人健康相关技能也是重要的服务内容。

5.调整卫生服务方向　目的是更为合理地解决资源分配问题，改进服务的质量和服务的内容，提高人们的健康水平。卫生部门不应仅仅提供临床治疗服务，而应该将预防和健康促进作为服务模式的一部分。卫生研究和专业教育培训方向也应有所转变，要以健康为中心，把完整的人的总需求作为服务对象。

（三）健康促进的基本策略

为了实现上述的活动领域，《渥太华宪章》指明了健康促进的3种基本策略。

1.倡导（advocacy）　是指通过社会舆论和行动，就某一议题获得社会的接纳、政策的支持及政治承诺。通过激发社会关注和群众参与，以及政策支持的倡导过程，创造有利于健康的社会经济、文化与环境条件。

2.促成（enabling）　是指健康促进工作者以增权的方式与服务对象个体或群组共同采取行动的过程。所谓增权（empowerment），是指通过积极参与，让人们增强自我决策、排除障碍和采取行动的能力，从而改变影响他们自身健康的因素和促进健康的过程。它包括个体及人际水平、组织水平和社区水平三个层面。

3.协调（mediation）　是指让利益冲突各方围绕促进和保护健康而妥协的过程。健康促进涉及的不仅仅是卫生部门，而是多部门的合作。因此应协调不同个人、社区、卫生机构、社会经济部门、政府和非政府组织（NGOs）等在健康促进中的利益和行动，组成强大的联盟与社会支持体系，共同努力，实现健康目标。

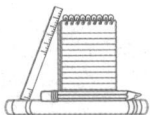

三、健康教育与健康促进的关系

健康教育具有专业学科性，其工作主体是专业技术人员，内容以改善个体或人群的健康相关知识、技能、行为为核心，运用传播、指导、培训、咨询、干预、评估等方法开展工作。而健康促进的重点在于营造支持性环境的组织行为，全方位整合资源，达到促进健康的最佳效果。它是以国家、机构、企业等公共健康政策的决策者工作为主的社会行动，以创造支持性环境为核心，主要的策略和方法是倡导、赋权、协调。

健康教育与健康促进在不同的工作领域和工作内容中相互联系、相互交叉。健康促进是一项社会策略和行动。健康教育是健康促进的基础，也是健康促进重要的策略之一。健康教育与健康促进是一项低投入、高产出、高效益的干预措施，是重要的疾病防控与公共卫生策略。

任务三 行为干预技术

一、健康咨询的基本模式

（一）概念

健康咨询（health counseling）是医生与咨询对象之间所进行的交流，通过开展有针对性的健康教育，改变咨询对象的不良行为和生活方式，来降低疾病和损伤的危险因素，阻止疾病的发生和发展。其是基层卫生保健机构帮助个体及家庭改变不良行为最常用的健康教育方式之一。

（二）健康咨询的基本模式——"5A"模式

"5A"模式是帮助或协助服务对象改变行为的一系列步骤，其实质是指导临床预防工作者怎样从事咨询服务。运用"5A"模式进行行为改变的健康咨询时，应针对不同行为，实施不同内容的干预措施。另外，由于人们的行为可处于行为改变的不同阶段，因此实施"5A"模式的步骤不是固定从"评估"开始，以"安排随访"结束，可以从"5A"模式的任何一个适当阶段开始，也可以在任何一个步骤完成咨询服务。"5A"模式包括以下5个基本步骤。

1. 评估（ask/assess） 评估患者的行为危险因素，包括行为、病情、知识、技能、态度、自信心。

2. 劝告（advise） 介绍健康危险因素相关知识，告之并使其理解改变行为获得的益处。

3. 达成共识（agree） 根据患者的兴趣、能力，共同制定一个改善健康或行为的目标。

4. 协助（assist） 为患者找出行为改变可能遇到的困难，帮助确定正确的策略、解决问题的技巧及获得社会支持。

5. 安排随访（arrange） 明确随访的时间、方式（上门、电话、电子邮件等）与行动计划，最终通过执行自己的行动计划来实现目标。

二、健康咨询的原则

1. 确立友好关系 咨询者应该关爱服务对象，友好关系的建立是获得对方信赖的前提。

2. 识别需求 咨询者应认真倾听服务对象存在的问题，让其主动识别自身的问题。

3. 移情 咨询者应理解和接受服务对象，尽可能将服务对象的担心、恐惧等不良情绪转化为克服的动力。

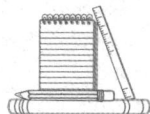

4. 调动参与　积极调动服务对象的参与程度，不是强迫对方接受建议，应鼓励对方因人制宜地找出最合适的解决方案。

5. 保守秘密　咨询者应遵循自己的职业操守，为服务对象保守秘密，不得随意透露、打探与咨询无关的内容，除非得到允许或客观需要。

6. 尽量提供信息和资源　为了使求助者做出决定，咨询者应尽可能提供翔实的信息和资源。如很多孕妇并不知道母乳喂养的优势，咨询者要在探讨中提供相关的事实引导她们对该问题有正确的认识。

三、烟草使用的行为干预

吸烟危害是全球最严重的公共卫生问题之一，使卫生保健费用增加。目前，中国有超过 3 亿吸烟者，7.4 亿人受到二手烟危害，每年有 100 多万人死于与吸烟相关的疾病。

（一）概念

1. 烟草使用　指抽吸、吸吮、咀嚼或鼻吸全部或部分以烟叶作为原料生产的制品。

2. 二手烟（secondhand smoke）　又称"环境烟草烟雾"，是指不吸烟者吸入吸烟者呼出的主流烟雾及卷烟燃烧产生的侧流烟雾。

3. 烟草依赖疾病　是一种慢性高复发性疾病，该病的实质是尼古丁可以使吸烟者成瘾，具体表现为躯体依赖和心理依赖两方面。躯体依赖表现：吸烟者在停止吸烟或减少吸烟量后，出现一系列难以忍受的戒断症状；心理依赖又称精神依赖，表现为主观上强烈渴求吸烟。WHO 已将烟草依赖作为一种疾病列入国际疾病分类（ICD-10，F17.2）。

知识链接

烟草依赖综合征的诊断标准

参照关于药物依赖的诊断条件，烟草依赖的临床诊断标准：在过去 1 年内体验过或表现出下列 6 项中的至少 3 项，可做出诊断。

1. 对吸烟强烈渴望。

2. 难以控制吸烟行为。

3. 当停止吸烟或减少烟量时出现生理戒断状态。

4. 出现尼古丁耐受的表现，如必须使用较高剂量的烟草才能获得过去较低剂量的效应。

5. 因吸烟而放弃或减少其他活动及喜好。

6. 不顾吸烟的危害而坚持吸烟。

（二）烟草与健康

烟草燃烧产生的烟雾含有数百种对人体有害的成分，烟草中的焦油和一氧化碳对人体的影响最大，烟草焦油中的多环芳香烃是常见的致癌物质。

1. 烟草使用的危害　对呼吸道免疫功能、肺功能均会产生不良影响，引起多种呼吸系统疾病。研究表明，重度吸烟者患肺癌的危险性比不吸烟者大 3 ～ 30 倍；损伤血管内皮功能，引发多种心脑血管疾病；影响人体生殖和发育功能，孕妇吸烟可使早产、自然流产的可能性分别增加 20% ～ 50% 和 10% ～ 70%。

2. 二手烟的危害　研究显示，家庭中有人吸烟，子女支气管炎的患病率比不吸烟家庭高

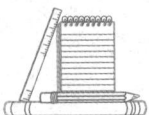

$2 \sim 3$ 倍。短期的暴露会损伤上呼吸道，激发哮喘频繁发作，增加血液黏稠度，伤害血管内膜，引起冠状动脉供血不足，增加心脏病发作的危险等。

（三）临床戒烟指导

医生要了解吸烟者的真实想法，把握其心理状态，对有戒烟意愿的吸烟者采取"5A"戒烟干预方案，提高其戒烟的成功率。"5A"戒烟法如下。

1. 询问吸烟情况（ask）　询问所有患者关于吸烟的问题。了解患者是否吸烟，如果不吸烟，应给予鼓励。

2. 建议吸烟者戒烟（advise）　强调吸烟可导致多种疾病，应毫不犹豫地戒烟。

3. 评估吸烟者的戒烟意愿（assess）　询问每一位吸烟者在这段时间是否愿意戒烟，如果愿意，进一步提供帮助。

4. 帮助吸烟者戒烟（assist）　如果患者在这段时间准备戒烟，与他们达成戒烟共识，制订戒烟计划，提供戒烟药物或者行为咨询治疗。如介绍戒烟热线（全国戒烟热线 400-888-5531、400-808-5531，卫生热线 12320）。

5. 安排随访（arrange）　吸烟者开始戒烟后，应安排随访至少 6 个月。随访可以是面对面的方式或通过电话了解其戒烟情况。

（四）常用戒烟药物

戒烟药物可以缓解戒断症状，辅助吸烟者提高戒烟成功率。在 WHO 建议使用的戒烟辅助药物中，一线药物包括尼古丁替代疗法（nicotine replacement therapy，NRT）类药物、盐酸安非他酮和伐尼克兰。

1. NRT 类药物　主要是通过向人体提供外源性尼古丁以代替或部分代替从烟草中获得的尼古丁，以减轻尼古丁戒断症状。

2. 盐酸安非他酮（缓释片）　是非尼古丁类戒烟药物，可以抑制多巴胺和去甲肾上腺素重摄取，以及阻断尼古丁乙酰胆碱受体。

3. 伐尼克兰　是一种新型非尼古丁类戒烟药物，有助于缓解戒断症状，同时阻止尼古丁与受体结合，减少吸烟的欣快感。

［小结］

加强健康教育与健康促进，提高人民健康素养，是改善人群健康相关行为的系统活动和提高全民健康水平最经济、有效的措施之一。加强烟草控制工作，采取综合性的控制措施，包括控烟立法、提高香烟税收和价格等。承诺远离烟草制品，使吸烟人群和原本暴露于二手烟的人都免受其害。健康教育与健康促进是卫生保健的战略措施，所有健康教育工作都应该以实现人群最高健康水平为奋斗目标。

结合执业资格考试，主要涉及的考点：①健康教育与健康促进的概念。②临床场所行为干预的基本模式——"5A"模式。③健康咨询的原则。④烟草使用的行为干预：⑤烟草使用和二手烟的概念及其危害、烟草依赖疾病的概念、临床戒烟指导、常用戒烟药物。

复习思考
【单项选择题】

1. 人类行为的基本要素不包括（　　　）

　　A. 行为主体　　　　　　　　B. 行为客体　　　　　　　　C. 行为环境

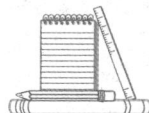

D. 行为手段　　　　　　　　E. 行为过程

2. C 型行为模式与下列疾病关系最密切的是（　　　）

A. 冠心病　　　　　　B. 恶性肿瘤　　　　　C. 糖尿病

D. 高血压　　　　　　E. 心律失常

3. 政府决策者将健康问题列入议事日程，这属于健康促进活动领域中的（　　　）

A. 建立促进健康的公共政策　　　　　　B. 创造支持性环境

C. 加强社区行动　　　　　　　　　　　D. 发展个人技能

E. 调整卫生服务方向

4. 讳疾忌医属于（　　　）

A. 不良生活方式　　　　　　　　　　　B. 不良心理行为模式

C. 不良疾病行为　　　　　　　　　　　D. 危害健康行为

E. 预警行为

5. 烟草中对人体产生成瘾作用的有害成分是（　　　）

A. 尼古丁　　　　　　B. 一氧化碳　　　　　C. 焦油

D. 二氧化碳　　　　　E. 氮氧化物

6. 详细调查了解目标人群的卫生保健需求、心理状态等，对不同的人群实施不同的教育内容，属于健康教育的（　　　）

A. 科学性　　　　　　B. 针对性　　　　　　C. 实用性

D. 群众性　　　　　　E. 艺术性

7. 关于健康咨询的原则理解不正确的是（　　　）

A. 通过建立友好的关系，赢得服务对象的信赖

B. 积极调动服务对象的参与程度

C. 咨询者不能随意透露服务对象的咨询内容

D. 尽量提供信息和资源，最终由医务人员为服务对象做出决定

E. 咨询者应理解和接受服务对象，而不是一味地同情对方

8. 关于烟草依赖疾病理解不正确的是（　　　）

A. 一种急性高复发性疾病

B. 该病主要表现为躯体和心理依赖

C. 注意力不集中、焦虑、易怒等尼古丁戒断症状属于躯体依赖的表现

D. 心理依赖又称精神依赖，表现为主观上对吸烟的强烈渴求

E. WHO 已将烟草依赖作为一种疾病列入国际疾病分类（ICD-10，F17.2）

9. 个人或群体的知识、信念、态度、价值观及理解，是诱发行为发生的因素和产生某种行为的动机，这是健康行为影响因素中的（　　　）

A. 强化因素　　　　　　B. 促成因素　　　　　C. 倾向因素

D. 群体因素　　　　　　E. 个体因素

10. 医生会对吸烟者采取"5A"戒烟干预方案，下面不属于"5A"的是（　　　）

A. 询问吸烟情况（ask）　　　　　　　B. 建议吸烟者戒烟（advise）

C. 评估吸烟者的戒烟意愿（assess）　　　D. 帮助吸烟者戒烟（assist）

E. 实现预期目标（achieve）

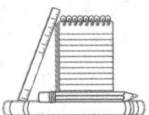

【简答题】

1. 健康教育的效果评价有哪些？
2. 健康促进的基本策略有哪些？
3. 简述医务人员为患者提供健康咨询的基本模式。

扫一扫，查阅
复习思考题答案

扫一扫，查阅
本模块 PPT、
视频等数字资源

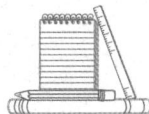

项目七　社区慢性非传染性疾病的预防与控制

【学习目标】

1. 掌握慢性非传染性疾病的概念、特点及其共同危险因素；常见慢性非传染性疾病的主要危险因素及防治措施。

2. 熟悉慢性非传染性疾病的防治策略及措施；疾病管理的概念和常见慢性非传染性疾病健康管理的内容。

3. 了解慢性非传染性疾病的危害、流行现状；慢性病自我管理的定义、内容、任务和基本技能。

随着我国工业化、城镇化、人口老龄化进程不断加快，居民生活方式、生态环境、食品安全状况等对健康的影响逐步显现，以心脑血管疾病、恶性肿瘤、糖尿病、慢性阻塞性肺疾病等为代表的慢性非传染性疾病发病、患病和死亡人数不断增多，群众慢性非传染性疾病负担日益沉重。它不仅严重威胁着我国居民的健康，而且已成为影响国家经济社会发展的重大公共卫生问题。WHO 指出，慢性非传染性疾病在很大程度上可以通过有效的干预措施进行预防，即控制共同的主要危险因素如烟草使用、不良饮食、缺乏身体活动和使用有害酒精等。因此，我国必须坚持预防为主，加强重大慢性病健康管理，提高基层防病治病和健康管理能力。

任务一　慢性非传染性疾病的概述

案例 2-5

慢性病防控，政府在行动

2023 年，慢性病防控大会公布的数据显示，我国慢性病防控取得积极进展。截至目前，我国累计建成国家慢性病综合防控示范区 488 个，县区覆盖率超 17%；累计有 2880 个县区开展全民健康生活方式行动，覆盖率达 97.3%；公民健康素养水平从 2012 年的 8.8% 提升到 2022 年的 27.8%。目前，我国实施的 15 项健康中国行动当中包括了心脑血管疾病、癌症、慢性呼吸系统疾病、糖尿病四个重大慢性病专项行动，已形成多病共防、多病共管的慢性病防治政策体系，建立了全国慢性病及危险因素监测体系，监测重大慢性病危险因素、流行水平和变化趋势，实施重点癌症早诊、早治等重大的公共卫生项目，探索建立慢性病的预防、筛查、诊断、治疗、康复全流程的健康管理服务模式。我国重大慢性病过早死亡率从 2015 年的 18.5% 下降到了 2022 年的 15.2%。

问题：

1. 你认为慢性病的主要危险因素有哪些？

2. 慢性病防治工作应如何开展？

一、慢性非传染性疾病的概念

慢性非传染性疾病（non-communicable diseases，NCDs）简称慢性病，不是特指某种疾病，而是一类起病隐匿、病情持续时间长、发展缓慢、病因复杂，且某些病因尚未完全确认的疾病的总称。慢性病的范围极为广泛，包括一切因生活方式和环境因素造成的，可以通过良好的生活方式和环境因素的改善进行外因调控的疾病。慢性病主要包括心脑血管疾病、恶性肿瘤、慢性呼吸系统疾病、糖尿病和口腔疾病，以及内分泌、肾脏、骨骼、神经等疾病。其中以心脑血管疾病、恶性肿瘤、慢性阻塞性肺疾病和糖尿病等慢性病最为常见。

二、慢性非传染性疾病的特点

1. 属于常见病、多发病　《全国第六次卫生服务统计调查专题报告》显示，我国 55 ～ 64 岁人群慢性病患病率达 48.4%，65 岁及以上老年人发病率达 62.3%。随着慢性病患者的基数不断扩大，我国因慢性病死亡比例也有所增加。《中国居民营养与慢性病状况报告》（2020 年）显示，2019 年我国因慢性病导致的死亡人数占总死亡人数的 88.5%。

2. 发病隐匿，潜伏期长，病程长，并发症多　慢性病是由致病因子长期作用，器官损伤逐渐积累而成。因此，慢性病的起始症状往往比较轻微，大部分患者是在急性发作或者症状较为严重时才被检出疾病。

3. 病因复杂，具有个体化特点　慢性病往往是多因素致病，一因多果，一果多因，多种因素相互关联，共同影响，呈现出个性化的特点。随着科学研究的不断深入和大量人群调查结果的公布，慢性病之间的关联性越来越多地被证实。如肥胖与胰岛素抵抗，胰岛素抵抗与糖尿病、心脑血管疾病，高血压与心脏病、糖尿病等。疾病的控制策略由单因素控制向综合因素控制转变。

4. 临床治疗效果欠佳　慢性病的治疗效果一般不佳，且并发症多，致残率和病死率高，预后较差。

5. 可以有效防控　国内外研究资料表明，实施慢性病综合防控策略和措施，尤其是推行健康生活方式及加强生活方式干预，可以有效地防控慢性病。如果消除慢性病主要危险因素，约 75% 的心脏疾病、脑卒中和 2 型糖尿病及 40% 的癌症将能够得以预防。

三、慢性非传染性疾病的主要社会危害

慢性非传染性疾病位于死因顺位、疾病谱的前列，不仅对人类的身心健康产生巨大的危害，而且给社会经济带来沉重的负担。正如 WHO 所说，慢性病和传染病是新世纪人类将要在全球范围内同时对付的两类疾病。而在这两类疾病中，导致人类死亡人数更多、人类社会经济负担更重的是慢性病。因此，我们必须对它采取有效的预防和控制措施，否则将严重危害人类健康。

1. 严重影响劳动力人口的健康　慢性病多为终身性疾病，预后差，常伴有严重的并发症及残疾，致死率、致残率非常高，使生存者的劳动能力和生命质量大大下降。以糖尿病为例，糖

尿病患者可能出现多种严重的长期并发症，而且这些并发症会累及全身很多部位，尤其是血管、神经、眼睛和肾脏。国际糖尿病联盟（IDF）官网发布的《糖尿病与肾病报告》（2023年）指出，有30%～40%的糖尿病患者发展为慢性肾脏病。

2. 给个人、家庭及社会带来沉重的经济负担 慢性病因病痛、伤残和昂贵的医疗费用，不仅严重影响患者的生活质量，而且使社会经济不堪重负。《全国第六次卫生服务统计调查专题报告》显示，心脑血管疾病、糖尿病和癌症等重大慢性病占我国疾病经济负担超90%，已远远超过传染病和其他伤害所造成的疾病负担。慢性病给居民个人和家庭，尤其是农村居民带来沉重的经济负担。

3. 导致健康不公平 慢性病及其部分危险因素往往在贫困人群中更常见，贫困人群患上慢性病后往往缺乏或难以获得优质的医疗服务。慢性病患病公平性的相关研究表明，经济收入水平对慢性病患病状况有一定影响，慢性病患病更倾向于低收入水平人群。卫生费用的上涨不仅给政府预算带来压力，而且加剧老百姓，特别是贫困人群的负担，导致因病返贫的巨大风险。正如WHO前总干事陈冯富珍女士所说："今天慢性病不再只是一个医学问题，也不再是一个公共卫生问题，慢性病是一个发展问题，是一个政治问题。"

四、慢性非传染性疾病的预防与管理

（一）慢性非传染性疾病的流行现状

1. 全球慢性非传染性疾病的流行状况 慢性非传染性疾病已成为全球范围内的重要致死原因，由其导致的负担在世界范围内迅速增加。据WHO发布的《世界卫生统计报告》显示，2019年全球近3/4（4100万）的死亡与慢性病有关，其中，心脑血管疾病、癌症、慢性呼吸系统疾病、糖尿病这四种主要慢性病导致了约3330万人死亡，包括心脑血管疾病死亡1790万人、癌症死亡930万人、慢性呼吸系统疾病死亡410万人、糖尿病死亡200万人。同时，高血压、糖尿病等慢性病正在给世界各国，尤其是中低收入国家带来越来越沉重的负担。如在中低收入国家，特别是在非洲，许多国家40%以上的成年人都患有高血压。

慢性非传染性疾病在不同收入水平国家的致死率呈现出一定的差异。因非传染性疾病而死亡的人数占总死亡人数的比率在高收入国家为87%，在中高收入国家为81%，在中低收入国家为56%，在低收入国家为36%。

随着人的平均寿命不断延长，老龄人口持续增加，慢性非传染性疾病的流行趋势将越来越严峻。据WHO预计，到2030年，全球死于非传染疾病的人口将增至5500万人。

2. 我国慢性非传染性疾病的流行状况

（1）**主要慢性病患病率或发病率不断上升** 据《中国居民营养与慢性病状况报告》（2020年）显示，我国18岁及以上成人高血压患病率为27.5%，糖尿病患病率为11.9%。《中国2型糖尿病防治指南》（2020年）显示，2015～2017年，我国成人糖尿病患病率为11.2%，与2013年相比，患病率呈上升趋势，40岁及以上人群慢性阻塞性肺病患病率为13.6%，与2015年发布的结果相比有所上升。

（2）**主要慢性病死亡率总体下降，在死因构成中所占比例不断增加** 2019年我国居民慢性病死亡率为685/10万，占总死亡人数的88.5%。心脑血管病、癌症和慢性呼吸系统疾病为主要死因，占总死亡的比例为80.7%。

（3）**慢性病相关危险因素流行情况** ①男性吸烟率居高不下，总体烟民规模仍然较大：国家卫生健康委员会发布的《中国吸烟危害健康报告》显示，我国每年有100多万人因烟草使用

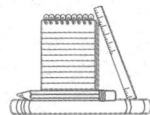

而失去生命，如果不采取有效行动，预计到 2030 年将增至每年 200 万人，到 2050 年增至每年 300 万人。②饮酒人群比例有所下降，过量饮酒状况值得关注：根据《中国心血管健康与疾病报告（2021 年）》显示，我国饮酒人群的平均酒精摄入量为 28.3g/d，危险饮酒率为 9.4%，有害饮酒率达 13.7%。③居民不合理膳食模式普遍存在：膳食脂肪供能比持续上升，农村首次突破 30% 推荐上限。家庭人均每日烹调用盐和用油量仍远高于推荐值，同时，居民在外就餐比例不断上升，食堂、餐馆、加工食品中的油、盐应引起关注。儿童及青少年经常饮用含糖饮料问题已经突显，15 岁以上人群吸烟率、成人 30 天内饮酒率超过 25%，身体活动不足问题普遍存在。④锻炼参与程度有所提高，静坐生活方式影响面扩大：《全民健身活动状况调查公报》显示，2020 年 7 岁及以上居民经常参加体育锻炼人数比例为 37.2%，比 2014 年提高 3.3%。然而根据《中国慢性病及危险因素监测报告》显示，2018 年，我国 18 岁及以上居民平均每日总静态行为时间为 4.7 小时，其中 18～44 岁年龄组平均每日总静态行为时间最长，为 5.2 小时。⑤经济社会快速发展和社会转型给人们带来的工作、生活压力，对健康造成的影响也不容忽视。

慢性病是一类与不良行为和生活方式密切相关的疾病。心脑血管疾病、糖尿病、恶性肿瘤及慢性呼吸系统疾病等常见的慢性非传染性疾病与吸烟、饮酒、不健康饮食、静坐生活方式等几种共同的危险因素有关，见表 2-2，且各种危险因素之间及它们与慢性病之间的内在关系已经基本明确，见图 2-1。

表 2-2　主要慢性病的共同危险因素

危险因素	心脑血管疾病	恶性肿瘤	糖尿病	慢性呼吸系统疾病
吸烟	√	√	√	√
饮酒	√	√	—	—
营养摄入少	√	√	√	√
静坐生活方式	√	√	√	√
肥胖	√	√	√	√
高血压	√	—	√	√
高血糖	√	√	√	√
血脂异常	√	√	√	—

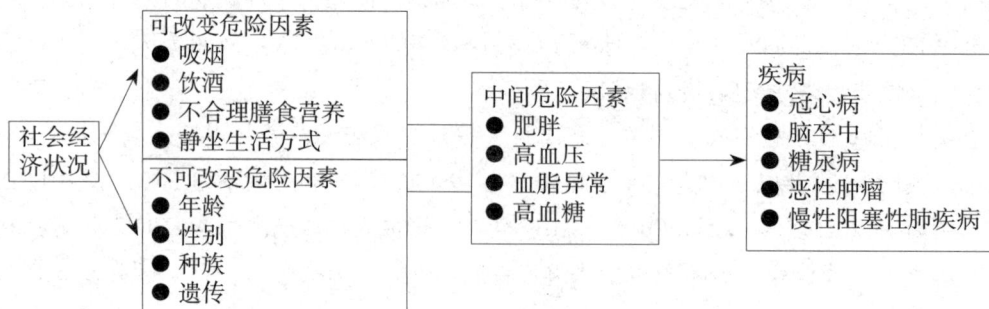

图 2-1　常见慢性病及其共同危险因素之间的内在关系

（二）慢性病的防治策略与措施

健康是促进人全面发展的必然要求，是国家富强、民族振兴的重要标志。目前慢性病已经成为我国居民的主要死亡原因和疾病负担，是制约健康预期寿命提高的重要因素。因此，必须

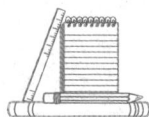

采取有效的慢性病防治策略，减轻群众慢性病负担，不断提升人民群众健康水平。制定慢性病防治策略和措施应以三级预防为主线，防治结合、全程管理，涵盖全人群、高危人群、社区康复和健康促进策略四个方面。根据国务院办公厅发布的《中国防治慢性病中长期规划》，慢性病防治要坚持统筹协调、共建共享、预防为主、分类指导原则，我国慢性病防治策略与措施的重点如下。

1. 加强健康教育，提升全民健康素质

（1）开展慢性病防治全民教育，聚焦人民生命健康需求　建立健全健康教育体系，普及健康科学知识，教育引导群众树立正确健康观。深入推进全民健康素养促进行动、健康中国行等活动。

（2）倡导健康文明的生活方式　全面加强幼儿园、中小学营养均衡、口腔保健、视力保护等健康知识和行为方式教育，实现预防工作的关口前移。发挥中医"治未病"优势，大力推广传统养生健身法。推进全民健康生活方式行动，开展"三减三健"（减盐、减油、减糖，健康口腔、健康体重、健康骨骼）等专项行动。

知识链接

"三减三健"专项行动

　　"三减三健"是指减盐、减油、减糖，健康口腔、健康体重、健康骨骼，该行动是全民健康生活方式行动的重要内容之一。其中减盐、减油、减糖行动以餐饮从业人员、儿童和青少年、家庭主厨为主，健康口腔行动以儿童和青少年、老年人为主，健康体重行动以职业人群、儿童和青少年为主，健康骨骼行动以中青年和老年人为主。通过传播核心信息，提高群众对少盐、少油、低糖饮食与健康关系的认知，帮助群众掌握口腔健康知识与保健技能，倡导群众天天运动、维持能量平衡、保持健康体重的生活理念，增强群众对骨质疏松的警惕意识和自我管理能力。通过开展培训、竞赛、评选等活动，引导餐饮企业、集体食堂积极采取控制食盐、油脂和添加糖使用量的措施。在职业场所开展健步走、减重比赛等体重控制及骨质疏松预防活动，协助提供个性化健康指导与服务。

---

2. 实施早诊早治，降低高危人群发病风险

（1）促进慢性病早期发现　加强慢性病的二级预防，以血压、血糖、血脂、体重、肺功能、大便隐血等指标监测为重点，推进居民健康体检，促进慢性病早期发现。逐步将临床可诊断、治疗有手段、群众可接受、国家能负担的疾病筛检技术列为公共卫生措施。

（2）开展个性化健康干预　开设戒烟咨询热线、运动指导门诊，逐步开展超重肥胖、血压血糖升高、血脂异常等慢性病高危人群的患病风险评估和干预指导。

知识链接

慢性病筛查干预与健康管理项目

　　早期发现和早期干预：癌症早诊、早治，如脑卒中、心血管疾病、慢性呼吸系统疾病筛查干预，高血压、糖尿病高危人群健康干预，重点人群口腔疾病综合干预。

　　健康管理：居民健康档案、健康教育、慢性病（高血压、糖尿病等）患者健康管理、老年人健康管理、中医药健康管理。

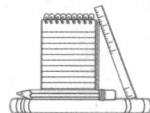

3. 强化规范诊疗，提高治疗效果

（1）落实分级诊疗制度　优先将慢性病患者纳入家庭医生签约服务范围，推进高血压、糖尿病、心脑血管疾病、肿瘤、慢性呼吸系统疾病等患者的分级诊疗。

（2）提高诊疗服务质量　建设医疗质量管理与控制信息化平台，全面实施临床路径管理，规范诊疗行为，优化诊疗流程。

4. 促进医防协同，实现全流程健康管理　加强慢性病防治机构和队伍能力的建设；疾病预防控制机构、医院和基层医疗卫生机构要建立健全分工协作、优势互补的合作机制，推进慢性病防、治、管整体融合发展；建立健康管理长效工作机制，明确政府、医疗卫生机构和家庭、个人等各方在健康管理方面的责任，完善健康管理服务内容和服务流程。

5. 完善保障政策，切实减轻群众就医负担　从完善医保和救助政策、保障药品生产供应两个方面入手，一方面医保救助政策要充分发挥引导防治重心下沉和兜底困难人群的作用，另一方面药品生产供应要以提高药物可及性为主要目标，通过降低药品价格、完善用药目录等，满足患者用药需求。

知识链接

健康支持性环境建设项目

健康环境建设：包括大气污染防治、污水处理、重点流域水污染防治等环保项目，以及卫生城镇创建、健康城镇建设、慢性病综合防控示范区建设。

危险因素控制：具体行动和计划有减少烟草危害行动、贫困地区儿童营养改善项目、农村义务教育学生营养改善计划。

---

6. 控制危险因素，营造健康支持性环境

（1）建设健康的生产生活环境　健康环境是人民群众健康的重要保障。推动绿色清洁生产，改善作业环境，严格控制尘毒危害，强化职业病防治，整洁城乡卫生，优化人居环境，加强文化、科教、休闲、健身等公共服务设施建设。

（2）完善政策环境　加快各地区控烟立法进程，加强食品安全和饮用水安全保障工作，推动营养立法。

（3）推动慢性病综合防控示范区创新发展　以国家慢性病综合防控示范区建设为抓手，强化政府主体责任、落实各部门工作职责、提供全人群全生命周期慢性病防治管理服务。

7. 统筹社会资源，创新驱动健康服务业发展　鼓励、引导、支持社会力量开展慢性病防治服务，促进慢性病全程防治管理服务与居家、社区、机构养老紧密结合，推动互联网创新成果应用，探索慢性病健康管理服务新模式。

8. 增强科技支撑，促进监测评价和研发创新　建立国家、省级和区域慢性病与营养监测信息网络报告机制，逐步实现重点慢性病发病、患病、死亡和危险因素信息实时更新；系统加强慢性病防治科研布局，结合慢性病防治需求，推动科技成果转化和适宜技术应用。

（三）慢性非传染性疾病的管理

1. 疾病管理的概念　疾病管理（disease management）是一种国际通行的医疗保健干预和沟通辅助系统，通过改善医生和患者之间的关系，建立详细的医疗保健计划，以循证医学方法为基础，对于疾病相关服务（包括诊疗）提出各种针对性的建议、策略来改善病情或预防病情加重，并在临床和经济结果评价的基础上力争达到不断改善目标人群健康的目的。美国疾病管理

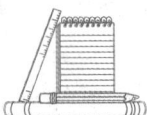

协会（DMAA）对疾病管理定义：疾病管理是一个协调医疗保健干预和与患者沟通的系统，强调患者自我保健的重要性。它支撑医患关系和保健计划，强调运用循证医学和增强个人能力的策略来预防疾病的恶化，以持续性地改善个体或人群健康为基准来评估临床、人文和经济方面的效果。

疾病管理是以疾病发展的自然过程为基础的、综合的、一体化的保健和费用支付管理体系，它强调采用临床和非临床相结合的干预方式。

2. 慢性非传染性疾病管理的原则

（1）在社区及家庭水平上降低常见慢性病的主要危险因素，进行生命全程预防。以人群为基础，重视疾病发生发展的全程管理（高危人群的管理、患病后的临床诊治、保健康复、并发症的预防与治疗等）。

（2）以循证医学为基础，进行临床综合分析，协调保健服务，提供医疗支持。

（3）强调预防、保健、医疗等多学科合作，提倡资源的早利用，减少非必需的发病后的医疗花费，提高卫生资源和资金的使用效率。

（4）鼓励患者共同参与，促进和支持患者自我管理，加强患者定期随访，加强与社区、家庭合作。建立以预防为主的，由患者、卫生保健机构、社区和政府共同参与的慢性病管理创新模式。

（5）预防管理采取早期干预较为有效，干预方法应简便、易掌握、成本－效益最优化。

（6）加强社区对高危人群的筛查与干预等防治行动。

3. 慢性病自我管理

（1）慢性病自我管理的定义　慢性病自我管理（chronic disease self management，CDSM）是指在卫生保健专业人员的协助下，个人承担一些预防性或治疗性的卫生保健活动，达到控制慢性病的目的。它通过系列健康教育课程教给患者自我管理所需的知识、技能、信心及与医生交流的技巧，来帮助慢性病患者在得到医生更有效的支持下，主要依靠自己解决慢性病给日常生活带来的各种躯体和情绪方面的问题。

（2）慢性病自我管理的内容　通常包括四个方面的内容：①患者日常的自我管理。②社区对患者自我管理的支持（家人帮助、病友互助）。③医务人员对患者自我管理的支持和随访。④卫生系统对患者自我管理的支持。

（3）慢性病患者自我管理的任务　包括医疗和行为的管理、角色的管理及情绪控制：①医疗和行为管理，如按时服药和就诊、加强锻炼、改变不良饮食习惯等。②角色管理，如维持日常角色，做家务、工作、社会交往。③情绪控制，处理好如愤怒、焦虑、挫折感、偶尔情绪低落等各种不良情绪。

（4）慢性病患者自我管理的基本技能　①解决问题的技能：包括定义问题、形成可能的解决方案、实施解决方案、评估结果。如高血压患者能够自我监测血压并将变化情况报告给医师。②决策技能：决策是以足够而且适用的信息为基础，患者必须知道如何做出决策。如糖尿病患者制订饮食和锻炼计划等。③建立良好医患关系的技能：患者应当知道如何与医师交流，准确地报告疾病的发病趋势和频率，与医疗专家一起探讨并妥善选择治疗方案等。④获取信息资源的技能：患者应当具有利用网络、图书馆、社区卫生服务中心等渠道获取所需资源的能力。⑤目标设定及制订行动计划的技能：如设定降低体重的目标并制订实施计划等。

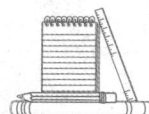

任务二　常见慢性非传染性疾病的预防与控制

案例 2-6

某男，38岁，因其父亲患病住院治疗，每晚工作后需到医院进行陪护，近一周出现头晕、头痛前往医院就诊。其父亲患高血压20年，本人吸烟15年，经常在晚间赴宴。查体：身高174cm，体重85kg，血压140/96mmHg，心、肺检查未见异常，心电图未见异常，未进行其他检查和治疗。

问题：

1. 如何进行高血压危险度分层？该男子属于哪一层？

2. 针对该男子的情况应该如何进行健康管理？

3. 作为社区医生，你认为应该如何预防和管理心脑血管疾病？

一、心脑血管疾病

（一）心脑血管疾病的危险因素

心脑血管疾病是指心脏血管和脑血管疾病的总称。心脑血管疾病中，目前危害最严重的是冠心病和脑卒中，高血压又是两者最主要的危险因素。因此，心脑血管疾病的防治应以高血压、冠心病和脑卒中为重点。

1. 机体因素　遗传、肥胖和超重、年龄和性别等机体因素均与心脑血管疾病的发生有着密切的关系。

（1）遗传　许多研究已经证实，高血压和冠心病有明显的家族聚集现象，其遗传方式表现为多基因遗传，是遗传因素与环境因素共同作用的结果。研究显示，具有冠心病家族史的人群，其冠心病的死亡率为一般人群的2.4倍。父母双方血压均高，其子女中有45.5%的人血压高于正常值；父母双方中一人患有高血压，其子女中有28.3%的人血压高于正常值。

（2）超重与肥胖　多项研究均肯定高血压与超重、肥胖有关。超重与肥胖对心脑血管疾病的影响主要是通过促进其他危险因子（高血压、高脂血症和糖尿病）的形成，间接促进心脑血管疾病发生。国外研究显示，体重增加10%，血压平均增加0.86kPa（6.5mmHg），血清胆固醇平均增加0.48mmol/L。超过平均体重10%的人，其发生冠心病的危险性为正常体重者的1.3～3.4倍。

（3）年龄与性别　心脑血管疾病的发生是一个渐进的过程。男性40岁以后，冠心病的发病率随着年龄的增长而升高，平均每增长10岁，冠心病发病率可升高1倍。女性因受雌激素保护，其冠心病的发病年龄平均较男性晚10年，更年期后，发病率逐渐接近男性。

2. 疾病因素　高血压、高脂血症、糖尿病、心脏病、短暂性脑缺血发作等，有的本身是心脑血管疾病，但又可成为其他心脑血管疾病的危险因素。

（1）高血压　高血压是心脑血管疾病最重要的危险因素。研究表明，无论是收缩压还是舒张压，均与心脑血管疾病高度相关。

（2）高胆固醇血症　研究表明，总胆固醇和低密度脂蛋白胆固醇（LDL-C）水平增加与冠心病的发生呈正相关，高密度脂蛋白胆固醇（HDL-C）与冠心病的发生呈负相关。

（3）糖尿病或糖耐量异常　研究表明，糖尿病能增加冠心病、缺血性脑卒中的危险，糖尿病患者因冠心病和脑卒中死亡的相对危险增加3倍。

（4）短暂性脑缺血发作（transient ischemic attack，TIA）　TIA是指因颅内血管病变引起的24小时内可完全恢复的急性、局灶型脑神经功能障碍。TIA是各型脑卒中，特别是缺血性脑卒中的重要危险因素，曾发生TIA者，患脑卒中的危险性比正常人高6倍以上。也有资料显示，首次发生TIA后3年内，有30%的患者可发生脑卒中。

3.行为生活方式因素　心脑血管疾病的发生与许多不良行为和生活习惯密切相关，包括吸烟、饮酒、不合理膳食及缺乏体力活动等。

（1）吸烟　吸烟已被公认为是心脑血管疾病的危险因素，且两者呈剂量–反应关系。吸烟的支数越多、吸烟年限越长、开始吸烟年龄越早，发生心脑血管疾病的危险性越高。

（2）酗酒　研究表明，饮酒有升高血压的作用，饮酒者的高血压发病危险性比不饮酒者高40%。我国高血压人群抽样调查表明，饮酒量与高血压患病率呈剂量–反应关系。饮酒量越高，血压也越高。当饮酒量减少或戒酒后，血压可下降。酗酒者冠心病的发病危险性明显增加，大量饮酒还可诱使高血压患者发生脑卒中。

（3）饮食因素　高盐饮食与血压升高有关，可增加高血压的患病率。高热量、高脂肪、高胆固醇膳食是导致动脉粥样硬化的重要因素，可使心脑血管疾病的患病率明显上升。国外研究报道，饮用软水的人群，其患心脑血管疾病的死亡率高于饮用硬水的人群，这可能与人体缺乏必需的钙、镁等微量元素密切相关。

（4）体力活动不足　长期缺乏体力活动，静坐的生活方式可引起心血管代偿功能受损，冠心病的危险性增加。流行病学研究提示，适量的有氧运动能有效预防冠心病的发生。

4.社会心理因素　社会心理因素对心脑血管疾病的影响越来越受到人们的重视。精神紧张、忧虑、时间紧迫感、注意力高度集中等可使血压、血脂升高，从而导致冠心病和脑卒中的危险性增高。研究显示，A型性格者血液中的甘油三酯浓度升高，可使冠心病的危险性增高，为非A型性格者的2倍，复发心肌梗死的危险增加5倍。

5.多因素联合作用　心脑血管疾病大多是多因素综合作用的结果，危险因素越多，发生心脑血管疾病的危险性越高，其危险因素的联合作用多表现为协同作用。大量研究证实显示，缺血性心血管病（冠心病、缺血性卒中）的发病风险，80%归因于高血压、吸烟、高胆固醇和糖尿病等危险因素的作用。

（二）心脑血管疾病的预防与管理

心脑血管疾病防治应坚持以基层为重点，预防为主，推进"以治病为中心"向"以人民健康为中心"转变，提升人民群众健康素养水平。

1.一级预防　对一般人群开展的病因预防，即针对心脑血管疾病的危险因素积极采取综合性预防措施。

（1）健康教育　健康教育是一级预防的重要环节。利用一切有效传播方式，使人群充分认识心脑血管疾病的危险因素和对健康的危害，自觉改变不健康的生活习惯和行为，大力倡导"不吸烟、少吃盐、合理膳食、经常运动"的健康生活方式，达到降低危险因素水平、促进健康的目的。实践证明，在童年期降低心脑血管疾病的危险因素，最终降低成人上述疾病的发病率是完全可行的。故在防治心脑血管疾病中，健康教育应以全人群为对象，针对不同人群的特征，有重点地提高疾病防治的卫生知识普及率，以降低人群中主要危险因素水平。

（2）干预危险因素　①限制食盐摄入量：据 WHO 的相关资料，人群中每日食盐平均减少 5g，则舒张压平均下降 4mmHg。控制食盐量，以每日食盐摄入量不超过 6g 为宜，是预防高血压的重要措施之一。②戒烟和限制饮酒：戒烟是预防心脑血管病最有效的措施之一，可使心脑血管疾病危险性下降 50%。有饮酒习惯的高血压患者应限制饮酒量，男性每日酒精量不超过 30g，女性不超过 20g。③合理膳食：控制总热量的摄入，以维持理想体重的需要为准；饱和脂肪酸摄入不超过总能量的 10%，胆固醇摄入量不超过 300mg/d；食用油以植物油为主；多食谷类、豆类及其制品；适量饮用茶水；多食新鲜蔬菜和水果。④加强体育锻炼：增加体力活动，控制体重，改善机体各系统的功能，是预防心脑血管疾病的重要手段。充分的体力活动可降低血压，降低血清胆固醇，增加冠脉储备。⑤保证充足的睡眠，增加愉悦身心的娱乐活动，如散步、气功、阅读、下棋等，以减轻社会压力感，缓解心理应激状态。

2. 二级预防　对心脑血管疾病做到早发现、早诊断和早治疗，以防心脑血管疾病病情的加重和并发症的发生。

（1）高危人群筛检　①早期发现高血压患者：高血压早期无明显症状，患者一般不主动就医，因此，对于 35 岁以上的首诊患者应常规测量血压，以早期发现患者。②早期发现动脉粥样硬化：对有冠心病或动脉粥样硬化家族史者，以及患有高血压、糖尿病、肥胖症者，应定期检查心电图和检测血清胆固醇，以发现早期冠状动脉硬化。

（2）药物治疗　可靠持续的药物治疗，如应用阿司匹林，抗血小板凝集和释放，改善前列腺素与血栓素 A_2 的平衡，预防血栓形成，降低心肌梗死、脑卒中的发病及死亡风险。

3. 三级预防　在积极治疗心脑血管疾病的基础上，应进行心理和功能的康复治疗，并定期随访，预防并发症的发生。努力做到使患者病而不残、残而不障，鼓励其参加社会活动，延长寿命，提高生命质量。

4. 健康管理

（1）健康信息收集　收集每个个体的健康危险因素是健康管理的第一步。基本资料包括：①一般情况。②现在健康状况、既往史、家族史。③血压。④身高、体重、腰围。⑤生活习惯。⑥血脂、血糖。

危险因素信息可为生活方式干预和药物预防提供依据。对于血压正常者，每半年测量一次血压；对于超重、肥胖者，每季度测量一次体重；对于糖调节受损（含空腹血糖受损和糖耐量低减）者，每年测量一次血糖；对于血脂异常者，每年测量一次甘油三酯和总胆固醇；对于吸烟者，每半年询问一次吸烟情况。对伴有多种危险因素和同时伴有其他慢性病的患者，还需增加监测频率。

（2）健康评价　对收集的基本资料进行分析，发现主要的危险因素，进行危险度分层或进行心脑血管疾病绝对风险预测或评估：①高血压危险分层，依据高血压水平、心脑血管疾病的危险因素及合并的靶器官损害程度，进行高血压危险分层，见表 2-3 及表 2-4。②心脑血管疾病绝对风险预测或评估，结合年龄、性别、体质指数（BMI）、血压、血脂、血糖等检查结果，进行心脑血管综合风险评估。

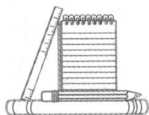

表 2-3 综合血压水平、危险因素、靶器官损害和临床疾病的总体危险评估

（半定量危险分层）

危险因素、靶器官损害和临床疾病	血压（mmHg）		
	1级高血压［SBP140 ~ 159 和（或）DBP90 ~ 99］	2级高血压［SBP160 ~ 179 和（或）DBP100 ~ 109］	3级高血压［SBP ≥ 180 和（或）DBP ≥ 110］
无其他危险因素	低危	中危	高危
1 ~ 2个危险因素	中危	中危	高危
≥ 3个危险因素或靶器官损害/并存1个临床疾病	高危	高危	高危

表 2-4 简略的高血压危险分层项目内容

项目	内容
危险因素	男性年龄 > 55 岁，女性年龄 > 65 岁；吸烟；血脂异常；早发心血管疾病家族史；肥胖；缺少体力活动；高同型半胱氨酸血症
靶器官损害	左心室肥厚，颈动脉内中膜增厚、斑块，肾功能受损，颈 - 股动脉脉搏波传导速度 ≥ 12m/s
临床疾病	脑血管疾病、心脏病、肾脏疾病、周围血管疾病、视网膜病变、糖尿病

（3）健康干预 ①低危个体：一般只需进行生活方式干预（内容详见一级预防中的疾病危险因素的干预）。②中危个体：在进行生活方式干预的同时，开展药物预防，根据具体情况控制血压、血脂、血糖。对有冠心病或动脉粥样硬化家族史者，以及高血压、糖尿病、肥胖者，应定期检查心电图和检测血清胆固醇，以发现早期冠状动脉硬化患者。③高危个体：不仅要进行生活方式干预和药物干预，而且要经常监测患者的心电图及脑血管状况，预防冠心病、脑卒中及并发症的发生，努力使患者做到病而不残、残而不障。④效果评估：在实行健康干预后的一定时期，应对实际效果进行评估。一般以2个月为宜，因为无论是营养指导，还是身体活动指导，2个月都应该显示出健康效应。这时一方面应询问被检查者生活习惯的改善情况，另一方面检查血压、血脂、血糖及体重的变化，并和第一次检测情况做比较，分析、总结成功的经验和失败的教训，修正干预计划及干预方法，继续下一步健康管理。

二、恶性肿瘤

（一）恶性肿瘤的危险因素

恶性肿瘤是多因素、多阶段、多基因的致病结果，其病因至今尚未完全阐明，但有许多证据表明，恶性肿瘤的发生与一些危险因素有密切关系，主要来自环境和宿主两个方面。

1.环境因素 环境中的致癌因素主要包括自然环境的化学、物理和生物因素，其中最主要的是化学因素。

（1）化学因素 化学致癌物是指具有诱发肿瘤形成能力的化学物。人类肿瘤的80% ~ 85%由化学致癌物所致。这些致癌物可来自工业、交通和生活污染，也可以来自烟草、食品、药物、饮用水等，不仅种类和数量多，而且人们接触机会多、时间长，与癌症关系密切。

（2）物理因素 电离辐射（X线、γ 射线）可引起人类多种癌症，如白血病、恶性淋巴瘤、多发性骨髓瘤等。紫外线的过度照射可引起皮肤癌。慢性机械性刺激和外伤性刺激可致组织慢

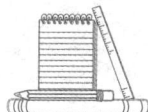

性炎症和非典型增生而诱发组织癌变，如龋齿、错颌牙长期刺激，可发生黏膜白斑、溃疡，甚至癌变。

（3）生物因素　恶性肿瘤与病毒、寄生虫等生物因素有关。已证实幽门螺旋杆菌是胃癌的致病因子，乙型、丙型肝炎病毒是原发性肝癌的原因，人乳头瘤病毒是宫颈癌的致病因子，EB病毒与鼻咽癌有关，血吸虫与大肠癌有关。

2. 生活行为方式因素

（1）吸烟　吸烟与肺癌关系最为密切，吸烟量、吸烟时间、开始吸烟的年龄和戒烟的年限等与肺癌都有明显的剂量 – 反应关系。开始吸烟年龄越小，吸烟量越大，发生肺癌的危险性就越大，戒烟后肺癌危险度逐渐下降。吸烟除引起肺癌外，还可导致膀胱癌、口腔癌、胰腺癌、肾癌、胃癌、喉癌和食管癌等。

（2）饮酒　2% ～ 4% 的恶性肿瘤死亡与酗酒有关。酒中含有亚硝胺和多环芳烃等致癌物，长期嗜酒与口腔癌、咽癌、喉癌、食管癌、胃癌和直肠癌有关。

（3）饮食　饮食结构不合理和营养失调是引起恶性肿瘤的主要原因，包括：①脂肪摄入过多。动物脂肪及肉类可以增加乳腺癌、结肠癌和前列腺癌的患病机会。②缺乏膳食纤维、维生素和微量元素。长期摄入精制而缺少纤维素的食物可增强患结肠癌的危险性，严重缺乏维生素C和微量元素（硒、锌、铜、铁等）可增加食管癌和胃癌的发生，长期缺乏碘或碘摄入过多与甲状腺癌的发生有关。③食品添加剂、食品污染和不良加工方法。食用香料、色素及调味品中的黄樟素、二甲氨基偶氮苯与肝癌的发生有密切联系。食物受到黄曲霉毒素等污染使肝癌的发病率明显升高。食物的加工烹调，如烟熏、炙烤及高温煎炸等都会产生致癌物，经常食用烟熏、炙烤食品和酸菜、咸菜等高盐饮食是胃癌、食管癌的危险因素。

3. 社会心理因素　社会心理因素与癌症的发生或死亡密切相关，精神刺激和心理紧张因素在恶性肿瘤的发生中起到不可忽视的促进作用。当遇到诸如丧失亲人、家庭纠纷、事业失败、工作学习过度紧张等生活事件，可产生不良的精神刺激，引起强烈持久的消极情绪，这些不良情绪可成为癌细胞的"激活剂"，促使癌症的发生。

4. 遗传因素　某些恶性肿瘤与遗传因素有关。如我国鼻咽癌的遗传倾向比较明显，欧美国家妇女中常见的乳腺癌约30%的病例具有遗传倾向，肝癌、食管癌高发地区也发现一定数量的高发家族，视网膜母细胞瘤等被认为有明显遗传倾向。

（二）恶性肿瘤的预防与管理

恶性肿瘤防治应坚持预防为主，聚焦健康全过程，倡导健康生活方式，控制癌症风险因素，主动参加防癌体检；加强医防融合，完善从癌症预防、高危人群筛查到早期诊断、规范化治疗及康复服务的一体化防治体系，有效遏制癌症危害，筑牢人民群众健康防线。

1. 一级预防　即在人群中开展健康教育，加强环境保护，提倡合理膳食，改变人们不良的行为生活方式等，以预防肿瘤的发生。

（1）健康教育　通过健康教育提高人群对恶性肿瘤危险因素的认识和自我保护能力，是预防和控制恶性肿瘤的有效措施。如使其做到不吸烟、不酗酒、合理使用药物、合理营养、保持良好的情绪等。

（2）加强立法　加强劳动保护、环境保护和食品卫生等立法可减少或消除环境中的致癌因素。

（3）合理膳食　WHO 提出通过合理饮食预防癌症的 5 条建议：①避免动物脂肪。②增加粗纤维。③减少肉食。④增加新鲜水果和蔬菜。⑤避免肥胖。

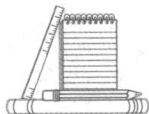

（4）健康的生活行为方式　如保持良好的情绪，不吸烟，不酗酒，注意口腔卫生及性器官卫生，坚持体育锻炼，保持适宜的体重等，以增强机体防癌和抗癌的能力。

（5）疫苗接种和化学预防　疫苗接种可防止生物因素引起的致癌效应。如 80% 的肝癌与乙型肝炎病毒有关，接种乙型肝炎疫苗可预防肝癌。化学预防可降低致癌物的作用剂量和减少作用时间，阻止致癌化合物形成和吸收，从而防止肿瘤的发生。化学预防剂有维生素类的叶酸及维生素 A、维生素 C、维生素 E 等，矿物质如硒、钼、钙等，天然品如胡萝卜素等。

（6）其他　合理使用医药用品，切忌滥用药物及放射线，提倡晚婚和计划生育等。

2. 二级预防

（1）癌症筛查　①乳腺癌的筛查：20 岁以上妇女应推行乳房自我检查；40 岁以上妇女应每年进行一次临床检查；50～59 岁妇女除临床检查外，每 1～2 年应进行一次超声检查和 X 线摄影检查。②宫颈癌的筛查：宫颈脱落细胞涂片检查是筛查宫颈癌的主要方法，每年做一次，连续检查三次正常后，由医生酌情决定减少检查频率。③结肠、直肠癌的筛查：40 岁以上的人群应每年进行一次直肠指检；50 岁以上人群，特别是有家族肿瘤史、家族息肉史、息肉溃疡史及结肠直肠癌病史者，应每年进行一次大便潜血试验，每隔 3～5 年做一次乙状结肠镜检查。④高危人群的监测：对高危人群如癌症高发地区人群、有明显家族史者、有职业接触史者及有癌前病变者，可通过定期检测达到早期发现的目的。如乙型、丙型肝炎患者及肝硬化患者是肝癌的高危人群，应定期进行 B 超检查或甲胎蛋白化验，尽早发现癌变和癌前病变。

（2）癌症自我监护　常见肿瘤的十大症状包括：①身体任何部位如乳腺、颈部或腹部的肿块，尤其是逐渐增大的无痛性肿块。②身体任何部位如舌、颊、皮肤等处非外伤性溃疡，特别是经久不愈的。③不正常的出血或分泌物，如中年以上妇女出现不规则阴道流血或分泌物增多。④进食时胸骨后闷胀、灼痛、异物感或进行性吞咽困难。⑤久治不愈的干咳、声音嘶哑或痰中带血。⑥长期消化不良、进行性食欲减退、消瘦，又未找出明确病因的。⑦大便习惯改变或有便血。⑧鼻塞、鼻出血、单侧头痛或伴有复视者。⑨赘生物或黑痣突然增大或有破溃、出血，或原有的毛发脱落者。⑩无痛性血尿。上述症状可能是癌症的早期危险信号，一旦出现，应及时就医，做进一步检查。

3. 三级预防　通过加强对肿瘤患者的综合治疗，提高患者的治愈率、生存率，减轻痛苦，延长生命。同时，积极开展肿瘤患者的社区康复工作，使更多的患者获得康复医疗服务。注意临终关怀，提高晚期癌症患者的生存质量。

4. 健康管理　针对恶性肿瘤发病率高、死亡率高、治疗成本高和预后差等特点，恶性肿瘤健康管理应以健康人群恶性肿瘤风险评估和干预，以及高危人群的早期发现和及时治疗两个方面作为重点。

（1）健康人群的风险评估和干预　对健康人群进行恶性肿瘤危险因子的评估和干预，最大程度减少恶性肿瘤的发生。与其他慢性病相比，不同恶性肿瘤的危险因子明显不同，因此对健康人群进行恶性肿瘤风险评估时应给予特别注意。

（2）高危人群的早期发现和及时治疗　对于恶性肿瘤的高危人群，应给他们建立健康档案，督促他们进行有针对性的健康检查，以达到早期发现、早期诊断、早期治疗的目的。应选择有针对性的检查项目，提高恶性肿瘤的早期检出率。如对肺癌高危人群每半年至一年进行一次胸部 X 线检查；让乳腺癌高危人群学会自我检查，并进行定期专科检查等。一般而言，在具有恶性肿瘤危险因子但无任何症状的人群中发现的恶性肿瘤大部分处于早期阶段，对该阶段恶性肿瘤予以及时治疗，患者的生存率往往较高。

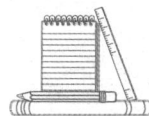

（3）恶性肿瘤患者的健康管理　恶性肿瘤患者是否复发、何时复发、是否出现远期并发症、何时出现远期并发症，均存在明显的不确定性。因此，要制订科学可行的监测方案，对健康管理效果进行定期评价，不断地对方案进行补充和完善，效果不佳时应及时予以调整。同时，应与患者家庭密切合作，注重患者的心理疏导，携手做好患者的健康管理工作。

三、慢性阻塞性肺疾病

（一）慢性阻塞性肺疾病的危险因素

慢性阻塞性肺疾病（chronic obstructive pulmonary disease，COPD）是以气流受限为特征的慢性呼吸系统疾病，主要包括慢性阻塞性支气管炎和慢性阻塞性肺气肿。COPD 的病因比较复杂，目前认为主要的危险因素包括吸烟、职业接触粉尘和烟雾、空气污染、童年时期频发呼吸系统感染、年龄、先天对哮喘易感及 α - 抗胰蛋白酶缺乏。其中，80% ~ 90% 的 COPD 因吸烟所致（包括主动吸烟和被动吸烟），初次吸烟年龄、吸烟数量及目前的吸烟状况是重要的决定因素。除上述因素外，气候变化，特别是寒冷空气，自主神经功能失调，老年人性腺、肾上腺功能衰退，维生素缺乏等，对 COPD 的发病也有一定影响。

（二）慢性阻塞性肺疾病的预防与管理

慢性阻塞性肺疾病的防治包括早期干预、稳定期治疗、急性加重期治疗与呼吸衰竭的抢救，同时应加强 COPD 的早筛、早诊和早治，强化政策引导和资源配置，以此有效遏制疾病增长带来的危害，增强人民群众健康获得感。

1. 早期干预　戒烟是有效、经济的手段；临床劝诫、宣传支持、治疗外的社会支持；针对香烟依赖进行治疗；预防和控制职业因素，改善环境卫生，处理工业和生活"三废"，消除大气污染，以降低发病率。

2. 稳定期治疗　利用健康教育提高患者应付疾病的能力和技巧。采取药物治疗、氧疗、呼吸康复和肺部手术治疗等措施改善症状和（或）减少并发症。对于有症状的患者，支气管炎扩张剂是重要治疗药物，如口服或吸入 β- 受体激动剂和 M 受体阻断剂、茶碱类口服药和 β - 受体激动剂与糖皮质激素的联合吸入治疗。增强体质，提高抗病能力和预防复发。

3. 急性加重期及呼吸衰竭的治疗　应根据急性加重程度，结合患者 COPD 的严重程度、并发症和以往加重频率，对患者进行针对性治疗。应以控制感染和止痰化咳为主，伴发喘息时，加用解痉平喘药物。

4. 健康管理　慢性阻塞性肺疾病的健康管理采取健康人群、特定人群、高危人群和患病人群防治相结合的策略。

（1）健康人群管理　对于这类人群主要通过健康教育来普及 COPD 知识，如 COPD 症状、危险因素、预防措施等。

（2）特定人群管理　对于有吸烟、职业性粉尘和化学物质等危险因素的接触史和既往史，有哮喘、呼吸道感染等呼吸系统疾病家族史和既往史的群体，应定期进行健康与疾病危险性评估，并制订健康管理方案，主要内容包括劝导戒烟，避免接触有害物质（粉尘、烟雾、有害颗粒、有害气体），远离受污染的环境，改善炉灶、厨房通风环境等。

（3）高危人群管理　高危人群指年龄超过 40 岁，常年大量吸烟，从事高危险职业（矿工、木材加工、造纸、建筑、运输、化工业、食品加工业、皮革业、橡胶业等），反复上呼吸道感染，易出现呼吸困难、胸闷等的人群。为这类人群建立健康档案，给予疾病危险性评估和健康管理方案，并定期做肺功能监测。使这类人群了解本人主要有哪些危险因素，如何降低风险，

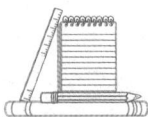

COPD 的主要临床表现，何时到医院就诊等。

（4）患病人群管理　根据症状评价（咳嗽、咳痰、呼吸困难和既往病史）、肺功能监测、多因素分级系统指数进行综合判断。给这类人群建立疾病档案，给予相应的健康管理措施，主要内容包括教育、督促患者戒烟，按医嘱服药，了解急性发作的判断、处理，掌握一般和某些特殊的治疗方法，学会自我控制病情的技巧等。健康管理的目的是降低风险水平、延缓疾病的进程、提高生存质量。

四、糖尿病

（一）糖尿病的危险因素

糖尿病是由于胰岛素分泌不足或（和）胰岛素的作用不足（靶组织对胰岛素敏感性降低）引起的以高血糖为主要特点的全身性代谢紊乱性疾病。临床上分为 4 型，其中 2 型糖尿病占糖尿病患者的 90% 以上，是预防与健康教育的重点。

1.遗传因素　1 型糖尿病具有遗传易感性。研究显示，2 型糖尿病也有很强的家族聚集性。据调查统计，约 35% 的 2 型糖尿病患者的双亲有一方或双方都患有糖尿病。

2.病毒感染　病毒感染一直被认为是可能引发糖尿病发生的启动因子。已知与糖尿病有关的病毒有柯萨奇病毒、腮腺炎病毒、风疹病毒、巨细胞病毒等。

3.超重与肥胖　是 2 型糖尿病重要的危险因素。约 60% 的 2 型糖尿病患者体重超重或肥胖。研究表明，向心性肥胖（腹型肥胖）患者发生糖尿病的危险性最高。若肥胖与家族史结合起来，则协同增加患 2 型糖尿病的危险性。调查发现，体质指数（BMI）≥ 25 的超重和肥胖者患糖尿病的概率是正常体重者的 2.6 倍。

4.饮食结构不合理和体力活动不足　高能量饮食、脂肪摄入过多、缺少膳食纤维等可增加糖尿病的发病危险性。缺乏体力活动容易使脂肪在体内积累，也可降低外周组织对胰岛素的敏感性，损害葡萄糖耐量而直接导致糖尿病。

5.社会经济状况　社会经济状况是 2 型糖尿病发生的一个综合危险因素。发达国家的糖尿病患病率高于发展中国家，即使在不发达的国家，富裕阶层糖尿病的患病率也明显高于贫穷阶层。

6.妊娠　研究表明，患妊娠糖尿病的妇女以后发生显性糖尿病的比例相当高。妊娠期糖尿病与后代患 2 型糖尿病也有关。

7.其他　自身免疫、高血压、长期的过度紧张，以及影响糖代谢的药物如利尿剂、糖皮质激素、类固醇类口服避孕药的使用等，也是糖尿病的危险因素。

（二）糖尿病的预防与管理

糖尿病防治要坚持预防为主，以基层为重点，强化政府、部门、社会、个人责任，形成有利于糖尿病防治的生活方式、生态环境和社会环境，降低因糖尿病及其并发症导致的死亡和伤残，提升人民群众健康素养水平。

1.一级预防　糖尿病的一级预防主要通过健康教育，普及糖尿病预防知识，改变人们的不良行为方式来实现。

（1）健康教育　世界卫生组织糖尿病专家委员会在报告中指出："教育是有效的治疗和医学预防的基础。有效治疗的目的在于争取糖尿病患者短期和长期的身体健康，并有益于医院病床的有效使用和卫生经济的改进。"在人群中开展多种形式的健康教育是糖尿病预防的重要措施。糖尿病教育的内容包括糖尿病基础知识、饮食控制、体育锻炼、降糖药物的使用、低血糖的预

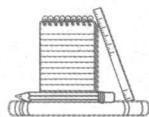

防与处理、尿糖和血糖的自我监测等。

（2）保持健康的心理和生活方式   积极参加有益健康的社交活动，保持乐观稳定的情绪，克服各种心理紧张和压力，保持有利于健康的生活方式，戒烟、戒酒，防止和纠正肥胖等。

（3）合理营养与膳食指导   膳食结构要合理，以植物性食物为主、动物性食物为辅；能量来源以粮食为主，避免能量摄入过多，维持理想体重；食物多样，粗、细粮搭配，多吃富含膳食纤维的食物；保证蛋白质、碳水化合物、维生素和无机盐的摄入，少吃高脂肪、高糖和高胆固醇的食物。

（4）参加适当的体育锻炼   参加适当的体育活动，有助于减肥、降低血糖、提高胰岛素的敏感性、增强器官功能，在心理、生活上有充实感和欣快感。

（5）控制高血压和高血脂   对有高血压、高血脂的个体，在控制体重的同时，注意治疗高血压，纠正血脂异常；膳食中特别要注意控制脂肪和食盐的摄入量。

2. 二级预防   通过体检、医院门诊检查等方式对高危人群进行筛查，及早发现无症状糖尿病患者，及早进行诊断和治疗，以减少和延缓糖尿病的发生。

3. 三级预防   对已确诊糖尿病的患者应进行综合性治疗，以减少或延缓糖尿病并发症的发生和发展，降低病死率和死亡率，提高患者的生活质量。

4. 健康管理   糖尿病健康管理中的基本健康信息的收集、对生活习惯的评估、对心脑血管疾病绝对风险的预测与评估与心脑血管疾病相似。糖尿病的健康管理主要是针对危险因素展开，包括三项关键内容：合理的营养和膳食指导、加强体重管理、增加体育锻炼和体力劳动。

（1）合理的营养和膳食指导   科学合理的膳食指导是糖尿病健康管理的基本手段。

（2）加强体重管理   肥胖，尤其是向心性肥胖，容易引起胰岛素抵抗及代谢紊乱，被认为是代谢综合征的基础病变。控制超重与肥胖和保持理想体重，是糖尿病预防及健康管理的关键。

饮食过量和缺乏体育锻炼是造成肥胖的主要原因，因此，减轻体重的方法是减少能量的摄入、积极参加体育锻炼及适当的体力劳动等。为了加强体重管理，应当提倡家中购买体重计，养成经常称量体重的习惯。只有这样，才能使肥胖者敏感地意识到体重增加和减肥的效果。肥胖者合理减肥速度应控制在每月 1 ～ 2kg 为宜。

（3）增加体育锻炼和体力劳动   运动及体力劳动可以消耗血糖，减少体内脂肪蓄积，提高胰岛素的敏感性，改善机体的代谢功能。适当的体力劳动不仅是预防糖尿病的有效措施，而且对控制血糖、血压、血脂及体重均有诸多益处。因此，运动对全面降低心脑血管疾病的综合风险非常重要。

糖尿病高危人群管理：①对发现的高危人群，尤其是有糖调节受损史、超重／肥胖者，建立档案，定期随访和管理。②利用社区门诊、上门随访等方式给予个体化生活方式指导，开具健康教育处方，进行危险因素干预。③定期开展高危因素评估，每年至少检测 1 次空腹血糖、餐后 2 小时血糖，有条件者每 3 年进行 1 次口服葡萄糖耐量试验。

糖尿病患者分级管理：①常规管理：针对血糖控制达标、无并发症和（或）并发症稳定的患者，至少 3 个月随访 1 次，监测病情控制和治疗情况，开展健康教育、非药物治疗、药物治疗和自我管理指导。②强化管理：针对血糖控制不达标、有并发症和（或）并发症不稳定的患者，至少 1 个月随访 1 次，严密监测病情控制情况，有针对性地开展健康教育、行为干预和自我管理技能指导，督促规范用药，注意疗效和不良反应，提出并发症预警和评价。

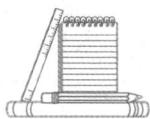

[**小结**]

　　慢性病是严重威胁我国居民健康的一类疾病，它不仅对人类的身心健康造成巨大危害，而且已成为影响国家经济、社会发展的重大公共卫生问题。慢性病的发生和流行与行为、环境、经济、社会、人口等因素密切相关。慢性病的防治应坚持预防为主、统筹协调、共建共享、分类指导原则，其防治策略涵盖全人群、高危人群、社区康复和健康促进策略四个方面。预防为主就是要加强行为和环境危险因素控制，强化慢性病早期筛查和早期发现，推动由疾病治疗向健康管理转变。健康管理的核心就是促进人们建立健康的行为和生活方式。近年来，我国针对慢性病防治关口不断前移，开展了全民健康生活方式行动，深入开展减盐、减油、减糖和"体重管理年"等专项行动，不断回应人民群众的健康新期待，为实现健康中国筑起更坚强的基石。

　　结合执业资格考试，主要涉及的考点：①慢性非传染性疾病的流行现状及防治策略。②慢性非传染性疾病的管理，疾病的管理概念、慢性非传染性疾病管理的原则。③慢性病自我管理。

复习思考

【单项选择题】

1. 位于死因顺位、疾病谱前列的疾病是（　　　）
　A. 传染病　　　　　　　　B. 营养缺乏病　　　　C. 消化系统疾病
　D. 慢性病　　　　　　　　E. 白血病

2. 慢性病种类很多，一般主要是指（　　　）
　A. 心脑血管疾病　　　　　B. 恶性肿瘤　　　　　C. 糖尿病
　D. 慢性阻塞性肺疾病　　　E. 以上都是

3. 慢性病的主要危险因素包括（　　　）
　A. 烟草使用　　　　　　　B. 不良饮食　　　　　C. 缺乏运动
　D. 有害使用酒精　　　　　E. 以上都是

4. 预防心脑血管疾病食盐每天摄入量应不超过（　　　）
　A. 25g　　　　　　　　　B. 20g　　　　　　　C. 15g
　D. 10g　　　　　　　　　E. 6g

5. 慢性病防治的重点应放在（　　　）
　A. 一级预防　　　　　　　B. 二级预防　　　　　C. 三级预防
　D. 一、二级预防　　　　　E. 二、三级预防

6. 慢性病健康管理的核心是（　　　）
　A. 健康教育　　　　　　　B. 健康促进　　　　　C. 健康评估
　D. 危险因素的监测和干预　E. 建立健康的行为和生活方式

7. 属于不可改变的危险因素是（　　　）
　A. 吸烟　　　　　　　　　B. 酗酒　　　　　　　C. 遗传
　D. 高血压　　　　　　　　E. 肥胖

8. 慢性病的特点不包括（　　　）
　A. 起病隐匿、病程长　　　B. 病因复杂、具有个体化特点
　C. 发病率、死亡率低　　　D. 属于常见病、多发病
　E. 诊疗费用高、临床疗效欠佳

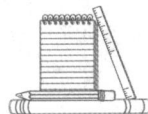

9. 慢性病自我管理的基本技能不包括（　　　）

A. 解决问题的技能

B. 决策技能

C. 建立良好医患关系的技能

D. 寻找和利用社区资源的技能

E. 为其他患者治疗疾病的技能

10. 属于糖尿病第三级预防措施的是（　　　）

A. 健康教育　　　　　　　B. 合理营养　　　　　　C. 综合治疗

D. 健康体检　　　　　　　E. 保持健康的生活方式

11. 慢性病患者自我管理的任务是（　　　）

A. 负责报告用药后效果　　　　B. 学会监测自己的病情

C. 养成锻炼身体的习惯　　　　D. 定期就诊

E. 以上都是

【简答题】

1. 什么是慢性病？常见慢性病的共同危险因素有哪些？

2. 简述慢性病的特点。

3. 简述慢性病防治策略的主要内容。

扫一扫，查阅
复习思考题答案

扫一扫，查阅
本模块 PPT、
视频等数字资源

项目八　社区传染病及突发公共卫生事件应急策略

【学习目标】

1. 掌握传染病感染过程的表现形式，传染病流行过程的三个环节，传染病的预防控制策略和措施，预防接种的定义和种类，国家免疫规划儿童免疫程序，突发公共卫生事件的定义、分类和分级。

2. 熟悉传染病的定义，传染源的定义和分类，传播途径的定义和特点，影响人群易感性的因素，突发公共卫生事件的报告与处理原则。

3. 了解影响传染病流行过程的因素，疫源地的定义、消灭条件，常见接种异常反应，突发公共卫生事件应急预案。

随着人类社会经济的发展，医学科学技术的进步，人类的传染病防治工作取得了巨大的成就，传染病发病率和死亡率都已明显下降，许多重大的传染病已得到有效控制，有些甚至已经消灭或接近消灭。尽管如此，传染病防治工作仍然需要得到高度重视，不容松懈。近年来，全球传染病疫情出现新的变化，一些新的传染性疾病流行、暴发事件不断发生，如传染性非典型肺炎、人感染高致病性禽流感等传染病的发生使我们更加重视传染病对人类健康和生存的威胁。因此，要加强重大疫情防控救治体系和应急能力建设，有效遏制重大传染性疾病的传播。

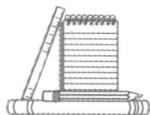

案例 2-7

流　感

1918 年西班牙暴发大流感，是历史上死亡人数最多的一次瘟疫。从 1918～1919 年，这场席卷全球的大流感夺去了 2000 万～4000 万人的生命，这个数字是第一次世界大战所造成死亡人数的 3 倍。病毒迅速地从欧洲传播至全世界，几乎没有一个国家能够幸免：在太平洋的西萨摩亚群岛，20% 的人死于非命；在印度，大约有 1200 万人丧生；当"西班牙流感"跨越大西洋来到美国时，惨祸达到了巅峰：由于病毒的肆虐，墓地管理员一天到晚忙个不停。"西班牙流感"如此厉害，以至于当时美国人的平均寿命也因此减少了 10 岁。

问题：

1. 什么是传染病？传染病传播的环节是什么？

2. 如何预防和控制传染病？

3. 查阅资料，了解近十年发生在全球的重大传染病疫情。

任务一　社区传染病的预防与控制

传染病（communicable diseases）是指由特异病原体（或它们的毒性产物）所引起的一类疾病，这种病原体及其毒性产物可以通过感染的人、动物或储存宿主以直接或间接方式传染给易感宿主。WHO 曾指出，传染病是我们面临着的十分严重的疾病负担之一。

一、传染病的流行过程及影响因素

（一）传染病发生的条件

任何一种传染病的发生、发展和传播都是病原体和宿主、病原体和外环境相互联系、相互作用和相互斗争的结果。病原体和宿主的一些生物学特征直接影响传染病发生的过程及结局。

1. 病原体基本特性

（1）传染力（infectivity）　指病原体引起易感宿主发生感染的能力。衡量传染力强弱的指标常用续发率，即易感者在暴露于病原体后发生感染的比例。有些传染病的病原体具有非常强的传染力，如天花、麻疹；而有些相对较弱，如麻风、结核等。

（2）致病力（pathogenicity）　指病原体侵入宿主后引起临床疾病的能力。致病力的大小常以病原体引起具有临床症状及体征的病例数占易感接触者的比例来衡量。

（3）毒力（virulence）　指病原体感染机体后引起疾病的严重程度。毒力的大小可以用重症病例和死亡病例占全体病例的比例进行衡量。

（4）抗原性变异　指病原体的基因突变导致病原体抗原性发生改变的现象。如甲型流感病毒，其表面抗原变异频繁，每发生一次大的变异，即形成一个流感病毒新亚型。因人群缺乏相应的免疫抗体导致发病进而流行。

（5）毒力变异　指由于病原体遗传物质发生变化，导致其毒力增强或减弱的现象。毒力增强导致疾病严重程度增高，而毒力减弱则是疫苗研制的重要途径和方法。

（6）耐药性变异　指病原体对某种抗生素从敏感变为不敏感或耐受的现象。近年来，细菌耐药性的问题日益突出，给传染病的预防和治疗带来了新的挑战。如结核杆菌耐药性增强不仅给治疗带来了困难，也是一些国家结核病疫情回升的重要原因之一。2007 年 6 月 WHO 报道，

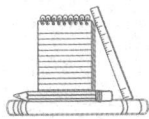

自 2006 年以来，已经有 37 个国家报道过此类病例，全球每年有 3 万余人感染新型的广泛耐药性结核。

2. 宿主（host）　指在自然条件下被病原体寄生的人或动物。当机体具有充分的免疫能力时，则病原体难以侵入，或难以在宿主体内生存、繁殖，也就不能导致感染和发病；否则，机体将会发生感染甚至发病。

（1）免疫力　指宿主针对某种病原体或其毒素产生的特异性抵抗力，常伴有特异活性的抗体或细胞的参与。这种抵抗力通常反映了宿主不易感染或发病的状态。

（2）免疫反应　指宿主对病原体的免疫反应包括非特异性反应和特异性免疫反应。特异性免疫反应主要包括细胞免疫和体液免疫。

3. 感染过程及感染谱

（1）感染过程（infection process）　也称传染过程，是指病原体进入机体后，病原体与机体相互作用的过程，亦即感染发生、发展、结束的整个过程。

（2）感染谱（spectrum of infection）　宿主感染病原体后，可以呈现出程度不同的反应，表现为隐性感染、显性感染、死亡等形式。感染谱也称感染梯度，是指传染过程中所体现的不同反应形式，具体表现为机体对病原体反应轻重程度的频率差异。

（二）传染病流行过程的三个环节

传染病在人群中发生流行必须具备三个基本条件，即流行过程的三个环节：传染源、传播途径和易感人群。这三个环节相互依赖、相互联系，缺少其中任何一个环节，新的传染病都不可能发生，流行过程即告终止。

1. 传染源（source of infection）　指体内有病原体生长、繁殖并且能排出病原体的人和动物，包括患者、病原携带者和受感染的动物。

（1）患者　患者体内通常存在大量病原体，又具有利于病原体排出的临床症状，如咳嗽、腹泻等，因此，患者是最重要的传染源。患者作为传染源的意义主要取决于病程的不同阶段所排出的病原体的数量和频度。

（2）病原携带者　指没有任何临床表现而能排出病原体的人。根据病原体的不同，病原携带者可以分为带菌者、带毒者和带虫者。病原携带者按其携带状态和疾病分期，分为潜伏期病原携带者、恢复期病原携带者和健康病原携带者三类。

1）潜伏期病原携带者：在潜伏期内携带并排出病原体者。所谓潜伏期（incubation period）是指病原体侵入机体到最早出现临床症状的这一段时间。潜伏期的长短主要受病原体的数量、毒力、侵入途径和机体状态等方面的影响。不同病例，其潜伏期也不同，有些传染病在潜伏期即具有传染性，而有些传染病在潜伏期不具传染性或传染性很小。

2）恢复期病原携带者：指临床症状消失后，仍能在一定时间内排出病原体的人。如痢疾、伤寒、白喉、流行性脑脊髓膜炎和乙型肝炎等，都可以有恢复期病原携带者。凡临床症状消失后病原携带时间在三个月以内者，称为暂时性病原携带者；超过三个月者，称为慢性病原携带者。少数人甚至可携带终身。因慢性病原携带者携带病原时间长，应高度重视其作为传染源的作用。

3）健康病原携带者：指整个感染过程中均无明显临床症状和体征而排出病原体的人。此类携带者多为隐性感染的结果，一般只能用实验方法证实。作为以隐性感染为主的传染病，如脊髓灰质炎、乙型肝炎等的健康病原携带者数量众多，是非常重要的传染源。

病原携带者作为传染源的意义主要取决于其排出的病原体量，携带病原体的时间长短，携

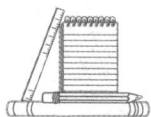

带者的职业、社会活动范围、个人卫生习惯，环境卫生条件及防疫措施等。在饮食服务行业、供水企业、托幼机构等单位工作的病原携带者对人群的健康威胁比较大。

（3）受感染的动物　人类的某些传染病是由动物传播造成的。这些疾病的病原体在自然界的动物间传播，因此也称动物传染病（zoonosis），在一定条件下可以传染给人，所致疾病称为自然疫源性疾病或人畜共患病，如鼠疫、森林脑炎、钩端螺旋体病、狂犬病、炭疽、血吸虫病等。动物作为传染源的意义主要取决于人与受感染动物接触的机会、密切程度，动物传染源的种类、密度，以及环境中是否有适宜该疾病传播的条件等。

2. 传播途径（route of transmission）　指病原体从传染源排出后，侵入新的易感宿主前，在外环境中所经历的全部过程。传染病可通过一种或多种途径传播，常见的传播途径有以下几种。

（1）经空气传播（air-borne infection）　其方式包括以下三种：①经飞沫传播，患者呼气、打喷嚏、咳嗽时可以经口鼻将含有大量病原体的飞沫排入环境。大的飞沫（直径在 100μm 以上）迅速降落到地面，小的飞沫（直径在 15 ～ 100μm）在空气中短暂停留，局限于传染源周围。因此，经飞沫传播只能累及传染源周围的密切接触者。这种传播在一些拥挤的公共场所，如车站、影剧院、临时工棚等较易发生。对环境抵抗力较弱的流感病毒、百日咳杆菌和脑膜炎双球菌常经此方式传播。②经飞沫核传播，飞沫核是飞沫表层水分蒸发后剩下的由蛋白质和病原体组成的核。直径约 1μm 的飞沫核可以气溶胶的形式漂流至远处。结核杆菌、白喉杆菌等耐干燥的病原体可经飞沫核传播。③经尘埃传播，含有病原体的飞沫或分泌物落在地面，干燥后形成尘埃，易感者吸入后即可感染。对外界抵抗力较强的病原体，如结核杆菌和炭疽杆菌的芽孢等，可通过尘埃传播。

经空气传播的传染病的流行特征：①传播广泛，传播途径易实现，发病率高。②冬、春季高发。③儿童、青少年及老年人多见。④在未免疫预防人群周期性升高。⑤受居住条件和人口密度等因素的影响较大。

（2）经水传播（water-borne infection）　传染病经水传播的方式包括经饮用水和经疫水传播。

1）经饮用水传播：如伤寒、霍乱、痢疾、甲型肝炎等许多肠道传染病可经饮用水源进行传播。饮用水受到污染的情况很多，如自来水管网破损后污水渗入所致，也可由粪便、污物或地面污物等污染水源所致。经饮用水传播的疾病常呈现为暴发。其流行特征：①病例分布与供水范围一致，有饮用同一水源史。②水源经常受到污染处病例终年不断。③除哺乳婴儿外，发病无年龄、性别、职业差别。④停用污染水源或采取消毒、净化措施后，暴发或流行即可平息。

2）经疫水传播：指易感者接触含有病原体的疫水时，病原体经过破损的皮肤、黏膜侵入机体而造成的传播，如血吸虫病、钩端螺旋体病等。其流行特征：①患者均有疫水接触史。②发病有季节性、职业性和地区性特征。③大量易感者进入疫区接触疫水时可致暴发或流行。④加强疫水处理和个人防护，可控制病例发生。

（3）食物传播（food-borne infection）　当食物本身含有病原体或受到病原体的污染时，可引起传染病的传播。经食物传播的传染病包括许多肠道传染病和某些寄生虫病，个别呼吸道传染病（结核病）及少数人畜共患病也可通过食物传播。受感染的动物食物如未经煮熟或消毒即食用便可引起感染。其流行病学特征：①患者有进食某一食物史，不食者不发病。②一次大量污染可呈现为暴发。③停止供应污染食品后，暴发或流行可平息。

（4）接触传播（contact infection）　包含下列两类传播方式：①直接接触传播，指在没有任何外界因素的参与下，传染源与易感者直接接触而引起疾病的传播，如性传播疾病、狂犬病等。②间接接触传播，指易感者接触了被传染源的排出物或分泌物等污染的日常生活用品所造成的传播，又称为日常生活接触传播。被污染的手在此类传播中起重要作用。常见于一些肠道传染病、皮肤传染病及某些对外环境抵抗力较强的呼吸道传染病。

接触传播的流行特征：①传染病经间接接触传播一般呈散发，很少造成流行。②无明显季节性。③个人卫生习惯不良和卫生条件较差的地区发病较多。④如切实改善个人卫生习惯及卫生条件后，可以减少或防止病例发生。

（5）媒介节肢动物传播（arthropod vector-borne infection） 传播方式包括机械携带和生物性传播：①机械携带传播，指媒介生物与病原体之间没有生物学依存关系，媒介生物对病原体仅起机械携带作用。如伤寒、痢疾等肠道传染病的病原体可以在苍蝇、蟑螂等体表和体内存活数天。节肢动物通过接触、反吐和粪便排出病原体等方式，污染食物或餐具，使接触者感染。②生物性传播，指病原体进入媒介生物体内，经过发育或繁殖，然后传给易感者。如乙脑病毒、疟原虫等是通过此方式传播。

虫媒传播的流行特征：①地区性分布明显。②具有职业性特征。③有一定的季节性特征。④暴露机会多的人群发病较多，如青壮年。

（6）土壤传播（soil-borne infection） 有些传染病可通过被污染的土壤传播。一些能形成芽孢的病原体（炭疽、破伤风等）污染土壤后可保持传染性达数十年之久。有些寄生虫卵从宿主排出后，需在土壤中发育一段时间才具有感染易感者的能力。经土壤传播的流行病学意义主要取决于病原体在土壤中的存活能力与存活时间、个体与土壤接触的机会、个人卫生习惯和卫生条件等因素。

（7）医源性传播（iatrogenic infection） 指在医疗、预防工作中，由于未能严格执行规章制度和操作规程，而人为地引起某些传染病的传播。如医疗器械消毒不严，药品或生物制剂被污染，患者在输血时感染艾滋病、丙型肝炎等。我国也曾报道过血友病患者因使用进口第Ⅷ因子而感染艾滋病的事例。

（8）垂直传播（vertical infection） 指病原体通过母体传给子代，也称为围产期传播或母婴传播。其传播方式包括：①经胎盘传播，受感染孕妇体内的病原体可经胎盘血液使胎儿受到感染，常见的有风疹病毒、艾滋病病毒、巨细胞病毒和乙型肝炎病毒等。②上行性感染，病原体从孕妇阴道经宫颈到达绒毛膜或胎盘引起胎儿感染，如单纯疱疹病毒、葡萄球菌、白假丝酵母菌等。③分娩时引起传播，分娩过程中胎儿在通过严重感染的产道时可被感染，如淋球菌、疱疹病毒。

传播途径是病原体实现不同宿主间转移所必须经历的中间环节，当某种传染病发生流行时，为控制传染病在人群中的传播蔓延，必须通过深入的流行病学调查了解其传播途径，并采取有针对性的防治措施，才能控制传染病的继续传播和流行。需要注意的是，许多传染病可通过一种以上途径传播，以哪一种途径传播取决于病原体所处环境的流行病学特征和病原体自身的流行病学特征。如甲型肝炎既可经水、食物传播，还可经媒介节肢动物、日常生活接触等多种途径进行传播。

3. 易感人群 指有可能发生传染病感染的人群。换句话说，易感染人群就是对某传染病的病原体不具备免疫力的人群。人群作为一个整体对传染病的易感程度称为人群易感性（herd susceptibility）。人群易感性的高低取决于该人群中易感个体占全部人口的比例。与之相对应的是人群免疫力（herd immunity），即人群作为一个整体对传染病侵入和传播的抵抗能力。要评价人群易感性高低，可以从人群中该病既往流行情况、针对该病的预防接种情况及抗体水平检测结果等进行判定。

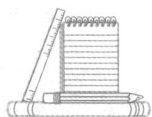

（1）使人群易感性升高的主要因素　①新生儿增加：婴儿出生后，胎传免疫会逐渐减弱，一般出生 6 个月以上未经人工免疫的婴儿对许多传染病易感。②易感人口迁入：流行区的居民因隐性或显性感染而获得免疫力，当大量缺乏相应免疫力的非流行区居民进入，则会使流行区人群的易感性增高。③免疫人口免疫力自然消退：当人群的病后免疫或人工免疫水平随时间逐渐消退时，人群的易感性升高。④免疫人口死亡：免疫人口的死亡可相对地使人群易感性增高。

（2）使人群易感性降低的主要因素　①预防接种：预防接种可提高人群对传染病的特异性免疫力，是降低人群易感性的重要措施。预防接种必须按程序规范实施。②传染病流行：一次传染病流行后，人群中相当部分的人因发病或隐性感染而获得免疫，人群中免疫人口数量和比例增加，人群易感性降低。这种免疫力可以持续较短时间，也可以是终身免疫，因病种而不同。

（三）影响传染病流行过程的因素

传染病的流行依赖于传染源、传播途径和易感者三个环节的连接和延续，任何一个环节的变化都可能影响传染病的流行和消长。这三个环节的连接往往受到自然因素和社会因素的影响和制约。如艾滋病流行的生物学因素是艾滋病病毒的出现，而人们不正确的社会价值观、不良的性观念和性行为，以及吸毒等则是导致其流行的社会因素。

1. 自然因素对流行过程的影响　自然因素包括气候、地理、土壤等环境物质条件方面的因素及动植物方面的生物学因素，其中气候与地理因素对流行过程的影响最为明显。某些地形、地貌有某些种类的动物传染源生存，因而导致某些疾病的自然疫源性。如野鼠鼠疫的传染源旱獭只栖息在高山、草原，而肾病综合征出血热的传染源黑线姬鼠则栖息在潮湿、多草地区。

2. 社会因素对流行过程的影响　社会因素包括人类的一切活动，如人们的卫生习惯、卫生条件、医疗卫生状况、生活条件、居住环境、人口流动、风俗习惯、宗教信仰、社会动荡等。近年来，新发、再发传染病的流行很大程度上受到了社会因素的影响。社会因素对流行过程的影响也是复杂的，既可以促进传染病的流行，也可以对传染病的流行产生抑制作用。如人类社会经济的发展推动了医学科学技术的进步，也促进了人们卫生条件、卫生习惯、卫生知识水平的明显改善，可以对传染病流行产生明显的抑制作用；相反，社会经济发展水平低下，社会生活秩序动荡不安，甚至发生战争、灾害等，往往可以促进传染病的发生和流行。

综上所述，自然因素与社会因素对传染病流行过程都能产生影响。实际工作中，应该认真分析传染病流行因素，从生物学与社会学两方面开展传染病的防治工作。

（四）疫源地

1. 定义　疫源地（infectious focus）是指传染源及其排出的病原体向四周播散所能波及的范围，即可能发生新感染或新病例的范围。每个传染源可单独构成一个疫源地，但在一个疫源地内可同时存在多个传染源。范围较小的疫源地（只有一个传染源）称为疫点，范围较大的疫源地称为疫区。

影响疫源地范围大小的因素：①传染源存在的时间。②传染源活动的范围。③传播途径的特点。④周围人群免疫力。发生接触传播或飞沫传播传染病的疫源地可能限于传染源的住所及活动范围，如飞沫传播的麻疹；而发生虫媒传播疾病的疫源地则包括以媒介生物所能到达的距离为半径的整个圆的面积，如蚊虫传播的疟疾。

2. 疫源地消灭的条件　控制疫源地的范围、缩小疫源地，甚至消灭疫源地是传染病预防控制的重要措施。

疫源地消灭的条件包括：①传染源已被移走（住院隔离、已经治愈或死亡）。②传染源播散在环境中的病原体被彻底消灭。③所有易感接触者经过该病的最长潜伏期没有新病例或新感染

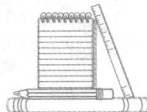

发生。具备这两个条件时，针对疫源地的相关处理措施即可停止。

3. 疫源地与流行过程 在传染病流行病学中，一系列相互联系、相继发生的疫源地构成了传染病的流行过程（epidemic process）。疫源地是流行过程的组成部分，一旦疫源地被全部消灭，流行过程即告中断，流行即告终止。

二、传染病的预防控制策略

（一）预防为主

预防为主是我国的基本卫生工作方针。多年来，我国对传染病"以预防为主，群策群力，因地制宜，发展三级保健网，采取综合性防治措施"。传染病的预防就是在疫情尚未出现时，针对可能暴露于病原体并发生传染病的易感人群或传播途径采取措施。

1. 提高人群免疫力 免疫预防是控制具有有效疫苗免疫的传染病发生的重要策略。全球消灭天花、脊髓灰质炎的基础是开展全面、有效的人群免疫。实践证明，许多传染病，如麻疹、白喉、百日咳、破伤风、乙型肝炎等，都可通过人群大规模免疫接种来控制流行，可将发病率降至相当低的水平。

2. 改善卫生条件 保护水源，提供安全的饮用水，加强粪便管理、无害化处理，加强食品卫生监督、管理，改善居民的居住条件，改善环境卫生条件等，都有助于从根本上杜绝传染病的发生和传播。

3. 加强健康教育 健康教育可通过改变人们的不良卫生习惯和行为来保护易感人群，切断传染病的传播途径。健康教育的形式多种多样，可通过大众媒体、专业讲座和各种针对性手段来使不同教育背景的人群获得有关传染病预防的知识，其效果取决于宣传方式与受众的匹配性。健康教育使传染病预防成效卓越，如安全性行为知识与艾滋病预防、饭前便后洗手与肠道传染病预防、体育锻炼与增强机体免疫力等，是一种低成本、高效果的传染病防治方法。

（二）加强传染病监测

传染病监测是疾病监测的一种，其监测内容包括：传染病发病、死亡情况，病原体型别、特性、分布，媒介昆虫和动物宿主种类、分布及病原体携带状况，人群免疫水平及人口资料等。必要时还应开展对流行因素和流行规律的研究，并评价防疫措施的效果。我国的传染病监测包括常规报告和哨点监测。当前常规报告覆盖了甲、乙、丙三类共41种法定报告传染病。国家还在各地设立了上百个艾滋病等疾病的监测哨点。

（三）建立传染病预警制度

我国已建立了传染病预警制度，即国务院卫生行政部门和省、自治区、直辖市人民政府根据对传染病发生、流行趋势的预测，及时发出传染病预警，根据情况予以公布。县级以上地方人民政府应当制定传染病预防、控制预案，报上一级人民政府备案。

（四）加强传染病预防控制管理

一是制定严格的标准和管理规范，对从事病原生物研究的实验室、传染病菌种和毒种库等进行监督管理。二是加强血液及血液制品、生物制品、与病原生物有关的生物标本等的管理。三是加强对从事传染病相关工作人员的培训。

（五）传染病的全球化控制

传染病的全球化流行趋势日益明显，说明传染病的全球化控制策略的重要性。继1980年全球宣布消灭天花后，WHO于1988年启动了全球消灭脊髓灰质炎行动。1988年，全球超过125个国家有脊髓灰质炎流行，每年造成35万多名儿童瘫痪。经过努力，全球脊髓灰质炎病例减少

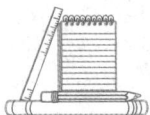

了 99% 以上。截至 2012 年 5 月，全球只有 55 起报告病例，有脊髓灰质炎发病的国家由 125 个降至 3 个（尼日利亚、巴基斯坦和阿富汗）。中国在 2000 年也正式被 WHO 列为无脊髓灰质炎野毒株感染国家。

为了有效遏制全球结核病流行，2001 年 WHO 发起了全球"终止结核病"的一系列活动，其设立的目标：2005 年，全球结核病感染者中的 75% 得到诊断，其中 85% 被治愈。2010 年，全球结核病负担（死亡和患病）下降 50%。预计到 2050 年，全球结核病发病率降至 1/100 万。

此外，针对艾滋病、疟疾和麻风的全球性策略也在世界各国不同程度地展开。全球化预防传染病策略的效果正日益突显。

三、传染病的预防控制措施

在未来相当长一段时间内，传染病的预防与控制仍将是我国疾病预防与控制的重要内容之一。由于传染源、传播途径和易感人群是构成传染病流行过程的三个基本环节，必须同时具备，缺一不可，因此，传染病预防和控制的基本策略就是针对这三个环节采取相应措施。

（一）针对传染源的措施

1. 患者　针对患者的措施应做到"五早"，即早发现、早诊断、早报告、早隔离、早治疗。一旦被诊断为传染病或疑似传染病患者，就应按传染病防治法规定，实行分级管理。

（1）早报告　传染病报告是传染病监测的手段之一，也是控制和消除传染病发生和流行的重要措施。我国 1989 年颁布的《中华人民共和国传染病防治法》中规定的传染病分为甲、乙、丙三类，共 35 种。2004 年修订后，规定的传染病仍为甲、乙、丙三类，病种调整为 37 种。2008 年，卫生部公布增加手足口病为丙类传染病；2009 年增加甲型 H1N1 流感为乙类传染病；2013 年将甲型 H1N1 流感从乙类调整为丙类，并纳入现有流行性感冒进行管理；2013 年《中华人民共和国传染病防治法》再次修正后，规定的传染病分为甲、乙、丙三类，共 39 种，具体如下。

甲类：鼠疫、霍乱，共 2 种。

乙类：传染性非典型肺炎、艾滋病、病毒性肝炎、脊髓灰质炎、人感染高致病性禽流感、麻疹、流行性出血热、狂犬病、流行性乙型脑炎、登革热、炭疽、细菌性和阿米巴性痢疾、肺结核、伤寒和副伤寒、流行性脑脊髓膜炎、百日咳、白喉、新生儿破伤风、猩红热、布鲁氏菌病、淋病、梅毒、钩端螺旋体病、血吸虫病、疟疾、人感染 H7N9 禽流感，共 26 种。

丙类：手足口病、流行性感冒、流行性腮腺炎、风疹、急性出血性结膜炎、麻风病、流行性和地方性斑疹伤寒、黑热病、包虫病、丝虫病，以及除霍乱、细菌性和阿米巴性痢疾、伤寒和副伤寒以外的感染性腹泻病，共 11 种。

同时规定，对乙类传染病中的传染性非典型肺炎、炭疽中的肺炭疽、人感染高致病性禽流感，采取甲类传染病的预防、控制措施。其他乙类传染病和突发原因不明的传染病需要采取甲类传染病的预防、控制措施的，由国务院卫生行政部门及时报经国务院批准。省、自治区、直辖市人民政府对本行政区域内常见、多发的其他地方性传染病，可以根据情况决定按照乙类或者丙类传染病管理并予以公布，报国务院卫生行政部门备案。

2006 年，卫生部新修订的《突发公共卫生事件与传染病疫情监测信息报告管理办法》中明确规定：各级各类医疗机构、疾病预防控制机构、采供血机构均为责任报告单位，其执行任务的人员和乡村医生、个体开业医生均为责任疫情报告人，必须按照传染病防治法的规定进行疫情报告，履行法律规定的义务。

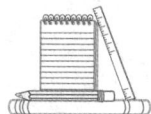

责任报告单位和责任疫情报告人发现甲类传染病和乙类传染病中的肺炭疽、传染性非典型肺炎、脊髓灰质炎、人感染高致病性禽流感的患者或疑似患者时，或发现其他传染病和不明原因疾病暴发时，应于 2 小时内将传染病报告卡通过网络报告；未实行网络直报的责任报告单位应于 2 小时内以最快的通信方式（电话、传真）向当地县级疾病预防控制机构报告，并于 2 小时内寄送出传染病报告卡。对其他乙类传染病、丙类传染病患者、疑似患者和规定报告的传染病病原携带者诊断后，实行网络直报的责任报告单位应于 24 小时内进行网络报告；未实行网络直报的责任报告单位应于 24 小时内寄送出传染病报告卡。

2013 年 11 月，国家卫生和计划生育委员会在其网站中发布的《关于调整部分法定传染病病种管理工作的通知》中规定：根据《中华人民共和国传染病防治法》相关规定，将人感染 H7N9 禽流感纳入法定乙类传染病；将甲型 H1N1 流感从乙类调整为丙类，并纳入现有流行性感冒进行管理；解除对人感染高致病性禽流感采取的传染病防治法规定的甲类传染病预防、控制措施。2020 年 1 月，国家卫生健康委员会发布公告，将新型冠状病毒感染的肺炎纳入乙类传染病，并采取甲类传染病的预防、控制措施。自 2023 年 1 月起，将新型冠状病毒肺炎更名为新型冠状病毒感染，并将新型冠状病毒感染从乙类甲管调整为乙类乙管。2023 年 9 月，国家卫生健康委员会发布公告，将猴痘纳入乙类传染病。自此法定的乙类传染病增加至 28 种，甲、乙、丙法定传染病总数增加至 41 种。

（2）早期隔离与治疗　对甲类传染病患者和乙类传染病中的传染性非典型肺炎、肺炭疽、人感染高致病性禽流感患者，必须实施医院隔离治疗。其他乙类传染病患者，根据病情可在医院或家中隔离。隔离通常应至临床或实验室证明患者已痊愈为止。传染病疑似患者必须接受医学检查、随访或隔离措施，不得拒绝。甲类传染病疑似患者必须在指定场所进行隔离观察、治疗。乙类传染病疑似患者可在医疗机构指导下治疗或隔离治疗。

2. 病原携带者　对病原携带者，应做好登记、管理和随访，直至其病原体检查 2 ～ 3 次为阴性。在饮食、托幼和服务行业工作的病原携带者须暂时离开工作岗位。久治不愈的伤寒或病毒性肝炎病原携带者不得从事食品行业、服务行业及托幼机构工作。艾滋病、乙型和丙型病毒性肝炎、疟疾病原携带者严禁做献血员。

3. 接触者　凡与传染源有过接触并有可能受感染者都应接受检疫。检疫期为最后接触日至该病的最长潜伏期。

（1）留验　即隔离观察。甲类传染病接触者应留验，即在指定场所进行观察，限制活动范围，实施诊察、检验和治疗。

（2）医学观察　乙类和丙类传染病接触者可正常工作、学习，但需接受体检、测量体温、病原学检查和必要的卫生处理等医学观察。

（3）应急接种和药物预防　对潜伏期较长的传染病如麻疹，可对接触者施行预防接种。此外，还可采用药物预防，如服用青霉素预防猩红热，服用乙胺嘧啶或氯喹预防疟疾等。

4. 动物传染源　对危害大且经济价值不大的动物传染源应予彻底消灭。对危害大的病畜或野生动物应予捕杀、焚烧或深埋。对危害不大且有经济价值的病畜可予以隔离治疗。此外，还要做好家畜和宠物的预防接种和检疫。

（二）针对传播途径的措施

由于不同传染源的传播途径存在差异，因此需要针对各种传播途径的特点采取不同措施。如对肠道传染病，应做好粪便、垃圾、污水处理，注意食品和饮水卫生，培养个人卫生习惯等。经媒介昆虫传播的疾病，可根据不同媒介昆虫的生态习性特点采取不同的杀虫方法。对呼吸道

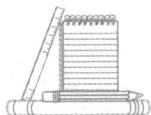

传染病，应采取空气消毒、戴口罩、加强通风等措施。

消毒（disinfection）是用化学、物理、生物的方法杀灭或消除环境中的致病性微生物的一种措施，包括预防性消毒和疫源地消毒两大类。

1.预防性消毒 指针对可能受到病原微生物污染的场所和物品施行消毒，如乳制品消毒、饮水消毒、空气消毒等。

2.疫源地消毒 指对现有或曾经有传染源存在的场所进行消毒，目的是消灭传染源排出的致病性微生物。疫源地消毒分为随时消毒和终末消毒。

（1）随时消毒（current disinfection） 当传染源还存在时，对其排泄物、分泌物及其所污染的物品和场所及时进行消毒。

（2）终末消毒（terminal disinfection） 当传染源痊愈、死亡或离开后所做的一次性彻底消毒，其目的是完全清除传染源所播散、留下的病原微生物。通常情况下，病原微生物对外界抵抗力较强的疾病才需要进行终末消毒，如霍乱、鼠疫、伤寒、病毒性肝炎、结核、炭疽、白喉等。而对外界抵抗力较弱的疾病病原体如水痘、流感、麻疹等一般不需要进行终末消毒。

（三）针对易感者的措施

1.免疫预防 传染病的免疫预防包括主动免疫和被动免疫。其中计划免疫是预防传染病流行的重要措施，属于主动免疫。此外，当传染病流行时，被动免疫可以为易感者提供及时的保护抗体，如注射胎盘球蛋白和丙种球蛋白预防麻疹、流行性腮腺炎、甲型肝炎等。高危人群应急接种可以通过提高群体免疫力来及时制止传染病大面积流行。

2.药物预防 药物预防也可以作为一种应急措施来预防传染病的扩散。但药物预防作用时间短，效果不巩固，易产生耐药性，因此其应用具有较大的局限性。一般情况下不提倡使用药物预防。

3.个人防护 接触传染病的医务人员和实验室工作人员应严格遵守操作规程，配置和使用必要的个人防护用品。有可能暴露于传染病生物传播媒介的个人需穿戴防护用品如口罩、手套、护腿、鞋套等。疟疾流行区可使用个人防护蚊帐。安全的性生活应使用安全套。

（四）传染病暴发、流行的紧急措施

根据传染病防治法规定，在有传染病暴发、流行时，县级以上地方人民政府应当立即组织力量，按照预防、控制预案进行防治，切断传染病的传播途径，报经上一级人民政府批准后，可以采取下列紧急措施。

1.限制或者停止集市、影剧院演出或其他人群聚集的活动。

2.停工、停业、停课。

3.封闭或者封存被传染病病原体污染的公共饮用水源、食品及相关物品。

4.控制或者扑杀染疫野生动物、家畜家禽。

5.封闭可能造成传染病扩散的场所。

甲类、乙类传染病暴发、流行时，县级以上地方人民政府报经上一级人民政府决定，可以宣布本行政区域部分或者全部为疫区；国务院可以决定并宣布跨省、自治区、直辖市的疫区。县级以上地方人民政府可以在疫区内采取上述紧急措施，并可以对出入疫区的人员、物资和交通工具实施卫生检疫。省、自治区、直辖市人民政府可以决定对本行政区域内的甲类传染病疫区实施封锁；但是，封锁大、中城市的疫区或者封锁跨省、自治区、直辖市的疫区，以及封锁疫区导致中断干线交通或者封锁国境的，由国务院决定。

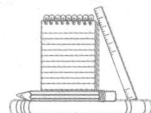

四、计划免疫及其评价

计划免疫（planned immunization）是指根据疫情监测和人群免疫状况分析，按照科学的免疫程序，有计划地使用疫苗对特定人群进行预防接种，以提高人群免疫水平，达到控制乃至最终消灭传染病的目的。预防接种（vaccination）是指将抗原或抗体注入机体，使其获得或产生对某些传染病的特异性免疫力，以提高个体或群体的免疫水平，从而保护易感人群，预防传染病的发生。在传染病预防控制的历史上，预防接种对人类作出了巨大贡献，即使是抗生素的发明和应用也无法与疫苗免疫接种在传染病防治，以及降低发病率和死亡率的作用相比。有效的疫苗和疫苗免疫计划已成功地消灭了曾经是人类传染病"头号杀手"的天花。在麻疹疫苗免疫覆盖率较高的国家，麻疹的发病率和死亡率已降至极低水平。

知识链接

预防接种反应

预防接种后，除了可引起有益的免疫反应外，也有可能产生不良反应或变态反应。

1. 一般反应　接种几小时到 24 小时内，在接种部位局部有红、肿、热、痛等炎性反应，有时可能伴有发热、寒战、呕吐、头昏、恶心、腹痛、腹泻等症状，一般反应属正常的免疫反应，不需要做任何处理，1～2 天即可消失。

2. 异常反应　少数人接种后出现并发症，如晕厥、过敏性休克、变态反应性脑脊髓膜炎、过敏性皮炎、血管神经性水肿等。异常反应后果严重，甚至可能有生命危险，必须及时抢救。

3. 偶合疾病　是指与预防接种无关，只是时间上的巧合而被误认为由接种所引起的疾病。出现这种情况时，医生要及时做出正确判断，并向患者家属说明情况。

为减少不良反应的发生，应该在接种前了解接种疫苗的品种、作用、禁忌、不良反应及注意事项，了解儿童的健康状况、有无接种禁忌等；接种后，儿童需在接种门诊留观 30 分钟，以便及时发现和处理可疑反应。

（一）预防接种的种类

1. 人工自动免疫　通过人工免疫方法，使宿主对相应传染病产生特异性免疫力的方法，称为人工自动免疫或人工主动免疫（active immunization）。其作用的大小取决于宿主所产生的免疫反应强度。影响宿主免疫反应的因素包括：免疫制剂因素，如抗原成分、抗原量等；宿主因素，如年龄、遗传易感性等；免疫途径，如肌内注射、口服等。

人工主动免疫的接种时间一般要求在传染病流行前数周进行，从而使机体有足够的时间产生免疫反应。人工主动免疫制剂主要如下。

（1）全病原体疫苗　这类疫苗包括：①减毒活疫苗，由无毒或弱毒菌株或病毒株所制成，如麻疹疫苗、卡介苗、脊髓灰质炎疫苗。减毒活疫苗进入机体后，减毒株在宿主体内复制和增殖，引导宿主产生免疫。减毒活疫苗的作用类似于自然感染，其潜在优势在于它还可导致减毒株在易感者之间的水平传播，这种传播可能会增加人群的实际免疫覆盖率，但问题是水平传播同样可能增加了减毒株恢复毒力的可能性。因此，对于有可能产生水平传播的疫苗减毒株，必须实施严格监测。②灭活疫苗，通过人工的方法将细菌灭活，但仍保留抗原性。如灭活的霍乱弧菌菌苗等。灭活疫苗的优点是制备方便、易于保存、不良反应小，但缺点是免疫效果有时不

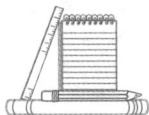

太理想。

（2）成分疫苗 用生物、化学方法提取或基因工程菌表达病原体的某种（些）抗原成分，制备成疫苗，如白喉类毒素疫苗、基因工程表达的乙肝表面抗原疫苗等都属于这类疫苗。

（3）DNA 疫苗 利用基因工程技术，将病原体的抗原基因构建入合适的载体，然后直接将 DNA 接种于机体，产生特异性免疫力。

2. 人工被动免疫 将含有抗体的血清或其制剂直接注入机体，使机体立即获得抵抗某种传染病的能力的方法，称为人工被动免疫（passive immunity）。常用的人工被动免疫制剂包括：①免疫血清，指抗毒素、抗菌和抗病毒血清等的总称。这种血清含大量抗体，进入机体后可及时产生保护作用。但其在体内停留时间和作用时间都较短。由于免疫血清为动物血清，含大量异体蛋白，易导致过敏反应，只有免疫血清过敏试验阴性者方可使用。②丙种球蛋白，是由健康产妇的胎盘与脐带血或健康人血制成的，可用于预防甲型肝炎、麻疹等。

3. 被动自动免疫 在注射破伤风或白喉抗毒素实施被动免疫的同时，接种破伤风或白喉类毒素疫苗，使机体迅速获得自身特异性抗体，产生持久的免疫力。

（二）计划免疫方案

1. 扩大免疫规划 20 世纪 70 年代，WHO 开展了全球扩大免疫规划（EPI）活动。EPI 是全球性的一项重要的公共卫生行动，我国 1980 年正式加入全球 EPI 活动。

2. 我国的计划免疫程序 我国计划免疫工作的主要内容是儿童基础免疫。2007 年 12 月，卫生部印发了《扩大国家免疫规划实施方案》。该方案规定：在现行全国范围内使用的乙肝疫苗、卡介苗、脊髓灰质炎疫苗、百白破疫苗、麻疹疫苗、白破疫苗 6 种国家免疫规划疫苗的基础上，以无细胞百白破疫苗替代百白破疫苗，将甲肝疫苗、流脑疫苗、乙脑疫苗、麻腮风疫苗纳入国家免疫规划，对适龄儿童进行常规接种；在重点地区对重点人群进行出血热疫苗接种；发生炭疽、钩端螺旋体病疫情或发生洪涝灾害可能导致钩端螺旋体病暴发流行时，对重点人群进行炭疽疫苗和钩体疫苗应急接种。通过接种上述疫苗，预防 15 种传染病。此后，我国根据扩大国家免疫规划实施方案的要求，不断增加新的疫苗种类。目前我国实施的儿童基础免疫程序是根据 2021 年 3 月国家卫生健康委员会发布的《国家免疫规划疫苗儿童免疫程序及说明》所执行的，具体程序见表 2-5。

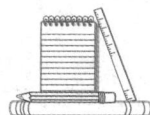

表 2-5　国家免疫规划疫苗儿童免疫程序表（2021 年版）

可预防疾病	疫苗种类	接种途径	剂量	英文缩写	出生时	1月	2月	3月	4月	5月	6月	8月	9月	18月	2岁	3岁	4岁	5岁	6岁
乙肝	乙肝疫苗	肌内注射	10μg或20μg	HepB	1	2					3								
结核病[1]	卡介苗	皮内注射	0.1mL	BCG	1														
脊髓灰质炎	脊灰灭活疫苗	肌内注射	0.5mL	IPV			1	2											
	脊灰减毒活疫苗	口服	1粒或2滴	bOPV					3								4		
百日咳、白喉、破伤风	百白破疫苗	肌内注射	0.5mL	DTaP				1	2	3				4					
	白破疫苗	肌内注射	0.5mL	DT															5
麻疹、风疹、流行性腮腺炎	麻腮风疫苗	皮下注射	0.5mL	MMR								1		2					
流行性乙型脑炎[2]	乙脑减毒活疫苗	皮下注射	0.5mL	JE-L								1			2				
	乙脑灭活疫苗	肌内注射	0.5mL	JE-I								1、2			3				4
流行性脑脊髓膜炎	A群流脑多糖疫苗	皮下注射	0.5mL	MPSV-A							1		2						
	A群和C群流脑多糖疫苗	皮下注射	0.5mL	MPSV-AC												3			4
甲肝[3]	甲肝减毒活疫苗	皮下注射	0.5mL或1.0mL	HepA-L										1					
	甲肝灭活疫苗	肌内注射	0.5mL	HepA-I										1	2				

注：1. 主要指结核性脑膜炎、粟粒性肺结核等。2. 选择接种乙脑减毒活疫苗时，采用两剂次接种程序。选择接种乙脑灭活疫苗时，采用四剂次接种程序。乙脑灭活疫苗第 1 和第 2 剂间隔 7～10 天。
3. 选择接种甲肝减毒活疫苗时，采用一剂次接种程序。选择接种甲肝灭活疫苗时，采用两剂次接种程序。

（三）计划免疫评价指标

计划免疫评价指标包括效果评价指标和计划免疫管理评价指标。效果评价指标主要有抗体阳转率、保护率和效果指数等。管理评价内容包括疫苗接种和资料管理情况、冷链管理情况、疫苗管理情况等。本文仅介绍效果评价指标。

1. 抗体阳转率

抗体阳转率 =（抗体阳性人数 / 疫苗接种人数）×100%

2. 保护率

保护率 =［（对照组发病（死亡）率 − 接种组发病（死亡）率）/ 对照组发病（死亡）率］×100%

3. 效果指数

效果指数 =［对照组发病（死亡）率 / 接种组发病（死亡）率］×100%

抗体阳转率为免疫学效果评价指标；保护率和效果指数为流行病学效果评价指标，可通过流行病学试验获得。此外，还可用抗体平均滴度、抗体持续时间等来评价免疫学效果。

任务二　突发公共卫生事件及其应急处理

案例 2–8

非典型肺炎流行引发的突发公共卫生事件

2002 年 11 月 16 日，我国广东省发现首例非典型肺炎患者，在随后的几个月里，广东省部分地区陆续出现一些非典型肺炎患者。2003 年 1 月起，疫情加速扩散，2 月已成全球流行态势。同年 3 月 15 日，WHO 将这次突然发生的并不断扩散的非典型肺炎正式命名为严重急性呼吸综合征（severe acute respiratory syndrome，SARS）。根据 WHO 网站报告，截至 2003 年 8 月，这场突如其来的 SARS 事件波及 31 个国家和地区，共计报告了临床诊断病例 8098 例，死亡 774 例，对社会公众的健康和社会经济造成了极其严重的影响。

问题：

1. 根据该案例的特点，请总结什么是突发公共卫生事件？

2. 为什么说 SARS 事件是一次突发公共卫生事件？其具备了哪些基本特征？

突发公共卫生事件是一项重大的社会问题，直接关系到公众的健康、经济的发展和社会的安定，并日益成为社会普遍关注的热点问题。多年来，在全人类的共同努力下，疾病预防控制和突发性公共卫生事件的防范处理取得了较大的成绩。但是，重大突发性公共卫生事件形势依然严峻。如 2011 年 3 月 11 日发生的日本福岛核电站核泄漏事故被认为是自 1986 年乌克兰切尔诺贝利核泄漏以来最严重的核灾难；2015 年 8 月 12 日，发生在天津滨海新区的爆炸事故；2019 年 12 月以来发生全球大流行的新型冠状病毒感染等，这些突发性的公共卫生事件，均对社会造成了极大的恐慌和危害。因此探索突发公共卫生事件的发生、发展规律，以及研究预防事件发生、控制事件发展、消除事件危害的对策和措施，有着十分重要的现实意义。

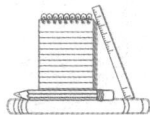

一、突发公共卫生事件的概述

(一) 突发公共卫生事件的概念

2003 年 5 月 9 日，国务院公布施行了《突发公共卫生事件应急条例》（以下简称《条例》），在《条例》中明确了突发公共卫生事件（emergency public health events）的概念，即指突然发生，造成或者可能造成社会公众健康严重损害的重大传染病疫情、群体性不明原因疾病、重大食物和职业中毒及其他严重影响公众健康的事件。突发公共卫生事件必然具备两个基本要素：一是事件突然发生，出乎意料；二是威胁到公众的健康。可以认为，突发公共卫生事件是突发事件的特例。SARS 是人类未曾经历过的，而且突然发生、迅速传播，造成了大量人员健康受损甚至死亡，属于重大传染病疫情，是一起典型的突发公共卫生事件。

(二) 突发公共卫生事件的分类

根据《突发公共卫生事件应急条例》，突发公共卫生事件分为重大传染病疫情、群体性不明原因疾病、重大中毒事件和其他严重影响公众健康的事件四类。

1. 重大传染病疫情 指某种传染病在短时间内发生，波及范围广泛，出现大量的患者或死亡病例，发病率远远超过常年的发病率水平。重大传染病疫情包括鼠疫、肺炭疽和霍乱的暴发，动物间鼠疫、布鲁氏杆菌病和炭疽等流行，乙类、丙类传染病暴发或多例死亡，出现罕见或已消灭的传染病、新传染病的疑似病例等。

在历史上，传染病引发的突发公共卫生事件曾给人类带来极大的灾难。随着社会的发展，预防和控制传染病的技术不断提高，使得传染病的发病率和死亡率大幅下降。但这并不意味着传染病的威胁就不存在；相反，由于社会经济的全球化和人们生活水平的日益提高，人们交往更加频繁，人口流动范围更加广泛，增加了传染病传播与扩散的机会，同时一些新的传染病还在不断出现，构成新的威胁。因此，由传染病引发的突发公共卫生事件仍然占有重要地位。

知识链接

传染病突发公共卫生事件

近年来，全球台风、海啸、洪水、地震、雪灾、高热等自然灾害经常发生，在某些国家和地区因各种原因而发生的战争、冲突和生物恐怖袭击等人为灾难也不断出现，由于缺乏基本的卫生保障，灾难和传染病相继发生。传染病突发公共卫生事件包括地震、洪水、战争等灾难引发的传染病和新发传染病，可造成国家和社会严重的经济损失和广泛的社会影响。此外，突发传染病和新发传染病与生物威胁、生物恐怖有着不可分割的联系，越来越成为威胁人类生命健康的重大公共卫生问题。因此需加强重大传染病突发公共卫生事件的研究，对我国传染病突发公共卫生事件提出前瞻性的应对措施和宏观指导策略，提升我国传染病的防控能力和防治水平。

---

2. 群体性不明原因疾病 指在短时间内，某个相对集中的区域内，同时或者相继出现具有共同临床表现患者，且病例不断增加，范围不断扩大，又暂时不能明确诊断的疾病。一部分群体性不明原因疾病随着现场调查与处理的进展，疾病的原因会逐渐显露出来，但也有一部分始终难以得到确切结论。

群体性不明原因疾病由于原因不明确，给现场救治和处理带来了困难，如果该疾病危害严重，且出现迅速扩散的趋势，将会引起人们的恐慌。采取积极措施对症处理和通过科普宣传正

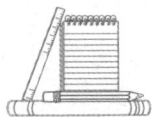

确引导对稳定局面、控制局势非常重要。

3. 重大中毒事件　重大食物和职业中毒是指由于食品污染和职业危害的原因而造成的人数众多或者伤亡较重的中毒事件。

4. 其他严重影响公众健康的事件　包括医源性感染暴发，药品或免疫接种引起的群体性反应或死亡事件，严重威胁或危害公众健康的水、环境、食品污染和放射性、有毒有害化学性物质丢失、泄漏等事件，生物、化学、核辐射等恐怖袭击事件，有毒有害化学品、生物毒素等引起的集体性急性中毒事件，有潜在威胁的传染病动物宿主、媒介生物发生异常，学生因意外事故自杀或他杀出现 1 例以上的死亡，以及上级卫生行政部门临时规定的其他重大公共卫生事件。

（三）分级

突发公共卫生事件根据性质、危害程度、涉及范围，分为特别重大（Ⅰ级）、重大（Ⅱ级）、较大（Ⅲ级）和一般（Ⅳ级）四级。

1. 特别重大（Ⅰ级）　有下列情形之一者为特别重大突发公共卫生事件。

（1）肺鼠疫、肺炭疽在大、中城市发生并有扩散趋势，或肺鼠疫、肺炭疽疫情波及 2 个以上的省份，并有进一步扩散趋势。

（2）发生传染性非典型肺炎、人感染高致病性禽流感病例，并有扩散趋势。

（3）涉及多个省份的群体性不明原因疾病，并有扩散趋势。

（4）发生新传染病或我国尚未发现的传染病发生或传入，并有扩散趋势；或发现我国已消灭的传染病重新流行。

（5）发生烈性病菌株、毒株、致病因子等丢失事件。

（6）周边及与我国通航的国家和地区发生特大传染病疫情，并出现输入性病例，严重危及我国公共卫生安全的事件。

（7）国务院卫生行政部门认定的其他特别重大突发公共卫生事件。

2. 重大（Ⅱ级）　有下列情形之一的为重大突发公共卫生事件。

（1）在一个县（市）行政区域内，一个平均潜伏期内（6 天）发生 5 例以上肺鼠疫、肺炭疽病例，或者相关联的疫情波及 2 个以上的县（市）。

（2）发生传染性非典型肺炎、人感染高致病性禽流感疑似病例。

（3）腺鼠疫发生流行，在一个市（地）行政区域内，一个平均潜伏期内多点连续发病 20 例以上，或流行范围波及 2 个以上市（地）。

（4）霍乱在一个市（地）行政区域内流行，1 周内发病 30 例以上，或波及 2 个以上市（地），有扩散趋势。

（5）乙类、丙类传染病波及 2 个以上县（市），1 周内发病水平超过前 5 年同期平均发病水平 2 倍以上。

（6）我国尚未发现的传染病发生或传入，尚未造成扩散。

（7）发生群体性不明原因疾病，扩散到县（市）以外的地区。

（8）发生重大医源性感染事件。

（9）预防接种或群体预防性服药出现人员死亡。

（10）一次食物中毒人数超过 100 人并出现死亡病例，或出现 10 例以上死亡病例。

（11）一次发生急性职业中毒 50 人以上，或死亡 5 人以上。

（12）境内外隐匿运输、邮寄烈性生物病原体、生物毒素造成我境内人员感染或死亡的。

（13）省级以上人民政府卫生行政部门认定的其他重大突发公共卫生事件。

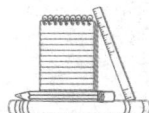

3. 较大（Ⅲ级） 有下列情形之一的为较大突发公共卫生事件。

（1）发生肺鼠疫、肺炭疽病例，一个平均潜伏期内病例数未超过 5 例，流行范围在一个县（市）行政区域以内。

（2）腺鼠疫发生流行，在一个县（市）行政区域内，一个平均潜伏期内连续发病 10 例以上，或波及 2 个以上县（市）。

（3）霍乱在一个县（市）行政区域内发生，1 周内发病 10～29 例，或波及 2 个以上县（市），或市（地）级以上城市的市区首次发生。

（4）一周内在一个县（市）行政区域内，乙类、丙类传染病发病水平超过前 5 年同期平均发病水平 1 倍以上。

（5）在一个县（市）行政区域内发现群体性不明原因疾病。

（6）一次食物中毒人数超过 100 人，或出现死亡病例。

（7）预防接种或群体预防性服药出现群体心因性反应或不良反应。

（8）一次发生急性职业中毒 10～49 人，或死亡 4 人以下。

（9）市（地）级以上人民政府卫生行政部门认定的其他较大突发公共卫生事件。

4. 一般（Ⅳ级） 有下列情形之一的为一般突发公共卫生事件。

（1）腺鼠疫在一个县（市）行政区域内发生，一个平均潜伏期内病例数未超过 10 例。

（2）霍乱在一个县（市）行政区域内发生，1 周内发病 9 例以下。

（3）一次食物中毒人数 30～99 人，未出现死亡病例。

（4）一次发生急性职业中毒 9 人以下，未出现死亡病例。

（5）县级以上人民政府卫生行政部门认定的其他一般突发公共卫生事件。

（四）突发公共卫生事件应急预案

2006 年国家有关部门制定了《国家突发公共卫生事件应急预案》，该预案对突发公共卫生事件的应对措施、应急报告、医疗卫生机构责任等都做了具体的规定。

1. 突发公共卫生事件应急预案的主要内容

（1）应急组织体系及职责　应急指挥机构包括全国突发公共卫生事件应急指挥部的组成和职责，省级突发公共卫生事件应急指挥部的组成和职责；日常管理机构；专家咨询委员会。

（2）突发公共卫生事件的监测、预警与报告　国家建立统一的突发公共卫生事件监测、预警与报告网络体系。各级医疗、疾病预防控制、卫生监督和出入境检疫机构负责开展突发公共卫生事件的日常监测工作。

（3）突发公共卫生事件的应急反应和终止　包括应急反应原则、应急反应措施、突发公共卫生事件的分级反应和突发公共卫生事件应急反应的终止。

（4）善后处理　包括后期评估，责任，征用物资、劳务的补偿等。

（5）突发公共卫生事件应急处置的保障　包括技术保障，物资、经费保障，通信与交通保障，法律保障，社会公众的宣传教育。

（6）预案管理与更新　根据突发公共卫生事件的形势变化和实施中发现的问题及时进行更新、修订和补充。

2. 应急反应措施

（1）各级人民政府

1）组织协调有关部门参与突发公共卫生事件的处理。

2）根据突发公共卫生事件处理需要，调集本行政区域内各类人员、物资、交通工具和相关

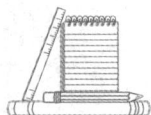

设施、设备参加应急处理工作。涉及危险化学品管理和运输安全的，有关部门要严格执行相关规定，防止事故发生。

3）划定控制区域：甲类、乙类传染病暴发、流行时，县级以上地方人民政府报经上一级地方人民政府决定，可以宣布疫区范围；经省、自治区、直辖市人民政府决定，可以对本行政区域内甲类传染病疫区实施封锁；封锁大、中城市的疫区或者封锁跨省（区、市）的疫区，以及封锁疫区导致中断干线交通或者封锁国境的，由国务院决定。对重大食物中毒和职业中毒事故，根据污染食品扩散和职业危害因素波及的范围，划定控制区域。

4）疫情控制措施：当地人民政府可以在本行政区域内采取限制或者停止集市、集会、影院演出，以及其他人群聚集的活动；停工、停业、停课；封闭或者封存被传染病病原体污染共饮用水源、食品及相关物品等紧急措施；临时征用房屋、交通工具及相关设施和设备。

5）流动人口管理：对流动人口采取预防工作，落实控制措施，对传染病患者、疑似患者采取就地隔离、就地观察、就地治疗的措施，对密切接触者根据情况采取集中或居家医学观察。

6）实施交通卫生检疫：组织铁路、交通、民航、质检等部门在交通站点和出入境口岸设置临时交通卫生检疫站，对出入境、进出疫区和运行中的交通工具及其乘运人员和物资、宿主动物进行检疫查验，对患者、疑似患者及其密切接触者实施临时隔离、留验和向地方卫生行政部门指定的机构移交。

7）信息发布：突发公共卫生事件发生后，有关部门要按照相关规定做好信息发布工作，信息发布要及时主动、准确把握，实事求是，正确引导舆论，注重社会效果。

8）开展群防群治：街道、乡（镇），以及居委会、村委会协助卫生行政部门和其他部门、医疗机构，做好疫情信息的收集、报告、人员分散隔离及公共卫生措施的实施工作。

9）维护社会稳定：组织有关部门保障商品供应，平抑物价，防止哄抢；严厉打击造谣传谣、哄抬物价、囤积居奇、制假售假等违法犯罪和扰乱社会治安的行为。

（2）卫生行政部门

1）组织医疗机构、疾病预防控制机构和卫生监督机构开展突发公共卫生事件的调查与处理。

2）组织突发公共卫生事件专家咨询委员会对突发公共卫生事件进行评估，提出启动突发公共卫生事件应急处理的级别。

3）应急控制措施，督导检查。

4）发布信息与通报，制定技术标准和规范。

5）普及卫生知识，进行事件评估。

（3）医疗机构

1）开展患者接诊、收治和转运工作，实行重症和普通患者分开管理，对疑似患者及时排除或确诊。

2）协助疾控机构人员开展标本的采集、流行病学调查工作。

3）做好医院内现场控制、消毒隔离、个人防护、医疗垃圾和污水处理工作，防止院内交叉感染和污染。

4）做好传染病和中毒患者的报告：对因突发公共卫生事件而引起身体伤害的患者，任何医疗机构不得拒绝接诊。

5）对群体性不明原因疾病和新发传染病做好病例分析与总结，积累诊断治疗的经验。重大中毒事件，按照现场救援、患者转运、后续治疗相结合的原则进行处置。

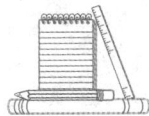

6）开展科研与国际交流：开展与突发事件相关的诊断试剂、药品、防护用品等方面的研究。开展国际合作，加快病源查寻和病因诊断。

（4）疾病预防控制机构

1）突发公共卫生事件信息报告：国家、省、市（地）、县级疾控机构做好突发公共卫生事件的信息收集、报告与分析工作。

2）开展流行病学调查：疾控机构人员到达现场后，尽快制订流行病学调查计划和方案，地方专业技术人员按照计划和方案，开展对突发事件累及人群的发病情况、分布特点进行调查分析，提出并实施有针对性的预防控制措施；对传染病患者、疑似患者、病原携带者及其密切接触者进行追踪调查，查明传播链，并向相关地方疾病预防控制机构通报情况。

3）实验室检测：中国疾病预防控制中心和省级疾病预防控制机构指定的专业技术机构在地方专业机构的配合下，按有关技术规范采集足量、足够的标本，分送省级和国家应急处理功能网络实验室检测，查找致病原因。

4）开展科研与国际交流：开展与突发事件相关的诊断试剂、疫苗、消毒方法、医疗卫生防护用品等方面的研究。开展国际合作，加快病源查寻和病因诊断。

5）制定技术标准和规范：中国疾病预防控制中心协助卫生行政部门制定全国新发现的突发传染病、不明原因的群体性疾病、重大中毒事件的技术标准和规范。

6）开展技术培训：中国疾病预防控制中心具体负责全国省级疾病预防控制中心突发公共卫生事件应急处理专业技术人员的应急培训。各省级疾病预防控制中心负责县级以上疾病预防控制机构专业技术人员的培训工作。

（5）卫生监督机构

1）在卫生行政部门的领导下，开展对医疗机构、疾病预防控制机构突发公共卫生事件应急处理各项措施落实情况的督导、检查。

2）围绕突发公共卫生事件应急处理工作，开展食品卫生、环境卫生、职业卫生等的卫生监督和执法稽查。

3）协助卫生行政部门依据《突发公共卫生事件应急条例》和相关法律法规，调查处理突发公共卫生事件应急工作中的违法行为。

（6）出入境检验检疫机构

1）突发公共卫生事件发生时，调动出入境检验检疫机构技术力量，配合当地卫生行政部门做好口岸的应急处理工作。

2）及时上报口岸突发公共卫生事件信息和情况变化。

二、突发公共卫生事件的报告和处理原则

突发公共卫生事件的发生难以预测，而且一旦发生往往对国民经济和社会秩序造成巨大的影响和破坏。因此，突发公共卫生事件的应急处理就必须遵循预防为主、常备不懈的方针，建立和完善突发公共卫生事件的应急反应体系，制定应急预案，一旦发生突发公共卫生事件能立即响应，在短时间内使事态得到控制，保障人民群众的生命财产安全及社会稳定和经济发展。

（一）突发公共卫生事件应急报告制度

《突发公共卫生事件应急条例》中规定了突发公共卫生事件应急报告制度，且明确规定任何单位和个人对突发公共卫生事件，不得隐瞒、缓报、谎报或者授意他人隐瞒、缓报和谎报。国务院卫生行政主管部门制定突发事件应急报告规范，建立重大、紧急疫情信息报告系统。

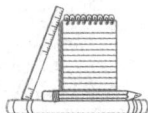

1. 突发公共卫生事件的信息报告 突发公共卫生事件监测机构、医疗卫生机构和有关单位发现有下列情形之一的，应当在 2 小时内向所在地县级人民政府卫生行政主管部门报告。

（1）发生或者可能发生传染病暴发、流行的。

（2）发生或者发现不明原因的群体性疾病的。

（3）发生传染病菌种、毒种丢失的。

（4）发生或者可能发生重大食物和职业中毒事件的。

2. 报告方法和时限

（1）报告原则 突发公共卫生事件相关信息报告管理应遵循依法报告、统一规范、属地管理、准确及时、分级分类的原则。

（2）报告方法和时限 接到报告的卫生行政主管部门应当在 2 小时内向本级人民政府报告，并同时向上级人民政府卫生行政主管部门和国务院卫生行政主管部门报告。县级人民政府应当在接到报告后 2 小时内向设立区的市级人民政府或者上一级人民政府报告；设立区的市级人民政府应当在接到报告后 2 小时内向省、自治区、直辖市人民政府报告。省、自治区、直辖市人民政府报告应当在接到报告后 1 小时内，向国务院卫生行政主管部门报告。国务院卫生行政部门对可能造成重大社会影响的突发事件，应当立即向国务院报告。

（3）报告方式 以事件发生地的县（市、区）为基本报告单位，卫生行政部门为责任报告人。同级疾病预防控制机构使用"国家救灾防病与突发公共卫生事件报告管理信息系统"进行报告。责任报告人还应通过其他方式确认上一级卫生行政部门收到报告信息。救灾防病与突发公共卫生事件的信息报告，原则上以"国家救灾防病与突发公共卫生事件报告管理信息系统"为主，但在紧急情况下或报告系统出现障碍时，可以使用其他方式报告。

（二）突发公共卫生事件处理原则

1. 预防为主，常备不懈 对各类可能引发突发公共卫生事件的情况要及时进行分析、预警，做到早发现、早报告、早处理。

2. 统一领导，分级负责 各级人民政府负责突发公共卫生事件应急处理的统一领导和指挥，各有关部门按照预案规定，在各自的职责范围内做好突发公共卫生事件应急处理的有关工作。

3. 依法规范，措施果断 各级人民政府和卫生行政部门要按照相关法律、法规和规章的规定，完善突发公共卫生事件应急体系，建立健全系统、规范的突发公共卫生事件应急处理工作制度，对突发公共卫生事件和可能发生的公共卫生事件做出快速的反应，及时、有效开展监测、报告和处理工作。

4. 依靠科学，加强合作 突发公共卫生事件应急工作要尊重和依靠科学，各有关部门、学校和单位要通力合作、资源共享，有效应对突发公共卫生事件。

［小结］

自 2003 年 SARS 于全球流行以来，各种传染病突发公共卫生事件频繁发生，给我国传染病的防治提出了更高的要求。我国社区传染病的防治工作还处于初级阶段，社区传染病发病情况及流行特点的研究对传染病的防治有着重要的意义。突发传染病和新发传染病与生物威胁、生物恐怖有着不可分割的联系，越来越成为威胁人类生命健康的重大公共卫生问题。因此需加强重大传染病突发公共卫生事件的研究，对我国传染病突发公共卫生事件提出前瞻性的应对措施和宏观指导策略，提升我国传染病的防控能力和防治水平。

结合执业资格考试，主要涉及的考点：①传染病预防控制的策略与措施。②预防接种的定

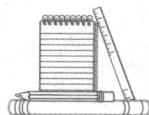

义、种类、国家免疫规划疫苗儿童免疫程序；常见接种异常反应及处理。③突发公共卫生事件的概念、分类和应急预案。④突发公共卫生事件的报告和处理原则。⑤公共卫生监测概念、定义、目的、种类、程序及监测系统的评价。⑥疾病监测的概念，我国主要的疾病监测方法，即被动监测、主动监测、常规报告、哨点监测；我国疾病监测体系。⑦疾病暴发的调查与分析。

复习思考
【单项选择题】

1. 传染源是指（　　　）
    A. 体内有病原体的人
    B. 体内有病原体的人和动物
    C. 体内有病原体繁殖的人和动物
    D. 体内有病原体繁殖并能排出病原体的人和动物
    E. 能排出病原体的人和动物

2. 我国法定报告的甲类传染病是（　　　）
    A. 炭疽、鼠疫　　　　　B. 伤寒、霍乱　　　　　C. 鼠疫、肺结核
    D. 霍乱、鼠疫　　　　　E. 炭疽、霍乱

3. 使人群易感性升高的因素是（　　　）
    A. 病原体毒力减弱　　　B. 易感人口的迁入　　　C. 计划免疫
    D. 传染病流行后免疫人口的增加　　　　　　　　　E. 以上均不是

4. 发现甲类传染病或疑似患者，报告时限最长不应超过（　　　）
    A. 2 小时　　　　　　　B. 6 小时　　　　　　　C. 12 小时
    D. 15 小时　　　　　　E. 24 小时

5. 传播途径是指（　　　）
    A. 病原体更换宿主在外界环境下所经历的过程
    B. 传染病在群体或个体间的传播
    C. 病原体由母亲到后代间的传播
    D. 传染病在人群中发生的过程
    E. 病原体侵入机体，与机体相互作用、相互斗争的过程

6. 下列哪组疾病均可经水传播（　　　）
    A. 伤寒、霍乱、钩虫病
    B. 血吸虫病、甲型肝炎、钩端螺旋体病
    C. 伤寒、霍乱、出血热
    D. 霍乱、痢疾、斑疹伤寒
    E. 甲型肝炎、戊型肝炎、恙虫病

7. 下列哪项不是传染源（　　　）
    A. 病原携带者　　　　　B. 传染病患者　　　　　C. 受感染的动物
    D. 隐性感染者　　　　　E. 有血吸虫尾蚴的钉螺

8. 从病原体侵入机体到临床症状出现的这段时间为（　　　）
    A. 病原侵入期　　　　　B. 前驱期　　　　　　　C. 潜伏期
    D. 传染期　　　　　　　E. 无症状期

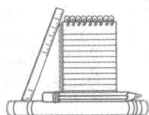

9. 构成传染过程必须具备的因素是（　　）

　　A. 病原体、易感机体

　　B. 寄生虫、中间宿主、终末宿主

　　C. 患者、污染物、易感者

　　D. 传染源、传播途径、易感人群

　　E. 微生物、媒介及宿主

10. 下列哪条不符合经空气传播的特点（　　）

　　A. 具有冬春两季发病率升高的现象

　　B. 在未经免疫的人群中，发病呈周期性升高

　　C. 在未经免疫预防的城市人群中，儿童常被感染

　　D. 在交通不便的山区发病呈典型的周期性现象

　　E. 易感者在人群中的比例是决定流行强度的重要因素之一

11. 传染病病人传染性最强的时期是（　　）

　　A. 潜伏期　　　　　　　　B. 潜伏期末　　　　　　　C. 临床症状期

　　D. 症状消失期　　　　　　E. 恢复期

12. 疫源地消毒可分为（　　）

　　A. 隔日消毒和终末消毒　　　　　　　　B. 隔日消毒和随时消毒

　　C. 随时消毒和终末消毒　　　　　　　　D. 三日消毒和终末消毒

　　E. 随时消毒和三日消毒

13. 某地发生一起疾病暴发，有8人发病，全部送医院治疗，并对其排出物进行了彻底消毒。至此，有人认为疫源地已经消灭，针对疫源地的措施可以结束，这种说法（　　）

　　A. 正确，因为达到了疫源地消灭的条件

　　B. 正确，因为传染源已经消除

　　C. 错误，因为外界环境只进行消毒不行，还要进行灭菌

　　D. 错误，易感接触者尚未度过最长潜伏期，还有可能出现新病例，形成新的疫源地

　　E. 以上均不对

14. 某孕妇在怀孕初期因车祸进行了输血，不久后发现婴儿HBV呈阳性。此婴儿感染的最可能传播方式是（　　）

　　A. 医源性传播　　　　　　B. 垂直传播　　　　　　C. 接触传播

　　D. 经血液传播　　　　　　E. 虫媒传播

15. 突发公共卫生事件是指突然发生，造成或者可能造成社会公众健康严重损害的重大传染病疫情、（　　）疾病、重大食物和职业中毒及其他严重影响公众健康的事件。

　　A. 个体性原因明确　　　　B. 群体性可以预测　　　C. 群体性不明原因

　　D. 个体性不明原因　　　　E. 非群体性不明原因

16. 不属于突发公共卫生事件的是（　　）

　　A. 火山爆发　　　　　　　B. 重大食物中毒和职业中毒

　　C. 重大传染病疫情　　　　D. 群体性不明原因疾病

　　E. 其他严重影响公众健康的事件

17. 根据突发公共卫生事件的分级，一般哪一级表示事件最为严重（　　）

　　A. Ⅰ级　　　　　　　　　B. Ⅱ级　　　　　　　　　C. Ⅲ级

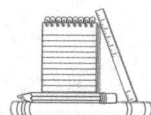

D. Ⅳ级   E. Ⅴ级

18. 下列突发公共卫生事件的处理原则哪项除外（   ）

A. 依法规范，措施果断   B. 预防为主，常备不懈

C. 依靠科学，加强合作   D. 统一领导，分级负责

E. 分工合作，联防联控

【简答题】

1. 传染病的预防策略和措施有哪些?

2. 如何认识潜伏期的流行病学意义?

3. 判定疫源地消除的条件是什么?

4. 传染病流行过程的环节及影响因素有哪些?

5. 突发公共卫生事件处理原则及措施有哪些?

扫一扫，查阅
复习思考题答案

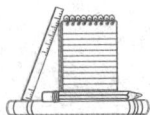

模块三　社区人群健康研究方法

项目九　卫生统计学方法

扫一扫，查阅本模块 PPT、视频等数字资源

【学习目标】

　　1. 掌握统计学的基本概念、统计资料的类型、统计工作的基本步骤。

　　2. 熟悉数值变量资料和分类变量资料的统计描述指标的含义、适用条件；正态分布及其特征；标准误的概念及其作用；总体均数的可信区间的含义；假设检验的基本思想及步骤；假设检验的两类错误的含义；统计表的制表原则、结构和编制要求；常见统计图的种类、应用类型和绘制方法。

任务一　卫生统计学的概述

案例 3-1

医生的困惑

　　某医师为了观察 A 药物治疗急性脑梗死的临床疗效和安全性，将 98 例急性脑梗死患者随机分为两组，在相同的常规治疗基础上，实验组 50 例采用 A 药物进行治疗，对照组 48 例采用 B 药物进行治疗，结果实验组 45 例有效，有效率为 90%；对照组 24 例有效，有效率为 50%。该医师便认为 A 药物的疗效要优于 B 药物，并将研究结果撰写为论文投稿到某杂志，杂志编辑部在审稿后回复"请重新做统计学处理"。该医生很不理解，他在实验中设置了对照组和实验组，并分别计算了各组的有效率，为何还要做统计学处理呢？

　　问题：

　　1. 该研究属于何种类型？

　　2. 该资料属于何种类型？

　　3. 该资料需要用何种统计方法处理？

　　统计学（statistics）是一门处理数据中的变异性的科学，内容包括收集、分析、解释和表达数据，目的是求得可靠的结果。将统计学的理论和方法应用于自然科学与社会科学的不同领域，形成了若干统计学分支，卫生统计学就是其中之一。

　　卫生统计学（health statistics）是运用统计学的基本原理与方法，研究居民健康状况及卫生

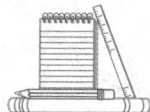

服务领域中数据的收集、整理、分析和解释的一门科学。卫生统计学主要包括统计设计和统计分析两个方面。统计设计是根据统计研究的目的和研究对象的特点，明确统计指标和指标体系，以及对应的分组方法和分析方法的统计活动。统计分析主要包括统计描述、统计推断和关系分析，是对统计数据的由浅入深、由点到面的深入分析，以帮助我们去粗取精、去伪存真，能透过现象去发掘问题的本质。卫生统计学从客观事物数量特征和数量关系入手，反映其质量。经过分析和研究，从整体上帮助人们透过偶然现象认识其内在的规律性，揭示疾病或现象发生、发展规律，为预防疾病、促进健康提供客观依据。

一、统计学中的几个基本概念

（一）同质与变异

1. 同质（homogeneity）　指观察单位之间被研究指标的影响因素相同。无论何种统计研究都必须首先确定观察单位（observed unit），观察单位亦称个体（individual），是统计研究中最基本的单位，它可以是一个人、一个地区、一个样品、一个采样点等。如欲调查某地 2023 年 35 岁健康成年男性的血压情况，则一个健康成年男性就是一个观察单位。它的同质基础是同地区、同年龄、同性别及身体健康状况相同。

但在实际的医学研究中，某些影响因素往往是难以控制的，甚至是未知的，不可能完全相同（遗传、营养等）。所以，在统计学中常把同质理解为对研究指标影响较大的、可以控制的主要因素尽可能相同。如研究儿童的身高时，要求性别、年龄、民族、地区等影响身高较大的、易控制的因素要相同，而不易控制的遗传、营养等影响因素可以忽略。

2. 变异　同质基础上的个体差异称为变异（variation）。如同地区、同年龄、同性别的健康成人具有同质性，但他们的血压又存在差异。事实上，客观世界充满了变异，生物医学领域更是如此。哪里有变异，哪里就需要统计学。统计分析的目的就是在同质的基础上对变异进行分析、研究，找出客观存在的规律。

（二）总体与样本

1. 总体（population）　指根据研究目的确定的同质观察单位的全体，或者说，是指同质的所有观察单位的某种观察值（变量值）的集合。如欲调查某地 2017 年 35 岁健康成年男性的血压情况，那么，观察值（变量值）是测得的每个人的血压值，该地 2017 年所有 35 岁健康成年男性的血压值就构成一个总体。

总体分为有限总体（finite population）和无限总体（infinite population）。有限总体是指在某特定的时间与空间范围内，观察单位是有限的，如上例。无限总体是抽象的，没有时间和空间的限制，观察单位数是无限的，如研究某药治疗高血压的疗效，总体应包括所有用该药治疗的高血压患者的治疗效果，观察单位数无限，该总体为无限总体。

医学研究中，因为人力、物力和财力的限制，通常直接观察总体的情况是不可能实现的。所以在实际工作中，无论要研究的总体是有限的还是无限的，通常都采用抽样研究（sampling research）。

2. 样本（sample）　指从总体中随机抽取的一部分有代表性的观察单位的测量值的集合。该样本包含的观察单位数称为该样本的样本含量（sampling size）。如上例，可从某地 2017 年 35 岁健康成年男性中随机抽取 200 人，测得其血压值即为样本。抽样时，必须遵循随机化原则，即总体中每一个观察单位都有同等的机会被选入样本中，并要有足够的样本含量，从而保证样本的代表性。统计学能帮助人们挖掘样本中的信息，推断总体的规律性。

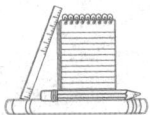

（三）参数与统计量

总体的统计指标被称为参数（parameter），采用希腊字母表示。样本的统计指标被称为统计量（statistic），采用拉丁字母表示。一般情况下，参数是未知的，需要用统计量去估计。抽样研究的目的之一就是用样本统计量去推断总体参数。

（四）误差

任何科学研究都不可能没有误差（error）。统计学上的误差包括随机测量误差、系统误差和抽样误差三种类型，其中，抽样误差是统计学研究和处理的重要内容。

1. 随机测量误差（random measure error） 指由于偶然因素的影响，造成同一对象多次测定的结果不完全一致，这种误差往往没有固定的倾向，而是有的偏高、有的偏低。随机测量误差是不可避免的，但应努力做到仪器性能及方法稳定，可采用多次测量取平均值的方法，使其控制在一定的允许范围内。

2. 系统误差（systematic error） 指由于仪器不准、标准试剂未经校正、医生掌握疗效标准偏高或偏低等原因，使观察结果呈倾向性偏大或偏小。系统误差可影响原始资料的准确性，应力求避免。

3. 抽样误差（sampling error） 指由随机抽样引起的总体参数与样本统计量之间的差异，以及各样本统计量之间的差异。由于生物的个体变异是客观存在的，因而抽样误差是不可避免的，但抽样误差有一定的规律性，统计学的任务之一就是寻找抽样误差的规律并估计其大小。

（五）概率

概率（probability）是描述随机事件发生的可能性大小的数值，常用符号 P 表示。随机事件概率的大小在 0 与 1 之间，即 $0 \leq P \leq 1$，常用小数或百分数表示。$P = 1$，表示某事件必然发生；$P = 0$，表示某事件不可能发生。以上两种情可看作是随机事件的特例。P 越接近 1，表示随机事件发生的可能性越大；P 越接近 0，表示随机事件发生的可能性越小。在统计学上，通常将 $P \leq 0.05$ 或 $P \leq 0.01$ 称为小概率事件。其统计学意义是该事件发生的可能性很小，认为在一次随机试验中不可能发生。"小概率"的标准 α 是人为规定的，对于可能引起严重后果的事件，如术中大出血等，可规定 $\alpha=0.01$，甚至更小。

二、统计资料的类型

总体确定之后，研究者应对每个观察单位的某项特征或属性进行测量或观察，该特征或属性则称为变量（variable）。如将一个患者作为观察单位，则该患者的身高、体重、性别、血压、脉搏、血型、疗效等都是变量。变量的测定值或观察值称为变量值（value of variable）或观察值（observed value），亦称为资料（data）。按资料（变量值）是定量的还是定性的，可以将统计资料分为以下两种类型，以便研究者根据不同类型的资料采用相应的统计分析方法。

（一）数值变量资料

数值变量资料（numerical variable data）又称为定量资料（quantitative data）或计量资料（measurement data），其变量值是定量的，表现为数值大小，可经测量取得数值，一般有度量衡单位，如身高（cm）、体重（kg）、血压（mmHg 或 kPa）、脉搏（次 / 分钟）、血红蛋白（g/L）等。

数值变量按取值的不同可分为离散变量（discrete variable）和连续变量（continuous variable）。离散变量常取 0 和正整数值，如人数、胎次数等。连续变量则可以取实数轴上的任何数值，如身高、体重、脉搏等。

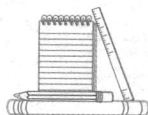

（二）分类变量资料

1. 计数资料（enumeration data）　又称为无序分类变量资料（unordered categorical variable data），其变量值是定性的，表现为互不相容的类别或属性，且各类别或属性之间无程度和顺序的差别。其可分为以下两种类型：①二项分类，指两种类别间互不相容，如性别（男、女）、药物反应（阴性和阳性）等。②多项分类，指互不相容的多个类别，如血型（O、A、B、AB）、学历（小学及以下、初中、高中、大专及以上）等。

2. 等级资料（ranked ordinal data）　又称为有序分类变量资料（ordered categorical variable data），指各类别或属性之间有程度的差别。如化验结果按 -、+、++、+++ 分类，疗效按无效、好转、显效、治愈分类，病情分为轻度、中度、重度三个等级。等级资料的等级顺序不能任意颠倒。

三、统计工作的基本步骤

统计学对统计工作的全过程起指导作用，设计和收集资料、整理资料和分析资料是统计工作的四个基本步骤。这四个步骤密切联系，任何一个步骤的缺陷和失误，都会影响统计分析结果。

（一）设计

设计（design）是在广泛查阅文献、全面了解现状、充分征询意见的基础上，对将要进行的研究工作所做的全面设想。它是统计工作的第一步，也是整个研究工作中最关键的环节，是提高观察或实验质量的重要保证。设计的内容包括：明确研究目的和研究假说，确定研究对象、抽样方法和样本含量，拟定研究内容、调查问卷、研究方法和技术路线、预期研究结果、质量控制方法、研究进度及费用预算等。

（二）收集资料

收集资料（collection of data）是根据研究目的和设计的要求，获取准确可靠的原始资料。原始数据是统计工作的基本依据。首先，及时、准确、完整是收集资料的基本原则；其次，原始数据要有一定的数量才能真实反映事物的规律，应根据研究容许误差的大小计算样本含量。同时，还应注意资料的可比性及代表性，可比性是指研究的对比组间对实验结果有影响的主要因素的分布尽量一致，代表性是指应当遵循随机化的原则收集原始资料。

卫生工作中的统计资料主要来自三个方面：①统计报表，是医疗卫生机构根据国家规定的报告制度，定期逐级上报的有关报表，提供居民健康状况和医疗卫生机构工作的主要数据，是制订卫生工作计划与措施、检查与总结工作的依据。如法定传染病报表、职业病报表、疫情报表和医院工作年报表等。②经常性工作记录，如医院各科室的门诊病历、住院病历、化验报告、卫生监测记录和健康检查记录等。③专题调查或实验，指根据研究目选定的专题调查或实验研究资料，收集资料有明确的目的性和针对性。

（三）整理资料

整理资料（sorting of data）是将收集的原始资料反复检查和核对，并通过科学的分组和归纳，使原始资料系统化、条理化，便于进一步计算和分析。

1. 原始数据的清理　无论调查或实验的原始记录或计算机录入过程，通常都会有错误，因而必须检查核对原始数据有无错漏，数据之间的相互关系是否合乎逻辑，必要时予以补充、修正和合理的剔除。

2. 分组和汇总　常用的分组方式有两种：①质量分组，按照"同质者合并，非同质者分开"

的原则，将观察单位按照类别、属性分组，这种分组方式通常适用于计数资料和等级资料，如按照性别、职业等分组。②数量分组，将观察单位根据数值大小进行分组。该分组方式多适用于数值变量资料，如按照年龄的大小进行分组。无论何种分组方式，分组后的资料均应按照设计要求进行汇总归纳，整理成统计表。

（四）分析资料

分析资料（analysis of data）的目的是计算相关统计指标，描述数据的分布特征，并结合专业知识，做出科学合理的解释。统计分析包括统计描述和统计推断两个方面。

1. 统计描述（descriptive statistics） 指用适当的统计指标与统计图表对资料的数量特征及分布规律进行描述。

2. 统计推断（inferential statistics） 指如何抽样，以及如何用样本信息推断总体特征，包括：①参数估计（estimation parameters），指由样本统计量来推断总体参数。②假设检验（hypothesis test），即由样本差异来推断总体之间是否可能存在差异。进行资料分析时，需根据研究目的、设计类型和资料类型选择恰当的描述性指标和统计推断方法。

四、统计表和统计图

统计表和统计图是统计描述的重要方法，是分析和对比事物的重要工具。在对资料进行描述性统计分析时，对所得结果除了用适当的文字说明外，经常会使用统计表和统计图来表示资料的数量特征及分布规律。

统计表（statistical tables）是指将统计分析资料及其指标以表格形式列出，代替繁杂的文字叙述，表达清楚，对比鲜明。统计图（statistical graph）是将统计资料形象化，利用点的位置、线段的升降、直条的长短或面积的大小等形式直观形象地表示事物间的数量关系，但统计图表达较粗略，应结合统计表使用。

（一）统计表

1. 统计表的编制原则 ①重点凸出，简单明了：一张统计表一般只表达一个中心内容，便于分析比较。②主谓分明，层次清楚：通常情况下，横标目代表主语，纵标目代表谓语，横标目、纵标目和表中的数字结合起来可以表达一个完整的意思，从左到右应为一句通顺的话。③结构完整：统计表要做到结构完整，让读者只看统计表也可理解统计或对比的意义。

2. 统计表的结构 统计表一般由标题、标目、线条、数字和备注五个部分构成。如下表所示。

表号 标题

横标目	纵标目	合计
横标目	数字	
合计		

备注：

3. 编制要求 绘制统计表的基本原则是重点凸出、简单明了、条理清晰、层次分明，对各组成部分的具体要求如下。

（1）标题 标题应简要说明表的主要内容，既不能太简略，也不能太烦琐，应包括研究的

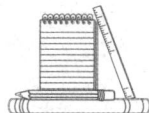

时间、地点和主要内容等。标题应写在表的上方正中，如论文中有两个或两个以上统计表，则应在标题前标明序号。

（2）标目　根据标目的位置，可分为横标目和纵标目，用以说明表内数字的含义。横标目位于表格左侧，说明表中同一横行数字的含义，一般表示被研究事物的分组。纵标目位于表格上端，说明表中纵行数字的含义，一般表示统计分析指标，有计量单位时应在纵标目后加括号注明。设计标目时应遵循主谓分明、层次清楚的原则。横纵标目的顺序可按惯例、时间先后、数值大小、重要程度等排列。

（3）线条　统计表的线条应简洁，主要有顶线、底线和分隔线，故统计表又称三线表。如有合计，则可加画合计线，其余线条一律省去，尤其不能有竖线，两端不能封口，左上角不画斜线。为了使统计表更加美观，顶线和底线可以使用加粗的线条。

（4）数字　统计表中的数字必须准确无误，要求一律用阿拉伯数字表示，同一指标小数位数要保持一致，小数点要对齐。表中不能留空格，没有数字或数字无意义的应用"—"表示，数字暂缺或未记录应用"…"表示，数字为零则写明"0"。

（5）备注　备注不是统计表的固有组成部分，一般不列入表内。如需要对统计表的某个指标或数字做出特殊说明，则先用"*"号在该指标或数字的右上角标出（多处备注可用不同符号表示），再在表格下方用文字说明。

4. 统计表的种类　通常按分组标志多少分为简单表与复合表。

（1）简单表　将研究对象只按一种标志或特征分组的统计表称为简单表（simple table）。见表3-1，研究对象只按性别一种标志分组。

表3-1　某地2017年55~60岁男、女肺癌发病率

性别	人口数	病例数	发病率（1/10万）
男	98541	413	419.11
女	95623	358	374.39
合计	194164	771	397.09

（2）复合表　将研究对象按两种或两种以上标志或特征分组的统计表称为复合表（combinative table）。见表3-2，研究对象既按年龄分组，又按性别分组。

表3-2　某地2017年不同年龄、性别的儿童青少年意外损伤情况

年龄（岁）	男			女		
	调查人数	损伤人数	损伤率（%）	调查人数	损伤人数	损伤率（%）
3.5~	447	66	14.77	424	29	6.84
6.5~	1215	92	7.57	1239	53	4.28
9.5~	1180	122	10.34	1070	80	7.48
12.5~	1217	150	12.33	1136	66	5.81
15.0~18.5	622	65	10.45	582	20	3.44
合计	4681	495	10.57	4451	248	5.57

5. 统计表的常见错误　一张合理的统计表通常需要反复检查和修改。主要检查统计表的制作是否合理，根据制表原则检查表的标题是否简明、标目的设计是否恰当、排列是否符合逻辑、

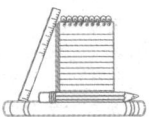

线条是否过多、数字是否准确规范、重点是否凸出等方面。而实际工作中，有的统计表由于未遵守上述原则和要求，未能起到应有的作用。现以下表举例说明。

并发症	A 治疗方案			B 治疗方案		
	例数	结果		例数	结果	
		良好	死亡		良好	死亡
休克	55	50	5	47	42	5

该表存在的缺点：①无标题。②横标目、纵标目安排不当。③标目组合重复。④线条太多。⑤无统计指标，不利于比较。现修改如下，见表 3-3。

表 3-3　A 治疗方案与 B 治疗方案的治疗效果比较

治疗组	患者例数	治疗结果		有效率（%）
		良好	死亡	
A 治疗方案	55	50	5	90.90
B 治疗方案	47	42	5	89.36

（二）统计图

医学领域中常用的统计图有条图、圆图、百分条图、普通线图、半对数线图、直方图、散点图、箱式图与统计地图等。

1. 制图的基本要求

（1）根据资料的性质和分析目的选择最恰当的图形。如描述某变量的频数分布情况应选用直方图，描述某事物内部构成情况宜选用圆图。

（2）统计图要有标题，标题应说明统计图资料的内容，包括图号、时间、地点和主要事件，一般位于图的正下方。

（3）绘制有坐标轴的统计图时，图的纵、横轴应注明标目及对应单位，尺度应等距或具有规律性，一般自左而右、自下而上、由小到大。为了使图形美观并便于比较，统计图的纵横长度比例一般为 5∶7 或 7∶5，有时为了说明问题也可加以变动。

（4）在同一个统计图中比较、说明不同事物时，需要用不同颜色或线条表示，并常附图例说明，但不宜过多。

2. 常用统计图

（1）条图（bar graph）　又称直条图，是用等宽直条的长短表示各独立指标的数值大小，用以表示它们之间的对比关系，直条图分为单式条图和复式条图两种。单式条图只按一个因素分组，见图 3-1，研究对象只按城市一个因素分组。复式条图则按照两个或两个以上因素分组，见图 3-2，研究对象既按年龄段分组，又按性别分组。

条图的制图要求：①一般以横轴为基线，表示相互独立的各个标志；纵轴表示其数值大小。②纵轴尺度必须从 0 开始，一般为等组距，否则会改变各直条长度的比例，让人产生错觉。③各直条宽度应相等，各直条之间的间隙也应相等，间隙宽度与直条的宽度相等或为直条宽度的 1/2。④直条通常从左到右按统计指标数值由大到小排列，以便比较。⑤复式条图的制图要求同以上四点。不同的是，复式条图以组为单位，每组包括 2 个以上直条，同一组的直条间不留

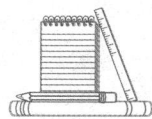

空隙。每组包含的直条应用不同形式或不同颜色表示，并用图例加以说明。

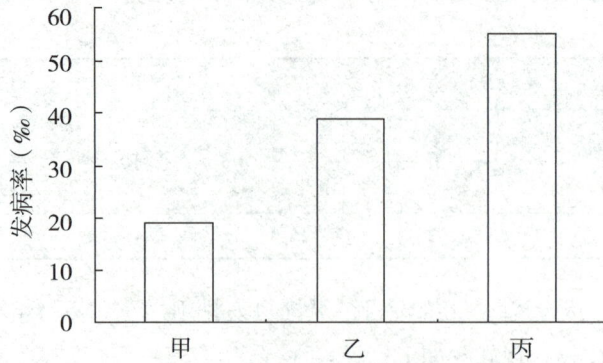

图 3-1   三城市某种传染病发病比较

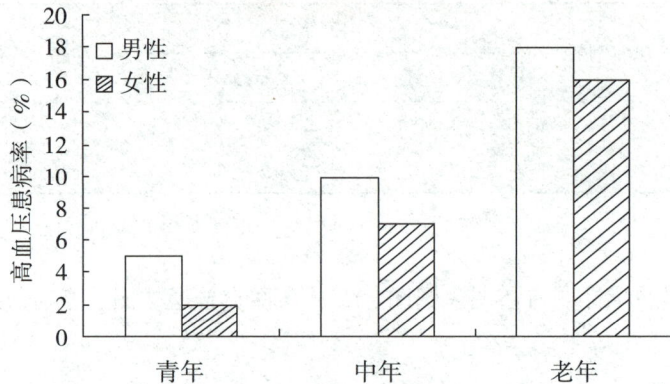

图 3-2   某年某地区不同年龄段不同性别的高血压患病率

（2）圆图（pie graph）   又称饼图，用于说明事物内部的构成情况，适用于构成比资料。圆图以圆的总面积代表100%，把面积按比例分成若干部分，以圆内各扇形面积表示事物内部各部分所占的比例，如图3-3。

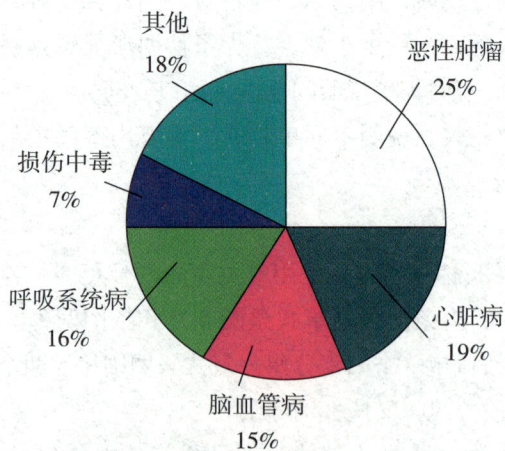

图 3-3   2017 年某省城市居民主要死因构成情况

圆图的制图要求：①先绘制大小适当的圆形，由于圆心角为360°，因此每1%相当于3.6°的圆周角，将各部分百分比分别乘以3.6即为各构成部分应占的圆周角度数。②圆内各部分自12点位置开始由大到小按顺时针方向依次绘制，所得各部分的扇形面积即代表某一构成部分。

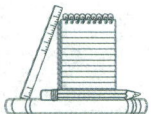

③圆中各部分用线分开，注明简要文字及百分比，必要时用图例说明。④如有 2 种或 2 种以上性质类似的资料相比较，应绘制几个直径相同的圆，并且各圆中各部分的排列次序应当一致，以便于比较。

（3）百分条图（percent bar graph）　百分条图的意义及适用资料与圆形图相同，是以直条总长度作为 100%，直条中各段表示事物各组成部分所占的百分比，见图 3–4。

百分条图的制图要求：①先绘制一个标尺，尺度分成 5 格或 10 格，每格代表 20% 或 10%，总长度为 100%；标尺可绘制在图的上方或下方。②绘一水平直条，以直条的全长作为 100%，直条宽度可任意选择。③根据标尺指示，按照各组成部分的构成比的数值大小或自然顺序将直条分为若干段。④以不同的图案代表不同的组成部分，并注明简要文字及百分比，或用图例表示。

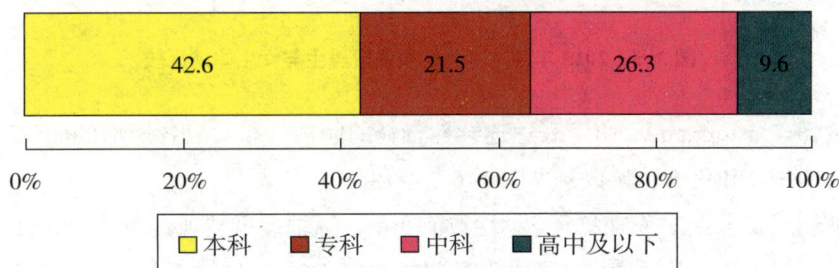

图 3–4　2017 年某医院专业技术人员学历构成

（4）普通线图（line graph）　适用于连续性资料，以线段的升降表示某事物随时间发展变化的情况，见图 3–5，也可表明一事物随另一事物变动的情况。

普通线图的制图要求：①普通线图的纵、横轴均为算数尺度，横轴表示某一连续变量（时间或年龄等），纵轴表示某种率或频数。②纵、横轴均应有标目及标目单位，其尺度必须等距（或具有规律性），纵轴尺度一般从"0"开始。③依次找出各坐标点的位置，用直线依次将相邻点连接起来制成折线图，注意不能将折线任意改为光滑曲线。④同一图内不应有太多的线条，通常 ≤ 5 条；如有多条折线时，要用不同的颜色或线型（实线、虚线等）来表示，并用图例说明。例如，2015 年某地学生体质调研男生与女生体重比较见表 3–4。

表 3–4　2015 年某地学生体质调研男生与女生体重比较

年龄（岁）	男生体重（kg）	女生体重（kg）
7	26.0	24.2
8	29.1	26.9
9	32.5	30.2
10	36.3	34.4
11	40.6	38.8
12	45.6	43.3
13	50.8	47.5
14	55.4	49.9
15	58.7	51.3
16	60.8	52.7
17	62.6	53.0
18	62.3	53.3

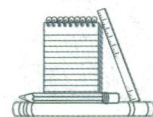

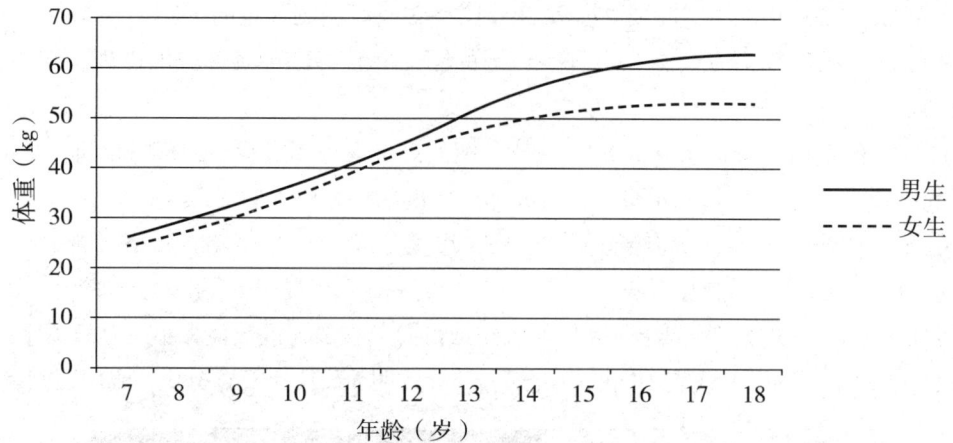

图 3-5   2015 年某地学生体质调研男生与女生体重比较

（5）直方图（histogram）   用于表达连续性资料的频数分布。以各矩形的面积表示各组段的频数，各矩形面积之和代表总频数，见图 3-6。

直方图的制图要求：①横轴表示连续性数值变量，纵轴表示被观察现象的频数。②纵、横轴均应有标目及标目单位，其尺度应等距排列，纵轴尺度必须从"0"开始。③各直条间不留空隙，可用直线分隔；也可不用直线分隔，但左右两端必须有垂线至横轴，使直方图成为密闭的图形。④横轴各组段的组距必须相等，当组距不等时，矩形的高度与频数不成正比，需折合成等组距再作图。例如，110 名 6 岁男童身高（cm）的频数分布见表 3-5。

表 3-5   110 名 6 岁男童身高的频数分布表

组段（身高：cm）	频数
110～	1
112～	3
114～	9
116～	9
118～	15
120～	18
122～	21
124～	14
126～	10
128～	4
130～	3
132～	2
134～136	1
合计	110

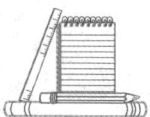

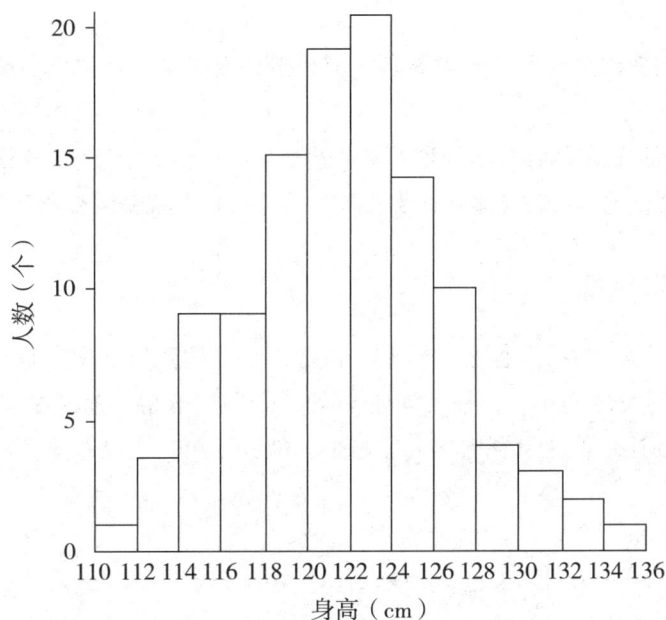

图3-6　110名6岁男童身高的频数分布

知识链接

常用统计图的用途

统计图	用途
直条图	用直条的长短表达数值的大小
圆图	用圆中的扇形面积描述或比较构成比
百分条图	用直条各段的长度描述或比较构成比
普通线图	用线段的升降表达事物发展变化的趋势
直方图	描述连续性资料的频数分布
散点图	用点的排列趋势和密集度表示两变量的相关关系
统计地图	描述统计指标在地域空间的分布
箱式图	用"箱"或"触须"的位置表示变量的分布特征，也可用于发现异常值

任务二　数值变量资料的统计分析

数值变量资料的统计分析包括统计描述和统计推断两部分。统计描述有平均水平和变异程度的描述，统计推断包括总体均数可信区间的估计和均数比较的假设检验。

案例 3-2

数值变量资料的统计描述和统计推断

某地100名2月女婴的身高均数为56.9cm，标准差为2.3cm；同年该地150名5岁女孩的身高均数为109cm，标准差为3.1cm。试根据以下问题，对资料进行分析。

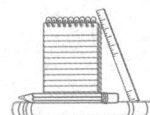

问题：

1. 上述两组资料分布属于哪类资料，其研究对象的总体、样本、研究变量分别是什么？

2. 上述两组资料是哪种分布类型？文中选取了哪些指标进行统计描述？

3. 试选取合适的指标对该地 2 月女婴和 5 岁女孩的身高资料变异程度进行比较。

一、平均数与变异指标

平均数包括算术平均数、几何平均数及中位数，是描述数值变量资料集中趋势的指标。变异指标包括极差、四分位间距、方差和标准差等，是描述数值变量资料离散趋势的指标。两类指标结合，共同描述数值变量资料的分布特征，缺一不可，也是有效开展正确的统计推断的前提。

（一）频数分布表

频数（frequency）是相同观察值或观察结果出现的次数，用 f 表示。频数分布即观察值按大小分组后各个组段内观察值个数（频数）的分布，它是了解数据分布形态特征与规律的基础。当数值变量资料的观察值较多时，先要把分散的数据整理成频数表，然后计算出平均数及变异指标。频数表（frequency table）是频数分布表的简称，指观察值分组及其相应的频数按一定顺序排列而成的表格。频数表是描述性统计分析的基本内容，也是探索数据分布特征的基本手段。

例 3-2-1　某年某市 110 名 12 岁健康男孩身高资料见表 3-6，请绘制频数表。

表 3-6　某年某市 110 名 12 岁健康男孩身高（cm）资料

139.9	148.9	135.6	138.8	148.9	149.8	151.3	143.6	140.8	143.2
154.2	142.8	151.2	142.3	149.6	146.6	137.5	138.9	142.6	140.6
152.3	143.6	146.0	147.2	146.1	158.0	146.3	141.2	147.9	148.5
141.5	144.1	146.2	145.3	151.2	132.8	144.4	139.4	146.1	149.8
135.5	141.1	148.9	140.5	146.4	148.5	143.0	149.1	138.8	142.3
146.7	145.3	141.8	142.4	145.2	145.3	143.6	132.6	147.6	148.2
162.8	145.5	152.5	148.3	156.5	136.2	149.2	134.5	139.6	140.5
153.2	136.7	151.7	147.5	140.7	126.1	142.4	143.4	144.7	139.7
154.9	155.2	143.8	140.9	139.7	149.8	136.5	139.1	143.1	142.4
141.7	147.5	133.9	144.4	151.5	136.4	147.5	141.1	148.5	139.4
138.6	149.8	151.2	150.9	153.0	145.3	151.5	129.5	144.1	158.3

1. 绘制频数表的步骤

（1）计算极差　极差（range）也称为全距，是一组变量值中的最大值与最小值之差。用 R 表示。

本例中最大值 162.8cm，最小值 126.1cm，则极差为 $R=162.8 - 126.1 = 36.7$（cm）。

（2）确定组数、组距　组数用 k 表示，不宜过多也不宜过少，可根据变量值的多少确定组数，一般资料可分 8 ~ 15 组，100 例左右的资料可取 10 组，以能显示数据的分布规律为宜。

组距为组间的距离，用 i 表示。组距 $i = R \div k$，一般取整数。

本例组数取 10，组距 $i = 36.7 \div 10 \approx 4$（cm）。

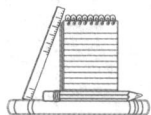

（3）确定组限，写出组段 组限即各组段的下限（low limit）、上限（upper limit）。每个组段的起点被称为该组的下限，终点为上限，上限与下限的间距为组距。第一个组段必须包括最小值，其下限一般取包括最小值的、较为整齐的数值，最后一个组段必须包括最大值。

本例最小值为126.1，故从125开始。第一组只写下限125，不写上限129，以避免混乱。本例最大值为162.8，故写到161～165。

（4）划记、写出对应的频数 f 用"正"字划记的方法，将所有变量值逐一归入相应组段，然后写出对应的频数，见表3-7。

表 3-7 某年某市 110 名 12 岁健康男孩身高（cm）资料的频数表

身高组段	划记	频数 f
125～	一	1
129～	下	3
133～	正下	8
137～	正正正下	18
141～	正正正正正一	26
145～	正正正正正正下	28
149～	正正正一	17
153～	正一	6
157～	丁	2
161～165	一	1
合计	—	110

通常，在编制频数表的基础上，再绘制频数分布图，可以更直观形象地表达频数分布的信息。常用直方图表示频数分布，以身高组段为 X 轴，以频数为 Y 轴。本例频数分布的直方图见图3-7。

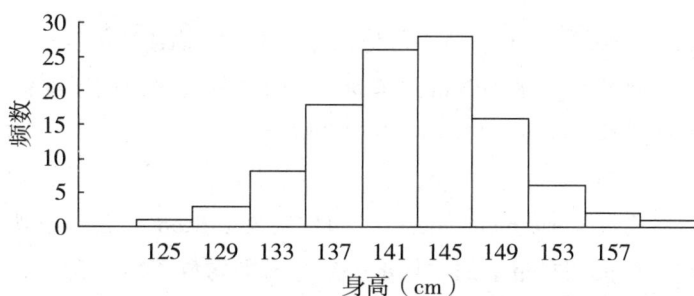

图 3-7 某年某市 110 名 12 岁健康男孩身高（cm）资料的频数分布直方图

2. 频数表的作用

（1）揭示频数分布的特征 从频数表和直方图可以看出频数分布的两个特征，集中趋势和离散趋势，两者结合起来可较全面地描述研究事物的规律。

1）集中趋势（central tendency）：一组变量值的数据向某一个位置集中或聚集的倾向。本例变量值的大多数集中在141～149（第5组～第6组），可见110名12岁健康男孩身高向中间部分（中等身高）集中，以中等身高者居多，是本例的集中位置。

2）离散趋势（tendency of dispersion）：一组变量值的各个数据离开集中位置的程度，反映

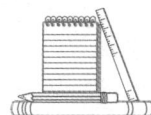

一组数据的分散性或变异度。本例变量值的频数在 141 ～ 149（第 5 组～第 6 组）者最多，从中间组段到两端各组频数逐渐减少，是本例的离散趋势。即中等身高的频数多，较矮或较高的频数分布逐渐减少。

（2）揭示频数分布的类型   根据频数分布的特征可以将资料分成对称分布和偏态分布，在统计分析时常常需要根据资料的分布类型选择相应的统计分析方法。

1）对称分布：频数的集中位置在中间，即以频数最多的组段为中心、左右两侧频数大体对称的频数分布。在对称分布资料中有一种非常重要的分布类型——正态分布（normal distribution），其特征为中间组段频数最多，两侧频数分布对称，并且按一定规律下降。表 3-7 的频数分布即为近似正态分布，绘制成直方图更为直观，见图 3-7。医学上有许多正态分布的资料，如同年龄同性别儿童的身高、体重等生理指标的分布，正常成年男女红细胞数、血红蛋白、血清胆固醇等生理指标的分布。

2）偏态分布：又称不对称分布，频数的集中位置不在中间而是偏向一侧，其两侧的频数分布不对称。若集中位置偏向数值小的一侧（左侧），称为正偏态（positive skewness），即变量值较小的一端频数多，变量值较大一端频数少，如正常成年人的尿铅含量分布、以儿童为主的传染病（水痘）的年龄分布。若集中位置偏向数值大的一侧（右侧），称为负偏态（negative skewness），即变量值较小一端频数少，变量值较大一端频数多，如某些慢性病患者的年龄分布。

（3）便于进一步计算统计指标和做统计分析   频数表可作为陈述资料的形式，代替原始数据。使用频数表便于计算有关的统计指标，如平均数、变异指标等。

（4）便于发现可疑值   从频数表中易于发现异常值，便于及时检查、修正，或做特殊处理。如在频数表的两端出现组段的频数为 0 后，又出现一些特大或特小值，应怀疑这些数据的准确性，需要进一步的检查和核对，及时纠正错误。

综上所述，通过频数表，可以大致看出资料的分布特征和分布类型，还可进一步计算相关统计指标，如平均数、变异指标等，用数据明确地描述资料的集中趋势（平均数）和离散趋势（变异指标）。

（二）平均数

平均数（average number），又称为集中趋势指标，是一组描述数值变量资料（计量资料）集中趋势或平均水平的统计指标。平均数常常作为一组数据的代表值用于资料分析和进行组间的比较。常用的平均数有算术平均数、几何平均数和中位数。

1. 算术平均数

（1）概念   算术平均数（arithmetic mean），简称均数（mean），是一组观察值的和与观察值个数之商，表示一组观察值在数量上的平均水平。算术平均数适用于变量值呈正态分布或近似正态分布的数值变量资料。总体均数用希腊字母 μ 表示，样本均数用 $\overline{X}$ 表示。

（2）计算方法   均数的计算方法有两种，直接法和加权法。

1）直接法：常用于小样本资料。当样本中观察值的个数不多，将所有观察值直接相加求和，再除以观察值个数。公式为：

$$\overline{X} = \frac{X_1 + X_2 + \cdots + X_n}{n} = \frac{\sum X}{n}$$ （公式 3-1）

式中：X_1，$X_2 \cdots X_n$ 为所有观察值；$\sum$ 是希腊字母求和的符号；n 为观察值个数。

例 3-2-2   某地 8 名健康男子红细胞数（$\times 10^{12}$/L）分别为 4.68、4.75、4.72、4.78、4.88、4.71、4.82、4.91，求其均数。

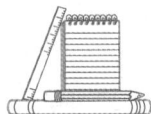

$$\overline{X} = \frac{\sum X}{n} = \frac{4.68+4.75+4.72+4.78+4.88+4.71+4.82+4.91}{8} = 4.78$$

即该地 8 名健康男子的平均红细胞数为 $4.78 \times 10^{12}/L$。

2）加权法（weighting method）：用于观察值个数较多或观察值中相同数据较多的资料。通常先把原始数据编制成频数表，求出各组段的组中值 X，再计算均数。

$$\overline{X} = \frac{f_1 X_1 + f_2 X_2 + \cdots f_n X_n}{f_1 + f_2 + \cdots + f_n} = \frac{\sum f X}{\sum f} \qquad （公式 3-2）$$

式中：f 为各组频数；X 为各组的组中值；$\sum fX$ 为各组的组中值 X 乘以本组频数 f 的和；$\sum f$ 为各组频数之和。组中值 X 的计算方法是将本组段的下限值和相邻下一组段的下限值相加除以 2。如第一组的组中值 $X_1 = （125+129） \div 2 = 127$。以后各组的组中值可用相邻前一组的组中值加上组距 i 即可。如第二组的组中值 $X_2 = 127+4 = 131$。

用例 3-2-1 资料，求 110 名 12 岁健康男孩的平均身高，见表 3-8。

表 3-8　某年某市 110 名 12 岁健康男孩平均身高（cm）的计算（加权法）

身高组段	组中值 X	频数 f	$f \cdot X$
125 ～	127	1	127
129 ～	131	3	393
133 ～	135	8	1080
137 ～	139	18	2502
141 ～	143	26	3718
145 ～	147	28	4116
149 ～	151	17	2567
153 ～	155	6	930
157 ～	159	2	318
161 ～ 165	163	1	163
合计	—	110（$\sum f$）	15914（$\sum fX$）

本例 $\sum f = 110$，$\sum fX = 15914$，代入公式 3-2，结果如下。

$$\overline{X} = \frac{\sum fX}{\sum n}$$

$$= \frac{127 \times 1 + 131 \times 3 + 135 \times 8 + 139 \times 18 + 143 \times 26 + 147 \times 28 + 151 \times 17 + 155 \times 6 + 159 \times 2 + 163 \times 1}{110}$$

$$= \frac{15914}{110} = 144.67（cm）$$

即该市 110 名 12 岁健康男孩平均身高为 144.67cm。

2. 几何平均数

（1）概念　几何平均数（geometric mean）是 n 个数值的乘积，再开 n 次方所得的值。几何平均数是比例或倍数上的平均，用符号 G 表示。常用于原始资料呈倍数关系（等比关系）或对数正态分布时平均水平的表达，如抗体滴度、细菌计数、血清凝聚效价、某些物质浓度等资料。

（2）计算方法　几何平均数的计算也分为直接法和加权法。

1）直接法：对小样本的原始资料，可直接将 n 个观察值的乘积开 n 次方，公式为：

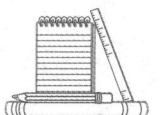

$$G=\sqrt[n]{X_1 \cdot X_2 \cdots \cdots X_n} \qquad\qquad （公式3-3）$$

为了计算方便，也可先将各个观察值的倒数取对数值后，求其平均值，再取反对数。其对数形式的公式为：

$$G=\lg^{-1}\left(\frac{\lg X_1+\lg X_2+\cdots\lg X_n}{n}\right)=\lg^{-1}\left(\frac{\sum \lg X}{n}\right) \qquad （公式3-4）$$

例3-2-3　测得8个人的血清抗体滴度分别为1：2、1：4、1：4、1：8、1：16、1：32、1：64、1：64，求其平均滴度。

为计算方便，取其倒数进行计算，最后再将数值倒回来。即用2、4、4、8、16、32、64、64计算，代入公式：

$$G=\sqrt[n]{X_1X_2\cdots X_n}$$
$$=\sqrt[8]{2\times4\times4\times8\times16\times32\times64\times64}=12.34$$

即8个人的平均抗体滴度为1：12.34。

或者代入对数形式的公式，结果相同。

$$G=\lg^{-1}\left(\frac{\sum\lg X}{n}\right)$$

$$=\lg^{-1}\left(\frac{\lg 2+\lg 4+\lg 4+\lg 8+\lg 16+\lg 32+\lg 64+\lg 64}{8}\right)$$

$$=\lg^{-1}\left(\frac{8.7298}{8}\right)=\lg^{-1}1.0912=12.34$$

即8个人的平均抗体滴度为1：12.34。

2）加权法：用于相同观察值较多时，如频数表资料，可用加权法公式计算。

$$G=\lg^{-1}\left(\frac{\sum(f\cdot\lg X)}{\sum f}\right) \qquad\qquad （公式3-5）$$

式中 $\sum(f\cdot\lg X)$ 为各变量值的倒数的对数值与相应频数乘积之总和，$\sum f$ 为频数的合计。

例3-2-4　某地60名儿童接种了麻疹疫苗，测定其血凝抑制抗体滴度，见表3-9，求其平均抗体滴度。

表3-9　60名儿童麻疹疫苗接种后其平均血凝抑制抗体滴度的计算（加权法）

抗体滴度	倒数 X	频数 f	$\lg X$	$f\cdot\lg X$
1：4	4	3	0.6021	1.8063
1：8	8	6	0.9031	5.4186
1：16	16	9	1.2041	10.8369
1：32	32	5	1.5051	7.5255
1：64	64	11	1.8062	19.8682
1：128	128	13	2.1072	27.3936
1：256	256	8	2.4082	19.2656
1：512	512	5	2.7093	13.5465
合计	—	60（$\sum f$）	—	105.6612（$\sum f\cdot\lg X$）

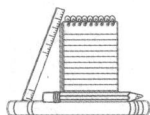

本例 $\sum f = 60$，$\sum (f \cdot \lg X) = 105.6615285$，代入公式：

$$G = \lg^{-1}\left[\frac{\sum (f \cdot \lg X)}{\sum f}\right]$$

$$= \lg^{-1}\left[\frac{3 \times \lg 4 + 6 \times \lg 8 + 9 \times \lg 16 + 5 \times \lg 32 + 11 \times \lg 64 + 13 \times \lg 128 + 8 \times \lg 256 + 5 \times \lg 512}{3 + 6 + 9 + 5 + 11 + 13 + 8 + 5}\right]$$

$$= \lg^{-1}\left[\frac{105.6612}{60}\right] = \lg^{-1} 1.7610 = 57.68$$

即 60 名儿童麻疹疫苗接种后，其平均血凝抑制抗体滴度为 1:57.68。

3. 中位数

（1）概念　中位数（median）是指将一组观察值按从小到大的顺序排列，位置居中的数，用符号 M 表示。中位数是位次居中的观察值水平，在全部变量值中，大于和小于中位数的变量值个数相等。中位数适用于描述以下资料的平均水平：资料的分布呈明显偏态，观察值中出现个别特小或特大的数值，资料的一端或两端无确定数值，分布不明确等。

（2）计算方法　中位数的计算分为直接法和百分位数法。

1）直接法：用于观察值例数较少时，先将观察值按由小到大的顺序排列，当 n 为奇数时，位置居中的观察值即为中位数，当 n 为偶数时，位置居中的两个观察值相加除以 2 即为中位数。公式如下：

$$n \text{ 为奇数时，} \quad M = X_{\left(\frac{n+1}{2}\right)} \quad\quad\quad\quad （公式 3-6）$$

$$n \text{ 为偶数时，} \quad M = \left[X_{\left(\frac{n}{2}\right)} + X_{\left(\frac{n}{2}+1\right)}\right] \div 2 \quad\quad\quad\quad （公式 3-7）$$

式中 $\left(\frac{n+1}{2}\right)$、$\left(\frac{n}{2}\right)$ 及 $\left(\frac{n}{2}+1\right)$ 均为下标的形式，表示由小到大的观察值数列中观察值的位次。

例 3-2-5　有某传染病患者 9 例，他们的潜伏期分别是 4、8、6、5、7、6、15、6、7 天，求潜伏期天数的中位数。

先将观察值由小到大排序为 4、5、6、6、6、7、7、8、15。本例 $n = 9$，为奇数，用公式 3-6 计算。

$$M = X_{\left(\frac{n+1}{2}\right)} = X_{\left(\frac{9+1}{2}\right)} = X_5 = 6 （天）$$

即 9 例传染病患者平均潜伏期为 6 天。

若例 3-2-5 再增加一个病例，其潜伏期为 8 天，则 $n = 10$，为偶数，用公式 3-7 计算。

$$M = \left[X_{\left(\frac{n}{2}+1\right)} + X_{\left(\frac{n}{2}+1\right)}\right] \div 2 = \left[X_{\left(\frac{10}{2}\right)} + X_{\left(\frac{10}{2}+1\right)}\right] \div 2 = (X_5 + X_6) \div 2 = (6+7) \div 2 = 6.5 （天）$$

即 10 例传染病患者平均潜伏期为 6.5 天。

2）百分位数法：如果观察例数较多，或是只有频数表资料，可用百分位数法来计算中位数。

百分位数是将一组观察值按从小到大顺序排列，把全部观察值的个数分成 100 等份，位于第 $X\%$ 位置上的数值，即为第 X 百分位数。百分位数为位置指标，用于描述一组观察值在某百分位数上的水平，统计符号为 P_X。第 50 百分位数 P_{50} 就是中位数，即 $P_{50} = M$。百分位数计算公式为：

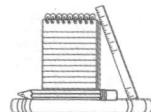

$$P_X = L + \frac{i}{f_X}\left(n \times x\% - \sum f_L\right) \qquad\qquad （公式 3-8）$$

式中：L 为 P_X 所在组段的下限值；i 为 P_X 所在组段的组距；f_X 为 P_X 所在组段的频数；$\sum f_L$ 为小于 L 的各组段的累计频数；P_X 所在组段的位置可根据累计频率的数值来判断。

例 3-2-6　调查某地 120 名老年人血清总蛋白（g/L），求其平均血清总蛋白，见表 3-10。

表 3-10　某地 120 名老年人血清总蛋白中位数计算表

血清总蛋白（g/L）	频数	累计频数	累计频率（%）
＜ 55	1	1	0.83
55 ～	3	4	3.33
59 ～	6	10	8.33
63 ～	8	18	15.00
67 ～	15	33	27.50
71 ～	19	52	43.33
75 ～	37	89	74.17
79 ～	21	110	91.67
83 ～ 87	10	120	100.00
合计	120	—	—

从表 3-10 可看出，该资料为偏态分布，且数值小的一端为不确定数字，宜用中位数表示其平均水平。样本例数较多，可用百分位数法计算。先计算累计频数、累计频率，然后找到要求的百分位数所在的组段，将相应的数值代入公式计算。

本例 $M = P_{50}$，在第七组，$L = 75$，$i = 4$，$f_X = 37$，$\sum f_L = 52$，$X\% = 50\%$，$n = 120$

$$M = P_{50} = 75 + \frac{4}{37} \times (120 \times 50\% - 52) = 75.86 (g/L)$$

百分位数公式不仅可以计算中位数，还可以计算任意一个百分位数。如用该资料计算 P_{25}、P_{75}。

$$P_{25} = 67 + \frac{4}{15} \times (120 \times 25\% - 18) = 70.2 (g/L)$$

$$P_{25} = 79 + \frac{4}{21} \times (120 \times 25\% - 89) = 79.19 (g/L)$$

知识链接

百分位数的应用

1. 百分位数用于描述观察值序列在某百分位置的水平。常用于描述偏态分布资料在某一百分位置上的水平，如计算 P_{50} 即中位数，表示其平均水平。

2. 多个百分位数结合使用可用来说明某一特定问题。如用 P_{25} 及 P_{75} 求其四分位数间距，描述偏态分布资料的离散趋势。用 $P_{2.5}$ 及 $P_{97.5}$ 估计医学偏态分布资料的 95% 参考值范围。

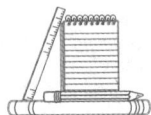

（三）变异指标

统计描述某一事物的数据特征和分布规律时，仅用平均数来表示观察值的集中趋势是不够的，还要用一些指标来说明观察值的离散趋势或变异程度（偏离集中位置的程度）的特征，把两者结合起来才能全面地认识事物。

例 3-2-7　对甲乙两名高血压患者连续观察 5 天，测得收缩压（mmHg）分别为：

甲患者：158　140　186　164　170　平均值为 163.6（mmHg）

乙患者：162　167　158　166　165　平均值为 163.6（mmHg）

虽然两人的平均血压没有差别，但是甲患者的血压值为 140～186mmHg，波动较大，乙患者的血压值为 158～167mmHg，相对较平稳。所以描述一组观察值，除了用平均数以外，还要用变异指标说明其离散或变异的程度。常用的变异指标有极差、四分位数间距、方差、标准差、变异系数。

1. 极差（range）　也称全距，是一组观察值中最大值和最小值之差，用符号 R 表示。极差大，说明变异程度大；极差小，说明变异程度小。如例 3-2-7 中两个患者收缩压的极差分别为：

$R_甲$=186-140=46（mmHg），$R_乙$=167-158=9（mmHg）

$R_甲 > R_乙$，说明甲患者的收缩压波动程度大于乙患者。

用极差说明数据分布的离散趋势简单明了，计算简便。但是极差只用到了两端的最大值和最小值，没有利用观察值中的全部信息，未考虑所有数据的离散程度。所以极差不够可靠和稳定，只能粗略说明观察值的变动范围。

2. 四分位数间距（quartile interval）　指上四分位数 Q_U（P_{75}）与下四分位数 Q_L（P_{25}）之差，也就是中间一半观察值的极差，用符号 Q 表示。计算出的数值越大，说明观察值越分散，变异程度越大。公式为：

$$Q=Q_U-Q_L=P_{75}-P_{25} \qquad （公式 3-9）$$

如用例 3-2-6 某地 120 名老年人血清总蛋白（g/L）的资料，求四分位数间距。在前面已计算出 P_{75}=79.19g/L，P_{75}=70.2g/L，代入公式：

$$Q=Q_U-Q_L=P_{75}-P_{75}=79.19-70.2=8.99（g/L）$$

极差和四分位数间距两者比较，四分位数间距更为稳定，不易受两端最大值或最小值的影响。但是四分位数间距仍未考虑每个观察值的变异程度，损失了很多数据信息，灵敏性仍然较差，在统计分析中应用得不够普遍。

3. 方差（Variance）　方差是离均差平方和的均值，总体方差的符号为 σ^2，样本方差的符号为 S^2。方差适用于对称分布，尤其是正态分布或近似正态分布资料。

为克服极差的缺点，考虑每个观察值的离散情况，可将总体中每个观察值 X 与总体均数 μ 相减，称为离均差（$X-\mu$）。由于离均差（$X-\mu$）的差值有正有负，其总和 $\sum(X-\mu)$ 常常为 0，这样就无法反映变异程度的大小。故将离均差（$X-\mu$）平方以后，再相加，称为离均差平方和 $\sum(X-\mu)^2$。离均差平方和（sum of square）描述了每一个观察值相对于集中位置（均数）的分散程度，用符号 SS 表示。离均差平方和的计算方法可以变形为下面的式子，结果相同。

$$SS=\sum\left(X-\bar{X}\right)^2=\sum X^2-\frac{\left(\sum X\right)^2}{n} \qquad （公式 3-10）$$

离均差平方和 SS 的大小与变量值的变异程度成正比。变异程度越大，说明观察值越分散，计算出的离均差越大，离均差平方和也就越大。此外，离均差平方和还与观察值的个数 N 的多

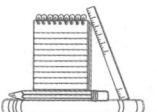

少有关。为了便于比较，用离均差平方和 SS 除以变量值的个数 N，即取其均值，这就是总体方差 σ^2。

$$\sigma^2 = \frac{\sum(X-\mu)^2}{N} \qquad （公式 3-11）$$

方差越大，观察值的变异程度越大；反之，方差越小，观察值的变异程度越小。在实际工作中，总体均数 μ 不易得到，往往采用抽样研究，所以经常计算样本方差 S^2 来代替总体方差 σ^2。样本方差 S^2 公式为：

$$S^2 = \frac{\sum(X-\overline{X})^2}{n} \qquad （公式 3-12）$$

由于使用样本含量 n 计算出的样本方差与总体方差相差较大（S^2 比 σ^2 低），故用自由度 $n-1$ 代替 n 来校正。样本方差 S^2 的计算应为公式 3-13：

$$S^2 = \frac{\sum(X-\overline{X})^2}{n-1} \qquad （公式 3-13）$$

由于离均差平方和利用了每个观察值的信息，因而方差反映变异程度的稳定性和精确性较好。但由于在运算时需将各个离均差平方，使得观察值的原度量单位变成平方单位，不便于进一步统计处理。

4. 标准差（standard deviation） 将方差取平方根，还原成与原始数据的度量单位相同，即为标准差。标准差具有方差的优点，同时运用方便，是常用的变异程度指标。总体标准差用 σ 表示，样本标准差用 S 表示。标准差的计算方法分为直接法和加权法。

（1）直接法 用于样本例数较少时，计算公式如下：

$$S = \sqrt{\frac{\sum(X-\overline{X})^2}{n-1}} = \sqrt{\frac{\sum X^2 - \frac{(\sum X)^2}{n}}{n-1}} \qquad （公式 3-14）$$

用例 3-2-7 对甲、乙两名高血压患者连续观察 5 天测得的收缩压（mmHg）分别计算标准差。

甲患者：$\overline{X}=163.6$，$n=5$，$\sum X=158+140+186+164+170=818$

$$\sum X^2=158^2+140^2+186^2+164^2+170^2=134956$$

$$S_甲 = \sqrt{\frac{\sum X^2 - \frac{(\sum X)^2}{n}}{n-1}} = \sqrt{\frac{134956 - \frac{818^2}{5}}{5-1}} = 16.82（mmHg）$$

或者：

$$S_甲 = \sqrt{\frac{\sum(X-\overline{X})^2}{n-1}}$$

$$= \sqrt{\frac{(158-163.6)^2+(140-163.6)^2+(186-163.6)^2+(164-163.6)^2+(170-163.6)^2}{n}}$$

$$= 16.82（mmHg）$$

乙患者：$\overline{X}=163.6$，$n=5$，$\sum X=162+167+158+166+165=818$

$$\sum X^2=162^2+167^2+158^2+166^2+165^2=133878$$

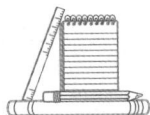

$$S_乙 = \sqrt{\frac{\sum X^2 - \dfrac{(\sum X)^2}{n}}{n-1}} = \sqrt{\frac{133878 - \dfrac{818^2}{5}}{5-1}} = 3.65(\text{mmHg})$$

或者：

$$S_乙 = \sqrt{\frac{\sum(X-\overline{X})^2}{n-1}}$$

$$= \sqrt{\frac{(162-163.6)^2+(167-163.6)^2+(158-163.6)^2+(166-163.6)^2+(165-163.6)^2}{5-1}}$$

$$= 3.65(\text{mmHg})$$

$S_甲 = 16.82\text{mmHg} > S_乙 = 3.65\text{mmHg}$，说明甲患者的收缩压变异程度大于乙患者。

（2）加权法　用于频数表资料。

$$S = \sqrt{\frac{\sum(f \cdot X^2) - \dfrac{[\sum(f \cdot X)]^2}{\sum f}}{\sum f - 1}} \qquad （公式3-15）$$

式中：X 为组中值。

用例3-2-1资料，计算110名12岁健康男孩身高的标准差，见表3-11。

表3-11　某年某市110名12岁健康男孩身高标准差（cm）的计算（加权法）

身高组段	组中值 X	频数 f	$f \cdot X$	$f \cdot X^2$
125～	127	1	127	16129
129～	131	3	393	51483
133～	135	8	1080	145800
137～	139	18	2502	347778
141～	143	26	3718	531674
145～	147	28	4116	605052
149～	151	17	2567	387617
153～	155	6	930	144150
157～	159	2	318	50562
161～165	163	1	163	26569
合计	—	110（$\sum f$）	15914（$\sum fX$）	2306814（$\sum fX^2$）

本例 $\sum f = 110$，$\sum fX = 15914$，$\sum fX^2 = 2306814$，代入公式3-15，结果如下。

$$S = \sqrt{\frac{\sum(f \cdot X^2) - \dfrac{[\sum(f \cdot X)]^2}{\sum f}}{\sum f - 1}} = \sqrt{\frac{2306814 - \dfrac{15914^2}{110}}{110-1}} = 6.42(\text{cm})$$

即该市110名12岁健康男孩平均身高标准差为6.42cm。

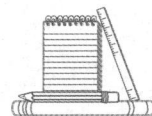

知识链接

标准差的应用

1. 标准差用于描述观察值的变异程度，在两组（或几组）均数相近、度量单位相同的条件下，标准差越小，表示观察值变异程度小，数据大多集中在均数周围，则样本均数的代表性较好；反之，标准差越大，表示观察值变异程度大，数据较分散，则样本均数的代表性较差。

2. 标准差用于计算其他相关统计指标，如变异系数、标准误。

3. 标准差与均数结合，描述正态分布资料的频数分布特征和制定医学参考值范围。

4. 变异系数（coefficient of variation）是指一组观察值的标准差与均数的百分比。变异系数用符号 CV 表示。变异系数与变异程度（离散趋势）成正比，即变异系数大，表示变异程度大；反之，则变异程度小。

呈正态分布或近似正态分布的两组（或几组）资料，进行变异程度比较时，当对比组的度量单位不同或均数相差悬殊时，不能直接比较标准差，而要计算变异系数再比较。其计算公式为：

$$CV = \frac{S}{\overline{X}} \times 100\%$$

（公式 3-16）

变异系数适用于以下两种情况。

（1）比较度量单位不同的两组（或几组）资料的变异程度

例 3-2-8　测定某地 255 名健康成年女性的红细胞数和血红蛋白测定值呈正态分布。红细胞数均数为 4.18×10^{12}/L，标准差为 0.29×10^{12}/L；血红蛋白均数为 117.60（g/L），标准差为 10.20（g/L）。请比较红细胞（RBC）和血红蛋白（HB）的变异程度何者更大？

因两组资料的度量单位不同，用变异系数进行比较。

$$CV_{RBC} = \frac{S}{\overline{X}} \times 100\% = \frac{0.29}{4.18} \times 100\% = 6.94\%$$

$$CV_{HB} = \frac{S}{\overline{X}} \times 100\% = \frac{10.2}{117.6} \times 100\% = 8.67\%$$

$CV_{RBC} < CV_{HB}$，由此可见，血红蛋白值比红细胞数的变异程度大。

（2）比较度量单位相同、均数相差悬殊的两组（或几组）资料的变异程度

例 3-2-9　测得某地部分成年人血压资料：收缩压的均数为 121.6mmHg，标准差为 16.7mmHg；舒张压的均数为 78.5mmHg，标准差 10.9mmHg。请比较舒张压与收缩压的变异程度。

舒张压与收缩压两个指标虽然单位相同，但是均数相差较大，如果直接比较标准差，会得出收缩压的变异程度较大的错误结论。应计算两者的变异系数再比较。

收缩压：$CV_1 = \frac{S}{\overline{X}} \times 100\% = \frac{16.7}{121.6} \times 100\% = 13.73\%$

舒张压：$CV_2 = \frac{S}{\overline{X}} \times 100\% = \frac{10.9}{78.5} \times 100\% = 13.89\%$

两个指标的变异系数数值很接近，可见，收缩压和舒张压的变异程度差别不大。

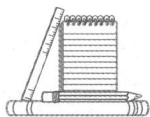

知识链接

变异系数的应用

1.变异系数用于比较当均数相差悬殊或者单位不一致的时候两个资料的离散程度。

2.用变异系数比较离散程度要求所分析的资料必须是正态分布资料。

3.偏态资料及未知分布类型资料可采用极差或四分位数间距反映离散程度。

二、正态分布及其应用

（一）正态分布的概念

正态分布（normal distribution），是一种非常重要的连续型分布，频数分布呈现为中间（均数的位置）频数多，两边频数逐渐减少，且左右大体对称。在医学资料中，有许多变量的频数分布是正态分布或近似正态分布。如例 3-2-1 中 110 名 12 岁健康男孩身高资料，从表 3-7、图 3-7 可见均数在中间位置，并且均数附近人数最多，身高特别高与特别矮的较少，比均数高的和比均数矮的人数差不多，两边基本对称。假设观察人数逐渐增多、不断缩小组距，之后再绘制直方图。图中直条将逐渐变窄，将各直条顶端的中点连接，逐渐接近一条光滑曲线，见图 3-8。此曲线中间高、两边低、左右对称、略呈钟形，在统计学上称正态分布曲线。

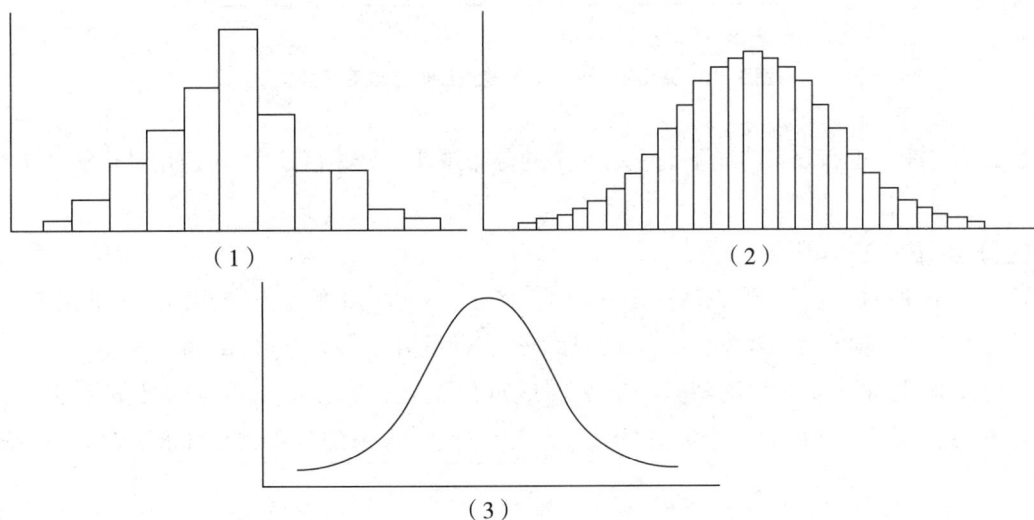

图 3-8　频数分布逐渐接近正态分布示意图

（二）正态分布的特征

正态分布曲线以观察值 X 为横轴，纵轴为概率密度函数 $f(x)$，曲线的高峰位于中央，两侧逐渐下降，左右对称，略呈钟形。正态分布曲线的特征如下。

1.中间高　均数所在位置最高，两侧逐渐下降。

2.对称性　为以均数为中心左右对称的单峰曲线。

3.两个参数　正态分布的位置和形态取决于位置参数 μ 和变异度参数 σ。

（1）位置参数 μ　当 σ 固定后，μ 变化使曲线沿着横轴平行移动，其形态不变。μ 增大，曲线沿横轴向右移动；反之，曲线沿横轴向左移动。见图 3-9。

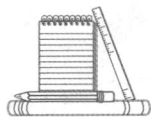

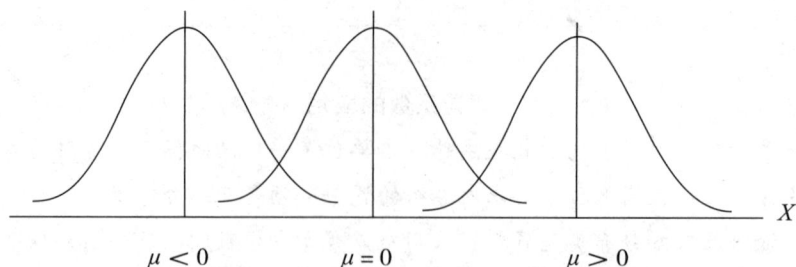

图 3-9 σ 固定，μ 变化，使曲线沿着横轴平行移动示意图

（2）变异度参数 σ 当 μ 固定后，σ 变化使曲线形态发生变化，曲线在横轴上的位置不变。σ 越大，数据越分散，曲线越 "矮、宽"；σ 越小，数据越集中，曲线越 "高、窄"，见图 3-10。

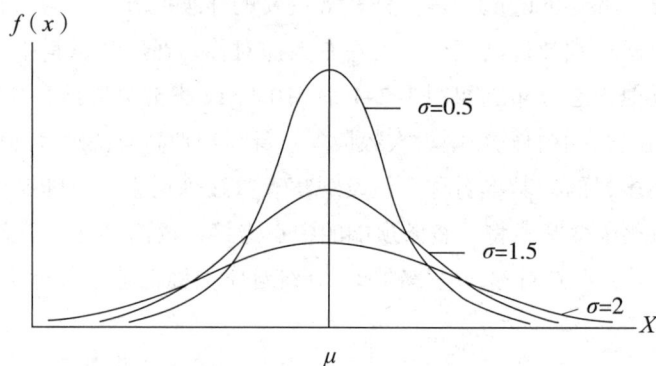

图 3-10 μ 固定，σ 变化，使曲线形态改变示意图

4. 面积规律   正态分布曲线下面积有一定的分布规律（详见后述），可应用其规律解决相关问题。

（三）标准正态分布

正态分布曲线的位置与形态取决于 μ 和 σ，将 $\mu = 0$、$\sigma = 1$ 的正态分布称为标准正态分布。标准正态分布的横轴不再是观察值 X，而是标准正态变量值 u，对称轴是 Y 轴。

实际工作中有许多医学资料是正态分布或近似正态分布，可以将其转换成标准正态分布，再利用标准正态分布的理论解决医学上的实际问题。u 值的分布就是标准正态分布。转换公式：

$$u = \frac{X - \mu}{\sigma} \qquad\qquad （公式 3-17）$$

标准正态分布曲线下面积具有一定的规律，将标准正态分布曲线下与横轴之间的面积用 1 或 100% 表示，当 u 为任意值时，其曲线下到横轴上一定区间的面积可以通过计算 $f(x)$ 的积分值得出，或者查询 u 界值表，见表 3-12。

常用的几个 u 值曲线下面积规律：u（1，-1）范围内的面积占曲线下总面积的 68.27%，u（1.96，-1.96）范围内的面积占曲线下总面积的 95%，u（2.58，-2.58）范围内的面积占曲线下总面积的 99%，见图 3-11。

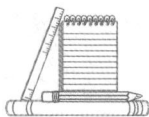

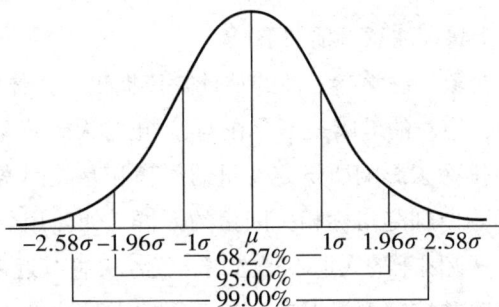

图 3-11　标准正态分布的面积规律

（四）正态分布曲线下面积规律

所有正态分布都可以通过 u 变换转换为标准正态分布，实际工作中常用的正态分布的曲线下面积规律如图 3-12 所示。

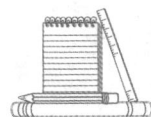

图 3-12　正态分布的面积规律

（$\mu-1\sigma$，$\mu+1\sigma$）即 $\mu\pm1\sigma$ 范围内的面积占曲线下总面积的 68.27%，（$\mu-1.96\sigma$，$\mu+1.96\sigma$）即 $\mu\pm1.96\sigma$ 范围内的面积占曲线下总面积的 95%，（$\mu-2.58\sigma$，$\mu+2.58\sigma$）即 $\mu\pm2.58\sigma$ 范围内的面积占曲线下总面积的 99%。

在实际工作中，总体均数和总体标准差常常不易知道，只能由样本进行估计。当资料呈正态分布或近似正态分布，并且样本例数足够大时（一般 100 例以上），则可用样本均数代替总体均数，用样本标准差代替总体标准差。

利用正态分布曲线下面积的百分数可估计资料的频数分布情况。对应区间的面积占总面积的百分比等于该区间观察值的个数占全部观察值个数的百分比，也是观察值落在该区间的概率。例如 $\overline{X}\pm1.96\cdot S$ 围成的面积占总面积的 95%，即 $\overline{X}\pm1.96\cdot S$ 区间的观察值个数占全部观察值个数的 95%。用例 3-2-1 资料，110 名 12 岁健康男孩身高的均数为 144.67cm，标准差为 6.42cm。计算（144.67±1.96）×6.42=132.09 ～ 157.25（cm），即有 95% 的 12 岁健康男孩身高在 132.09 ～ 157.25（cm），或者说测定该地某 12 岁健康男孩的身高，95% 的可能在 132.09 ～ 157.25（cm）。

知识链接

正态分布的应用

1. 利用正态曲线下面积分布的规律估计总体变量值的频数分布。

2. 正态分布是学习各种统计推断方法的理论基础，如进行参数估计和假设检验。

3. 可利用正态分布的理论估计正态分布资料的医学参考值范围。很多医学现象服从正态分布或近似正态分布，如同性别、同年龄儿童的身高和体重，同性别健康成人的红细胞数、血红蛋白含量、脉搏数等。

4. 质量控制。实验中的测量误差一般服从正态分布，可据此进行误差分析和检测的质量控制。为了控制检测误差，常以 $\overline{X} \pm 2S$ 作为上下警戒限，$\overline{X} \pm 3S$ 作为上下控制限。2 和 3 可视为 1.96 和 2.58 的近似值。实验结果在警戒限内，说明分析质量在控制之中。如果检测结果频繁地超出警戒限（连续两个检测结果）或有一个检测结果超出控制限，则说明发生了失控，需及时采取相应措施。

（五）医学参考值范围的估计

医学上常把绝大多数正常人的某指标值范围称为该指标的参考值范围，包括人体形态、功能和代谢产物等各种生理、生化指标的观察值的波动范围，一般在临床上用作判定某项指标正常或异常的参考标准。

制定医学参考值范围的步骤和注意事项如下。

1. 选定正常人作为调查对象　医学参考值的估计是依据正常人体的观察或测量资料进行的。"正常人"不同于"健康人"，绝对的健康是不存在的。"正常人"不是指机体器官组织形态和功能都完全健康的人，而是指排除了影响所研究变量的疾病和有关因素的同质人群。如确定白细胞的正常值，必须排除有影响白细胞指标相关因素的人群，如使用药物、患有血液疾病和感染性疾病、接触苯和放射线等职业因素的人群不得选用，而仅仅患有近视眼者可以作为调查对象。

2. 测定方法应统一、准确并控制测量误差　参考值的准确性易受测量有关因素影响。为保证原始数据可靠，测量的方法、仪器、试剂、精密度、操作技术及标准的掌握等都要统一，应采用公认的或权威机构推荐的标准方法。对收集样本时的外界环境条件（时间、地点、温度等）、生理条件（体育活动强度、饮食、妊娠等）及转运和储藏样品的方法、时间，都应有明确的规定。在测定的过程中应建立一套操作规程，并进行质量控制，以减少测量误差，提高参考值的可靠性。

3. 确定样本含量　样本含量是决定参考值范围可靠性的重要因素之一。观察例数过少，样本对总体的代表性就差，所得到参考值的稳定性就差。观察例数过多，会由于工作量大而造成测量误差偏大，同时导致人力、物力和时间的浪费。一般认为，估计参考值范围时，每组至少应在 100 例以上，如果影响研究变量的因素较复杂，数据变异程度大，还应适当增加样本含量。

4. 根据实际意义决定是否分组制定参考值范围　当观察值在年龄、性别、地区、民族、职业等之间的分布有差别，而这一差别具有实际意义时，应分组制定参考值范围。例如，红细胞数在男女之间有差别，应分别制定男女的红细胞数参考值范围；白细胞数在男女之间无差别，则不必分组制定参考值范围。

5. 确定取双侧界限或单侧界限参考值范围　决定双侧界限或单侧界限是根据医学专业知识而定的。若某项指标过高和过低均属异常，则参考值范围既制定上限值，又制定下限值，称为双侧界限参考值范围，如身高、体重、白细胞数、血液 pH 值等。如果指标仅仅过高或过低为异常，则参考值范围只制定上限值或下限值，为单侧界限参考值范围。如血铅仅过高属于异常，则相应的参考值范围只制定上限值，是单侧上限参考值范围；如肺容量仅过低属于异常，则相应的参考值范围只制定下限值，是单侧下限参考值范围。

6. 选定适当的百分界限　参考值范围是指绝大多数正常人的测量值所在的范围。"绝大多数"的百分界限用可信度 $1-\alpha$ 表示。若 $1-\alpha$ 取 95%，则 $\alpha=0.05$；反之，$\alpha=0.05$，就知可信度为

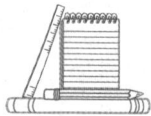

95%。医学上最常以可信度95%或99%作为参考值的界限，也可以选80%、90%等。

若1-α采用95%，意味着正常人在参考值范围之内的变量值有95%，在参考值范围之外正常的变量值尚有5%。对于双侧界值，在下、上限界值之外各有2.5%；对于单侧界值，在下限或上限界值之外有5%。由此可见，即使是正常人，仍有5%的人在参考值范围之外，谓之假阳性部分。

7. 选择制定医学参考值范围的方法 必须根据资料的分布类型及百分界限（可信度），选定适当的方法进行参考值范围的估计。

（1）**正态分布法** 适用于呈正态分布或近似正态分布的资料，或变量经过变换后呈近似正态分布的资料。

$$双侧界限 = \overline{X} \pm u_{\alpha/2}S \qquad （公式3-18）$$
$$单侧下限值 = \overline{X} - u_{\alpha}S \qquad （公式3-19）$$
$$单侧上限值 = \overline{X} + u_{\alpha}S \qquad （公式3-20）$$

其中u_{α}的大小取决于可信度的大小和指标的单双侧界限，常用u界值见表3-12。如可信度95%的双侧界限u界值，$u_{0.05} = 1.96$；可信度95%的单侧界限u界值，单侧$u_{0.05} = 1.645$。

表3-12 常用 u 界值表

可信度1-α（%）	α	单侧界限	双侧界限
80	0.20	0.842	1.282
90	0.10	1.282	1.645
95	0.05	1.645	1.960
99	0.01	2.326	2.576（2.58）

医学上常用的95%和99%单、双侧指标计算方法可参照表3-13。

表3-13 正态分布法制定医学参考值范围的方法

参考值范围（可信度%）	双侧界限	单侧下限	单侧上限
95	$\overline{X} \pm 1.96 \cdot S$	$\overline{X} - 1.645 \cdot S$	$\overline{X} + 1.645 \cdot S$
99	$\overline{X} \pm 2.58 \cdot S$	$\overline{X} - 2.326 \cdot S$	$\overline{X} + 2.326 \cdot S$

例3-2-10 某地调查正常成年男子160人的红细胞数，资料呈近似正态分布。计算结果均数为$5.65 \times 10^{12}/L$，标准差为$0.48 \times 10^{12}/L$，试估计该地正常成年男子红细胞数的95%参考值范围。

因红细胞数过多和过少均为异常，故应按双侧界限估计红细胞数95%的参考值范围。

代入公式$\overline{X} \pm u_{\alpha}S$，其中双侧的$u_{0.05} = 1.96$

即$\overline{X} \pm u_{\alpha}S = 5.56 \pm 1.96 \times 0.48 = 4.62 \sim 6.50（\times 10^{12}/L）$

即该地正常成年男子红细胞数的95%参考值范围为$4.62 \sim 6.50（\times 10^{12}/L）$。

（2）**百分位数法** 适用于任何分布类型的资料，在实际中常用于呈偏态分布的资料。由于实际中往往涉及两端波动较大的数据，为使结果稳定，百分位数法需要有较大的样本含量。使用百分位数的公式计算时，P_X中的X取值，即计算第几百分位数取决于可信度的大小和指标的单双侧界限，见表3-14。

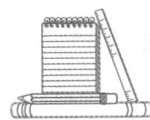

表 3-14　百分位数法 P_X 的取值表

参考值范围（可信度%）	双侧界限	单侧下限	单侧上限
95	$P_{2.5} \sim P_{97.5}$	P_5	P_{95}
99	$P_{0.5} \sim P_{99.5}$	P_1	P_{99}

例 3-2-11　某地调查 210 名正常成年人的血铅资料如下，试制定该地成人血铅含量的 95% 参考值范围，见表 3-15。

表 3-15　某地 210 名正常成年人血铅含量参考值计算表

血铅含量（µmol/L）	频数	累计频数	累计频率（%）
0.00 ～	4	4	1.9
0.25 ～	51	55	26.2
0.50 ～	46	101	48.1
0.75 ～	39	140	66.7
1.00 ～	27	167	79.5
1.25 ～	15	182	86.7
1.50 ～	13	195	92.9
1.75 ～	5	200	95.2
2.00 ～	4	204	97.1
2.25 ～	2	206	98.1
2.50 ～	3	209	99.5
2.75 ～	0	209	99.5
3.00 ～ 3.25	1	210	100.0
合计	210	—	—

血铅含量过高为异常，故应制定 95% 的单侧上限值。本资料为偏态分布，应用百分位数法，应计算 P_{95}。

$$P_X = L + \frac{i}{f_X}\left(n \times x\% - \sum f_L\right)$$

$$P_{95} = 1.75 + \frac{0.25}{5} \times (210 \times 95\% - 195) = 1.975\ (\text{µmol/L})$$

即该地区正常成年人血铅含量的 95% 参考值范围上限值为 1.975µmol/L。

知识链接

可信区间与参考值范围的区别

1. 可信区间用于估计总体参数，总体参数只有一个。

2. 参考值范围用于估计个体值的分布范围，个体值有很多。

3. 95% 可信区间中的 95% 是可信度，即所求可信区间包含总体参数的可信程度为 95%。

4. 95% 参考值范围中的 95% 是一个比例，即所求参考值范围包含了 95% 的正常人。

三、总体参数估计

参数估计（parameter estimation）是统计推断中的一个重要内容。在实际工作中，总体参数常是未知的或不可能对总体进行研究，故需要以样本指标（统计量）推断总体指标（参数），如用样本均数 $\overline{X}$ 估计总体均数 μ 等。由于存在个体差异，抽样研究必然有抽样误差，统计推断必须考虑抽样误差的大小。

（一）均数的抽样误差与标准误

均数的抽样误差是因抽样产生的样本均数与总体均数之间的差异。由于存在个体差异，且样本又未包含总体的全部信息，因此在抽样研究中，抽样误差是无法避免的。如从同一个总体中随机抽取 100 次样本容量均为 n 的样本，可以计算出 100 个样本均数，这些样本均数与总体均数不一定相等，样本均数彼此之间也不一定相等。这种由抽样造成的样本均数与总体均数之差异，以及各样本均数之差异称为均数的抽样误差。在抽样研究中，抽样误差是不可避免的，但可以估计其大小。

上述从同一个总体中随机抽取 100 次样本容量均为 n 的样本，虽然计算出的 100 个样本均数彼此之间不一定相等，也不一定等于总体均数，但这些样本均数却是围绕着总体均数为中心正态分布的。将每一个样本均数看成一个变量值，则能计算出描述样本均数变异程度的标准差，称为均数的标准误，简称为标准误（standard error）。

标准误，即样本均数的标准差，是说明均数抽样误差大小的指标，统计符号 $\sigma_{\overline{X}}$，标准误的估计值符号为 $S_{\overline{X}}$。

抽样误差的大小取决于总体中个体差异的大小和抽样样本含量的大小。总体中个体差异（标准差）越大，样本含量越小，抽样误差越大。即标准误的大小与标准差的大小成正比，与样本含量的平方根成反比。标准误计算公式：

$$\sigma_{\overline{X}} = \frac{\sigma}{\sqrt{n}}$$

（公式 3-21）

由于总体标准差 σ 往往未知，常以样本标准差 S 替代，算得的标准误称为标准误的估计值。其统计符号为 $S_{\overline{X}}$。

$$S_{\overline{X}} = \frac{S}{\sqrt{n}}$$

（公式 3-22）

例 3-2-12　用前面例 3-2-1 的资料，某市 110 名 12 岁健康男孩平均身高为 144.67cm，标准差为 6.42cm，求其标准误。

$$S_{\overline{X}} = \frac{S}{\sqrt{n}} = \frac{6.42}{\sqrt{110}} = 0.612(\mathrm{cm})$$

标准误的作用：①表示抽样误差的大小。标准误越大，表示样本均数的分布越分散，样本均数与总体均数的差别越大，说明抽样误差越大，由样本均数估计总体均数的可靠性越小；反之，标准误越小，表示样本均数的分布越集中，样本均数与总体均数的差别越小，说明抽样误差越小，由样本均数估计总体均数的可靠性越大。②用于估计总体均数的可信区间。标准误结合样本均数可对总体均数做区间估计。③用于均数间比较的假设检验。

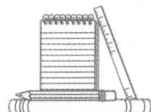

知识链接

标准误与标准差的联系和区别

1. 联系   标准差和标准误都是描述变异程度的指标，标准误的大小与标准差成正比，即个体差异越大，抽样误差越大。

2. 区别

（1）标准差表示各个观察值之间的变异程度，即个体差异的大小。标准误表示同质样本均数间的变异程度，即抽样误差的大小。

（2）标准差越小，样本均数的平均水平代表性越好；反之，代表性越差。标准误越小，由样本均数估计总体均数的可靠性越大；反之，可靠性越小。

（3）标准差结合样本均数可确定正态分布资料的医学参考值范围。标准误结合样本均数可估计总体均数的可信区间。

（4）标准差可用于计算变异系数、标准误。标准误用于进行均数间比较的假设检验。

（二）总体均数的估计

通过抽样研究获得样本均数后，由样本均数来推断总体均数，即做参数估计，有点估计和区间估计两种方法。

1. 点估计（point estimation）   是用研究获得的样本均数直接作为总体均数的估计值。此方法简单易行，但未考虑抽样误差的影响。如随机抽取获得110名12岁健康男孩的平均身高为144.67cm，若用点值估计方法，则该地12岁健康男孩的总体平均身高即为144.67cm。

2. 区间估计（interval estimation）   是按预先给定的概率水准，估计出未知总体均数可能在的数值范围。统计学称这一范围为被估计参数的可信区间（confidence interval，CI），也称为置信区间。预先给定的概率水准称为可信度（confidence level），符号为$1-\alpha$，常取95%或99%，称按此水准确定的可信区间为95%CI或99%CI。

总体均数可信区间估计方法，根据总体标准差σ是否已知、样本含量n的大小而采用不同的公式。但实际工作中，总体标准差常常是未知的。

（1）当总体标准差σ已知或总体标准差σ未知，但样本含量n足够大（$n > 50$）时，用公式3-22。公式中u_α的取值见常用u界值表，见表3-12，若无特别说明，一般可信区间取双侧界限。

总体标准差已知：

$$\overline{X} \pm u_{\alpha/2}\sigma_{\overline{X}}$$

（公式3-23）

总体标准差未知，大样本：

$$\overline{X} \pm u_{\alpha/2}S_{\overline{X}}$$

例3-2-13   已知例3-2-1中某市110名12岁健康男孩平均身高为144.67cm，标准差为6.42cm，标准误为0.612cm。求该市12岁健康男孩身高的总体均数95%CI和99%CI。

本例$\overline{X}$ =144.67cm，$S_{\overline{X}}$ =0.612cm，$u_{0.05}$=1.96，$u_{0.01}$=2.58，代入公式：

95%CI：144.67 $\pm$ 1.96×0.612=143.47 ～ 145.87（cm）

99%CI：144.67 $\pm$ 2.58×0.612=143.09 ～ 146.25（cm）

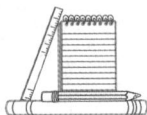

该市 12 岁健康男孩身高的总体均数的 95% CI 为 143.47 ～ 145.87（cm），99%CI 为 143.09 ～ 146.25（cm）。

（2）当总体标准差 σ 未知并且样本含量 n 较小（$n \leq 50$）时，一般按 t 分布原理估计总体均数 μ 的 CI，用公式 3-24。

$$\overline{X} \pm t_{\alpha/2, v} S_{\overline{X}}$$ （公式 3-24）

t 分布是由标准正态分布派生出来的，其形态变化与自由度 v 的大小有关，因此 t 值的符号是 $t_{\alpha/2, v}$。自由度 $v = n-1$。当 v 和 α 确定时，可查询 t 界值表（附录 3），表中数字表示对应的 t 界值。如 $t_{0.05/2, 5} = 2.571$，单侧 $t_{0.05, 5} = 2.015$。

例 3-2-14 某医师测得 30 名老年性慢性支气管炎患者尿中 17- 酮类固醇排出量均数为 14.8μmol/d，标准差为 4.9μmol/d，试估计该类患者尿中 17- 酮类固醇排出量总体均数的 95% 可信区间。

本例 $\overline{X}$ =14.8μmol/d，S = 4.9μmol/d，n = 30，为小样本。$v = n-1 = 30-1 = 29$，查 t 界值表得 $t_{0.05, 29} = 2.045$，代入公式：

$$S_{\overline{X}} = \frac{S}{\sqrt{n}} = \frac{4.9}{\sqrt{30}} = 0.8946（\mu mol/d）$$

95%CI：（14.8 ± 2.045）×0.8946=12.97 ～ 16.63（μmol/d）

老年性慢性支气管炎患者尿中 17- 酮类固醇排出量总体均数的 95%CI 为 13.58 ～ 16.80（μmol/d）。

四、均数的假设检验

（一）假设检验的基本思想和一般步骤

1. 假设检验的基本思想 假设检验（hypothesis test）过去称为显著性检验，是根据样本信息对样本所属的总体特征提出一个假设 H_0（无效假设），然后通过样本数据推算出概率 P 值，根据概率对假设 H_0 做出拒绝或不拒绝的判断，这个过程称为假设检验。

如某地随机抽样调查了 40 名 18 岁男青年的坐高和 45 名 18 岁女青年的坐高。18 岁男青年平均坐高为 85.6cm，18 岁女青年平均坐高为 81.4cm。可否认为该地 18 岁男青年坐高大于 18 岁女青年坐高？此问题不能直接从表面数字下结论，要考虑两组的平均数不同，其原因有两种可能：①男女坐高的平均数实际上是相同的，因为两组都是抽样调查，数字上的不同是由抽样误差造成的。②男女坐高的平均数确实不相同。两种推论都有存在的可能性，需要经过假设检验来判断其可能性概率的大小，接受概率大的推论。

假设检验基于反证法思想和"小概率事件"的原理，总是预先设定数字上的差别是由抽样误差引起的，即假设第一种可能（无效假设 H_0）是成立的。在此假设前提下，通过适当的统计方法计算相应的统计量，来判断获得此假设的概率。若获得的概率较小，小于设定的检验水准（α=0.05），则认为无效假设（H_0）是小概率事件，成立的可能性小；反之，获得的概率较大，则认为无效假设（H_0）成立的可能性大。由此做出统计学上的推论。

2. 假设检验的一般步骤 假设检验的方法很多，不论哪种方法，其基本步骤都是一致的，包括：①建立检验假设。②确定检验水准。③确定检验方法，计算统计量。④判断概率 P 值。⑤做出统计推断。下面以例 3-2-15 说明假设检验的步骤。

例 3-2-15 为研究某一山区环境对健康成年男子脉搏的影响，在该山区随机调查了 30 名健

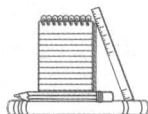

康成年男子的脉搏数，求得脉搏均数为 74.2 次 / 分，标准差为 6.5 次 / 分。根据大量调查，已知一般的健康成年男子的脉搏均数为 72 次 / 分，能否认为山区健康成年男子的脉搏均数与一般健康成年男子的脉搏均数不相等？

本例题中，一般成年男子的脉搏均数可视为一个已知的总体均数 μ_0，山区健康成年男子的脉搏均数为样本均数 $\overline{X}$，即 μ_0=72 次 / 分，$\overline{X}$ =74.2 次 / 分，S=6.5 次 / 分，n=30。

（1）建立检验假设（hypothesis to be tested）　本例两个均数不同的原因，有两种可能：一是存在抽样误差，两者并无差别，即山区男子的脉搏样本均数 $\overline{X}$ 所代表的未知总体均数（μ）与一般健康成年男子的已知总体均数（μ_0）是相同的。二是受山区某些因素影响，两者有本质差别。即山区男子的脉搏样本均数 $\overline{X}$ 所代表的未知总体均数（μ）与一般健康成年男子的已知总体均数（μ_0）是不相同的。针对两种可能性，提出两种检验假设——无效假设和备择假设。

无效假设（null hypothesis），又称零假设，符号为 H_0。假定要比较的总体参数相等，指标之间数量上的差异是由抽样误差引起，差别无统计学意义。备择假设（alternative hypothesis）符号为 H_1。假设要比较的总体参数不相等，指标之间数量上的差别不是因为抽样误差引起，而是有本质的区别，差别有统计学意义。

本例题建立检验假设可写成：

H_0：山区健康成年男子的脉搏均数与一般健康成年男子的脉搏均数相等，即 $\mu = \mu_0$。

H_1：山区健康成年男子的脉搏均数与一般健康成年男子的脉搏均数不相等，即 $\mu \neq \mu_0$。

在建立假设时，要根据研究目的和专业知识来确定进行单侧还是双侧检验，详见假设检验注意事项。

（2）确定检验水准　检验水准又称显著性水准，符号为 α，是判断差异有无统计学意义的概率水准，即小概率事件的水准。其大小应根据分析的要求确定，通常取 α=0.05 或 α=0.01。

本例检验水准可写成 $\alpha = 0.05$。

（3）确定检验方法，计算统计量　根据研究目的、资料类型、分布类型、研究设计方案及样本含量大小等，选择适宜的统计方法，计算相应的统计量。

本例题为样本均数（代表未知总体均数 μ）与已知总体均数 μ_0 比较的 t 检验，目的是推断样本所代表的未知总体均数 μ 与已知的总体均数 μ_0 是否相等，代入 t 检验公式：

$$t = \frac{|\overline{x} - \mu|}{S/\sqrt{n}} = \frac{|74.2 - 72|}{6.5/\sqrt{30}} = 1.854$$

（4）判断概率 P 值　假设检验中的 P 值是指在由无效假设所规定的总体中做随机抽样，获得现有统计量的概率，即各样本统计量的差异来自抽样误差的概率，是判断 H_0 成立与否的依据。确定 P 值的方法主要是查表法（或计算）。根据检验水准 α、样本自由度 v 查询相应的界值表，得到相应的界值，再比较计算所得到的统计量与相应界值的大小关系，来判断概率 P 值。

若统计量 $|t| \geqslant$ 界值 $t_{a,v}$，则 $P \leqslant \alpha$。

若统计量 $|t| <$ 界值 $t_{a,v}$，则 $P > \alpha$。

本例题中，统计量 t=1.854，自由度 v =n-1=30-1=29，查 t 界值表，得到界值 $t_{0.05,29}$ =2.045，统计量 $|t| <$ 界值 $t_{0.05,29}$，故 $P > 0.05$。

（5）做出统计推断　将获得的概率 P 值与事先规定的检验水准 α 进行比较，做出统计推论。若概率 P 值大于事先规定的检验水准 α，即样本信息支持 H_0，结论为按所设定的检验水准不拒绝 H_0，差别没有统计学意义（no statistical significance），尚不能认为比较的均数之间不同或不相

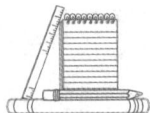

等。若概率 P 值小于或等于事先规定的检验水准 α，即差别不能仅由抽样误差来解释，结论为按所设定的检验水准拒绝 H_0，接受 H_1，差别有统计学意义（statistical significance），可认为比较的均数之间不同或不相等。注意 H_0 是主要的，只有拒绝了 H_0，才能接受 H_1。即：

按 α 的检验水准，当 $P > \alpha$ 时，不拒绝 H_0，差别无统计学意义，尚不能认为比较的均数间差别有统计学意义。

按 α 的检验水准，当 $P \leq \alpha$ 时，拒绝 H_0，接受 H_1，差别有统计学意义，可认为比较的均数间差别有统计学意义。

本例题，按 $\alpha=0.05$ 的检验水准，$P > 0.05$，不拒绝 H_0，差别无统计学意义，尚不能认为该山区健康成年男子的脉搏均数与一般健康成年男子的脉搏均数有差别。

（二）均数比较的假设检验——t 检验和 u 检验

t 检验是数值变量资料中最常用的假设检验方法，主要用于检验两组数据所代表的总体均数之间有无差别。理论上，t 检验的适用条件是要求样本来自正态分布总体，两个样本均数比较时，还要求两个总体方差相等，即方差齐性。但在实际工作中，与上述条件略有偏离，只要其分布为单峰且近似正态分布，也可应用。t 检验又分为单样本 t 检验、配对样本 t 检验、两独立样本 t 检验等若干种。当样本含量较大（$n > 50$）时，可用 u 检验。假设检验的方法很多，应用时要注意各种检验方法的用途、适用条件及注意事项。

1. 单样本 t 检验　又称为样本均数与已知总体均数比较的 t 检验，适用于样本均数 $\overline{X}$ 与已知总体均数 μ_0 的比较，目的是推断样本均数 $\overline{X}$ 所代表的未知总体均数 μ 与已知的总体均数 μ_0 是否有差别。已知总体均数 μ_0 一般为理论值、参考值、标准值或经过大量观察所得的较稳定的指标值。公式为：

$$t = \frac{\left| \overline{X} - \mu_0 \right|}{S_{\overline{X}}} = \frac{\left| \overline{X} - \mu_0 \right|}{S/\sqrt{n}} \qquad （公式 3-25）$$

式中：μ_0 为已知总体均数；$\overline{X}$ 为样本均数；S 为样本标准差；n 为样本含量；自由度 $v=n-1$。

例 3-2-16　已知正常成年男性白细胞数的均值 μ_0 为 $7.0 \times 10^9/L$。某医生随机抽取苯作业男工 25 名，测得其白细胞数（$\times 10^9/L$）分别为 5.2、4.8、5.0、4.2、5.6、7.8、4.7、6.0、4.1、4.5、6.2、4.1、4.3、4.7、5.4、5.2、5.0、6.9、6.8、4.3、3.7、4.6、5.6、5.2、6.7。算得其白细胞均数为 $5.224 \times 10^9/L$。问苯作业男工的白细胞数是否低于正常成年男性白细胞数？

本例已知总体均数 $\mu_0 = 7.0 \times 10^9/L$，样本均数 $\overline{X} = 5.224 \times 10^9/L$，计算得样本标准差 $S = 1.02725 \times 10^9/L$，$n=25$，为小样本，故选择单样本 t 检验。

（1）建立检验假设

H_0：苯作业男工的白细胞均数不低于正常成年男性白细胞均数，即 $\mu = \mu_0$。

H_1：苯作业男工的白细胞均数低于正常成年男性白细胞均数，即 $\mu < \mu_0$。

（2）确定检验水准　单侧 $\alpha=0.05$。

（3）确定检验方法，计算统计量　本例题为单样本 t 检验，代入公式 3-25。

$$t = \frac{\left| \overline{x} - \mu_0 \right|}{S/\sqrt{n}} = \frac{\left| 5.224 - 7.0 \right|}{1.02725/\sqrt{25}} = 8.644$$

（4）判断概率 P 值　本例题中，统计量 $t=8.644$，自由度 $v = n-1 = 25-1 = 24$，查 t 界值表得单侧 $t_{0.05,24}=1.711$，统计量 $t >$ 界值 $t_{0.05,24}$，故 $P < 0.05$。

（5）做出统计推断　按单侧 $\alpha=0.05$ 的检验水准，$P < 0.05$，拒绝 H_0，接受 H_1，差别有统计

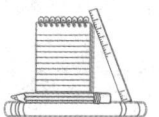

学意义，可认为苯作业男工的白细胞数低于正常成年男性白细胞数。

2. 配对样本均数比较的 t 检验　简称配对 t 检验或成对 t 检验（paired/matched t-test），适用于配对设计的数值变量资料的均数比较。由于此种设计使影响结果的非被试因素相同或相似，因而提高了研究效率。

在医学研究中，配对设计主要有以下几种情形：①随机配对设计，从总体中随机抽取样本，将样本中的全部观察单位按照某些条件相同或相近的原则配成对子，把每一对的两个受试对象随机地分到两个处理组中去。如从总体中随机抽取 20 个人，按照年龄、性别、病情严重程度等条件相同或相近配成 10 对，将每一对的两个受试对象再随机分配到试验组和对照组，然后比较两组的处理方法有无差别。②自身两种处理配对设计，从总体中随机抽取样本，对样本中的全部观察单位分别都用两种方法处理，然后进行两种处理方法的比较。如随机采集 20 份尿样，把同一个受试对象的尿样分成两份，分别用热硝化和冷硝化两种方法检验尿中的铅含量，比较两种检验方法有无差别。③自身前后配对设计，从总体中随机抽取样本，对样本中的全部观察单位分别在处理前和处理后测定变量值，再进行处理前后比较。如观察某药物治疗贫血的疗效，在用药前后分别测量血红蛋白，再进行比较。

配对设计的资料具有对子内数据——对应的特征，每个对子都可计算其差值，用 d 表示。分析时将差值 d 看作变量，假设两种处理的效应相同，则配对资料差值的总体均数 μ_d 应为 0。检验样本差值的均数 $\bar{d}$ 与 0 之间的差别有无显著性，以推断两种处理因素的效果有无差别或某处理因素有无作用。计算公式：

$$\bar{d} = \frac{\sum d}{n} \qquad\qquad （公式 3-26）$$

$$S_d = \sqrt{\frac{\sum d^2 - \dfrac{(\sum d)^2}{n}}{n-1}} \qquad\qquad （公式 3-27）$$

$$S_{\bar{d}} = \frac{S_d}{\sqrt{n}} \qquad\qquad （公式 3-28）$$

$$t = \frac{\bar{d} - \mu_d}{S_{\bar{d}}} = \frac{\bar{d} - 0}{S_{\bar{d}}} = \frac{\bar{d}}{S_d/\sqrt{n}} \qquad\qquad （公式 3-29）$$

式中：d 为每一对数的差值（注意每对数相减的方向要一致）；$\bar{d}$ 为差值的均数；S_d 为差值的标准差；$S_{\bar{d}}$ 为差值的标准误；n 为对子数。

例 3-2-17　采集 12 名铅中毒患者的尿样，每份样本分别用硝酸 – 高锰酸钾冷消化法和湿式热消化 – 双硫腙法测定尿铅，结果如下。问两种方法测得的结果有无差别？详见表 3-16。

表 3-16　两种方法测得尿铅（μmol/L）结果

患者编号	冷消化法	热消化法	d	d^2
1	1.26	1.45	-0.19	0.0361
2	10.35	10.87	-0.52	0.2704
3	2.92	3.11	-0.19	0.0361
4	9.31	8.86	0.45	0.2025
5	2.75	1.98	0.77	0.5929

续表

患者编号	冷消化法	热消化法	d	d^2
6	1.40	1.52	−0.12	0.0144
7	3.43	3.23	0.20	0.0400
8	0.93	1.08	−0.15	0.0225
9	2.86	3.49	−0.63	0.3969
10	5.22	4.85	0.37	0.1369
11	12.15	11.57	0.58	0.3364
12	2.52	2.79	−0.27	0.0729
合计	—	—	0.3（$\sum d$）	2.158（$\sum d^2$）

本例题为自身两种处理配对设计，采用配对 t 检验。

（1）建立检验假设

H_0：两种方法检测尿铅结果无差别，即 $\mu_d = 0$。

H_1：两种方法检测尿铅结果有差别，即 $\mu_d \neq 0$。

（2）确定检验水准　$\alpha = 0.05$。

（3）确定检验方法，计算统计量　本例题为配对 t 检验，先计算每对数的差值 d，再依次计算差值的均数 $\bar{d}$、差值的标准差 S_d、差值的标准误 $S_{\bar{d}}$、统计量 t，n 为对子数。代入公式：

$$\bar{d} = \frac{\sum d}{n} = \frac{0.3}{12} = 0.025$$

$$S_d = \sqrt{\frac{\sum d^2 - \frac{(\sum d)^2}{n}}{n-1}} = \sqrt{\frac{2.158 - \frac{(0.3)^2}{12}}{12-1}} = 0.11215$$

$$S_{\bar{d}} = \frac{S_d}{\sqrt{n}} = \frac{0.44215}{\sqrt{12}} = 0.12764$$

$$t = \frac{\bar{d}}{S_{\bar{d}}} = \frac{0.025}{0.12764} = 0.196$$

（4）判断概率 P 值　本例题中，统计量 $t = 0.196$，自由度 $\nu = n-1 = 12-1 = 11$，查 t 界值表得 $t_{0.05/2,11} = 2.201$，统计量 $t <$ 界值 $t_{0.05,11}$，故 $P > 0.05$。

（5）做出统计推断　按 $\alpha = 0.05$ 的检验水准，$P > 0.05$，不拒绝 H_0，差别无统计学意义，尚不能认为两种方法检测的尿铅结果有差别。

3. 两独立样本的 t 检验（two independent samples t-test） 又称成组设计的 t 检验（group t-test），适用于完全随机设计的两样本均数的比较。两个样本均数是分别从两个研究总体中随机抽取所得，目的是推断两个样本均数各自代表的总体均数 μ_1 与 μ_2 是否有差别。使用条件是要求两个资料均服从正态分布，且两个总体方差相等（即方差齐）。若两组资料的总体方差不相等，可做 t' 检验，或用秩和检验。

两总体方差相等，即 $\sigma_1^2 = \sigma_2^2$ 时，可将两方差合并，计算合并方差 S^2，再计算两样本之差的联合标准误 $S_{\bar{X}_1 - \bar{X}_2}$，最后计算 t 值。计算公式：

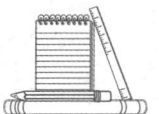

$$合并方差：S_C^2 = \dfrac{\sum x_1{}^2 - \dfrac{(\sum x_1)^2}{n_1} + \sum x_2{}^2 - \dfrac{(\sum x_2)^2}{n_2}}{n_1 + n_2 - 2} \qquad （公式3-30）$$

$$= \dfrac{(n_1 - 1)S_1^2 + (n_2 - 1)S_2^2}{n_1 + n_2 - 2}$$

$$两样本之差的联合标准误：S_{\overline{X_1}-\overline{X_2}} = \sqrt{S_C^2 \cdot \left(\dfrac{1}{n_1} + \dfrac{1}{n_2}\right)} \qquad （公式3-31）$$

$$t = \dfrac{|\overline{X_1} - \overline{X_2}|}{S_{\overline{X_1}-\overline{X_2}}} \qquad （公式3-32）$$

$$自由度\ v = n_1 + n_2 - 2 \qquad （公式3-33）$$

式中：n_1、n_2 分别为两个样本的样本量；$\overline{X_1}$、$\overline{X_2}$ 分别为两个样本的样本均数；S_1、S_2 分别为两个样本的标准差；S_2 为合并方差；$S_{\overline{X_1}-\overline{X_2}}$ 为两样本之差的联合标准误。

例3-2-18　随机抽样调查了某地40名18岁男青年的坐高和45名18岁女青年的坐高。男青年平均坐高为85.6cm，标准差为3.45cm。女青年平均坐高为81.4cm，标准差为2.51cm。可否认为该地18岁男青年坐高大于18岁女青年坐高？

本例题的两个样本均数是分别从男青年、女青年两个研究总体中随机抽取所得，故选择两独立样本的 t 检验。

（1）建立检验假设

H_0：该地18岁男青年坐高不大于18岁女青年坐高，即 $\mu_1 = \mu_2$。

H_1：该地18岁男青年坐高大于18岁女青年坐高，即 $\mu_1 > \mu_2$。

（2）确定检验水准　单侧 $\alpha = 0.05$。

（3）确定检验方法，计算统计量

本例题：$n_1 = 40$，$\overline{X_1} = 85.6\text{cm}$，$S_1 = 3.45\text{cm}$

$\qquad\quad n_2 = 45$，$\overline{X_2} = 81.4\text{cm}$，$S_2 = 2.51\text{cm}$

代入公式：

$$S_C^2 = \dfrac{(n_1 - 1)S_1^2 + (n_2 - 1)S_2^2}{n_1 + n_2 - 2} = \dfrac{(40-1) \times 3.45^2 + (45-1) \times 2.51^2}{40 + 45 - 2} = 8.933$$

$$S_{\overline{X_1}-\overline{X_2}} = \sqrt{S_C^2 \cdot \left(\dfrac{1}{n_1} + \dfrac{1}{n_2}\right)} = \sqrt{8.933 \times \left(\dfrac{1}{40} + \dfrac{1}{45}\right)} = 0.6495$$

$$t = \dfrac{|\overline{X_1} - \overline{X_2}|}{S_{\overline{X_1}-\overline{X_2}}} = \dfrac{|85.6 - 81.4|}{0.6495} = 6.467$$

（4）判断概率 P 值　本例题中，统计量 $t = 6.467$，自由度 $v = n_1 + n_2 - 2 = 40 + 45 - 2 = 83$，查 t 界值表自由度没有83，用最接近的自由度80替代，得单侧 $t_{0.05,80} = 1.664$，统计量 $t >$ 界值 $t_{0.05,80}$，故 $P < 0.05$。

（5）做出统计推断　按单侧 $\alpha = 0.05$ 的检验水准，$P < 0.05$，拒绝 H_0，接受 H_1，差别有统计学意义，可认为该地18岁男青年坐高大于18岁女青年坐高。

例9-2-19　将25名糖尿病患者随机分成两组，甲组12名使用单纯药物治疗方法，乙组13名采用饮食疗法与药物治疗的综合方法。两个月后测得空腹血糖变化值见表3-17，问不同治疗

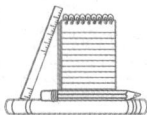

方法对两组患者血糖的影响是否有差别？

表 3-17　25 名糖尿病患者治疗两个月后血糖变化值（mmol/L）

编号	单纯药物治疗组（X_1）	饮食与药物治疗组（X_2）
1	8.6	5.2
2	11.2	6.6
3	11.8	5.3
4	12.0	6.4
5	13.6	7.1
6	14.7	8.3
7	16.8	10.6
8	18.2	11.7
9	19.4	12.4
10	20.3	13.6
11	22.1	15.8
12	17.8	13.2
13	—	17.5

（1）建立检验假设

H_0：不同治疗方法对血糖影响无差别，即 $\mu_1 = \mu_2$。

H_1：不同治疗方法对血糖影响有差别，即 $\mu_1 \neq \mu_2$。

（2）确定检验水准　$\alpha = 0.05$。

（3）确定检验方法，计算统计量

本例题：$n_1 = 12$，$\overline{X}_1 = 15.54167$，$(\sum X_1)^2 = 186.52$，$\sum X_1^2 = 3090.87$，$S_1 = 4.18166$

$n_2 = 13$，$\overline{X}_2 = 10.28462$，$(\sum X_2)^2 = 133.72$，$\sum X_2^2 = 1577.05$，$S_2 = 4.10281$

代入公式：

$$S_C^2 = \frac{\sum x_1^2 - \dfrac{(\sum x_1)^2}{n_1} + \sum x_2^2 - \dfrac{(\sum x_2)^2}{n_2}}{n_1 + n_2 - 2} = \frac{3090.87 - \dfrac{(186.5)^2}{12} + 1577.05 - \dfrac{(133.7)^2}{13}}{12 - 13 - 2} = 17.14548$$

$$S_{\overline{X}_1 - \overline{X}_2} = \sqrt{S_C^2 \cdot \left(\frac{1}{n_1} + \frac{1}{n_2}\right)} = \sqrt{17.14548 \times \left(\frac{1}{12} + \frac{1}{13}\right)} = 1.65761$$

$$t = \frac{\left|\overline{X}_1 - \overline{X}_2\right|}{S_{\overline{X}_1 - \overline{X}_2}} = \frac{|15.54167 - 10.28462|}{1.65761} = 3.171$$

（4）判断概率 P 值　本例题中，统计量 $t = 3.171$，自由度 $v = n_1 + n_2 - 2 = 12 + 13 - 2 = 23$，查 t 界值表得 $t_{0.05/2, 23} = 2.069$，统计量 $t >$ 界值 $t_{0.05, 23}$，故 $P < 0.05$。

（5）做出统计推断　按 $\alpha = 0.05$ 的检验水准，$P < 0.05$，拒绝 H_0，接受 H_1，差别有统计学意义，可认为不同治疗方法对血糖影响有差别。

4. u 检验　样本含量 n 较大（$n > 50$）时，可按正态近似原理使用 u 检验。因为统计量 u 的计算比 t 简单，结果相差不大，并且常用的 u 界值双侧 $u_{0.05} = 1.96$ 和双侧 $u_{0.01} = 2.58$ 是固定的，很容易确定概率 P 值，所以大样本时使用 u 检验更为方便。样本均数与总体均数的比较、配对设

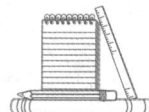

计样本均数比较、成组设计两独立样本均数的比较，在大样本时均可做 u 检验。

成组设计两独立大样本均数比较的 u 检验适用于总体标准差已知，或总体标准差未知但两个样本含量均较大（$n > 50$）的资料，目的是推断两个样本均数各自代表的总体均数 μ_1 与 μ_2 是否相等。计算公式：

$$u = \frac{\left| \overline{X_1} - \overline{X_2} \right|}{\sqrt{S_{\overline{X_1}}^2 + S_{\overline{X_2}}^2}} = \frac{\left| \overline{X_1} - \overline{X_2} \right|}{\sqrt{\dfrac{S_1^2}{n_1} + \dfrac{S_2^2}{n_1}}} \qquad （公式 3-34）$$

式中：n_1、n_2 分别为两个样本的样本量；$\overline{X_1}$、$\overline{X_2}$ 分别为两个样本的样本均数；S_1、S_2 分别为两个样本的标准差；$S_{\overline{X_1}}$、$S_{\overline{X_2}}$ 分别为两个样本的标准误。

例 3-2-20　为研究不同劳动类型的血清胆固醇有无差别，随机调查某地脑力劳动者 520 人，平均胆固醇水平为 4.86mmol/L，标准差为 0.73mmol/L；随机调查体力劳动者 630 人，平均胆固醇水平为 4.45mmol/L，标准差为 0.84mmol/L。问脑力劳动者与体力劳动者的血清胆固醇水平是否有差别？

（1）建立检验假设

H_0：脑力劳动者与体力劳动者的血清胆固醇水平无差别，即 $\mu_1 = \mu_2$。

H_1：脑力劳动者与体力劳动者的血清胆固醇水平有差别，即 $\mu_1 \neq \mu_2$。

（2）确定检验水准　$\alpha = 0.05$。

（3）确定检验方法，计算统计量

本例题：$n_1 = 520$，$\overline{X_1} = 4.86$mmol/L，$S_1 = 0.73$mmol/L

　　　　　$n_2 = 630$，$\overline{X_2} = 4.45$mmol/L，$S_2 = 0.84$mmol/L

代入公式（3-34）：

$$u = \frac{\left| \overline{X_1} - \overline{X_2} \right|}{\sqrt{\dfrac{S_1^2}{n_1} + \dfrac{S_2^2}{n_2}}} = \frac{\left| 4.86 - 4.45 \right|}{\sqrt{\dfrac{0.73^2}{520} + \dfrac{0.84^2}{630}}} = 8.853$$

（4）判断概率 P 值　本例题中，统计量 $u = 8.853$，$u_{0.05} = 1.96$，统计量 $u > u_{0.05}$，故 $P < 0.05$。

（5）做出统计推断　按 $\alpha = 0.05$ 的检验水准，$P < 0.05$，拒绝 H_0，接受 H_1，差别有统计学意义，可认为脑力劳动者与体力劳动者的血清胆固醇水平有差别，脑力劳动者较高。

（三）假设检验中的两类错误

统计推断的结论是具有概率性的，不能绝对肯定或否定。无论是拒绝 H_0 还是不拒绝 H_0，都有可能出现推断错误，即 I 型错误和 II 型错误。

1. I 型错误　也称假阳性错误。如果无效假设 H_0 实际上是成立的，但统计推断结果拒绝了 H_0，此时就犯了"弃真"的错误。统计学上把"拒绝"了实际上成立的 H_0 的错误称为第一类错误或 I 型错误（type I error），它是指组间差异实际上不存在，统计推断的结果却错误地承认组间差异的存在。I 型错误的概率用检验水准 α 表示，就是预先规定的允许犯 I 型错误概率的最大值，一般 $\alpha = 0.05$。若规定 $\alpha = 0.05$，当拒绝 H_0 时，则理论上平均 100 次检验中有 5 次会发生这样的错误。

例如，实际情况是 A 药与 B 药的效果相同，由于抽样误差，检验后却拒绝 H_0，接受 H_1，得出 A 药与 B 药效果不同的结论，这就发生了 I 型错误。

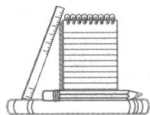

2. Ⅱ型错误 也称假阴性错误。如果无效假设 H_0 实际上是不成立的，但统计推断结果不拒绝 H_0，此时就犯了"取伪"的错误。统计学上把"不拒绝"实际上不成立的 H_0 的错误称为第二类错误或Ⅱ型错误（type Ⅱ error），它是指组间的差异确实存在时，统计推断却不承认该差异的存在。Ⅱ型错误的概率用 β 表示。β 值的大小较难估计，$1-\beta$ 称为检验效能或把握度（power of a test），其含义是如果两个总体参数间确实存在差异，使用检验方法能够发现这种差异（即拒绝 H_0）的能力。一般情况下要求检验效能应在 0.8 以上。如 $1-\beta=0.9$，意味着若两总体有差别，则理论上平均 100 次抽样中有 90 次能得出有差别的结论。

例如，实际情况是 B 药比 A 药效果更好，但由于抽样误差，检验后却不拒绝 H_0，得出 A 药、B 药效果相同的结论，这就发生了Ⅱ型错误。

Ⅰ型错误和Ⅱ型错误及其关系见表 3-18。

表 3-18　Ⅰ型错误和Ⅱ型错误的相互关系

实际情况	统计推断结论	
	不拒绝 H_0	拒绝 H_0
H_0 成立	推论正确（$1-\alpha$）	Ⅰ型错误（α）
H_0 不成立	Ⅱ型错误（β）	推论正确（$1-\beta$）

Ⅰ型错误和Ⅱ型错误之间存在着对立关系。当样本含量确定时，Ⅰ型错误概率 α 越小，Ⅱ型错误概率 β 越大；反之，Ⅰ型错误概率 α 越大，Ⅱ型错误概率 β 越小。可根据研究要求设定 α、β，若要求重点在于减小犯Ⅰ型错误的概率，可以取 $\alpha=0.01$，若重点在于减小犯Ⅱ型错误的概率，可以取 $\alpha=0.05$。要同时减小Ⅰ型错误概率 α 及Ⅱ型错误概率 β，唯一的方法就是增加样本含量 n。

（四）假设检验注意事项

1. 要有严密的抽样研究设计　事先进行严密的抽样研究设计是假设检验结论正确的前提。做假设检验用的样本资料必须能够代表相应的总体，要求样本是从总体中随机抽样获得的，并有足够的样本量。不同组间进行比较时，各个对比组之间应具有良好的组间均衡性和可比性，即除了对比的处理因素外，其他可能影响结果的非处理因素在组间应该相同或相近。严密的实验设计和抽样设计要求符合随机、对照、均衡、重复四大原则。

2. 选择正确的检验方法　每一种统计方法都有其特定的应用条件，选用的检验方法必须符合其适用条件。根据不同的分析目的、资料类型、分布类型、设计方案、样本含量等选用适当的检验方法。

3. 确定单侧检验与双侧检验　在建立假设时，根据研究目的和专业知识来确定进行单侧还是双侧检验。若事先不知两总体均数哪种大、哪种小，研究目的是推断两总体均数有无差别，H_1 实际上包括 $\mu_1 > \mu_2$ 和 $\mu_1 < \mu_2$ 两种不同的可能性，应选用双侧检验，备择假设 H_1 则用"$\neq$"表示；若根据专业知识和预试验结果，已知不会出现 $\mu_1 < \mu_2$（或 $\mu_1 > \mu_2$），研究目的仅要求推断是否 $\mu_1 > \mu_2$（或 $\mu_1 < \mu_2$）时，应选用单侧检验，H_1 则用">"或"<"表示。无论单侧检验还是双侧检验，无效假设 H_0 都是用"="表示。

例如，比较某种新药物与传统药物的效果，若事先不知两种药物效果哪种好、哪种差，研究目的是推断两种药物效果有无差别，应选用双侧检验，H_1 用"$\mu_1 \neq \mu_2$"表示；如果根据专业知识和预试验结果，有充分理由认为新药物不会比传统药物疗效差，研究的目的在于明确新药是

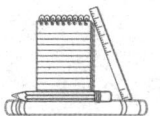

否比传统药物效果好，则用单侧检验，H_1 用"$\mu_1 > \mu_2$"表示。

选择单侧还是双侧检验，应在统计分析工作开始前就确定。单侧检验和双侧检验中的统计量计算公式是一样的，只是查询的概率界值分单双侧。若缺乏选择单侧检验的充分依据，一般应选用双侧检验。

4. 正确理解假设检验中概率 P 值的含义　概率 P 值是在无效假设 H_0 成立的前提下，从所规定的总体中随机抽取样本，得到当前检验统计量的可能性。如果这个可能性小，则认为是小概率事件，根据"小概率事件在一次试验中几乎不可能发生"的原理而拒绝无效假设 H_0，接受 H_1。因此 $P \leqslant 0.05$ 时，只能说明有统计学意义，不表示其差异大小，即这种差异是指总体在本质上是不同的，而不是指分析指标在数值上的差异有多大。如同一份资料，若以 $\alpha = 0.05$ 为检验水准，$P < 0.05$，得出有统计学意义的结论，再以 $\alpha = 0.01$ 为检验水准，$P < 0.01$，也得出有统计学意义的结论。P 越小，H_0 成立（总体相同）的可能性越小，认为被比较的总体之间有差异的可能性越大，即在 $P < 0.01$ 下得出的结论更可靠，而不是分析指标在数值上的差值更大。

5. 假设检验的推断结论不能绝对化　统计的结论是具有概率性的。不拒绝 H_0 不代表 H_0 百分之百绝对成立，拒绝 H_0 也不代表 H_0 百分之百绝对不成立。不论是拒绝 H_0 还是不拒绝 H_0，都有可能推断错误，即发生 I 型错误和 II 型错误。所以下统计推论的时候，不能绝对化，避免使用"肯定""一定""必定"等词。

当计算得出的统计量（t 值或 u 值）与查询的界值（$t_{a,v}$ 界值或 $u\alpha$ 界值）大小接近的时候，下结论尤要慎重。因为是否拒绝 H_0，取决于被研究事物有无本质差别、个体差异大小、样本例数多少、选用检验水准 α 的高低。如确定了检验水准后，随着样本含量的增大，抽样误差会减小，统计推论有可能从现有样本时的不拒绝 H_0 变成增大样本时的拒绝 H_0。还有可能出现在同一份资料中双侧检验不拒绝 H_0 而单侧检验拒绝 H_0 的情况。有时会出现按 $\alpha = 0.05$ 为检验水准时拒绝 H_0，而按 $\alpha = 0.01$ 为检验水准时不拒绝 H_0。所以，在列出统计推论报告的时候，要注明检验水准、单双侧检验、检验统计量的值、样本量、具体 P 值等信息，以便读者判断结论的可靠程度或与同类研究进行比较。

6. 结论的描述应完整　包括统计学意义的结论和专业意义的结论两个方面。

（1）**统计结论**　指差别是否有统计学意义，应包括检验统计量的具体数值、检验水准、单侧或双侧检验、P 值的确切范围、按 α 水准是否拒绝 H_0 等内容。

（2）**专业结论**　指差别在医学专业上的实际意义，是参考统计结论，结合研究目的、研究设计等具体情况而做出的判断。

统计结论和专业结论共同构成一个完整的研究结论。如例 3-2-20 的结论：统计量 $u = 8.853$，按 $\alpha = 0.05$ 的检验水准，$P < 0.05$，拒绝 H_0，接受 H_1，差别有统计学意义（统计结论），可认为脑力劳动者与体力劳动者的血清胆固醇水平有差别，脑力劳动者较高（专业结论）。

统计结论只说明有无统计学意义，不反映医学专业上实际意义的大小。统计结论只有和专业结论有机地结合在一起，才能得出恰如其分、符合客观实际的最终结论。如研究某两种药物治疗贫血的疗效，得出的结论有统计学意义，但是两组服药后血红蛋白上升值之差的均数为 1g/L，那么此研究在医学专业上没有实际临床意义。

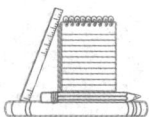

任务三 分类变量资料的统计分析

案例 3-3

两地疾病威胁比较

2016 年某医生比较甲、乙两地小儿手足口病的发病情况，资料如下：甲地易感儿童 3000 人，发病 150 人；乙地易感儿童 1500 人，发病 120 人。

问题：

1. 该资料属于何种类型资料？

2. 哪个地方小儿手足口病流行比较严重？

一、相对数

医疗卫生工作中直接搜集的分类变量资料数据，如某病的患病人数、治愈人数、死亡人数、检查人数、阳性人数、阴性人数等，其数据形式都是绝对数。绝对数即实际数，是某事物现象的实际发生数，可反映事物在某时某地出现的实际情况，是进行统计分析的基础。但绝对数的大小通常受到基数多少的影响，不便于进行事物间的深入分析和比较，即不具有可比性。案例 3-3 中，如果直接比较两地发病人数 150 人和 120 人，会得到甲地小儿手足口病发病情况比乙地严重的错误结论。要比较两地发病的真实情况，要求两地资料具有可比性，需要把原始数据即绝对数转化为相对数。

相对数是两个有联系的指标或数值之比，说明事物发生情况的相对水平，便于对分类变量资料进行分析和比较。如上述例子中，要比较两地手足口病的发病严重程度，需考虑两地总人口数对发病人数的影响。医学中常用的相对数有率、构成比和相对比等。

（一）常用相对数

1. 率（rate） 又称频率指标，是指在某时期内，某现象实际发生数与可能发生该现象的观察单位总数之比，用来说明该现象发生的频率或强度，可用百分率、千分率、十万分率表示。计算公式为：

$$率 = \frac{某现象实际发生的观察单位数}{可能发生该现象的观察单位总数} \times K \qquad （公式 3-35）$$

式中：K 为比例基数，可以为 100%、1000‰、100000/10 万等。比例基数 K 的选择通常依据习惯而定，使计算结果能保留 1～2 位整数，以便于阅读。如有效率、治愈率、感染率等用百分率，出生率、死亡率、自然增长率等用千分率，某些疾病如恶性肿瘤的死亡率用十万分率。时间一般以年为期限，也可用月、周、旬、日等。

案例 3-3 中，应分别计算甲、乙两地手足口病的发病率，再进行比较。

$$甲地手足口发病率 = \frac{150}{3000} \times 100\% = 5.0\%$$

$$乙地手足口发病率 = \frac{120}{1500} \times 100\% = 8.0\%$$

从发病率计算结果看，乙地发病率高于甲地，说明乙地小儿手足口病发病情况比甲地严重，与仅凭发病人数比较的结果完全相反。

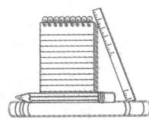

知识链接

计算率的注意事项

计算率时，应注意分母和时间的确定。分母只包括会发生某事件的观察单位，尤其在计算某病的发病率时，不可能会发生的观察单位应予以排除。如在计算传染病发病率时，分母不应包括已经患过该传染病或因接种疫苗而获得免疫力的人群，应只包括易感人群。

2. 构成比（proportion） 又称构成指标，是指事物内部某一组成部分的观察单位数与该事物各组成部分的观察单位总数之比。用于说明事物内部各组成部分所占的比重或分布，常用百分数表示。计算公式为

$$构成比 = \frac{事物内部某一组成部分的观察单位数}{同一事物各组成部分的观察单位总数} \times 100\%$$　　　　（公式 3-36）

构成比具有两个特点：①各组成部分构成比总和为 100% 或 1。在实际应用中，有时因计算过程中的小数四舍五入的关系，可能导致各部分构成比的总和不一定恰好等于 100%，此时应对各构成比的小数做适当调整，使各构成比的总和刚好等于 100%。②由于构成比之和为 100%，故各构成比之间是相互制约的，其比重增减各有影响，即某一组成部分构成比增大，其他组成部分的构成比数值会相应减小，反之亦然。

例 3-3-1　某中医院 2017 年调查了本院中医人员的职称分布情况。中医人员总数为 40 人，其中具有高级职称的 12 人，具有中级职称的 22 人，具有初级职称的 6 人，请计算各职称人员的构成比。

其职称构成分布情况为：高级职称人员的构成比为 12/40×100%=30.0%，中级职称人员的构成比为 22/40×100%=55.0%，初级职称人员的构成比为 6/40×100%=15.0%，见表 3-19。

表 3-19　某中医院 2017 年中医从业人员职称构成情况

职称	人数	构成比（%）
高级	12	30.0
中级	22	55.0
初级	6	15.0
合计	40	100.0

从表中可以看出，中级职称人员所占比重最大，其次是高级职称人员，初级职称人员所占比重最小。

3. 相对比（ratio） 简称比，是指两个有关联的指标之比，用于说明某一个指标是另一个指标的几倍或几分之几，故常用倍数或百分比表示。计算相对比时，若甲指标大于乙指标，结果用倍数表示；若甲指标小于乙指标，结果用百分数表示。计算公式为：

$$相对比 = \frac{甲指标}{乙指标}（或 \times 100\%）$$　　　　（公式 3-37）

相对比的两个指标可以是绝对数，也可以是相对数或平均数；可性质相同，也可性质不同。如某地区每千人拥有的病床数为性质不同的两个绝对数之比，两医院某疾病的治愈率之比即性

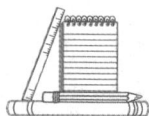

质相同的两个相对数之比。

例 9-3-2　某医院某年出生婴儿中，男性婴儿为 251 名，女性婴儿为 228 名，试计算该医院当年出生婴儿性别比。

$$性别比=\frac{男性婴儿数}{女性婴儿数}=\frac{251}{228}=1.10$$

结果表明，该医院当年出生的男性婴儿数是女性婴儿数的 1.10 倍，说明该院当年出生的男性婴儿较多。

例 3-3-3　某医院 2016 年院内感染发生率为 8.2%，2017 年为 4.5%，试计算相对比。

$$相对比=\frac{8.2\%}{4.5\%}=1.82，或相对比=\frac{4.5\%}{8.2\%}\times100\%=54.9\%$$

结果表明，该医院 2016 年院内感染发生率为 2017 年的 1.82 倍，或该医院 2017 年院内感染发生率为 2016 年的 54.9%。

（二）应用相对数时应注意的问题

1. 计算相对数时分母不宜过小　计算相对数时，应有足够数量的观察单位作为分母，使算出的相对数尤其是率比较稳定，才能正确反映实际情况。如果观察单位数过少，则计算的相对数波动较大，结果不稳定。如某医生用一种新型中药治疗脂肪肝，共治疗 5 例患者，4 例有效，即认为该新型中药有效率为 80%，显然是不可靠的，此时最好用绝对数表示，即"治疗 5 例，有效 4 例"。

2. 分析时不能以构成比代替率　构成比说明某事物内部各组成部分所占的比重或分布，率说明某现象发生的频率或强度，两者的概念不同，意义也不同。在资料分析中，不能用构成比代替率。如表 3-20 中某地某年各年龄组妇女宫颈癌普查资料，从第（4）列患者构成比来看，"50～"组患者的比重最高，但不能认为该组的患病最严重。若要了解究竟哪个年龄组的患病危险最大，则必须计算各年龄组患病率。从各年龄组的患病率可以看出，宫颈癌的患病率随年龄增长而增高，"60～"组患病率最高，因此该组患宫颈癌的危险最大。尽管该地 60 岁以上的妇女患病率最高，但由于该年龄组检查人数最少，致使该年龄段的患者人数较少，所占患者数的比重也较小。

表 3-20　某地某年各年龄组妇女宫颈癌患病情况统计

年龄（岁）	检查人数	患者数	患者构成比（%）	患病率（1/万）
（1）	（2）	（3）	（4）	（5）
< 30	126987	4	1.4	0.3
30～	96676	30	10.5	3.1
40～	63458	89	31.2	14.0
50～	25234	101	35.4	40.0
60～	5927	61	21.5	102.9
合计	318282	285	100.0	9.0

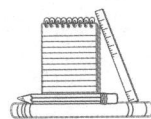

知识链接

构成比与率的区别

项目	构成比	率
含义	各组成部分所占比重或分布	某现象发生的频率或强度
分母	各组成部分观察单位总数	可能发生某现象的观察单位总数
特点	合计为100%，相互影响	合计不一定为100%，互相独立

3. 正确计算平均率　平均率，又称总率或合计率，在计算观察单位数不等的几个率的平均率时，不能把几个率直接相加后求平均值得到平均率，而应分别把分子和分母求和，再求出合计的率，即为平均率。

如某医学院校，中医系 200 名学生英语考试通过率为 60%，护理系 300 名学生英语考试通过率为 70%，临床系 350 名学生英语考试通过率为 80%。如要计算该校三个专业学生英语考试平均通过率，不能直接将三个通过率相加求平均，即（60%+70%+80%）/ 3=70%，正确的答案：

$$\frac{200 \times 60\% + 300 \times 70\% + 350 \times 80\%}{200 + 300 + 350} = 71.8\%$$

4. 相对数比较时要注意可比性　不同资料的率或构成比进行比较时，应当具有可比性，即除研究因素外，其余的影响因素应尽可能相同或相近。主要应考虑：①所比较资料的时间、地点、方法等是否有差异。如比较几种降压药物对高血压患者的疗效，各治疗组的观察时间、观察方法应相同。②各组资料内部构成（年龄、性别、病程长短、病情轻重构成等）是否有差异。若两组资料内部构成有差异时，应分组进行比较或进行率的标准化后再做比较。例如，某医生用中、西（医）两种药物治疗糖尿病，治疗效果如表 3-21。结果显示，中、西（医）两种药物的有效率均为 66.7%，因而做出中、西（医）两种药物治疗效果一样的结论。但如果分性别比较，却发现西药的疗效要好于中药，之所以出现这种矛盾的现象，是由于男性和女性在中药和西药两组中的构成比不同造成的。因此，对这种资料中两个率的比较，可按男性和女性分别进行比较，也可计算标准化率进行比较。

表 3-21　中、西（医）两种药物对糖尿病治疗效果的比较

性别	中药			西药		
	治疗人数	有效人数	有效率（%）	治疗人数	有效人数	有效率（%）
男性	50	25	50.0	100	60	60.0
女性	100	75	75.0	50	40	80.0
合计	150	100	66.7	150	100	66.7

5. 样本率（或构成比）进行比较时应做假设检验　在抽样研究中，样本率或样本构成比也存在抽样误差，因此进行样本率或构成比的比较时，不能仅凭数值表面相差的大小而做结论，而应进行样本率差别的假设检验。

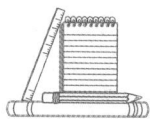

📚 **案例 3-4**

中药汤剂治疗高脂血症的疗效观察

某中医师用中药汤剂治疗高脂血症，共治疗 100 名患者，有 85 名患者血脂水平明显下降，故认为该中药汤剂的降脂有效率为 85%。

问题：

1. 该有效率是否可信？

2. 如何评价该中药汤剂的总体疗效？

二、率的抽样误差与总体率的区间估计

从案例 3-4 可以看出，该中药汤剂有效率为样本率，与总体有效率间存在一定的差异即抽样误差。

（一）率的抽样误差与标准误

率的抽样误差与均数的抽样误差类似，是在同一个总体中随机抽取若干样本，计算所得的样本率与总体率之间或不同样本率之间也都存在差异，这种差异称为率的抽样误差。表示率的抽样误差大小的指标称为率的标准误（standard error of rate），其计算公式为

$$\sigma_p = \sqrt{\frac{\pi(1-\pi)}{n}} \qquad （公式 3-38）$$

式中：σ_p 为率的标准误；π 为总体率；n 为样本含量。

在实际工作中，由于总体率 π 一般很难获得，故常用样本率 p 来代替总体率 π，故上式变为

$$S_P = \sqrt{\frac{p(1-p)}{n}} \qquad （公式 3-39）$$

式中：S_P 为率的标准误的估计值；p 为样本率；n 为样本含量。

率的标准误是描述率的抽样误差大小的指标，率的标准误越小，说明率的抽样误差越小，表示样本率与总体率越接近，用样本率代表总体率的可靠性越大；反之，率的标准误越大，说明率的抽样误差越大，表示样本率与总体率相距越远，用样本率代表总体率的可靠性越小。

如案例 3-4 中，该中药汤剂降脂有效率的抽样误差可用公式 3-39 计算。其中，$n=100$，$p=85\%=0.85$。

$$S_P = \sqrt{\frac{0.85(1-0.85)}{100}} = 0.13\%$$

即该中药汤剂降脂有效率的标准误为 0.13%。

（二）总体率的区间估计

由于总体率常常是未知的，需要由样本率估计总体率。又由于样本率与总体率之间存在着抽样误差，所以可根据样本率及率的标准误来估计总体率所在的范围，即总体率的可信区间。根据样本含量 n 和样本率 p 的大小不同，可以采用下列两种方法。

1. 查表法 当样本含量 n 较小（如 $n \leq 50$），且样本率 p 接近 0 或 1 时，可查百分率的可信区间表（附录 4），求得总体率的可信区间。

例 3-3-4 某市 2016 年随机抽查某中学 25 名教师，患高血压的有 4 人，求该学校教师高血压患病率的 95% 和 99% 可信区间。

查百分率的可信区间表，在 $n=25$ 横行和 $X=4$ 纵行的相交处的数值为 5～36 和 3～42，即

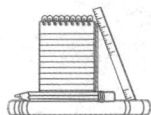

该地 2016 年该学校教师高血压患病率 95% 可信区间为 5% ～ 36%，99% 可信区间为 3% ～ 42%。

特别提醒：百分率的可信区间表中 X 值只列出 $X \leqslant \frac{n}{2}$ 部分，当 $X > \frac{n}{2}$ 时不能在表中直接查到，应以 $n-X$ 值查表，然后从 100 中减去查得的数值，即为所求的可信区间。

例 3-3-5　某市 2017 年随机抽查 6 岁儿童 50 名，患龋齿儿童有 41 人，求该市 6 岁儿童龋齿患病率的 95% 可信区间。

本例 $n=50$，$X=41$，这里 $X > \frac{n}{2}$，所以应先以 $n=50$，$X=50-41=9$，查百分率的可信区间表，得 9 ～ 31，再用 100-9=91，100-31=69，即该地 2017 年 6 岁儿童龋齿患病率的 95% 可信区间为 69% ～ 91%。

例 3-3-6　某医生用中医疗法治疗某病 10 人，治愈 8 人，请计算该疗法治愈率的 95% 可信区间。

本例 $n=10$，$X=8$，这里 $X > \frac{n}{2}$，故先以 $n=10$ 和未治愈数 $X=10-8=2$ 查百分率的可信区间表，得未愈率的 95% 可信区间为（3%，56%），再用 1 减去此区间的上限、下限，即得治愈率的 95% 可信区间为（44%，97%）。

2. 正态近似法　当样本含量 n 足够大，且样本率 p 和（$1-p$）均不太小，如 np 和 $n（1-p）$ 均 ≥ 5 时，样本率的分布近似正态分布，则总体率的可信区间可按下列公式估计。

$$（p-u_{\alpha/2}S_p，p+u_{\alpha/2}S_p），缩写为 p \pm u_{\alpha/2}S_p \qquad （公式 3-40）$$

式中：p 为样本率；S_p 为样本率的标准误；u_α 为标准正态分布中概率为 α 的双侧界限值。如 $\alpha=0.05$ 时，$u_\alpha=1.96$；$\alpha=0.01$ 时，$u_\alpha=2.58$；即求 95% 可信区间用 1.96，求 99% 可信区间用 2.58。

根据以上公式可知：

总体率的 95% 可信区间：（$p-1.96S_p$，$p+1.96S_p$）　　　　　　（公式 3-41）

总体率的 99% 可信区间：（$p-2.58S_p$，$p+2.58S_p$）　　　　　　（公式 3-42）

例 3-3-7　某医生用某中药治疗糖尿病患者 100 例，其中有效者 60 例，求该中药有效率的 95% 可信区间。

$$S_P = \sqrt{\frac{0.6 \times (1-0.6)}{100}} = 0.049$$

本例：$n=100$，$p=60/100=0.6$，$p=100 \times 0.6=60 > 5$，$n（1-p）=100 \times 0.4=40 > 5$，样本率分布近似正态分布。

根据公式 3-41，该中药有效率的 95% 可信区间：（0.6-1.96×0.049，0.6+1.96×0.049）=（50.4%，69.6%）

三、χ^2 检验

χ^2 检验（chi-square test）是由英国统计学家卡尔·皮尔逊于 1900 年提出的一种应用较广泛的假设检验方法，应用于分类变量资料中，常用于推断两个或两个以上总体率（或构成比）之间有无差别、配对设计分类变量资料之间有无差别、两个分类变量之间有无关联性及频数分布的拟合优度检验等。

（一）四格表资料的 χ^2 检验

例 3-3-8　某医师用中、西医两种疗法治疗慢性支气管炎患者 118 例，治疗结果见表 3-22。问中、西医两种疗法对慢性支气管炎患者的治愈率是否不同？

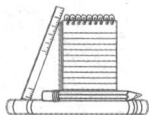

表 3-22　中、西医两种疗法治疗慢性支气管炎的效果观察

组　别	治愈人数	未愈人数	合计	治愈率（%）
中医组	52（40.76）*	13（24.24）	65	80.0
西医组	22（33.24）	31（19.76）	53	41.5
合　计	74	44	118	62.7

注：*括号内为理论数。

1. χ^2 检验的基本思想　表 3-22 中 $\begin{array}{|c|c|}\hline 52 & 13 \\\hline 22 & 31 \\\hline\end{array}$ 这四个格子的数据是整个表的基本数据，其余数据都是由这四个基本数据推算出来的，这种资料称为四格表（fourfold table）资料。

卡方检验需计算检验统计量 χ^2 值，其基本公式为：

$$\chi^2 = \sum \frac{(A-T)^2}{T} \tag{公式 3-43}$$

式中：A 为实际频数。如例 3-3-8 实际治愈人数和未愈人数的四个基本数据，即四格表中的数据，分别是 52、13、22、31。T 为理论频数，是根据无效假设推算出来的。

表 3-22 中无效假设为中、西医两种疗法治疗慢性支气管炎的治愈率相同，即都等于合计的治愈率 62.7%（74/118）。据此，中医疗法治疗 65 人，理论上应该治愈 65×62.7%=40.76 人，西医疗法治疗 53 人，理论上应该治愈 53×62.7%=33.24 人。理论频数的计算公式为：

$$T_{RC} = \frac{n_R n_C}{n} \tag{公式 3-44}$$

式中：R（row）代表行；C（column）代表列；T_{RC} 为第 R 行与第 C 列交叉格子的理论频数；n_R 为第 R 行的合计数；n_C 为第 C 列的合计数；n 为总例数。表 3-22 的理论频数计算如下：

第 1 行第 1 列格子的理论频数：$T_{11} = \frac{65 \times 74}{118} = 40.76$

第 1 行第 2 列格子的理论频数：$T_{12} = \frac{65 \times 44}{118} = 24.24$

第 2 行第 1 列格子的理论频数：$T_{21} = \frac{53 \times 74}{118} = 33.24$

第 2 行第 2 列格子的理论频数：$T_{22} = \frac{53 \times 74}{118} = 19.76$

由于四格表每行每列的合计都是固定的，四个理论频数中其中一个用公式 3-44 求出，其余三个理论频数可用同行合计或同列合计数相减而求得。本例中

$T_{11}=40.76$，$T_{12}=65-40.76=24.24$

$T_{21}=74-40.76=33.24$，$T_{22}=44-24.24=19.76$

将计算的理论频数写入表 3-22，从计算过程中可以看出，在四格表资料行合计和列合计固定的情况下，一个格子的数值确定下来之后，其他三个格子的数值也就确定下来。

将实际频数和理论频数代入公式 3-43，即可计算出统计量 χ^2 值。由此可以看出，χ^2 值反映了实际频数与理论频数的吻合程度。若无效假设 H_0 成立，则理论频数和实际频数相差不应太大，较大的 χ^2 值出现的概率较小，根据资料计算的 χ^2 值越大，就越有理由拒绝无效假设 H_0。

从公式 3-43 可以看出，χ^2 值的大小除决定于 $(A-T)$ 的差值外，与格子数也有关系（严格地说是自由度 v）。因为每个格子的 $\frac{(A-T)^2}{T}$ 都是正值，故格子数越多，则自由度（v）越大，χ^2

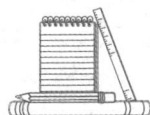

值也会越大，只有排除了这种影响，χ^2 值才能正确地反映实际频数与理论频数的吻合程度。所以由 χ^2 值确定 P 值时要考虑自由度的大小。自由度的计算公式为：

$$v=（行数-1）（列数-1）\qquad（公式3-45）$$

在同一自由度下，χ^2 值越大，相应的概率 P 越小；χ^2 值越小，相应的概率 P 越大。

2. 四格表资料 χ^2 检验的基本步骤   以例 3-3-8 资料为例（基本公式法）。

（1）建立检验假设，确定检验水准

H_0：中医疗法与西医疗法治疗慢性支气管炎的治愈率相同，即 $\pi_1 = \pi_2$

H_1：中医疗法与西医疗法治疗慢性支气管炎的治愈率不同，即 $\pi_1 \neq \pi_2$

$\alpha=0.05$

（2）计算统计量 χ^2 值   先计算出每个格子的理论数 T_{RC}，得 $T_{11}=40.76$，$T_{12}=24.24$，$T_{21}=33.24$，$T_{22}=19.76$，代入公式 3-43 得：

$$\chi^2=\Sigma\frac{(A-T)^2}{T}=\frac{(52-40.76)^2}{40.76}+\frac{(13-24.24)^2}{24.24}+\frac{(22-33.24)^2}{33.24}+\frac{(31-19.76)^2}{19.76}=18.50$$

（3）确定 P 值，做出推断结论   本例自由度 $v=（2-1）（2-1）=1$，查 χ^2 界值表（附录 5），$\chi^2_{0.05,1}=3.84$，本例 $\chi^2=18.50>\chi^2_{0.05,1}$，故 $P<0.05$，按 $\alpha=0.05$ 的检验水准，拒绝 H_0，接受 H_1，差别有统计学意义，可以认为中、西医两种疗法治疗慢性支气管炎的治疗效果不同，中医疗法治愈率高于西医疗法。

3. 四格表资料 χ^2 检验专用公式   对于上述只有四个基本数据的资料，还可以选用四格表资料 χ^2 检验专用公式计算 χ^2 值，这样可省去了计算每个格子理论频数的过程，简化了计算。其专用公式为：

$$\chi^2=\frac{(ad-bc)^2 n}{(a+b)(c+d)(a+c)(b+d)}\qquad（公式3-46）$$

式中：a、b、c、d 分别为四格表中的四个实际频数；n 为总例数。仍用例 3-3-8 的资料，符号标记见表 3-23。

表 3-23   中、西医两种疗法治疗慢性支气管炎的疗效比较

组　别	治愈人数	未愈人数	合　计
中医组	52（a）	13（b）	65（$a+b$）
西医组	22（c）	31（d）	53（$c+d$）
合　计	74（$a+c$）	44（$b+d$）	118（n）

将标有 a、b、c、d 的四个实际频数代入公式 3-46，得：

$$\chi^2=\frac{(52\times31-13\times22)^2\times118}{65\times53\times74\times44}=18.50$$

计算结果与公式 3-43 计算结果相同，结论同前。

4. 四格表资料 χ^2 检验的校正 χ^2 分布是连续型分布，而 χ^2 检验用于分类资料比较时，原始数据是不连续的，由此计算得到的 χ^2 值不连续，尤其是对 $v=1$ 的四格表资料分析，当 n 与 T 较小时，所得 P 值偏低，此时应对 χ^2 值做连续性校正。

一般认为四格表资料 χ^2 检验，当任一格子 $1 \leq T < 5$，且 $n \geq 40$ 时，可用四格表的连续性校正公式；若四格表 $n<40$，或任一格子 $T<1$ 时，可用四格表资料的确切概率法（请参阅有

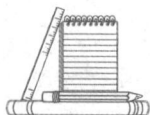

关统计学专业书籍）。

四格表资料 χ^2 值连续性校正的计算公式为：

$$\chi^2 = \Sigma \frac{\left(|A-T|-0.5\right)^2}{T} \qquad （公式 3-47）$$

$$\chi^2 = \frac{\left(|ad-bc|-n/2\right)^2 n}{(a+b)(c+d)(a+c)(b+d)} \qquad （公式 3-48）$$

公式 3-47 为基本公式的校正，公式 3-48 为四格表专用公式的校正。

四格表资料 χ^2 检验公式使用条件小结。

（1）当 $n \geqslant 40$，且所有格子 T $\geqslant$ 5 时，用 χ^2 检验的基本公式或专用公式（公式 3-43 或 3-46）。

（2）当 $n \geqslant 40$，且任一格子 $1 \leqslant T < 5$ 时，需用四格表 χ^2 检验校正公式（公式 3-47 或 3-48）。

（3）当 $n < 40$，或任一格子 $T < 1$ 时，不宜计算 χ^2 检验，需采用费希尔（Fisher）确切概率法。

例 3-3-9 某医师用甲、乙两种药物治疗小儿腹泻，结果如表 3-24 所示，问两种药物的治愈率是否有差别？

表 3-24 两种药物治疗小儿腹泻的治愈率比较

药物	治愈数	未愈数	合计	治愈率（%）
甲	27	8	35	82.50
乙	38	2	40	95.00
合计	65	10	75	88.75

检验步骤如下：

（1）建立检验假设，确定检验水准

H_0：甲、乙两药物的治愈率相等，即 $\pi_1 = \pi_2$

H_1：甲、乙两药物的治愈率不等，即 $\pi_1 \neq \pi_2$

$\alpha = 0.05$

（2）计算检验统计量 χ^2 值 因为 $n=75 > 40$，且 $T_{最小} = \frac{n_{R最小} n_{C最小}}{n} = \frac{35 \times 10}{75} = 4.67 < 5$

所以采用四格表 χ^2 检验校正公式，按公式 3-48 得：

$$\chi^2 = \frac{\left(|27 \times 2 - 8 \times 38| - 75/2\right)^2 \times 75}{35 \times 40 \times 65 \times 10} = 3.72$$

（3）确定 P 值，做出统计推断 因为 $v=1$，查 χ^2 界值表，得 $\chi^2_{0.05,1}=3.84$，$\chi^2=3.72 < \chi^2_{0.05,1}$，故 $P > 0.05$，按 $\alpha = 0.05$ 的检验水准，不拒绝 H_0，差别无统计学意义，尚不能认为甲、乙两种药物的治愈率有差异。

值得注意的是，若应该采用校正公式的资料没有进行校正，会使计算所得的 χ^2 值偏大，P 值偏小，产生错误的结论。如本例若对 χ^2 值不校正，$\chi^2=5.15 > 3.84$，则 $P < 0.05$，会得出两种药物治愈率有差异的错误结论。

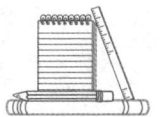

📚 案例 3-5

两种方法检测艾滋病抗体的结果比较

为比较两种方法检测艾滋病抗体的效果,将已经确诊的 100 名艾滋病患者分别用两种方法检测,结果如下表 3-25 所示。

表 3-25　两种方法检测艾滋病抗体结果的比较

甲法	乙法		合计
	+	−	
+	87 (a)	6 (b)	93
−	2 (c)	5 (d)	7
合计	89	11	100

问题:

1. 两种检测方法的阳性率是否有差别?

2. 本例与一般四格表资料有什么不同?

(二)配对四格表资料的 χ^2 检验

当分类变量资料为配对设计且结果为二分类时,如两种检验方法、培养方法、诊断方法的比较,目的是判断两种处理方法的差异,资料可整理成如表 3-25 的形式,又称配对四格表资料,可采用配对设计的 χ^2 检验。

本例是以每名患者作为受试对象,分别接受两种方法检测,观察结果是两种检测方法的检出情况,所以属于配对计数资料,可以做两种检测方法的差别比较。

从表 3-25 可见,100 份标本,每份分别用两种方法检测,结果有四种情况:两种方法检测结果都为阳性(a),两种方法检测结果都为阴性(d),甲法阳性而乙法阴性(b),甲法阴性而乙法阳性(c)。资料比较的目的是判断两种检测结果有无差异,因(a)和(d)是结果相同的部分,对 χ^2 值大小没有影响即对差异比较不起作用,所以仅考虑检测结果不一致的(b)和(c)就可以。

配对四格表资料的 χ^2 检验,若 $b+c \geq 40$ 时,计算公式为:

$$\chi^2 = \frac{(b-c)^2}{b+c}, \quad v=1 \qquad (公式 3-49)$$

若 $b+c < 40$ 时,需要用校正公式:

$$\chi^2 = \frac{(|b-c|-1)^2}{b+c}, \quad v=1 \qquad (公式 3-50)$$

案例 3-5 的检验步骤如下。

(1)建立检验假设,确定检验水准

H_0:两种方法检测阳性率相同,即总体 $\pi_1 = \pi_2$

H_1:两种方法检测阳性率不同,即总体 $\pi_1 \neq \pi_2$

$\alpha=0.05$

(2)计算 χ^2 统计量　本例 $b=6$,$c=2$,$b+c=6+2=8 < 40$,应采用校正公式,代入公式 3-50 得:

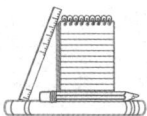

$$\chi^2 = \frac{(|b-c|-1)^2}{b+c} = \frac{(|6-2|-1)^2}{6+2} = 1.125$$

（3）确定 P 值，做出统计推断　$v=(2-1)(2-1)=1$，查 χ^2 界值表，$\chi^2_{0.05,1}=3.84$，本例 $\chi^2=1.125 < 3.84$，故 $P > 0.05$，按 $\alpha=0.05$ 的检验水准，不拒绝 H_0，还不能认为两种方法检测阳性率差别有统计学意义。

（三）行 × 列表资料的 χ^2 检验

四格表只有 2 行 2 列，又称为 2×2 表，是简单的行 × 列表。习惯上把行数＞2 和（或）列数＞2 的表称为行 × 列表或 $R×C$ 表。行 × 列表资料的 χ^2 检验可用于两个以上的率（或构成比）的比较。

案例 3-6

三种方剂治疗脂肪肝的疗效比较

某中医师为比较三种方剂治疗脂肪肝的疗效，随机选取了病程与病情相当的脂肪肝患者 120 名，随机分为三组，分别采用三种方剂治疗，观察效果。结果如表 3-26 所示。

表 3-26　三种方剂治疗脂肪肝的疗效比较

组别	有效	无效	合计	有效率（%）
A 方剂	35	5	40	87.50
B 方剂	30	10	40	75.00
C 方剂	15	25	40	37.50
合计	80	40	120	66.67

问题：

三种方剂治疗脂肪肝的疗效有无差别？如何判断？

1. 多个样本率比较　行 × 列表资料的 χ^2 检验可用 χ^2 检验基本公式（3-43），但因需先计算理论频数，比较繁琐，为计算方便，可用下面行 × 列表资料的专用公式。

$$\chi^2 = n\left(\Sigma \frac{A^2}{n_R n_C} - 1\right) \qquad （公式3-51）$$

公式 3-43 和公式 3-51 完全等价。

式中：n 为总例数；A 为每个格子的实际频数；n_R 为 A 值对应的行合计数；n_C 为 A 值对应的列合计数。

案例 3-6 的假设检验步骤如下。

（1）建立检验假设，确定检验水准

H_0：三种方剂的有效率相等，即 $\pi_1 = \pi_2 = \pi_3$

H_1：三种方剂的有效率不等或不全相等

$\alpha=0.05$

（2）计算 χ^2 统计量

$$\chi^2 = 120\left(\frac{35^2}{40\times80} + \frac{5^2}{40\times40} + \frac{30^2}{40\times80} + \frac{10^2}{40\times40} + \frac{15^2}{40\times80} + \frac{25^2}{40\times40} - 1\right) = 24.38$$

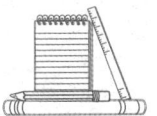

$$v = (行数 -1)(列数 -1) = (3-1) \times (2-1) = 2$$

（3）确定 P 值，做出统计推断　查 χ^2 界值表，$\chi^2_{0.05,2} = 5.99$，本例 $\chi^2 = 24.38 > 5.99$，故 $P < 0.05$，按 $\alpha = 0.05$ 的检验水准，拒绝 H_0，接受 H_1，差异有统计学意义，可以认为三种方剂治疗脂肪肝的有效率不等或不全相等。

2. 多个构成比的比较

例 3-3-10　某医学院校调查了不同专业的性别构成情况，结果见表 3-27。问该学校不同专业的性别构成比是否不同？

表 3-27　某医学院校不同专业性别构成情况

专业	男生数（人）	女生数（人）	合计（人）
中医	187	65	252
临床	206	169	375
护理	389	39	428
检验	91	74	165
合计	873	347	1220

检验步骤如下：

（1）建立检验假设，确定检验水准

H_0：该学校不同专业的性别构成比相同

H_1：该学校不同专业的性别构成比不同或不全相同

$\alpha = 0.05$

（2）计算 χ^2 统计量

$$\chi^2 = 1220 \left(\frac{187^2}{252 \times 873} + \frac{65^2}{252 \times 347} + \frac{206^2}{375 \times 873} + \frac{169^2}{375 \times 347} + \frac{389^2}{428 \times 873} + \frac{39^2}{428 \times 347} + \right.$$
$$\left. \frac{91^2}{165 \times 873} + \frac{74^2}{165 \times 347} - 1 \right) = 152.223$$

$$v = (行数 -1)(列数 -1) = (4-1) \times (2-1) = 3$$

（3）确定 P 值，做出统计推断　查 χ^2 界值表，$\chi^2_{0.05,3} = 7.81$，本例 $\chi^2 = 152.22 > 7.81$，故 $P < 0.05$，按 $\alpha = 0.05$ 的检验水准，拒绝 H_0，接受 H_1，差异有统计学意义，可以认为该学校不同专业的性别构成比不同或不全相同。

3. 行 × 列表资料 χ^2 检验的注意事项

（1）行 × 列表资料进行 χ^2 检验时要求理论频数不应太小，否则将会产生偏倚。要求不能有 1/5 以上格子的理论频数小于 5，或者不能有一个格子的理论频数小于 1。若理论频数过小，解决的方法一般有以下四种：①增加样本含量，可以增大理论频数。②将过小的理论频数所在的行或列的实际频数与性质相近的邻行或邻列的实际频数合并，合并后可增加理论频数。但要注意相邻类别合并的合理性，合并后要有实际意义，合并后自由度应做相应调整。如年龄分组可以合并，但按性质分组（治疗分组、职业、血型等）资料则不能合并。③删除理论频数太小的格子所对应的行或列。但需注意的是，无论是合并还是删除行与列，有可能损失一定的信息，也会损害样本的随机性。④改用 Fisher 确切概率法（详见有关统计专业书籍）。

（2）当多个样本率（或构成比）χ^2 检验的结论为拒绝无效假设 H_0 时，只能认为各总体率

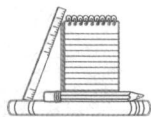

（或总体构成比）之间有差别，但不能说明它们彼此之间都有差别，或者任两组之间都有差别。如果想比较任两组之间有无差别，则需要进行组间的两两比较，可采用行×列表的χ^2分割法（详见有关统计专业书籍）。

［小结］

卫生统计学是运用统计学的原理和方法研究生物资料的收集、整理、分析和解释的一门学科。统计表和统计图是描述性统计分析中常用的重要方法，也是科研论文中数据表达的主要工具。统计表的基本结构包括标题、标目、线条、数字和备注。常用的统计图有条图、圆图、百分条图、普通线图和直方图。

应用平均数可描述数值变量资料的集中趋势，常用的平均数有算术平均数、几何平均数、中位数。变异指标是描述数值变量资料离散趋势的指标，常用的有极差、四分位数间距、方差、标准差、变异系数。正态分布曲线的位置和形态取决于位置参数μ和变异度参数σ，正态分布曲线下的面积具有一定的规律，可用于医学参考值范围的估计和质量控制等方面。医学参考值范围是指绝大多数正常人某指标的数值范围，根据医学专业知识而确定取双侧界限或单侧界限，再根据资料的分布类型及百分界限（可信度）选定适当的方法进行参考值范围估计。在抽样研究中，抽样误差的大小用标准误表示，标准误的大小与标准差的大小成正比，与样本含量的平方根成反比。标准误越大，说明抽样误差越大，由样本均数估计总体均数的可靠性越小。标准误结合样本均数用于估计总体均数的可信区间。标准误还用于均数比较的假设检验。假设检验的目的是检验H_0（无效假设）是否成立。假设检验的方法很多，本章节介绍了单样本t检验、配对样本t检验、两独立样本t检验、u检验，应用时要注意各种检验方法的用途、适用条件及注意事项。

分类变量资料的统计描述指标是相对数。常用的相对数有率、构成比和相对比，使用时要注意各个指标的意义和区别，以及资料间的可比性。描述率的抽样误差大小的指标是率的标准误。χ^2检验是一种用途较广的分类变量假设检验方法，主要用于两个或多个率（或构成比）之间的比较，也可用于检验配对分类变量资料的差异。在应用χ^2检验时应注意公式的适用条件。

结合执业资格考试，主要涉及的考点：①统计学中的几个基本概念、基本步骤。②统计表结构与要求，统计图的类型、选择，制图通则。③集中趋势指标，算术平均数、几何均数及中位数；离散程度指标，极差、标准差、四分位间距、变异系数。④均数的抽样误差和标准误，总体均数置信区间及其估计方法，t检验。⑤常用相对数的种类，率、构成比及相对比，率的抽样误差和率的标准误，χ^2检验。

复习思考

【单项选择题】

1. 下面的变量中，属于定量变量的是（ ）

    A. 性别　　　　　　　　　B. 体重　　　　　　　　　C. 血型

    D. 职业　　　　　　　　　E. 文化程度

2. 下面的变量中，属于分类变量的是（ ）

    A. 脉搏　　　　　　　　　B. 血型　　　　　　　　　C. 肺活量

    D. 红细胞数　　　　　　　E. 年龄

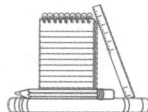

3. 为了由样本推断总体，样本应该是（　　　）

    A. 总体中任意的一部分　　　　　　B. 总体中有意义的一部分

    C. 总体中有代表性的一部分　　　　D. 总体中的典型部分

    E. 以上都不是

4. 统计学中的参数是指（　　　）

    A. 描述样本特征的指标　　　　　　B. 描述总体特征的指标

    C. 描述人群特征的指标　　　　　　D. 描述变量特征的指标

    E. 以上都不是

5. 下列观察结果属于等级资料的是（　　　）

    A. 收缩压测量值　　　　　　B. 脉搏数　　　　　　C. 病情程度

    D. 住院天数　　　　　　　　E. 性别

6. 关于统计表的制作，不正确的叙述是（　　　）

    A. 标题放在表的上方　　　　　　B. 数字按小数点位上下对齐

    C. 包含的内容越多越好　　　　　D. 不用竖线和斜线分隔表、标目和数据

    E. 备注放在统计表的下方

7. 欲表示某地区某年各种死因的构成比，可绘制（　　　）

    A. 线图　　　　　　　　　　B. 直方图　　　　　　C. 百分条图

    D. 直条图　　　　　　　　　E. 统计地图

8. 表示某年某医院门诊患者的年龄分布，宜绘制（　　　）

    A. 直方图　　　　　　　　　B. 圆图　　　　　　　C. 直条图

    D. 普通线图　　　　　　　　E. 百分条图

9. 比较某地某年四种病的病死率时，宜绘制（　　　）

    A. 普通线图　　　　　　　　B. 直方图　　　　　　C. 圆图

    D. 直条图　　　　　　　　　E. 百分条图

10. 要反映某市连续 5 年甲型肝炎发病率的变化情况，宜选用（　　　）

    A. 直条图　　　　　　　　　B. 直方图　　　　　　C. 线图

    D. 圆图　　　　　　　　　　E. 百分条图

11. 某医学数值变量资料数据小的一端是不确定数值，描述其集中趋势适用的统计指标是
（　　　）

    A. 几何均数　　　　　　　　B. 中位数　　　　　　C. 标准差

    D. 均数　　　　　　　　　　E. 频数

12. 某地 6 人接种流感疫苗一个月后测定抗体滴度为 1∶20、1∶40、1∶80、1∶80、1∶160、
1∶160，求平均滴度应选用的指标是（　　　）

    A. 均数　　　　　　　　　　B. 中位数　　　　　　C. 几何均数

    D. 百分位数　　　　　　　　E. 标准差

13. 用均数和标准差可全面描述下列哪种资料的特征（　　　）

    A. 正偏态分布　　　　　　　B. 负偏态分布　　　　C. 任意分布

    D. 不对称分布　　　　　　　E. 正态分布和近似正态分布

14. 比较身高与比重的变异程度大小，适宜的指标是（　　　）

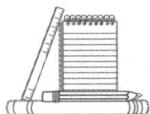

    A. 四分位数间距　　　　　　B. 方差　　　　　　　C. 极差

D. 变异系数 　　　　　　　E. 标准差

15. 下列关于均数与标准差的描述，正确的是（　　　）

A. 标准差的大小取决于均数的大小

B. 均数越大，标准差越大

C. 均数越大，标准差越小

D. 标准差越大，均数对各观察值的代表性越好

E. 标准差越小，均数对各观察值的代表性越好

16. 标准差的大小反映的是（　　　）

A. 个体差异的大小　　　　B. 抽样误差的大小　　　　C. 系统误差的大小

D. 总体均数的不同　　　　E. 样本均数的不同

17. 正态分布曲线下到横轴上，从 μ 到 $\mu + 1.96\sigma$ 的面积为（　　　）

A. 99%　　　　　　　　　B. 95%　　　　　　　　　C. 49.5%

D. 47.5%　　　　　　　　E. 45%

18. 某正态分布资料，其指标以过高为异常，求 95% 参考值范围，计算正确的是（　　　）

A. $\overline{X} \pm 1.96S$　　　　　　B. $\overline{X} + 1.96S$　　　　　　C. $\overline{X} - 1.645S$

D. $\overline{X} + 1.645S$　　　　　E. $\overline{X} + 2.58S$

19. 某地七岁男孩的身高服从正态分布，均数为 119.0cm，标准差 9.8cm。下列正确的是（　　　）

A. 5% 的男孩身高小于 99cm　　B. 5% 的男孩身高大于 95cm

C. 2.5% 的男孩身高大于 125cm　D. 2.5% 的男孩身高大于 138.2cm

E. 2.5% 的男孩身高小于 135.2cm

20. 标准误越小，说明（　　　）

A. 抽样误差越大

B. 由样本均数估计总体均数的可靠性越小

C. 由样本均数估计总体均数的可靠性越大

D. 个体差异越大

E. 总体均数越小

21. 从某个数值变量资料的总体中抽样，若增加样本含量，则会（　　　）

A. 标准差加大　　　　　　B. 标准差减小　　　　　　C. 标准误加大

D. 标准误减小　　　　　　E. 标准误不变

22. 抽样误差产生的原因是（　　　）

A. 统计指标选择不当　　　　B. 测量不准确　　　　　C. 资料不是正态分布

D. 样本不是随机抽取　　　　E. 个体差异

23. 某个样本量为 30 的数值变量资料，估计其总体均数的 99% 可信区间，应是（　　　）

A. $\overline{X} \pm t_{0.05,29} \cdot S_{\overline{X}}$　　　　　B. $\overline{X} \pm t_{0.05,29} \cdot S$　　　　　C. $\overline{X} \pm t_{0.01,29} \cdot S_{\overline{X}}$

D. $\overline{X} \pm t_{0.01,29} \cdot S$　　　　　E. $\overline{X} \pm t_{0.01,30} \cdot S_{\overline{X}}$

24. 总体均数 95% 可信区间的含义是（　　　）

A. 总体中有 95% 的观察值在此范围内

B. 样本中有 95% 的观察值在此范围内

C. 该区间包含总体均数的可能性为 95%

D. 该区间包含样本均数的可能性为 95%

E. 平均每 100 个样本均数，至少有 95 个样本均数在该区间内

25. 从一个总体中重复抽取 100 次样本含量足够大的样本，这些样本均数的分布近似为（   ）

A. t 分布   B. 负偏态分布   C. 正偏态分布

D. 正态分布   E. 不确定分布

26. 假设检验的目的是（   ）

A. 检验样本统计量是否不同

B. 检验总体参数是否不同

C. 检验样本统计量与总体参数是否不同

D. 检验参数估计的准确度

E. 检验样本统计量的变异程度

27. 关于假设检验下列叙述不正确的是（   ）

A. 资料必须符合随机抽样的原则

B. 应选用适当的检验方法

C. 资料必须具有可比性

D. 差别有显著性说明两个总体在本质上是不同的

E. 差别有显著性说明比较的两个总体在数值上差别较大

28. 两独立样本均数比较的 t 检验，结果为 $P < 0.05$ 而拒绝 H_0，正确的是（   ）

A. 无效假设成立可能性大于 95%

B. 备择假设成立可能性小于 5%

C. Ⅰ型错误大于 5%

D. Ⅰ型错误小于 5%

E. Ⅱ型错误小于 5%

29. 在单样本均数的 t 检验中，无效假设 H_0 的论点是（   ）

A. 两总体均数相同   B. 两总体均数不相同   C. 两样本均数相同

D. 两样本均数不相同   E. 样本均数与总体均数相同

30. 两独立样本均数比较，差别具有统计学意义时，P 值越小说明（   ）

A. 两样本均数的数值差别越大

B. 两总体均数的数值差别越大

C. 越有理由认为两总体均数有本质的差别

D. 越有理由认为两样本均数有本质的差别

E. 越有理由认为两样本均数无本质的差别

31. 要同时减少假设检验的Ⅰ型错误和Ⅱ型错误，应该使用的方法是（   ）

A. 减少测量时的系统误差   B. 减少测量时的随机误差

C. 减少抽样时的个体差异   D. 提高检验水准 α

E. 增加样本含量

32. 观察某种治疗高血压药物疗效，检验高血压患者治疗前后血压值有无变化，正确的检验是（   ）

A. 单样本 t 检验   B. 两独立样本 t 检验

C. 配对设计的 t 检验   D. u 检验

E. 治疗前后的血压正常值范围

33. 说明某现象发生强度的指标为（   ）

    A. 构成比   B. 相对比   C. 标准误

    D. 中位数   E. 率

34. 构成比的一个重要特点是各组成部分的百分比之和（   ）

    A. 必大于 1   B. 必小于 1   C. 必等于 1

    D. 必等于 0   E. 随资料变化而变化

35. 四格表中四个格子的基本数字是（   ）

    A. 两个样本率的分子和分母

    B. 两个构成比的分子和分母

    C. 两对实测数和理论数

    D. 两对实测阳性绝对数和阴性绝对数

    E. 两对理论数

36. 四格表 χ^2 检验的自由度是（   ）

    A. 1   B. 2   C. 4

    D. 5   E. 不确定

37. 有 35 例心绞痛患者，分别采用西药和中西药结合的方法治疗。西药组 18 例，有效 15 例；中西药组 17 例，有效 12 例。比较两组有效率有无差别，宜用（   ）

    A. 两样本均数的 u 检验

    B. 两样本均数的 t 检验

    C. 四格表的 χ^2 检验

    D. 配对四格表的 χ^2 检验

    E. 3×2 表的 χ^2 检验

38. χ^2 检验中自由度的计算公式是（   ）

    A. $n-1$ B.（行数 -1）×（列数 -1）

    C. 行数 × 列数   D. n_1+n_2-1

    E. n_1+n_2-2

39. 四个样本率比较，χ^2 检验结果 $P < \alpha$，可以认为（   ）

    A. 四个样本率之间均不同

    B. 四个样本率之间全不相同或不全相同

    C. 四个总体率之间全不相同或不全相同

    D. 四个总体率之间均不相同

    E. 不确定

40. 配对计数资料 χ^2 检验时，校正的条件是（   ）

    A. $n \geqslant 40$，且所有格子 $T \geqslant 5$

    B. $n \geqslant 40$，且任一格子 $1 \leqslant T < 5$

    C. $n < 40$，或任一格子 $T < 1$

    D. $b+c \geqslant 40$

    E. $b+c < 40$

41. 配对计数资料的 χ^2 检验，其备择假设是（   ）

A. $\pi_1 = \pi_2$ B. $\pi_1 \neq \pi_2$ C. $B = C$

D. $B \neq C$ E. $p_1 = p_2$

【简答题】

1. 常用的相对数指标有哪些?

2. 行 × 列表资料 χ^2 检验的注意事项有哪些?

【分析计算题】

1. 某医院研究中药治疗冠心病的疗效,临床观察结果见表 3-28。问两种治疗方法的有效率是否不同?

表 3-28　两种药物治疗冠心病的疗效

组别	有效	无效	合计
中药组	55	3	58
非中药组	32	2	34
合计	87	5	92

2. 用两种方法检查某疾病患者 120 名,甲法检出率为 60%,乙法检出率为 50%,甲、乙法一致的检出率为 35%,两种方法何者为优?两种检测某疾病结果的比较见表 3-29。

表 3-29　两种方法检测某疾病结果的比较

甲法	乙法		合计
	+	−	
+	42（a）	30（b）	72
−	18（c）	30（d）	48
合计	60	60	120

扫一扫,查阅
复习思考题答案

扫一扫,查阅
本模块 PPT、
视频等数字资源

项目十　流行病学方法

【学习目标】

掌握:流行病学的定义与特征;疾病分布的常用测量指标;疾病流行强度的散发、暴发、流行、大流行的概念;疾病三间分布的描述;流行病学研究方法的分类。

熟悉:描述流行病学、分析流行病学与实验流行病学的概念及其所包括的方法;现况研究的抽样方法;筛检试验的评价指标;病例对照研究与队列研究的研究对象的选择、衡量关联强度的指标及其意义、优点和局限性;实验流行病学的基本特征和分类。

了解:流行病学的用途;流行病学研究设计的基本内容;样本含量的影响因素。

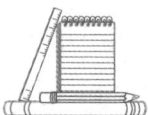

流行病学是在人类预防疾病和促进健康的实践中发展起来的,在过去的一个世纪,流行病学在防治疾病和促进健康方面发挥了巨大的作用。20 世纪全球公共卫生的十大成就体现在疫苗、

安全工作场所、安全和健康的饮食、机动车安全、传染病控制、降低心脑血管疾病死亡率、计划生育、控烟、母婴保健、饮食加氟十个领域，而这些成就的取得都直接或间接地建立在相关研究中的流行病学方法合理应用基础上。因此流行病学不仅是预防医学中的一门主导课程，也是现代医学的一门基础学科。

任务一　流行病学的概述

案例 3-7

天花与牛痘的故事

很久以前，英国流行一种叫天花的疾病，人们非常害怕它，患者4人中就有1人死亡，其他3个也会变成麻子。琴纳是英国一位非常有责任心的医生，他看到许多人因为得这个病而死去，感到非常伤心，他发誓一定要想出办法来对付这个"病魔"。有一天，他去村里统计死于天花的人数。在挨家挨户登记的过程中，他发现差不多每家都有人死于天花。可是当他检查到一个奶牛厂时，看见了一个奇怪的现象，奶牛厂的挤奶姑娘竟然没有一个死于天花或变成麻子的。琴纳猜想，这一定与牛有关。于是他就问挤奶姑娘："你们的牛会不会得天花啊？"挤奶姑娘告诉他："牛也会得的，可是牛死的很少，也不会变成麻子，只是皮肤上会有一些小脓包。"琴纳想："挤奶姑娘不得天花可能与牛的天花有关。"也许是牛的抵抗力很强，所以得了天花也是很轻微的，挤奶姑娘在挤奶的时候手指沾到了牛的脓浆，也得了天花，但从牛身上传染的天花反应却是很轻微的。他还发现患过一次天花的人以后不会再患天花了。也许是他们得了一次以后人体就会产生一种"免疫力"，如挤奶姑娘得了一次轻微的天花以后就获得了免疫力。之后经过8年的努力，琴纳终于发现把从牛身上获得的脓浆接种到人的身上，会使人像挤奶姑娘那样得轻微天花，以后就不会再患天花了。1796年，他在一个名叫菲普斯的男孩身上种牛痘获得了成功。从此，人们再也不怕天花了。

牛痘接种法的发明及推广实施拯救了成千上万名儿童的生命，开辟了人工主动免疫法预防和根除传染病的正确途径，是医学史上的重大事件。世界卫生组织（WHO）从1966年起以牛痘接种为"武器"，开展了根除天花的全球行动，经过十余年努力，终于使1977年10月在索马里发现的一名天花患者成为最后一例，之后全球再无天花发生。1980年5月8日的第三届世界卫生组织大会宣布：危害人类数千年之久的严重疾病——天花，已从地球上最后根除。

问题：

1.琴纳通过对天花受害者的观察分析，首先发现了什么问题？

2.针对发现的问题，琴纳提出了什么猜想？

3.琴纳通过什么方法证明了猜想？

一、流行病学的定义

流行病学（epidemiology）的英文来源于希腊语 epi（在……之中、在……之上）、demos（人群）和 logos（研究），直译即为"研究人群中发生的事情的学问"。由于在不同时期，人类面临

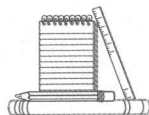

的主要疾病和健康问题不同，流行病学的研究范围和主要目标也在不断发展，其定义也在不断完善。随着经济发展和医学模式的转变，人类不仅仅预防控制疾病，也关注了促进健康问题。目前，应用比较广泛的流行病学定义为"流行病学是研究人群中疾病与健康状况的分布及其影响因素，并探讨防治疾病及促进健康的策略和措施的科学"。

流行病学定义虽然很简短，但其内涵却非常丰富。

1.流行病学研究对象是人群　人群是指一个特定的群体，既可以是一群患者，也可以是具备某种特征的健康人。这是流行病学区别于其他医学学科的显著特点之一。

2.流行病学研究的内容包括疾病、伤害和健康三个方面　疾病包括传染病与非传染性疾病等一切疾病。伤害包括意外伤害、残疾、智障和身心损害等。健康状态包括身体的生理生化各种机能状态、疾病前状态和长寿等。

3.流行病学研究包括三个阶段　第一，通过描述疾病（或健康事件）在人群中的分布，揭示现象。第二，通过分析疾病（或健康事件）在人群中分布的影响因素，找出原因。第三，提供预防与控制疾病的策略与措施，改变这种分布。

4.流行病学研究的目的　流行病学研究的最终目的是预防、控制与消灭疾病及促进人群健康。

二、流行病学的用途

随着学科的快速发展，流行病学的用途越来越广泛，已经逐渐深入到病因探讨、疾病诊治、预防保健、卫生管理决策与评价，以及健康教育和健康促进等多个领域。

（一）描述疾病或健康状况的分布

通过描述疾病或健康状况在不同时间、不同地区、不同人群中出现的频率（发病率、患病率或死亡率等），提供病因线索，为制定卫生政策提供参考。

（二）疾病或健康危险因素的探讨和监测

探讨病因是流行病学研究的一项非常重要的工作，目前许多疾病的病因或危险因素并不完全清楚。流行病学通过对疾病或危险因素的"三间"分布等方面的比较研究，探讨促成其发病和流行的因素，从而探讨预防和控制这些疾病的方法。疾病监测是长期连续地在一个地区范围内收集并分析疾病及其影响因素的动态，以判断疾病及其影响因素的发展趋势，及时采取防治措施，同时评价防治措施的效果或决定是否修改已制定的预防对策。

（三）揭示疾病的自然史

疾病从发生、发展到结局的整个过程称为疾病的自然史，可以分为症状出现前阶段、临床症状和体征出现阶段、疾病结局（治愈、好转、恶化、死亡等）这几个阶段。要全面了解不同疾病的自然史，就必须应用流行病学方法对人群开展研究，提高疾病的临床诊断、治疗水平和预后情况。

（四）评价疾病防治的效果

对人群采取疾病防治策略和措施后，需要应用流行病学方法评价其效果。如儿童接种某种疫苗后，该疾病的发病是否下降了，下降了多少，需要运用实验流行病学比较受试儿童和对照儿童的发病情况而得出结论。如要了解一种新药的安全性和有效性，上市前需要开展三期临床试验，上市后仍然需要在大规模人群中进行观察性研究，即药物上市后的监测。在社区中实行大规模干预，如饮水加氟预防龋齿、控制吸烟以降低肺癌的发生，都需要运用实验流行病学方法进行评价。类似的评价也用于卫生工作或卫生措施效果的评价，即卫生事业管理流行病学。

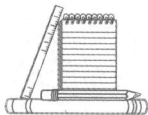

（五）疾病的预防控制和健康促进

流行病学的根本任务之一是预防、控制和消灭疾病。如通过戒烟预防肺癌的发生，通过控制高血压、戒烟、限酒、合理膳食和积极的体育锻炼等预防冠心病的发生，适龄儿童通过疫苗接种控制一些传染病的发生等。此外，流行病学在人群健康促进中发挥着重要作用。目前，在我国，肿瘤、心脑血管疾病和糖尿病等慢性病给国家、社会和人民群众带来沉重的负担，另外，传染性疾病（结核病等）造成的经济负担也不容忽视。这种现状更需要全社会共同参与健康促进，推动"健康中国2030"规划目标的实现。

三、流行病学的研究方法

流行病学既是一门医学应用学科，也是一门医学科研方法学。流行病学研究方法按设计类型可分为观察法、实验法、数理法三大类，其中以观察法和实验法为主。

（一）观察法

1. 描述性研究（descriptive study）　指利用常规记录或专门调查所获得的资料，也包括实验检查结果，按照不同时间、地区和人群特征分组，描述该人群疾病或健康状况分布特点的一种观察性研究。它是流行病学研究中最基础的步骤，也是流行病学研究工作的起点。由于疾病状况和危险因素是同时得到的，因此这种研究方法只能为病因提供线索。

描述性研究主要包括历史常规资料的分析、现况研究和生态学研究。生态学研究是在群体水平上研究某种暴露因素与疾病之间的关系，通过描述不同人群中某因素的暴露状况与疾病频率的差异，分析该暴露因素与疾病之间的关系。

2. 分析性研究（analytical study）　是进一步在有选择的人群中观察可疑病因与疾病和健康状况之间关联的一种研究方法，主要有病例对照研究和队列研究。

（二）实验法

流行病学的实验法，又称流行病学实验或实验流行病学，是将研究对象随机分组，各组给予不同的干预措施，并观察、比较不同干预措施的效应，主要有临床试验、现场试验和社区试验三种类型。

（三）数理法

根据流行病学调查所得到的数据，以数学符号代表影响疾病分布的各种因素，建立有关的数学模型，反映病因、宿主和环境之间的关系，阐明流行病学规律，将这种理论研究称作理论流行病学。

四、流行病学的主要特征

流行病学在人群中从宏观的角度描述疾病与健康状况的动态变化，发现群体中存在的健康问题及其原因，进而提出预防和控制疾病的策略与措施，因此而具备群体特征，这是流行病学的基本特征。流行病学从描述疾病与健康状况的时间、地区、人群分布入手，分析其发生、发展的原因及规律，具有以分布为起点的特征，这是流行病学研究的基础。概率论与数理统计学的原理与方法被广泛地应用于流行病学研究的设计、实施及结果分析等各个阶段，具有对比的特征。流行病学研究强调疾病的发生是多种因素作用的结果，体现了多因论的特征。流行病学坚持预防为主的方针，面向全人群、全生命周期、全方位落实三级预防策略，保护与促进整个人群的健康。

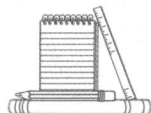

任务二 疾病的分布

📖 **案例 3-8**

约翰·斯诺击败"霍乱王"

1854 年秋季，伦敦宽街暴发霍乱，10 天内死去 500 多人。惊人的死亡率使当地居民纷纷逃往他处。约翰·斯诺是伦敦一位著名的医生，他深入现场，对 8 月 31 日至 9 月 2 日 3 天内所发生的 89 例死亡病例病因做了详细调查，并在一张地图上标明所有死者居住的确切地方，发现许多死者是在宽街的水泵附近，但宽街也有人没有发病和死亡。进一步调查发现，没有受影响的这些人都在剑桥街 7 号的酒馆里打工，而酒馆为他们提供免费啤酒喝，因此他们没有喝水泵抽上来的水。约翰·斯诺进一步调查了宽街的水源情况，发现泵出的水来自被伦敦排出的脏水而污染的河里，让宽街的住户停止使用水泵的水后，疫情就得到了控制。斯诺首次通过流行病学方法发现了霍乱与饮用不洁水的关系，对霍乱流行的有效控制起到了关键作用，并开创了流行病学史上理论联系实际，通过现场调查分析和干预有效防控传染病的先例。

问题：

斯诺是如何证实霍乱是经饮水传播的？

疾病的分布是描述疾病事件（发病、患病和死亡等）在什么时间、什么地区（空间）、哪些人群（人间）中存在的方式及其发生、发展规律，在流行病学中简称"三间分布"，这是流行病学研究的起点和基础。通过对人群现场调查资料和常规记录资料进行科学的对比和分析，全面描述疾病在不同时间、不同地区和不同人群中的频率及其分布特征，可揭示疾病的分布规律，发现并提供病因假设，为合理制定疾病预防、控制策略及措施提供科学依据。

一、疾病分布的常用测量指标

（一）发病指标

1. 发病率（incidence） 表示在一定期间内，一定人群中某病新发生病例出现的频率。

$$发病率 = \frac{一定期间内某人群中某病新病例数}{同时期暴露人口数} \times K \qquad （公式 3-52）$$

计算发病率时，必须要正确理解分子和分母的含义。分子是一定期间内的某病新发病人数。若在观察期间内，一个人多次发病时，则应多次计为新发病例数。分母中所规定的暴露人口是指观察地区内可能发生该病的人群，对那些不可能发生的人群，如因已经感染了传染病或接种疫苗而获得免疫力者，理论上不应计入分母内，但实际工作中不易实现。

发病率可用于描述疾病的分布，其变化可能是自然波动，可能反映了病因因素的变化，也可能是某些有效措施的结果。通过比较不同特征人群的某疾病发病率，可进行病因学的探讨和防治措施的评价。

2. 罹患率（attack rate） 与发病率一样，也是测量人群新发病发生频率的指标。计算方法同发病率。通常指在小范围、短时间内的发病率。观察期限可以是日、周、旬、月。该指标适用于局部地区疾病的暴发，如食物中毒、传染病及职业中毒等暴发流行情况。

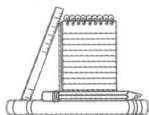

3. 患病率（prevalence rate）　也称现患率或流行率，是指某特定时间内一定人群中某病新旧病例所占比例，主要用来描述病程较长的慢性病的发生或流行情况。

$$患病率 = \frac{某特定时间内一定人群中现患某病的病例数}{同时间平均人口数} \times K \qquad （公式3-53）$$

按观察时间的不同，患病率可分为时点患病率和期间患病率两种。时点患病率较为常用，一般不超过一个月；而期间患病率描述的是特定的一段时间，通常多超过一个月，但不超过一年。

$$时点患病率 = \frac{某一时点一定人群中现患某病的病例数}{同时点平均人口数} \times K \qquad （公式3-54）$$

$$期间患病率 = \frac{某观察期间内一定人群中现患某病的病例数}{同期平均人口数} \times K \qquad （公式3-55）$$

4. 感染率（infection rate）　指在某个时间内被检查人群样本中，某病现有感染者人数所占的比例，常用于研究某些传染病或寄生虫病的人群感染情况和分析防治工作的效果。

$$感染率 = \frac{受检者中阳性人数}{受检人数} \times 100\% \qquad （公式3-56）$$

5. 续发率（secondary attack rate）　也称二代发病率，指在一个家庭、病房、集体宿舍、托儿所、幼儿园班组中第1个病例发生后，在该传染病最短潜伏期到最长潜伏期之间，易感接触者因受其感染而发病的续发病例占所有易感接触者总数的百分率。

$$续发率 = \frac{潜伏期内易感接触者中发病人数}{易感接触者总人数} \times 100\% \qquad （公式3-57）$$

计算续发率时，需将原发病例从分子及分母中去除。续发率是反映传染病传染力强弱的指标，也可用于分析传染病的流行因素及评价防疫措施的效果。

（二）死亡与生存指标

1. 死亡率（mortality rate）　指在一定期间内（通常为1年），一定人群中死于某病（或死于所有原因）的频率。

$$死亡率 = \frac{某时期内某人群中死亡总数}{同时期平均人口数} \times K \qquad （公式3-58）$$

死亡率是测量人群死亡危险最常用的指标，其分子为死亡人数，分母为可能发生死亡事件的总人口数（通常为年中人口数）。未经过调整的死亡率也称粗死亡率。死亡率也可按不同特征，如年龄、性别、职业、民族、婚姻状况及病因等分别计算，即死亡专率。计算时应注意，分母必须是与分子相对应的人口。对不同地区的人口死亡率进行比较时需注意，不同地区人口构成的不同对比较结果可能存在影响，应先对死亡率进行标化再比较。

2. 病死率（fatality rate）　表示一定时期内，患某病的全部患者中因该病死亡者所占的比例。病死率常用于说明疾病的严重程度和医疗机构的诊疗水平，通常多用于急性传染病。

$$病死率 = \frac{某时期因某病死亡人数}{同时期患该病人数} \times 100\% \qquad （公式3-59）$$

3. 生存率（survival rate）　指在接受某种治疗的患者或患有某病的人中，经过若干年随访

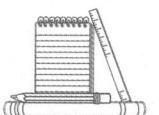

（通常为1、3、5年）后，尚存活的患者数所占的比例。生存率反映了疾病对生命的危害程度，可用于评价某些病程较长的疾病（心血管疾病、恶性肿瘤、结核病等）的远期疗效。

$$生存率 = \frac{随访满n年尚存活的病例数}{随访满n年的病例数} \times 100\% \qquad （公式3-60）$$

二、疾病的流行强度

案例 3-9

1988 年上海毛蚶风暴

1988年一场由毛蚶引起的甲型肝炎风暴在上海市发生。1988年1月19日开始，发病人数与日俱增。2月1日，日发病量高达19013例。从1月30日至2月14日，每天发病人数均超过10000例。至3月，疫情基本得到控制，4月以后发病率逐日下降。据统计，至当年5月13日，共有310746人发病，31人直接死于本病。

这次甲型肝炎的特点：来势凶猛，发病急；患者症状明显，90%以上的患者出现黄疸；发病主要集中在市区，人群分布以青壮年为主，20～39岁的占83.5%；80%以上的患者有食用毛蚶史。

在卫生防疫部门的跟踪检疫下，确定这是由毛蚶携带的甲型肝炎病毒所致。随即，上海市人民政府做出了严禁销售、食用毛蚶的决定，并开展了声势浩大的卫生知识宣传。大批患者得到了及时的隔离治疗，卫生防病知识宣传工作做到了家喻户晓，消毒比较全面，在较短时间内控制了疫情。

问题：

如何恰当地描述此次上海甲型肝炎的流行强度？

疾病的流行强度是指某种疾病在某地区一定时期内某人群中，发病率的变化及各病例间的联系程度。通常用散发、暴发、流行、大流行等表示。

1. 散发（sporadic） 指发病率维持历年的一般水平，各病例在发病时间和地点方面无明显联系，散在发生。确定某病的散发水平时，应参照前3年该病的发病率。散发适用于范围较大的地区。

2. 暴发（outbreak） 指在集体单位或局部地区，短时间内突然出现很多相似的病例。传染病暴发时的患者多有相同的传染源或传播途径，大多数患者常同时出现在该病的最长潜伏期内，如托幼机构的麻疹、流行性脑脊髓膜炎的暴发等。非传染性疾病也可呈暴发状态，如集体食堂的食物中毒等。还有一些传染病的暴发是由细菌、病毒的变异引起的，或以往寄生于动物身上的病原传播到人类，如禽流感等。

3. 流行（epidemic） 指某病在某地区显著超过该病历年发病率水平。它是与散发相比较的流行强度。流行的判定应根据不同病种、不同时期、不同历史情况进行。

4. 大流行（pandemic） 指某病发病率超过该地历年的流行水平，且迅速蔓延，涉及地域广，短时间可跨越省界、国界或洲界，如流行性感冒、霍乱的世界大流行。

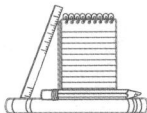

三、疾病的三间分布

（一）疾病的地区分布

各种疾病，包括传染病、非传染性疾病及原因不明的疾病，均具有地区分布的特点。不同地区疾病的分布与周围的环境条件有关，反映出致病因子在这些地区的作用的差别。了解疾病的地区分布，不仅有助于发现有关疾病的病因及危险因素的线索，还有助于制定防治策略，以便能有效地控制和消灭疾病。

疾病的地区分布可以根据研究目的来划分地区：一是按行政区域划分，在世界范围内可以半球、洲、地域和国家为单位，在一个国家内可以省（自治区、直辖市）、市、县、乡等行政区域为单位划分。按行政区域划分可以比较容易地获得完整的资料，如人口学资料、疾病登记资料，但是同一行政区域常常存在不同的自然环境，这样划分可能会掩盖了自然环境因素的作用。二是按自然环境划分，如以山区、平原、湖泊、河流、森林和草原为单位划分，以显示出自然因素的影响。

1. 疾病在不同国家的分布　疾病在世界各地的分布存在不同，有些疾病只在一些国家或地区发生，如黄热病只在非洲和南美洲流行，其分布的差异与伊蚊的分布有关。有些疾病在全世界均可发生，并无明显的地区界限，但分布不一，特点也存在差异，如霍乱多见于印度。有些慢性非传染性疾病也具有相似特征，如乳腺癌多见于北美洲、欧洲，而亚洲和非洲较少见，其原因可能与膳食因素有关；肝癌多见于亚洲、非洲，而在澳大利亚、欧洲和北美洲的大部分地区较少见。

2. 疾病在同一国家不同地区的分布　无论传染病还是非传染性疾病，在同一个国家，甚至在同一省（自治区）、市内的不同地区分布也有差异。例如，血吸虫的分布仅限于南方一些省份；原发性肝癌南方多于北方，东部多于西部，沿海多于内地，集中分布于东南沿海地区，可能与该地区的气候条件和地理环境有关；食管癌北方多于南方，同时以太行山脉地区的山西、河南和河北交界处死亡率最高，并以同心圆形式向周围扩散，逐渐下降，主要是由于该地区年降雨量较少，水土流失严重，土壤和水多偏碱性等原因引起的；鼻咽癌广东最多见，原发性高血压发病率北方高于南方。

3. 疾病的城乡分布　城市和农村由于生活条件、卫生状况、人口密度、交通条件、工业水平、公共设施（供、排水系统等）、医疗卫生条件分布的不同，疾病的分布也出现了差异。

（1）城市　城市的人口多、交通拥挤、居住面积小、工业集中、青壮年人口比例较多、出生率比较稳定，同时人口的流动性比较大，某些传染病常年发生，容易流行。环境污染导致慢性病的患病率明显升高，如肺癌及其他恶性肿瘤的发病率高于农村。但城市中自然疫源性疾病罕见，虫媒传染病也较少。

（2）农村　农村相对于城市而言，人口密度低，交通不便，与外界交往稀疏，呼吸道传染病不易流行，但一旦有急性传染病患者或携带者传入，便可迅速蔓延。农村卫生条件较差，公共设施不完善，肠道传染病和虫媒传染病较易流行，如疟疾、流行性出血热和钩端螺旋体病的发病水平均高于城市。近些年，农村地区的经济、生活水平及医疗条件得到极大的改善，部分传染病和地方病的发生明显减少，但由于乡镇企业的发展，环境污染使得农村地区职业性疾病逐渐增加。

4. 地方性疾病（endemic disease）　简称地方病，是指局限在某些特定地区内相对稳定并经常发生的疾病。疾病的地方性表现在以下三个方面。

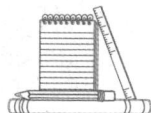

（1）自然地方性疾病　某些疾病由于受当地自然环境影响，在该地区发病水平较高或只在这些地区存在，称为自然地方性疾病。疾病的自然地方性有以下两个方面的原因：一是由于某种自然环境适合于某种病原体生长发育或传播媒介生存，使得疾病只存在于该地区，如血吸虫分布在长江中下游各省，主要和钉螺的地区分布有关。二是与该地区自然环境中的微量元素分布有关，如地方性甲状腺肿、地方性氟中毒等。

（2）自然疫源性疾病　一些疾病的病原体不依靠人而能独立地在自然界的野生动物中蔓延繁殖，且在一定的条件下可传染给人，称为自然疫源性疾病，如鼠疫、钩端螺旋体病和流行性出血热等。这类疾病的流行地区称为自然疫源地。

（3）统计地方性疾病　由于生活习惯、卫生条件或宗教信仰等因素导致疾病在该地区发病水平显著高于其他地区，这类疾病称为统计地方性疾病。如由于卫生条件较差、生活习惯不良等，使得某些地区伤寒、霍乱等传染病常年流行。

此外，凡本国没有而从国外传入的疾病，称为输入性疾病，如我国最初发生的艾滋病。如果在一个国家内，某种疾病由一个地区传入另一个没有该病或已消灭了该病的地区，称为带入性疾病。

判断一种疾病是否属于地方病的依据：①该地区的各类居民，任何民族的发病率均高。②在其他地区居住的相似人群中该病的发病率均低，甚至不发病。③迁入该地区的人经过一段时间后，其发病率与当地居民一致。④人群迁出该地区后，发病率下降，或患病症状减轻或自愈。⑤当地对该病易感的动物也可发生类似的疾病。

（二）疾病的时间分布

疾病的分布随时间不断发生变化，是一个动态过程。疾病时间分布的背后隐藏着影响和决定疾病流行过程的各种因素。所以，研究疾病的时间分布是流行病学研究中最基本和最重要的一个方面。疾病的时间分布特点，可提供疾病病因的重要线索，也可反映病因的动态变化。疾病的时间分布通常包括以下 4 个方面。

1. 短期波动（rapid fluctuation）　又称时点流行，其含义与暴发相近，区别在于暴发常用于较局限的区域和较小的人群，而短期波动则用于较大区域和较大数量的人群。传染病常常表现为短期波动或暴发，如食用被污染的毛蚶引起的甲型肝炎的暴发。非传染性疾病也可发生短期波动或暴发现象，如 1972 年 7 月至 1972 年 10 月在上海市出现的桑毛虫皮炎的暴发。另外，营养缺乏性疾病、自然灾害及人为造成的环境污染也会导致疾病的短期波动或暴发等。短期波动和暴发均是因为短时间内群体中许多人接触同一致病因素所致，由于暴露者的个体差异和接触致病因子的剂量、时间的不同，使疾病的发生有先有后，病情轻重不一，但大多数病例的发病日期集中在最短和最长潜伏期之间，发病高峰与该病的平均潜伏期基本一致，因此，可由发病高峰推算暴露时间，从而寻找原因。

2. 季节性（seasonality）　指疾病每年在一定的季节内呈现出发病率升高的现象，可表现以下两种明显的季节性特点。

（1）严格的季节性　指发病只集中在一年的某几个月内，其余的月份病例较少。多见于虫媒传染病，如 7、8、9 月为我国北方流行性乙型脑炎的高发季节，而其他月份很少有病例发生，其原因就是媒介节肢动物密度、吸血频率、体内病原体发育和致病力等均适合这个季节的气候条件所致。

（2）季节性升高　指一年四季均可发病，但在一定月份发病增多。如肠道传染病、呼吸道传染病一年四季均有发生，但肠道传染病在夏、秋两季高发，而呼吸道传染病在冬、春两季高

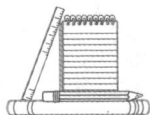

发，见图 3-13。

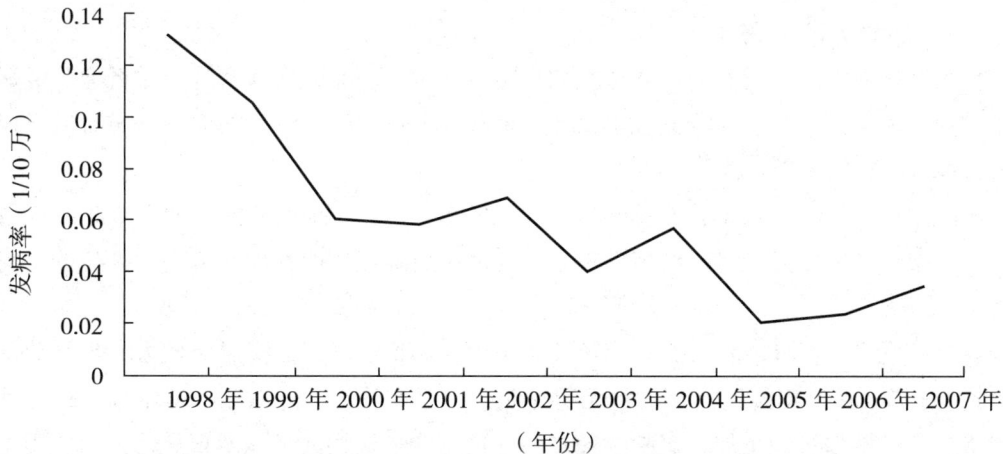

图 3-13　2013 年我国流行性感冒发病人数按月分布

3. 周期性（cyclic variation，periodicity）　指疾病发生的频率经过一个相当规律的时间间隔，呈现规律性变动的状况。多见于呼吸道传染病，通常每隔 1 ～ 2 年或几年后发生一次流行。如图 3-14 反映了湖南省 1998 ～ 2007 年流行性脑脊髓膜炎发病率的变化。

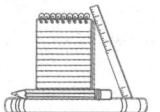

图 3-14　湖南省 1998 ～ 2007 年流行性脑脊髓膜炎发病率

有些传染病在采取有效预防措施后，这种周期性的规律会发生改变。例如，我国普及应用麻疹疫苗前，城市中几乎每隔一年流行一次，通过有效的疫苗接种，如今其周期性规律已不复存在。

疾病出现周期性的原因：①该病的传播机制容易实现。②由于新生儿的累积提供了足够数量的易感者。③病后可形成稳固的免疫力。

4. 长期趋势（secular trend）　也称长期变异，是指经过一个相当长的时间后，疾病的发病率、感染类型、病原体、宿主及临床表现等方面所呈现出变化的现象。如有些疾病可表现出几年或几十年的发病率呈持续上升或下降的趋势，这种变化在传染病和慢性非传染性疾病中均可以观察到。据《中国卫生统计年鉴》的数据，我国城市居民前 5 位死因变化趋势见表 3-30。由此可见，我国城市居民疾病死因顺位在 20 世纪 50 年代以传染病为主。半个多世纪以来，我国疾病死因顺位发生了显著的变化，以恶性肿瘤、心脑血管疾病为代表的慢性非传染性疾病占据了前 3 位，这一变化趋势反映了疾病致病因素与防治对策的综合作用的结果。

表 3–30　我国城市居民前 5 位死因变化

位次	1957 年	1963 年	1975 年	1985 年	1995 年	2005 年	2015 年	2021
1	呼吸系统疾病	呼吸系统疾病	脑血管疾病	心脏疾病	脑血管疾病	恶性肿瘤	恶性肿瘤	心脏疾病
2	传染病	恶性肿瘤	心脏疾病	脑血管疾病	恶性肿瘤	脑血管疾病	心脏疾病	恶性肿瘤
3	肺结核	脑血管疾病	恶性肿瘤	恶性肿瘤	心脏疾病	心脏疾病	脑血管疾病	脑血管疾病
4	消化系统疾病	肺结核	呼吸系统疾病	呼吸系统疾病	呼吸系统疾病	呼吸系统疾病	呼吸系统疾病	呼吸系统疾病
5	心脏疾病	心脏疾病	消化系统疾病	消化系统疾病	损伤和中毒	损伤和中毒	损伤和中毒	损伤和中毒

疾病频率呈现长期趋势的原因可能与下列因素有关：①病因或致病因素发生了变化。②抗原型别变异，病原体的毒力、致病力的变异和机体免疫状况的改变。③诊断条件和技术的进步。④人口学资料的变化，疾病的诊断标准、分类发生改变。

（三）疾病的人群分布

疾病的发病率常随着人群的不同特征如年龄、性别、职业、民族和种族、行为、婚姻和家庭等不同而有显著差别。这些特征有生物性，也有社会性。研究疾病的人群分布有助于探索病因及流行因素，确定高危人群。

1. 年龄　年龄与疾病之间的关系比其他因素更为密切，几乎所有疾病的发生频率都与年龄有关。一般来说，急性传染病的发病率随着年龄增长而降低，而慢性非传染性疾病的发病率随着年龄增长而增加。

如麻疹、白喉、百日咳和水痘在学龄前儿童中发病率最高，而病后免疫力不巩固的传染病（流行性感冒等）在各年龄组的发病率无明显差别。恶性肿瘤、高血压、糖尿病、冠心病等的发病率多随着年龄增长而增加，老龄组达高峰，这可能是致病因子长期积累，长期作用于机体所致。但是，有些恶性肿瘤好发于低年龄组，如白血病死亡率以幼儿为高，骨癌以青少年高发。职业病和自然疫源性疾病以青壮年多发。伤害的发生率也存在着年龄差异，如儿童和老年人因反应能力较差，容易发生溺水和跌落，青壮年较容易发生交通事故。

疾病存在年龄分布差异的原因：①免疫水平的差异。②暴露致病因子的机会不同。

研究疾病年龄分布的目的：①提供病因线索。②发现疾病的高危人群，为有针对性地开展防治工作提供依据。

知识链接

疾病年龄分布的分析方法

1. 横断面分析（cross sectional analysis）　主要分析同一时期不同年龄组的发病率和死亡率等频率的变化，常用于传染病的分析。这种分析方法能说明同一时期不同年龄死亡率的变化和不同年代各年龄组死亡率的变化，而不能说明不同年代出生的各年龄组的死亡趋势。对于慢性病和非传染性疾病而言，这种分析方法不能正确显示致病因素与年龄的关系，是其最大的缺点，而出生队列分析方法可以弥补这一缺点。

2. 出生队列分析（birth cohort analysis）　将同一时期出生的人划归为一组，称为一

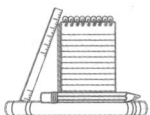

个出生队列，对其随访观察若干年，观察死亡等情况。这种利用出生队列资料，将疾病年龄分布和时间分布相结合的分析方法称为出生队列分析方法。该方法能明确呈现致病因子和年龄的关系，在评价疾病年龄分布的长期变化趋势及提供病因线索等方面有很大意义。

2. 性别　多数疾病的发病率有一定的性别分布差异，除乳腺癌、宫颈癌及其他一些女性特有的疾病外，绝大多数疾病男性的发病率均高于女性。疾病的发病率和死亡率出现性别差异的原因有很多，其主要原因有以下两方面。

（1）暴露和接触致病因子的机会或程度不同　如钩端螺旋体病和血吸虫病常因下田劳动而感染，一般男性高于女性；而在云南的部分地区，血吸虫的感染途径以家务劳动为主，其发病率则女性高于男性。

（2）解剖、生理特点及内分泌代谢等有差异　地方性甲状腺肿和克山病女性多于男性，与女性的特殊生理需要量增加而导致微量元素碘相对缺乏有关。

3. 职业　职业对人群健康及疾病的发生有很大的影响。许多疾病的发生与职业因素有关，主要是因为劳动者暴露于职业环境中的某些致病因素所致。如接触放射线或苯的职业易患白血病，暴露于游离二氧化硅的煤矿工人易患矽肺等。不同职业的体力劳动强度和精神紧张程度不同，如司机和飞行员易患高血压和消化性溃疡。另外，不同的职业也反映了劳动者所处的社会经济地位和卫生文化水平，这些因素也影响了疾病的发生。

4. 民族和种族　不同民族和种族之间的疾病发病率和死亡率存在明显差异，这种分布差异与遗传因素、地理环境、宗教信仰、风俗习惯、生活饮食习惯及医疗卫生水平有关。

5. 行为　许多不良行为与人类的疾病有关。根据 WHO 报告，在发达国家，危害人群健康和生命的主要疾病有 60% ~ 70% 是由社会因素、不良行为习惯和生活方式所致。常见的不良行为有吸烟、酗酒、吸毒、偏食、不洁性行为等。

6. 婚姻和家庭　婚姻状况的不同对人的健康有明显的影响，如离婚、丧偶等对精神、心理和生活等有很大影响，是导致发病早或死亡率高的主要原因。近亲婚配也影响疾病的人群分布。

家庭是社会的基本组成单位，家庭成员间接触密切，生活在同一环境中，使疾病分布呈现家庭聚集性的特点。家庭成员的数量、年龄、性别、文化程度、风俗习惯、嗜好、免疫水平对疾病的分布均会产生影响。

7. 流动人口　20 世纪 80 年代以来，随着改革开放、市场经济体制的建立，人口流动已成为相当长时期的客观事实。流动人口是传染病暴发流行的高危人群，是疫区和非疫区间的传播纽带，给儿童计划免疫的落实增加了难度。另外，供销、边境贸易、采购、国际交流、服务行业等流动人口成为性传播疾病的高危人群。

（四）疾病分布的综合描述

在疾病流行病学研究和实践中，通常需要进行综合描述，分析疾病在不同的时间、地点和人群的分布情况，只有这样才能全面获取有关病因线索和危险因素的资料。移民流行病学就是进行这种综合描述的典型方法。

移民是指人群由原居住地区迁移到其他地区，包括国外或国内不同省市。移民流行病学（migrant epidemiology）是通过观察疾病在移民、移居地当地人群及原居地人群中的发病率或死亡率的差异，以探索环境因素和遗传因素在疾病发生中的作用，从而发现病因线索。移民流行病学常用于肿瘤、慢性病及某些遗传病的研究，其判断主要依据下面两点原则。

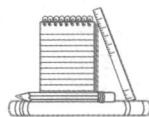

1. 环境因素作用为主 若环境因素是引起发病率或死亡率差异的主要原因，则移民中该病的发病率或死亡率与原居地人群的发病率或死亡率不同，而与移居地当地人群的发病率或死亡率接近。

2. 遗传因素作用为主 若遗传因素是引起发病率或死亡率差异的主要原因，则移民中该病的发病率或死亡率与移居地当地人群不同，而与原居地人群的发病率或死亡率相同。

📖 案例 3-10

结核病防治进展

结核病是严重危害公众健康的全球性公共卫生问题。2023 年 11 月 7 日，WHO 指出，2022 年全球约有 1060 万新发结核病患者。在我国，结核病估计发病人数为 74.8 万，约占全球发病数的 7.1%，较 2021 年的 78.0 万和 2020 年的 84.2 万有所下降。从时间分布看，2010 ~ 2022 年，结核病估算发病率呈现下降趋势，年平均递降率为 3.1%，但 WHO 制定的阶段性目标，2022 ~ 2025 年结核病估算发病率的年平均递降率需达 14.5%。人群分布显示，2022 年结核病估算新发病例中，65% 为大于 15 岁的男性，30% 为大于 15 岁的女性，5% 为小于 15 岁儿童。地区分布显示，西部地区的肺结核发病率显著高于东部、中部地区。我国在结核病的防治工作中取得了很大的成就，但也要认识到我国结核病的疾病负担还很沉重，发病率下降速度缓慢，距目标还有很大的差距，仍然需要针对结核病高发的因素，如吸烟、饮酒、营养不良、糖尿病和艾滋病感染等因素进行科学防控，加速终止结核病流行的进程。

问题：

1. 应用哪些指标可以描述结核病的三间分布？

2. 描述结核病的三间分布有何意义？

在具体应用移民流行病学时，还应考虑移民生活条件改变的程度及原居住国和移居国的医疗卫生水平。进行移民流行病学结果的分析解释时，还应考虑移民移居他地的原因及移民本身的人口学特征，如年龄、职业、文化程度、社会经济状况、种族等。

任务三 描述性研究

2024 年 7 月 18 日，中国共产党第二十届中央委员会第三次全体会议通过了《中共中央关于进一步全面深化改革、推进中国式现代化的决定》，指出："实施健康优先发展战略，健全公共卫生体系，促进社会共治、医防协同、医防融合，强化监测预警、风险评估、流行病学调查、检验检测、应急处置、医疗救治等能力。"提升流行病学调查能力，发现人类疾病与健康的影响因素，防治疾病，促进健康，为健康中国建设贡献力量。

描述性研究（descriptive study），又称描述流行病学，是指利用已有的资料或专门调查获取的资料，按照不同地区、不同时间及不同人群特征进行分组，描述疾病或健康状况在"三间"分布的特征，进而提出病因假设或线索。描述性研究在揭示暴露与疾病因果关系的探索过程中是最基本的步骤，任何因果关系的确定均始于描述性研究。它既是流行病学研究工作的起点，也是其他流行病学研究的基础。常用的描述性研究方法有生态学研究、现况研究（横断面研究）、纵向研究等。另外，个案调查和暴发调查也主要是描述性的。本节主要介绍现况研究。

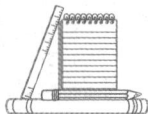

一、现况研究

(一) 现况研究的概念

现况研究是指按照事先设计，对某一特定人群应用普查或抽样调查等方法收集特定时间内与某种疾病或健康状况有关变量的资料，进而描述该病或健康状况的分布及其与相关因素的关系。从时间上看，现况研究是在特定时间内完成的，即在某一时点或短时间内完成的，反映的是某一时点或短时间某病的分布特征及其与某些因素之间的关系，故又称之为横断面调查。同时，由于现况研究使用的指标主要为患病率，故现况研究又称为患病率研究或现患研究。

(二) 研究目的与用途

1. 描述疾病或健康状况的"三间"分布 通过现况研究可以描述某地区某人群在某一时刻某种疾病的存在情况和分布特征。如 2008 年全国 35 ～ 74 岁常住居民开展了"中国糖尿病的流行病学调查"，以了解我国 35 ～ 74 岁人群中不同年龄、性别、地区及不同生活水平人群中糖尿病的患病率情况。

2. 描述某些特征或因素与疾病或健康状况的联系，建立病因假设 如对冠心病危险因素的调查发现，血压、血脂、肥胖、吸烟、体力活动等与冠心病有关，进而提出关于冠心病的病因假设。

3. 发现高危人群 如在 50 岁及以上人群中检查血脂，血脂异常者可作为心脑血管疾病的高危人群，对其定期进行心脑血管监测和检查，从而预防脑梗死等严重疾病的发生。

4. 进行"社会诊断" 如调查某工厂产生的"三废"污染对周围人群健康有何影响，从而判断该社区人群中是否存在公共卫生问题。

5. 评价疾病的防治效果 对某一人群在采取某项措施前与采取措施一段时期后，重复进行现况研究，比较采取措施前后该病患病率或其他指标的变化情况，从而判断防治措施的效果。如对某地区儿童进行乙肝疫苗接种前后的乙肝患病率调查，通过比较可以评价该疫苗的防治效果。

6. 用于疾病监测 疾病监测是对人群中疾病的发生情况进行的全面、动态、系统的观察，掌握疾病发生、发展的动向，进而及时制定相应的防治措施。疾病监测一般是通过疾病报告制度来完成的，但对于慢性病来讲，疾病报告不能全面反映其发生情况，可在人群中定期或不定期开展现况调查以弥补常规报告资料的不足。

7. 为卫生决策提供资料 现况研究可衡量一个国家或地区的卫生水平和健康状况，为卫生行政部门的科学决策提供基础性资料。

(三) 现况研究的特点

1. 时序上看属于横断面研究 现况研究关心的是某一时点上或特定时间内某一人群暴露与疾病的状况及其之间有无联系。理论上，研究的时间是时点，越集中越好，故时点患病率比期间患病率准确。

2. 在设计阶段不设对照组 现况研究在设计实施阶段，往往根据研究目的确定研究对象，不提前设立对照组，搜集研究对象暴露和疾病资料后，在分析阶段根据暴露的状态或是否患病进行比较。

3. 确定因果关系时受到限制 现况调查收集的可疑因素与疾病状况是在同一时点共存的，难以判断暴露是在疾病发生之前还是疾病发生之后，或是两者相伴存在。因此，现况调查可以用于探讨暴露因素与疾病的联系，一般只能提供病因线索，而不能据此判断因果关系。

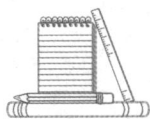

4. 一般不能用于病程较短疾病的研究　现况调查是在短时间内完成的，如所调查疾病的病程过短，在调查期间内就有许多人可能痊愈或死亡，故纳入的对象常常是存活期长的患者。存活期长与存活期短的患者可能在许多特征上都很不一样，这种情况下，研究发现的与疾病有统计学关联的因素可能是影响存活的因素，而非影响疾病发病的因素。

（四）现况研究的研究类型

根据研究对象涉及的范围，现况研究可分为普查和抽样调查。

1. 普查

（1）概念　普查即全面调查，是指在特定时间内对特定范围内特定人群中每一个成员进行的一项全面调查或检查。特定时间应该较短。特定范围是指某个地区或某种特征的人群。

（2）目的　根据研究项目的不同，普查的目的也随之不同，主要包括：①早期发现、早期诊断和早期治疗，如进行妇女阴道涂片检查，以早期发现宫颈癌。②了解当地居民的健康状况，如营养调查。③了解人体各种生理生化指标的正常参考值范围，如青少年身高、体重的调查。④了解疾病和健康状况的分布，如了解慢性病的患病情况及急性传染病的疫情分布。

（3）优缺点

1）普查的优点：①资料没有抽样误差，能较全面地描述疾病的分布与特征。②能早发现、早诊断患者，并能寻找出全部病例。③通过普查可普及医学知识，使群众对某种疾病及其防治知识有所了解。

2）普查的缺点：①工作量大导致工作不易细致，易出现重复和遗漏，调查质量不易控制。②仪器、人力的不足影响检查的速度和准确性。③不适用于患病率低、无简易诊断手段的疾病。④费用往往较高。

（4）注意事项　①最好是调查患病率高的疾病。②采用的检验或检测方法须灵敏度和特异度均较高，并易于现场操作。③对普查出来的患者应有切实可行的治疗方法。④要有足够的人力、物力和财力支持普查与普治。

2. 抽样调查　实际工作中，绝大多数现况研究是采用抽样调查的方法进行的。为保证抽样调查的结果能真实反映总体的情况，抽样研究中应注意样本的代表性、抽样的方法及样本含量。

（1）概念　从总体中随机抽取一部分观察单位组成样本，用样本信息推测总体信息，这种调查方法称为抽样调查，是一种以小窥大、以局部估计总体的方法。

（2）目的　①以样本统计量估计总体参数，描述疾病或健康状况的分布及其影响因素。②反映人群总体的健康水平。③考核防治效果。④作为其他调查研究方法中的质量控制方法，进而检查或衡量资料的质量。

（3）优缺点　与普查相比，抽样调查具有省时、省力和工作细致的优点。但是抽样调查的设计、实施和资料的分析均较普查复杂，重复和遗漏不易发现，对于变异过大、患病率太低及需普查普治的疾病均不适合。

（4）抽样调查的基本原则　抽样必须遵循随机化原则和样本含量足够的原则，才能获取有代表性的样本，然后利用样本信息去推断总体的特征。随机化的原则要求总体中每一个观察单位都有同等的机会被抽中进入样本。足够的样本含量是在保证样本信息能够代表总体信息的前提下所需的最小观察单位数。因此，抽样调查必须考虑抽样的方法及样本含量的大小。

（5）方法　分为随机抽样和非随机抽样两类。流行病学调查常常采用随机抽样，只有随机抽样才能保证样本的代表性。常用的随机抽样方法有以下几种：①单纯随机抽样，也称简单随机抽样，即从总体的 N 个对象中，采用抽签或其他随机方法（随机数字表等）抽取 n 个对象，

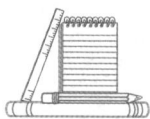

构成样本。②系统抽样，又称机械抽样，即先将观察单位按照与研究目的无关的特征编号，再按照一定顺序，机械地间隔若干单位抽取一个单位，然后组成样本。③分层抽样，是将总体的单位先按某种对研究结果有影响的特征分为若干层，然后再从每一层中进行单纯随机抽样，组成样本，当层间差异大，层内差异小时，适合此方法。④整群抽样，是将总体分成若干群体，抽取其中部分群体的全部观察单位组成样本。群间变异越小越好。在流行病学大型调查中，常采用多级抽样，即结合几种抽样方法，先从总体中抽取范围较大的单元，称为一级抽样，再从抽得的一级单元中抽取范围较小的二级单元，为二级抽样，依次类推，最后抽取其中范围更小的单元作为调查单位。

（6）样本含量 在抽样研究中，确定了抽样方法后，还需确定抽取的样本含量，因为样本过大或过小都是不恰当的。样本含量过大浪费人力、物力和财力，同时因工作量大，调查不易细致，容易导致偏倚。样本含量太小则样本的代表性不够，从而影响结果的说服力。

决定样本含量大小的因素取决于以下几个方面：①研究单位的变异程度，如研究单位的变异较大，则样本含量需大些；反之，样本含量可小些。②总体的疾病患病率（π），π越小，所需的样本含量越大；反之，样本含量可小些。③显著性水平（α），α越小，样本含量越大。通常α取0.05或0.01。④把握度（$1-\beta$）的大小，把握度越大，需要的样本含量越大；反之，需要的样本含量就越小。⑤对调查结果精确度高低的要求，即允许误差的大小（d），d越小，所需样本含量就越大；反之，需要的样本含量就越小。

估计样本含量的方法有公式法、查表法、经验法等。

知识链接

样本大小的计算方法

若抽样调查的分析指标为数值变量资料，其样本含量可用下式估计：

$$n = \frac{Z_a^2 S^2}{d^2}$$

式中：n为样本含量；α为显著性水平；Z为统计学上标准正态分布的Z值（见附录2）；d为容许误差，即样本均数与总体均数之差，是调查设计根据实际情况规定的。

若抽样调查的分析指标是分类变量资料，其样本含量可用下式估计：

$$n = \frac{Z_a^2 PQ}{d^2}$$

式中：P为估计患病率；$Q = 1-P$。

二、筛检

（一）概念

筛检是运用快速、简便的试验、检查或其他方法，将表面健康人群中那些可能患有疾病或缺陷的人，同可能无病者鉴别开来。筛检试验将受检人群分为两部分，结果阴性者为健康个体，结果阳性者为可疑患者，建议后者做进一步的诊断。因此，筛检不是诊断试验，它是从健康人群中发现可疑患者的一种措施，仅是初步检查，对筛检阳性者需进一步检查，达到早期诊断与早期治疗的目的，属于二级预防。同时，筛检也可发现人群中某些疾病的高危个体，从而及时采取措施，减少疾病的发生，达到一级预防的目的。

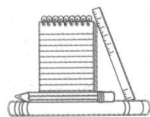

（二）分类

按照不同的划分标准，筛检的种类有所不同。

按照筛检对象的范围，筛检分为整群筛检和选择性筛检。整群筛检是指在疾病患病率很高的情况下，对一定范围内人群的全体对象进行普遍筛查。如对 35 岁以上的妇女做阴道细胞涂片以筛检宫颈癌。选择性筛检是根据流行病学特征选择高危人群进行筛检，如对矿工进行矽肺筛检，对从事石棉工种的人群进行石棉肺、肺癌的筛检。

按照筛检项目的多少，可将筛检分为单项筛检和多项筛检。单项筛检是指用一种筛检试验检查某种疾病，如以儿童呼吸频率来筛检可疑儿童肺炎。多项筛检是同时使用多项筛检试验方法筛检多种疾病，如同时进行胸透、血液、尿液等的检查发现肺结核、糖尿病或肝癌的可疑患者等。

（三）筛检试验与诊断试验的区别

筛检试验是从表面健康的人群中早期发现可疑患者的一种措施，而诊断试验是对疾病进行诊断的试验方法。从表面上看，两者有相似之处，但实际上它们存在许多差别。

1. 对象不同　筛检试验是以外表健康的人群（健康者和虽患病但外表无症状的患者）为观察对象，诊断试验是以患者为观察对象。

2. 目的不同　筛检试验是把表面健康人群分为两部分，即阳性者（患者、可疑患者）和阴性者（未患某病的人）；诊断试验进一步把患者与可疑有病但实际无病的人区别开来。

3. 要求不同　筛检试验要求快速、简便、高灵敏度，最好能快速发现所有患者；诊断试验要求科学、准确、高特异度，能排除所有非患者。

4. 费用不同　筛检试验应简单、价廉；诊断试验往往应用实验室手段、医疗器械等，花费较高。

5. 处理不同　筛检试验阳性者须进一步做诊断试验明确诊断，诊断试验阳性者须接受治疗。

（四）实施原则

筛检试验属于预防性医疗活动，涉及的工作量大，需要耗费大量的人力、物力和财力。因此，是否开展筛检工作，应遵循一定的原则：①筛检的疾病已经成为该地区现阶段的重大公共卫生问题。②筛检的疾病应有可识别的早期临床症状和体征。③对筛检疾病的自然史应有比较清楚的了解。④筛检试验应快速、经济、安全、有效，筛检技术尽量减少痛苦，易被群众接受。⑤对筛检试验阳性者，能保证提供进一步的诊断，确诊后应有可行的治疗方法，治疗标准应有统一规定。⑥筛检的领先时间应足够。⑦必须考虑整个筛检、诊断与治疗的成本与效益问题。

总之，对某病的筛检应尽量满足以上标准，满足越多，说明筛检试验越成熟。基本的条件是适当的筛检方法、确诊方法和有效的治疗手段，三者缺一不可，否则将造成卫生资源的浪费及对筛检试验阳性者生理心理的伤害等许多不良后果。

（五）评价方法

筛检试验评价就是将待评试验与诊断目标疾病的标准方法进行同步盲法比较，判断该试验对疾病"诊断"的真实性和价值。具体过程：根据当前医学界公认的诊断疾病的最可靠方法作为"金标准"，用它筛检适量的目标疾病患者（病例组）和非患者（对照组）；然后用待评试验再对他们检测一次，将所得结果整理见表 3-31；最后与"金标准"诊断结果进行比较，并用一系列指标来评价筛检试验对某病的诊断价值。

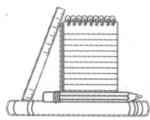

表 3-31 筛检试验评价

筛检试验	金标准		合计
	阳性	阴性	
阳性	a（真阳性）	b（假阳性）	$a+b$
阴性	c（假阴性）	d（真阴性）	$c+d$
合计	$a+c$	$b+d$	$a+b+c+d$（n）

（六）评价指标

1.真实性 指筛检试验结果和真实情况符合的程度。评价真实性最基本的指标是灵敏度和特异度。灵敏度又称真阳性率，是指实际有病者中筛检试验结果为阳性的百分比，用来衡量筛检试验正确识别患者的能力，其值越大，则漏诊的可能性越小，计算见公式 3-61。特异度，又称真阴性率，是指在无病者中，筛检试验结果阴性的百分比，用来衡量筛检试验正确识别无病者的能力，其值越大，则误诊的可能性越小，计算见公式 3-62。

灵敏度和特异度这两个指标往往是相悖的，随着判断标准的升降，灵敏度升高则特异度降低；反之，则相反。

$$灵敏度 = \frac{a}{a+c} \times 100\% \qquad （公式 3-61）$$

$$特异度 = \frac{d}{b+d} \times 100\% \qquad （公式 3-62）$$

2.可靠性 指试验在相同条件下重复获得相同结果的稳定程度。影响筛检试验可靠性的因素主要来自以下三方面：①受试者变异，即受试者在不同环境条件下，其生理、心理状态均可能对研究结果产生影响。②观察者变异，由于测量者之间及同一测量者在不同时间的技术水平不一、工作认真态度不同等，均可导致重复测量的结果不一致。③试验条件的影响，仪器不稳定、不同厂家生产的试剂及不同批号的试剂都有可能对结果的稳定性产生影响。评价筛检试验可靠性的指标一致率见公式 3-63。

$$一致率 = \frac{a+d}{a+b+c+d} \times 100\% \qquad （公式 3-63）$$

3.预测值 有两种，即阳性预测值和阴性预测值。阳性预测值是真阳性人数与筛检试验阳性的比值，它表示筛检试验结果阳性者患该病的可能，计算见公式 3-64。阴性预测值是真阴性人数与筛检试验结果阴性的比值，它表示筛检试验结果阴性者不患该病的可能性，计算见公式 3-65。预测值与人群该病患病率的高低有关，患病率越高，阳性预测值越大；患病率越低，阴性预测值越高。

$$阳性预测值 = \frac{a}{a+b} \times 100\% \qquad （公式 3-64）$$

$$阴性预测值 = \frac{d}{c+d} \times 100\% \qquad （公式 3-65）$$

筛检试验的评价除了真实性、可靠性和预测值外，还应从收益、领先时间和卫生经济学等方面进行评价。

任务四　分析性研究

分析性研究是在描述流行病学的基础上，针对所假设的病因或流行因素，在选择人群中寻找疾病发生的条件和规律，从而验证所提出的假设。常用的分析性研究有病例对照研究和队列研究。

案例 3-11

吸烟与肺癌关系的研究

20 世纪 20 年代后，许多国家的肺癌发病率和死亡率均有增长，尤其是发达国家的肺癌死亡率增长更为明显。多数研究认为，肺癌死亡率升高的原因与吸烟、空气污染及职业性有害因素有关。针对上述问题，研究者于 1948 ～ 1952 年采用病例对照研究的方法探讨了吸烟与肺癌的关系，然后于 1951 ～ 1976 年进行了 20 余年的队列研究，基本肯定了吸烟在肺癌发生中的病因学作用。应用分析流行病学方法阐明了吸烟与肺癌的关系，本研究被称为流行病学病因研究的典范。

问题：

病例对照研究与队列研究是如何进行的？其用途是什么？

一、病例对照研究

（一）病例对照研究的概念

病例对照研究（case-control study）是以已确诊的患某特定疾病的患者作为病例组，以不患该病但具有可比性的个体作为对照组，收集两组既往各种可能的危险因素暴露史，测量并比较这两组人群中各因素的暴露比例，从而判断该因素与疾病联系的研究方法。

（二）病例对照研究的基本原理

病例对照研究是以某人群中患有所研究疾病的人群作为病例组和未患该病的人群作为对照组，调查并比较两组人群过去是否暴露于某种或某些可疑因素及暴露的程度，从而推断该暴露因素是否与所研究疾病有联系及联系的强度大小，见图 3-15。

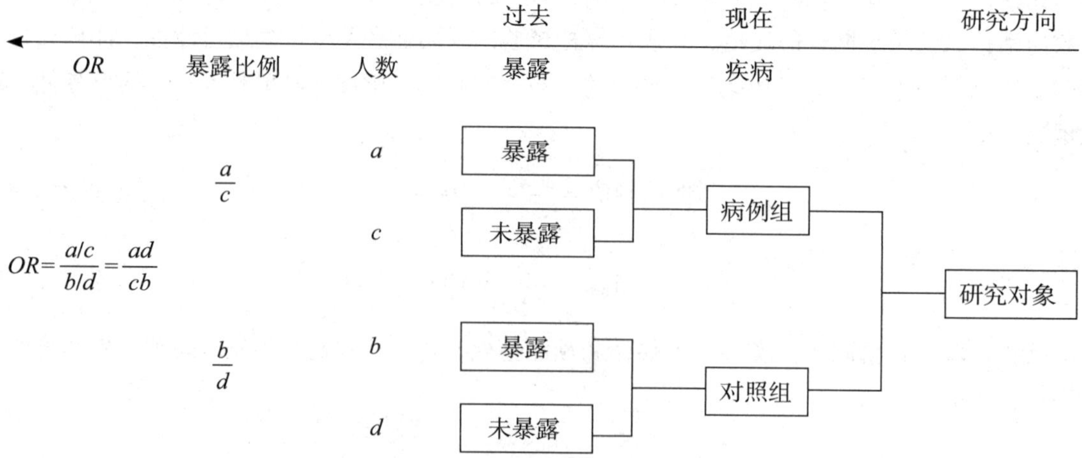

图 3-15　病例对照研究示意图

（三）病例对照研究的特点

1. 属于观察性研究　病例对照研究收集的关于病例组和对照组的暴露因素是客观存在的，而非人为控制的。通过分析资料，揭示暴露因素与疾病的关系，具备观察性研究的共性特征。

2. 属回顾性研究　病例对照研究是从现在是否患有某种疾病出发，追溯研究对象过去的暴露情况，在时间上是逆向的，通常又称之为回顾性研究。

3. 由果推因　研究开始时已有确定的结果（患病或未患病，出现或未出现研究的事件），进而追溯可能与该疾病或事件有关的因素，即从所研究疾病（果）与过去的暴露情况（因）来推断暴露因素与疾病发生的关系，从而寻找病因线索。

4. 设立对照组　根据研究对象是否患有所研究的疾病分为病例组和对照组。

（四）数据整理与分析

成组资料分析是病例对照研究中最常见、最基本的一种分析方法。其研究因素一般只分为两类，即"有或无"和"多或少"，此类资料可整理为 2×2 列联表，见表 3-32。

1. 数据整理

表 3-32　病例对照研究资料归纳整理表

因素与特征	病例	对照	合计
有	a	b	$a+b$
无	c	d	$c+d$
合计	$a+c$	$b+d$	$a+b+c+d$

2. 统计学检验　判断暴露与疾病是否有统计学联系，一般采用四格表资料的 χ^2 检验，根据条件选择校正或不校正公式。

3. 估计联系强度大小及方向　如经假设检验，病例组和对照组之间在暴露因素上的差别有统计学意义，需进一步估计联系强度的大小与方向，其常用指标有相对危险度和比值比。

相对危险度（RR）：是暴露人群发病率（I_e）与非暴露人群的发病率（I_u）之比。因病例对照研究中无暴露组和非暴露组的观察人数，故不能计算发病率或死亡率，因此不能求得 RR，但可通过求比值比（OR）来近似估计 RR。比值比（OR）又称比数比，即病例组的暴露比值（a/c）与对照组的暴露比值（b/d）之比。计算公式为：

$$OR = \frac{a/c}{b/d} = \frac{ad}{bc}$$

（公式 3-66）

OR 的含义与 RR 相同。$OR = 1$，表示研究因素与疾病无关联；$OR > 1$，表示研究因素与疾病存在"正"关联，OR 值越大，联系强度越大，说明该因素为危险因素的可能性越大，提示研究因素是一种危险因素；$OR < 1$，表示研究因素与疾病存在"负"关联，OR 值越小，提示该研究因素是一种保护性因素的可能性越大。

（五）优缺点

1. 优点　所需样本含量较少，特别适用于发病率低的疾病或慢性病的研究；研究周期短，较易实施并能较快获取结果；可同时探讨多种因素与一种疾病的关系，尤其适合多病因疾病的病因研究。由于病例对照研究相对容易进行，故已成为常用的分析流行病学方法。

2. 缺点　病例组和对照组的选择代表性差，易发生选择偏倚；调查主要依靠回忆，容易产生回忆偏倚；不能直接计算发病率或死亡率；病例对照研究是一种由果推因的研究方法，不能

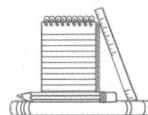

直接确定因果关系，评价效力不及队列研究。

二、队列研究

（一）队列研究的概念

队列研究（cohort study）又称定群研究、随访研究，是将某一特定人群按是否暴露于某可疑因素或暴露程度分为不同的组或亚组，追踪观察各组成员结局（发病或死亡）的发生情况，比较各组人群结局发生率的差异，从而判断暴露因素与结局有无因果关联及关联程度的一种观察性研究方法。

（二）队列研究的基本原理

队列研究的基本原理是在某一特定人群中，根据目前或过去某个时期是否暴露于某个待研究的因素或不同的暴露水平，将研究对象分为暴露组、非暴露组或低暴露组、中暴露组和高暴露组，比较各种结局的发病率或死亡率，从而判定暴露因素与结局的关系及联系的强度。如图3-16所示。

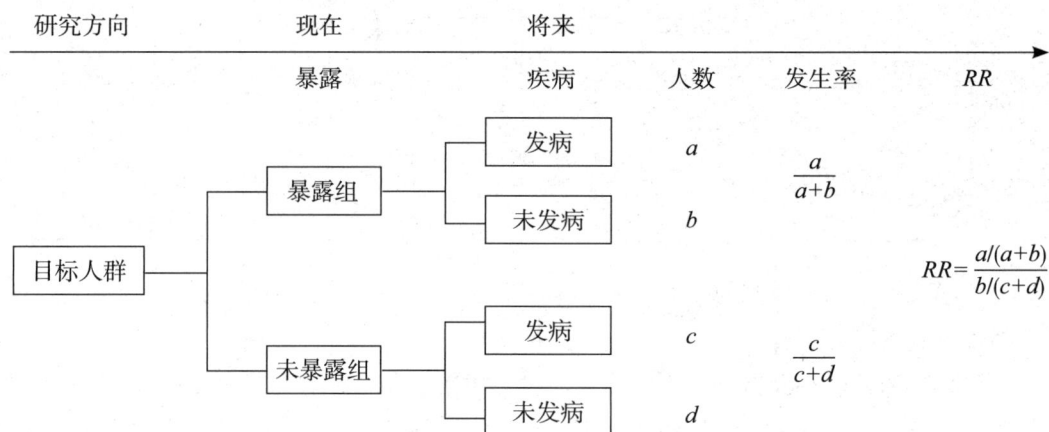

图3-16　队列研究示意图

（三）队列研究的特点

1. 属于观察性研究　队列研究中所研究的可疑暴露因素是在研究之前就在研究人群中客观存在或自然形成的，不是人为给予或随机分配的，研究结果是在非干预的情况下产生的，故队列研究属于观察性研究，而非实验性研究。

2. 按暴露与否分组　研究对象按有无暴露或暴露的程度进行分组，以非暴露组或低水平暴露组作为对照组进行比较。

3. 属于前瞻性研究　在队列研究开始时，入选的研究对象均没有发生所研究的疾病等结局，随访观察一段时间后，发现病例或其他结局发生的情况，因此队列研究又称为前瞻性研究。

4. 从因至果的研究　队列研究是从无该结局的人群中建立两个研究组，观察暴露的结局。"因"在前，"果"在后，在病因推断上符合先因后果的逻辑推理顺序，能确证暴露与结局的因果关系。

5. 可进行一因多果的研究　暴露因素可产生多种结局，可同时进行观察研究。如研究吸烟与肺癌关系的同时，还可以研究吸烟与冠心病的关系。但须注意，研究的结局不宜太多。

6. 结果可靠性强　队列研究可获得人群发病率，故可计算相对危险度等有关指标，结果可靠性强，并可推断人群发病率。

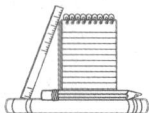

（四）数据整理与分析

队列研究的目的是验证假设，因此数据的分析应围绕此目的进行。一般先计算发病率或死亡率，然后比较暴露组与非暴露组的发病率或死亡率，或比较暴露组与全人群的率，从而判断可疑暴露因素与疾病或死亡是否存在联系，以及联系的强度或方向。

1. 数据整理　队列研究的资料可整理为表 3-33 的形式。

表 3-33　队列研究资料归纳整理表

组别	发病	未发病	合计	发病率
暴露组	a	b	$a+b$（n_1）	$\dfrac{a}{a+b}$
非暴露组	c	d	$c+d$（n_2）	$\dfrac{c}{c+d}$
合计	$a+c$	$b+d$	$a+b+c+d$（n）	$\dfrac{a+c}{n}$

2. 统计学检验　队列研究中暴露组与非暴露组的发病率与死亡率的比较，需做统计学显著性检验。较常采用的是四格表资料的 χ^2 检验或两样本率比较的 Z 检验。

3. 关联强度的估计　若暴露组与非暴露组的发病率或死亡率的差异具有统计学意义，可进一步估计暴露与疾病之间的联系强度。常用的测量指标如下。

（1）相对危险度（RR）　也称率比，反映暴露与发病（死亡）关联强度的最常用指标，是暴露组和非暴露组的发病（死亡）率之比。计算见公式 3-67。

$$RR = \frac{I_e}{I_o} = \frac{a/n_1}{c/n_2}$$（公式 3-67）

式中：I_e 和 I_o 分别代表暴露组和非暴露组的发病（死亡）率。

RR 表示暴露组发病或死亡的危险是非暴露组的多少倍。$RR=1$，表示两组的发病率或死亡率没有差别；$RR>1$，表示暴露组的发病率或死亡率高于非暴露组，暴露可增加发病或死亡的危险性，暴露因素是疾病的危险因素；$RR<1$，表示暴露组的发病率或死亡率低于非暴露组，暴露可减少发病或死亡的危险性，暴露因素是保护因素。

知识链接

相对危险度与关联强度

当 RR 在 0.9～1.0 或 1.0～1.1 时，暴露与疾病无相关；当 RR 在 0.7～0.8 或 1.2～1.4 时，暴露与疾病弱相关；当 RR 在 0.4～0.6 或 1.5～2.9 时，暴露与疾病中度相关；当 RR 在 0.1～0.3 或 3.0～9.9 时，暴露与疾病强相关；当 $RR<0.1$ 或 ≥ 10 时，暴露与疾病相关强度很强。

（2）归因危险度（AR）　又称特异危险度、率差，是暴露组的发病率（I_e）与非暴露组的发病率（I_o）之差的绝对值。

$$AR = I_e - I_o$$（公式 3-68）

归因危险度表示暴露所致的发病率增加或减少的量，即可归因于暴露的发病率或死亡率，它说明了该暴露因素对人群健康的实际危害程度的大小。

（3）人群归因危险度（PAR）与人群归因危险度百分比（$PAR\%$）　PAR 指在一定时期内，某

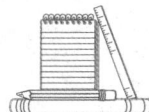

人群某病的发病率或死亡率归因于暴露的部分，而 PAR% 是指 PAR 占总人群全部发病（或死亡）的百分比。计算公式为：

$$PAR = I_t - I_o \qquad\qquad （公式 3-69）$$

$$PAR\% = \frac{I_t - I_o}{I_t} \qquad\qquad （公式 3-70）$$

式中：I_t 为全人群的发病率；I_o 为非暴露组的发病率。

（五）优缺点

1. 优点　暴露在前，结局在后，资料收集均在研究者控制之下得到，因此资料可靠；是从因到果的研究，检验病因的能力强；可直接估计暴露于某种危险因素的发病（死亡）率；可以获得人群危险度的指标。

2. 缺点　因所需样本含量大，故不适用于研究发病率低的疾病；观察时间长，易产生失访偏倚；研究耗费的人力、物力、财力和时间较多，组织与后勤工作艰巨，不易实施；随访过程中，未知变量引入人群或人群中已知变量的变化等均可使结局受到影响，使分析复杂化。

三、病例对照研究与队列研究的比较

病例对照研究与队列研究的区别见表 3-34。

表 3-34　病例对照研究与队列研究的比较

项目	病例对照研究	队列研究
样本组成	病例组和对照组	研究开始阶段均为无病个体
分组标准	患病与未患病	暴露与未暴露
时间顺序	从现在回忆过去，为回顾性研究（从"果"索"因"）	从现在到将来（过去→现在→将来），从"因"到"果"
比较内容	病例组与对照组过去暴露于某种因素的情况	暴露组与非暴露组的发病率或死亡率
比较指标	暴露比	发病率或死亡率
暴露与疾病联系指标	*OR*	*RR、AR、PAR*
优点	所需样本含量较少，特别适用于发病率低的疾病或慢性病的研究；研究周期短，较易实施并能较快获取结果；可同时探讨多种因素与一种疾病的关系	资料可靠；检验病因的能力强；可直接估计暴露于某种危险因素的发病（死亡）率；可获得人群危险度的指标
缺点	易发生选择偏倚、回忆偏倚；不能直接计算发病率或死亡率；不能直接确定因果关系	易产生失访偏倚；所需样本含量大，不适用于罕见病的研究；费用高

任务五　实验性研究

实验性研究是流行病学重要的研究方法之一，它以人群为研究对象，由研究者对研究对象实施干预，然后评价干预措施对疾病或健康的影响。与观察性研究比较，实验性研究中的处理因素及处理水平是由研究者设置并控制，通常要有平行的试验组和对照组，研究对象的分组是随机的。在实验研究中，研究者能更有效控制非研究因素对效应的影响，减少误差，提高研究效率。

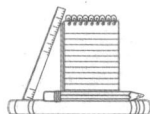

📖 **案例 3–12**

首例随机对照试验
——1948 年英国医学总会进行的链霉素治疗肺结核的试验

　　1948 年，英国医学总会对 107 例急性进展性双侧肺结核新发病例进行了研究。符合入选标准的患者中 55 人被随机分配进入治疗组，52 人被随机分入对照组。治疗组患者接受链霉素治疗和卧床休息，而对照组只卧床休息。试验期间，两组患者均不知道自己的治疗方案。6 个月后，结果发现，对照组的病死率为 13/52，而链霉素组的病死率为 4/55，差别具有统计学意义。该试验证明了链霉素对肺结核的治疗效果。

　　问题：

　　1. 实验性研究实施的原则有哪些？

　　2. 实验性研究如何实施？

　　实验性研究是按随机分配的原则，将实验人群分为两组，人为地给一组施加或减少某种因素、措施或给予新药作为试验组，另一组不给予该种因素、措施或仅给予安慰剂作为对照组，然后随访观察一段时间，并比较两组的发病率、好转率等结局。

一、实验性研究的特点、原则与分类

（一）特点

1. 属于前瞻性研究　实验性研究是干预在前，效应在后，因此是前瞻性研究。

2. 随机分组　实验性研究采用随机方法将研究对象分配到试验组或对照组，保证两组基本特征的均衡性。

3. 设置对照组　实验性研究中，试验组和对照组中的对象均来自同一总体的样本人群，其基本特征、自然暴露情况和预后因素相似，这点与观察性研究不同。

4. 有干预措施　此为实验性研究与观察性研究的一个根本性的区别。实验性研究的干预措施是研究者为了实现研究目的而对研究对象人为施加或去除的某种因素、措施。

（二）原则

　　流行病学的实验对象为人群，故必须遵循人体实验研究的伦理学原则。其研究结果最终将应用于人群，必须保证研究设计在科学上的合理性，研究结果真实、可靠，否则将会造成严重的后果。因此，要求实验性研究必须遵循以下基本原则：

1. 对照原则　实验流行病学必须设置对照，目的是排除非研究因素的干扰。因此要求试验组和对照组除了干预措施以外，其他基本特征如性别、年龄、身体状况、居住环境、疾病情况等应尽可能一致，保证非处理因素的均衡性，这样才能正确判断观察到的实验效应中有多少归因于研究因素。

　　实验研究中常用的对照形式有空白对照、安慰剂对照、实验对照、标准对照等。

2. 随机化原则　研究对象的选择及分组均要采用随机方法进行。研究对象的选择采取随机是为了保证样本对总体的代表性，使研究结果可以外推到目标人群。随机分组是使研究对象分到试验组、对照组的机会相等，目的是保证组间可比性，保证两组在非处理因素上的一致性。

3. 盲法原则　在实验研究中，研究者及研究对象的主观因素常常会对实验效应的判断产生一定的影响，为减少这种由于主观因素导致的信息偏倚，在实验设计和实施阶段应采用盲法。

4. 重复原则　重复是提高试验组和对照组可比性的又一手段。重复原则就是使实验对象的

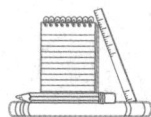

例数和实验次数要达到一定的数量，即要求必须要有足够的样本含量，并且符合统计学要求。

（三）分类

一般根据不同的研究目的和研究对象等，将实验流行病学研究分为临床试验、现场试验和社区干预试验三种。

1. 临床试验（clinical trial） 临床试验是以患者为研究对象的实验研究，常常用于评价药物或治疗方法的效果。临床试验的研究对象必须有明确的纳入和排除标准，应当遵循随机、对照、重复和盲法的原则。

2. 现场试验（field trial） 是以自然人群作为研究对象的实验研究，常用于评价疾病的预防措施的效果，如评价疫苗预防传染病的效果。

3. 社区干预试验（community trial） 是以社区整个人群作为干预单位的实验研究，常用于评价某种预防措施的效果。如为了评价碘化食盐对预防地方性甲状腺肿的效果，将碘统一添加到当地食用盐中，使整个研究地区的人群食用，而不是分别给予每一个体。

二、实验性研究的设计与实施

（一）明确研究目的

实验研究的目的应非常明确，且不宜太多，一般一次实验围绕一个目的进行。如果目的不明确或太多，各项实验措施就不易集中，从而影响实验结果。

（二）确定研究类型和设计类型

根据研究目的及实际条件等，选择恰当的研究类型和设计类型。如为了评价生物制品（疫苗）的预防效果，可选用现场试验；为了评价某药物治疗某种疾病的效果，可采用临床试验；为评价戒烟对心血管疾病发病率和死亡率的影响，应采用社区干预试验。

（三）选择实验现场和研究对象

1. 选择实验现场 实验现场的确定应根据研究目的而定。如为了评价预防接种的效果而进行预防性实验，其现场的选择应具备以下几个基本条件。

（1）实验现场人口相对稳定，流动性小，并有足够的数量。

（2）实验研究的预期结果事件在该地区有较高而稳定的发病率，以期在实验结束时能有足够的结局事件人数，达到有效的统计分析要求。

（3）评价疫苗效果时，所选地区应近期内未发生过该病的流行。

（4）现场应有较好的医疗卫生条件。

（5）实验地区有较好的协作条件，领导重视，群众乐于接受。

2. 选择研究对象 根据研究目的确定目标人群，并进一步选择研究对象。选择研究对象应制定严格的入选标准和排除标准，并遵循以下原则。

（1）研究对象应具备代表性，即符合总体的基本特征。

（2）选择预期结局事件发生率较高的人群。如评价疫苗预防传染病的效果，应选择在相应传染病高发区的人群中进行。

（3）选择对干预措施有效的人群。如为评价某疫苗预防某疾病的效果，应选择该病的易感人群为研究对象。

（4）选取干预措施对其有益或至少无害的人群。充分估计干预措施可能产生的不良反应，如干预措施对其有害，一定不能选作研究对象。

（5）选择容易随访、依从性好、乐于接受并坚持试验的人群。

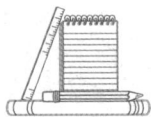

（四）确定样本含量

根据不同的设计要求，确定恰当的样本含量。样本含量太小，抽样误差大，不易获得正确的结论；反之，样本含量过大，不仅造成人力、物力、财力的浪费，可能还会增加偏倚的机会。

影响样本量大小的主要因素：①结局事件在未干预人群中的预期发生率，发生率越低，所需样本量越大；反之，则越小。②预计对照组和试验组比较指标数值差异的大小。③Ⅰ类错误（α）和检验效能（$1-\beta$）。④单侧检验或双侧检验，双侧检验比单侧检验所需样本含量大。

知识链接

样本含量的估计方法

当资料为分类变量资料，如发病率、感染率、死亡率等，试验组和对照组之间比较时可按下列公式估算样本含量。

$$n=\frac{\left[Z_{\alpha/2}\sqrt{2\overline{P}\left(1-\overline{P}\right)}+Z_{\beta}\sqrt{P_1\left(1-P_1\right)+P_2\left(1-P_2\right)}\right]^2}{\left(P_1-P_2\right)^2}$$

式中：n 为一个组的样本大小；P_1 为对照组结局事件发生率；P_2 为试验组结局事件发生率；$\overline{P}$ 等于 $(P_1+P_2)/2$；$Z_{\alpha/2}$ 为标准正态分布的双侧临界值；Z_{β} 为标准正态分布的单侧临界值。

当资料为数值变量资料，如身高、体重、血压等，若两组样本量相等，可按下列公式估算样本含量。

$$n=\frac{2\left(z_a+z_{\beta}\right)^2\sigma^2}{d^2}$$

式中：σ 为估计标准差；d 为两组变量均值之差；z_a 为 α 水平相应的标准正态差；z_{β} 为 β 水平相应的标准正态差；n 为一个组的样本大小。

（五）确定观察指标和实验观察期限

观察期限应根据研究目的、干预时间和效应（结局事件）出现的周期等来决定。一般来讲，临床试验观察期限较短，现场试验和社区干预试验观察期限较长。传染病观察期限较短，慢性病如肿瘤、心血管疾病的观察期限较长。

（六）正确选用测量方法

1.开放实验法 即不用盲法的实验。此方法的优点是易于设计和实施，研究者了解分组情况，便于对研究对象及时做出处理；缺点是容易产生偏倚。

2.单盲法 即研究者了解分组情况，研究对象并不知道自己处于何组。单盲仍然不能避免来自研究者的偏倚。

3.双盲法 即研究者和研究对象都不知道分组情况。双盲操作起来较单盲困难，但因科学性强，在现场试验中的应用越来越广。

4.三盲法 即研究者、研究对象及监督资料的收集和分析者均不知道分组情况。三盲法在理论上更加完善，但执行却很困难，常涉及医德、安全等问题，故很少采用。

三、实验性研究应注意的问题

1.医德问题 实验流行病学研究中，其实验对象是患者或健康人，因此，在实验中应严格

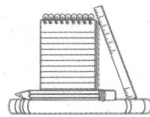

遵循不使用增加患者痛苦或对健康有损害的药物的原则。

2.开展预实验　在开展正式人群实验前，尤其是大规模实验前，应先在小规模人群中进行预实验，取得一些资料和数据，为评价实验是否值得做下去或修订实验设计提供依据。

3.失访问题　应控制随访丢失的人数，使其保持在最小限度内。如果研究对象拒绝继续被研究，补救办法是可选择退出者中的一个随机样本，对其进行积极追踪或信访。

［小结］

流行病学是研究人群疾病与健康状况的分布及其影响因素，并探讨防治疾病及促进健康的策略和措施的科学，其研究方法分为观察法、实验法和数理法三类。

观察法包括描述性研究和分析性研究。描述性研究是指利用已有的资料或专门调查获取的资料，按照不同地区、不同时间及不同人群的特征进行分组，描述疾病或健康状况在"三间"分布的特征，进而提出病因假设或线索，现况研究是其常用的方法。筛检是运用快速、简便的试验、检查或其他方法，将表面健康人群中那些可能患有疾病或缺陷的人与可能无病者鉴别开来。对筛检试验，应从真实性、可靠性和预测值三个方面给予评价。

分析性研究包括病例对照研究和队列研究。病例对照研究是根据研究对象是否患有某种疾病分组，观察并比较病例组和对照组在某种或某些可疑因素的暴露情况有无差别，从而推断暴露因素与疾病的发生是否有联系。衡量暴露与疾病联系强度的指标为 OR。队列研究是将研究对象按照是否暴露于某种可疑因素分组，观察并比较暴露组与非暴露组的发病或死亡情况，从而推断该暴露因素与疾病的发生是否有联系。判断暴露与疾病联系强度的指标有 RR、AR、PAR。

实验流行病学是流行病学重要的研究方法之一，它是以人群为研究对象，由研究者对研究对象实施干预，然后评定干预措施对疾病或健康的影响。其基本原则包括对照、随机、盲法和重复。实验流行病学是流行病学研究的高级阶段，既可对病因研究中的假设进行验证，也可用于评价预防性措施对疾病或健康的效果。

结合执业资格考试，主要涉及的考点：①流行病学的定义，流行病学原理、基本原则及方法，流行病学的用途。②健康相关资料的来源，疾病分布的常用测量指标，疾病流行强度：散发、暴发、流行、大流行，疾病三间分布。③流行病学方法分类及研究设计的基本内容。④描述流行病学的概念，现况研究的概念，普查与抽样调查的概念、抽样方法及样本含量的估计，资料统计分析的优点和局限性，筛检试验的概念、目的、应用原则和效果评价。⑤分析流行病学的概念和分类，病例对照研究的概念、研究对象病例的选择，队列研究的概念、用途、优点和局限性。⑥实验流行病学的概念、基本特征和分类，临床试验的概念和设计。

复习思考
【单项选择题】

1.关于"流行病学"，下面说法错误的是（　　　）

　A.流行病学是研究人群中疾病与健康状况的分布及其影响因素，并探讨防治疾病及促进健康的策略和措施的科学

　B.流行病学研究的病种仅限于传染病

　C.流行病学是从疾病分布入手探讨疾病的流行因素

　D.流行病学已深入到临床医学的研究中

　E.流行病学的研究对象是群体

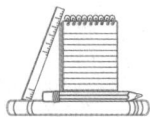

2. 流行病学研究的主要用途是探讨疾病的（　　）

    A. 病因并提供预防控制措施 　　　　B. 病理变化

    C. 临床表现及治疗措施 　　　　　　D. 诊断方法

    E. 护理方案

3. 对病因不明的疾病，描述性研究的主要任务是（　　）

    A. 因果推断 　　　　　　　　　　　B. 寻找病因线索，提出病因假设

    C. 验证病因 　　　　　　　　　　　D. 确定病因

    E. 以上都不是

4. 队列研究属于（　　）

    A. 实验性研究 　　　　　　　　　　B. 理论性研究

    C. 描述性研究 　　　　　　　　　　D. 相关性研究

    E. 分析性研究

5. 疾病的三间分布是指（　　）

    A. 年龄、性别、季节分布 　　　　　B. 年龄、季节、职业分布

    C. 病因、宿主、环境分布 　　　　　D. 时间、地点、人群分布

    E. 性别、职业、民族分布

6. 队列研究中最重要的偏倚是（　　）

    A. 住院偏倚 　　　　　　　　　　　B. 转诊偏倚

    C. 回忆偏倚 　　　　　　　　　　　D. 混杂偏倚

    E. 失访偏倚

7. 评价急性心肌梗死临床治疗效果的指标是（　　）

    A. 发病率 　　　　　　　　　　　　B. 患病率

    C. 病死率 　　　　　　　　　　　　D. 死亡率

    E. 罹患率

8. 在一个城市里，甲型肝炎的发病率每年 3～5 月有升高，这种现象称为疾病的（　　）

    A. 暴发 　　　　　　　　　　　　　B. 流行

    C. 季节性 　　　　　　　　　　　　D. 周期性

    E. 长期变异

9. 现况调查可以获得的指标是（　　）

    A. 发病率 　　　　　　　　　　　　B. 患病率

    C. 相对危险度 　　　　　　　　　　D. 特异危险度

    E. 以上均不对

10. 某地区进行居民的营养调查，计划从 2000 户居民中抽取 100 户作为样本，以每间隔 20 户选取一户的方法进行抽样，这种方法属于（　　）

    A. 单纯随机抽样 　　　　　　　　　B. 系统抽样

    C. 分层抽样 　　　　　　　　　　　D. 整群抽样

    E. 多级抽样

11. 流行病学调查方法中的筛检，其目的是（　　）

    A. 筛选可疑危险因素 　　　　　　　B. 探索病因

    C. 描述疾病三间分布 　　　　　　　D. 早期发现可疑患者

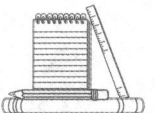

E. 确诊患者

12. 特异度是指（   ）

A. 实际有病按诊断标准判断为无病的百分比

B. 实际有病按诊断标准判断为有病的百分比

C. 实际无病按诊断标准判断为无病的百分比

D. 实际无病按诊断标准判断为有病的百分比

E. 以上都不对

13. 某县历年流脑发病率为（12～20）/10万，去年该县流脑发病率为16/10万，试判断其流行强度（   ）

A. 散发   B. 暴发

C. 流行   D. 大流行

E. 以上均不对

14. 一项病例对照研究，500名病例中有暴露史者400名，500名对照组中有暴露史者100名，其 *OR* 为（   ）

A. 1.25   B. 1.6

C. 16   D. 160

E. 无法计算

15. 对头胎的孕妇进行随访观察，询问并记录她孕期的吸烟情况，而后研究分析吸烟史与新生儿低出生体重的联系，这种研究类型是（   ）

A. 临床试验   B. 横断面研究

C. 病例对照研究   D. 队列研究

E. 现况研究

16. 某研究者进行了一项关于脂肪摄入与男性前列腺癌关系的队列研究，选择高脂肪和低脂肪摄入者各100名，从他们65岁开始随访10年。在随访期间，有高脂肪摄入者10例、低脂肪者5例被诊断为前列腺癌。请问高脂肪摄入者与低脂肪摄入者患前列腺癌的危险比是（   ）

A. 0.05   B. 0.75

C. 1.0   D. 1.5

E. 2.0

17. 流行病学的实验性研究中，试验组与对照组的最大区别是（   ）

A. 年龄不同   B. 性别不同

C. 目标人群不同   D. 干预措施不同

E. 观察指标不同

18. 移民流行病学是对移民人群的疾病分布进行研究，以探讨病因。若移民中某病的发病率及死亡率与原居住地人群的发病率或死亡率不同，而与移民地当地居民人群的发病率及死亡率接近，则引起发病率及死亡率差别的主要原因是（   ）

A. 遗传因素   B. 环境因素

C. 遗传与环境交互作用   D. 难以判断

E. 以上均不正确

【简答题】

1. 简述流行病学的定义和研究方法的种类。

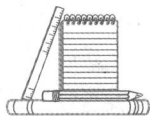

2. 某社区有 10 万人,2010 年因各种原因死亡者共有 1000 人。该年共发生结核病 200 例,原有结核病 400 例,同年有 50 例结核病患者死亡。该社区的总死亡率及结核病的发病率、患病率、病死率、死亡率分别是多少?

3. 简述现况研究的目的和特点。

4. 简述筛检试验的概念、目的与效果评价的方法。

5. 说出病例对照研究、队列研究的概念、特点,阐述其基本原理及资料分析方法。

6. 说出实验性研究的含义、原则和分类。

扫一扫,查阅
复习思考题答案

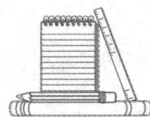

模块四　实训指导

实训一　自然环境实地考察

【实训目标】

通过对某地区自然环境的观察，对空气、水、土壤的一般检测及社区人群访谈，加深对环境的认识，提高对自然事物的观察及探究能力，树立自觉保护环境的意识。

【学时数】

2学时。

【实训内容】

自然环境实地考察工作，根据时间顺序，可划分为准备工作阶段、户外考察阶段和总结阶段。

一、准备工作阶段

1. 收集有关考察地点的文献资料，初步了解当地自然环境与社会环境的一般情况。

2. 制订实训计划，熟记实训步骤。

3. 考察出发前接受安全宣传教育，进行个人安全检查，对可能发生的突发事件（意外伤害、交通事故等）制订出相应预案。

4. 用物准备

（1）工具　①取水工具用密封的玻璃瓶或聚乙烯塑料瓶，必要时须准备3～10m的绳子及重锤。②取土小铲子。③干湿球湿度计。④pH试纸。⑤芒赛尔土色卡。

（2）记录设备或用品　用于对考察内容做及时、真实、全面、完整的记录。记录方式包括书写、照相、摄像、录音等。

（3）其他用物　测量所需相关仪器，如空气采样仪等、水体采样仪、pH试纸等。

二、户外考察阶段

户外实训的时间、地点、路线与内容由教师预先选址，做出预判与可行方案后组织开展。

（一）考察环境

1. 地理环境　观察当地地形地貌，了解水文情况、气候情况及主要的地质灾害因素。

2. 自然环境要素

（1）空气　主观感受为清新、浑浊、潮湿、干燥、凉爽、闷热等。

（2）水源

1）色度：分为无色、浅黄、黄色、浅褐、褐色、黄绿、浅蓝、浅红、锈红等。

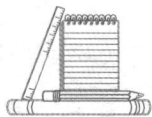

2）浑浊度：分为清澈、微浑、浑浊等。

3）臭和味：分为 0 ~ 5 级。

0 级：无，无任何臭和味。

1 级：微弱，一般饮用者甚难察觉，但臭、味敏感者可以发觉。

2 级：弱，一般饮用者刚能察觉。

3 级：明显，已能明显察觉。

4 级：强，已有很显著的臭味。

5 级：很强，有强烈的恶臭或异味。

必要时可用活性炭处理过的纯水作为无臭对照水，生活饮用水要求必须为 0 级。

4）肉眼可见物：悬浮固体、水面漂浮物、沉积物、虫体、藻类等。

（3）土壤　按土壤质地分类。

1）砂土：能见到或感觉到单个砂粒。干时抓在手中，稍松开后即散落；湿时可捏成团，但一碰即散。

2）砂壤土：干时手握成团，但极易散落；润时握成团后，用手小心拿不会散开。

3）壤土：干时手握成团，用手小心拿不会散开；润时手握成团后，一般性触动不至于散开。

4）粉壤土：干时成块，但易弄碎；湿时成团或为塑性胶泥。湿时以拇指与食指撮捻不成条，呈断裂状。

5）黏壤土：湿土可用拇指与食指撮捻成条，但往往受不住自身重量。

6）黏土：干时常为坚硬的土块，润时极可塑。通常有黏着性，可塑成长形土条。

3. 环境污染来源

（1）工厂排出的废气、废水、废渣和产生的噪声等。

（2）生活中产生的废气、噪声、粪尿、垃圾、污水等。

（3）交通工具（所有的燃油车辆、轮船、飞机等）排出的废气和产生的噪声等。

（4）大量使用化肥、杀虫剂、除草剂等化学物质的农田灌溉后流出的污染水。

（5）矿山废水、废渣。

（二）环境一般项目检测

1. 空气　气象因素包括气温、气湿、气流、气压等。

（1）气温　用干湿球湿度计，读出的干球测量值即为气温。

（2）气湿　用蒸馏水浸湿纱布，并用纱布的一端包住湿球温度计的球部，另一端浸在水槽里，10 分钟后读出湿球温度计的测量值。根据所附的湿度表查出相对湿度。

干湿球湿度计使用注意事项：①使用时，应将干湿球湿度计放置在距地面 1.2 ~ 1.5m 处。②读测量值时必须保持视线和水银柱顶端高度齐平，以避免由于视差而使读数偏高或偏低。③温度表是很灵敏的仪器，所以读数时应迅速，勿使头部、手和灯接近表的球部，不要对着温度表呼吸。④计算干、湿两球所指示的温度差，由该干、湿球湿度计所附的对照表就可查出当时空气的相对湿度。由于湿球所包之纱布水分蒸发的快慢不仅与当时空气的相对湿度有关，还与空气的流通速度有关，所以干湿球湿度计所附的对照表只适用于指定的风速，不能任意应用。

2. 水

（1）水样的采样

1）地表水：采样点应避开死水区、回水区、排污口处，尽量选择水流平稳、水面宽阔、无

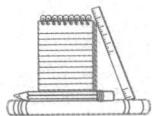

急流、无浅滩处，一般将取水瓶沉至水面下 10 ～ 30cm 处采集。

2）地下水：自喷泉水，可在涌口处直接采样；不自喷的泉水，将停滞在抽水管的水汲出，新水更替后，再进行采样；井水的采集必须在充分抽汲后进行，以保证水样能代表地下水水源。

3）污水：在采样断面的中心，在水深大于 1m 时，应在表层的 1/4 深度处采样，水深小于或等于 1m 时，在水深的 1/2 处采样。

采样过程注意事项：①彻底清洗采样容器。②采样时不可搅动水底部的沉积物。③采样后检查样品中是否含沉降性固体，如泥沙、叶子、碎石等，如存在，应弃掉该样品，重新采样。④安全存放采样容器，避免瓶盖和瓶塞的污染。⑤及时、准确、完整记录采样过程。采样结束前，应核对采样方案、记录和水样，如有错误和遗漏，应立即补采或重新采样。

（2）水的 pH 值检测

1）取被检测的溶液少许，放入器皿中。

2）用滴管取少量被测溶液，滴到 pH 试纸上。稍等片刻，试纸颜色将起变化。

3）最后将检测结果与 pH 试纸颜色比对卡进行对比，以确定被检测溶液的酸碱度。通常情况下，pH 值越小，则溶液酸性越强。pH 值为 7 时，显中性，接近水的酸碱性。pH 值越大，则溶液碱性越强。

3. 土壤   土壤颜色在一定程度上反映了土壤的主要化学组分和土壤的水热状况，可作为鉴别土壤肥沃程度的指标。如具深色表土的土壤常较浅色表土者肥沃；腐殖质含量高的土壤呈暗黑色；不同形态的铁可使土壤分别呈红、棕、黄、蓝、绿等色；在排水良好的情况下，土壤多呈红、棕色，反之则呈灰蓝色等。

土壤颜色通常用芒赛尔创建的土壤颜色标记系统来确定，称为芒赛尔土色卡。这个系统是由色调、亮度和彩度三个要素所组成。色调指不同的颜色，分红（R）、黄红（YR）、黄（Y）、灰黄（GY）、灰（G）、蓝灰（BG）、蓝（B）、紫蓝（PB）、紫（P）和紫红（PR），共 10 组，每组又分成 2.5、5.0、7.5 和 10 共 4 级。亮度指对光反射的程度，由黑到白分为 0 ～ 10 级（在土色卡中取 1 ～ 8）。彩度指光谱的纯度，按颜色从暗浊到鲜艳分为 0 ～ 12 级（在土色卡中取 1 ～ 8）。表示土壤颜色的通用符号是"色调（亮度 / 彩度）"。完整的命名法是颜色名称（色调亮度 / 彩度），如一个土样的色调是 7.5Y，亮度是 7，彩度是 8，其芒赛尔标注为 7.5Y 7/8。

（三）健康访谈

以健康为中心对当地居民开展访谈。访谈人数不少于 3 人，访谈内容紧密围绕"环境 – 人群 – 健康"的主题，具体访谈时请结合实际情况设定询问内容。举例如下。

对自然保护区或社区的工作人员询问内容：该保护区或社区成立于什么时间？占地多少亩？绿化面积是多少？以哪种植物为主？该区最近几年的规划发展有哪些？这些规划具体实施后对当地居民的健康产生什么影响？

对居民询问的内容：在此生活居住的时间？近年来这里的环境是否有变化？变化是什么？您认为这样的变化对健康有影响吗？有哪些影响？

对游客询问的内容：您从哪儿来？您为什么会选择来这里旅游？您对此地环境的评价如何？您觉得在这里生活对健康有哪些影响？

三、考察总结

1. 小组讨论，口头汇报，根据本次观察及一般检测的总结收集的信息。

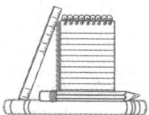

2. 撰写实地观察报告。

（1）拟定报告提纲。小组成员初步讨论并确定报告提纲和内容。

（2）撰写考察报告。执笔人综合本次考察前收集的信息资料、实地环境观察、环境一般检测结果及人群访谈内容，围绕"环境 – 人群 – 健康"主题撰写考察报告。

3. 教师组织点评，各组交流互评考察报告。

实训二　公共卫生现场消毒

【实训目标】

通过本次实训，掌握常用消毒剂的配制与使用方法，学会手提式喷雾器的使用，熟悉消毒的分类与方法，能正确进行公共卫生现场消毒。

【学时数】

2 学时。

【实训内容】

一、消毒的分类与方法

消毒是利用物理、化学等方法杀死传播媒介上病原微生物的方法。

（一）分类

1. 预防性消毒　指在未发现传染源的情况下，对可能被病原体污染的物品、场所和人体进行消毒措施。如饮水消毒，乳品消毒，餐具消毒，医疗器械消毒，浴池、游泳池、旅店、理发店等公共场所消毒，运输工具消毒等。

2. 疫源地消毒　指在病原微生物存在的区域进行消毒。疫源地消毒又分为随时消毒和终末消毒两种。随时消毒是指在疾病发生流行期间，及时杀灭并消除存在的病原微生物。终末消毒是指在疾病流行结束后，对原流行区域进行的彻底消毒。

（二）方法

1. 物理消毒法　包括机械消毒、热力消毒、紫外线消毒等。最常用的为煮沸消毒法，耐煮物品及一般金属器械均可用此法，100℃时 1～2 分钟即完成消毒，但杀死芽孢则需较长时间。

2. 化学消毒法　采用化学消毒剂进行消毒。常用的消毒剂可分为以下 3 种。

（1）高效消毒剂　包括含氯消毒剂如次氯酸钠、次氯酸钙（漂白粉精）、二氯异氰尿酸钠（优氯净）、三氯异氰尿酸、漂白粉等。一般用于环境消毒、物体表面消毒、物品浸泡消毒及污水和粪便消毒。发生疫情时，合适的浓度也可用于手消毒。使用浓度一般用 mg/L 表示。但此类消毒剂对物品有腐蚀作用，对织物有漂白作用。

（2）中效消毒剂　包括含碘消毒剂（碘伏、碘酊），一般用于皮肤、黏膜消毒；醇类及其复配消毒剂，一般用于手消毒、怕腐蚀物体表面消毒等。

（3）低效消毒剂　包括苯扎溴铵、苯扎氯铵等季铵盐类消毒剂，醋酸氯己定、葡萄糖酸氯己定等双胍类消毒剂等，一般用于皮肤、黏膜消毒。

二、常用消毒剂的配制

（一）消毒片配制消毒液

用消毒片配制消毒液可采用下述公式计算所用消毒剂片数。

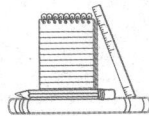

所需消毒剂片数 = 拟配消毒液浓度（mg/L）× 拟配消毒液量（L）÷ 消毒剂有效含量（毫克 / 片）

例 4-2-1　拟配 5L 含氯消毒液，浓度为 500mg/L，所用消毒片有效氯含量为 500 毫克 / 片，问需加几片消毒片？

所需消毒剂片数 =500（mg/L）×5（L）÷500（毫克 / 片）=5 片

即配 5L 浓度为 500mg/L 的含氯消毒液，需加有效氯含量为 500 毫克 / 片的消毒片 5 片。

（二）用消毒粉（或其他固体消毒剂）配制消毒液

用消毒粉配制消毒液可采用下述公式计算所用消毒剂质量。

所需消毒剂质量（g）= 拟配消毒液浓度（mg/L）× 拟配消毒液量（L）÷ 消毒剂有效含量（%）÷1000

例 4-2-2　拟配 5L 含氯消毒液，浓度为 500mg/L，所用消毒剂有效氯含量为 50%，问需加多少消毒剂？

所需消毒剂质量（g）=500（mg/L）×5（L）÷0.5÷1000=5g

即配 5L 浓度为 500mg/L 的含氯消毒液，需加有效氯含量为 50% 的消毒剂 5g。

（三）稀释消毒原液

把浓消毒原液稀释成所需浓度的消毒液可采用下述公式计算所需消毒液原液量（mL）和加水量（mL）。

所需浓消毒原液量（mL）= 拟配消毒液浓度（%）× 拟配消毒液量（mL）÷ 浓消毒剂有效含量（%）

例 4-2-3　拟用 20% 过氧乙酸液配制 0.3% 过氧乙酸液 5L，需用多少 20% 过氧乙酸液和多少水？

所需 20% 过氧乙酸量（mL）=0.3%×5000mL÷20%=75mL

需加水量 =5000mL–75mL=4925mL

即将 75mL 20% 过氧乙酸液加入 4925mL 水中可配制成 5L 0.3% 的过氧乙酸液。

例 4-2-4　拟将已配成的 2000mg/L 的次氯酸钠消毒原液稀释成 500mg/L 的消毒液 10L，需用多少消毒液原液和多少水？

所需消毒原液量（mL）=500（mg/L）×10（L）÷2000（mg/L）=2.5L

需加水量 =10L–2.5L=7.5L

即将 2.5L 消毒液原液加入 7.5L 水中即可。

三、消毒范围与消毒对象

根据流行病学调查结果，将可能污染了的场所和物品作为消毒范围及消毒对象，见表 4-1。

表 4-1　非芽孢污染场所、污染物品的消毒处理方法与剂量说明

消毒场所	消毒方法	用量	消毒时间
室外污染表面	500 ～ 1000mg/L 二溴海因喷洒	500mL/m²	30 分钟
	1000 ～ 2000mg/L 含氯消毒剂喷洒	500mL/m²	60 ～ 120 分钟
	漂白粉喷撒	20 ～ 40g/m²	2 ～ 4 小时

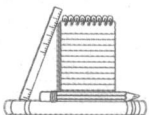

续表

消毒场所	消毒方法	用量	消毒时间
室内表面	250～500mg/L 含氯消毒剂擦拭	适量	—
	0.5% 新洁而灭擦拭	适量	—
	0.5% 过氧乙酸熏蒸	适量	60～90 分钟
	500～1000mg/L 二溴海因喷洒	100～500mL/m^2	30 分钟
	1000～2000mg/L 含氯消毒剂喷洒	100～500mL/m^2	60～120 分钟
	2% 过氧乙酸气溶胶喷雾	8mL/m^3	60 分钟
	0.2%～0.5% 过氧乙酸喷洒	350mL/m^2	60 分钟
室内地面	0.1% 过氧乙酸拖地	适量	—
	0.2%～0.5% 过氧乙酸喷洒	200～350mL/m^2	60 分钟
	1000～2000mg/L 含氯消毒剂喷洒	100～500mL/m^2	60～120 分钟
室内空气	紫外线照射	1W/m^3	30～60 分钟
	臭氧消毒	30mg/m^3	30 分钟
	0.5% 过氧乙酸熏蒸	1g/m^3	120 分钟
餐具、饮具	蒸煮	100℃	10～30 分钟
	臭氧水冲洗	≥12mg/L	60～90 分钟
	含氯消毒剂浸泡	250～500mg/L	15～30 分钟
	远红外线照射	120～150℃	15～20 分钟
被褥、书籍、电器	环氧乙烷简易熏蒸	1500mg/L	16～24 小时
电话机	0.2%～0.5% 过氧乙酸擦拭	适量	—
服装、被单	煮沸	100℃	30 分钟
	25～500mg/L 含氯消毒剂浸泡	淹没被消毒物品	30 分钟
	0.04% 过氧乙酸浸泡	淹没被消毒物品	120 分钟
游泳池水	加入含氯消毒剂	余氯 0.5mg/L	30 分钟
	加入二氧化氯	5mg/L	5 分钟
污水	10%～20% 漂白粉溶液搅匀	余氯 4～6mg/L	30～120 分钟
	30000～50000mg/L 溶液搅匀	余氯 4～6mg/L	30～120 分钟
粪便、分泌物	漂白粉干粉搅匀	1：5	2～6 小时
	30000～50000mg/L 搅匀	2：1	2～6 小时
尿	漂白粉干粉搅匀	3%	2～6 小时
	10000mL/L 含氯消毒剂搅匀	1：10	2～6 小时
便器	0.5% 过氧乙酸浸泡	浸没便器	30～60 分钟
	5000mg/L 含氯消毒剂浸泡	浸没便器	30～60 分钟
手	2% 碘酒、0.5% 碘伏、0.5% 氯己定醇擦拭	适量	1～2 分钟
	75% 乙醇、0.1% 新洁尔灭浸泡	适量	5 分钟
运输工具	2% 过氧乙酸气溶胶喷雾	8mL/m^3	60 分钟

四、喷洒消毒方式

喷洒消毒是指用普通喷雾器喷洒消毒液进行表面消毒的处理方法，喷洒消毒的雾粒比喷雾消毒的雾粒大，不能悬浮在空气中。各种农用和医用喷雾器均可应用。

（一）适用范围

喷洒消毒法适用于对物体（品）表面、室内墙面和地面、室外建筑物和帐篷表面、地面、车辆外表面、装备及植被等实施消毒。

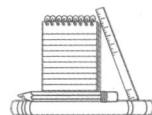

（二）使用要求及注意事项

1. 喷洒应先从足下喷洒，开辟无害化通道至操作端点，而后按先上后下、先左后右的顺序依次喷洒。

2. 喷洒有刺激性或腐蚀性消毒剂时，消毒人员应配戴防护口罩、手套，穿防护服、胶鞋。

3. 室内喷洒时，喷前将食品、衣被及其他不需消毒的物品收叠放好，或用塑料膜覆盖防湿。

4. 室外喷洒时，消毒人员应站在上风向。

（三）手提式喷雾器的使用方法

手提式喷雾器由药箱、手动药液加压装置、连管、开关及喷头组成。不同喷雾器大同小异，有些药箱的加药口单独设置，有的与加压气筒套用。喷头可以调整喷雾形态，可呈线状、扇状、雾状，并可调整雾滴大小，以适合不同要求。

1. 物品准备 白大褂、帽子、口罩、手套、手动喷雾器、清水、废液桶、量杯、消毒液、纱布等。

2. 操作前

（1）按照常用消毒剂的配制要求计算溶液配制所需试剂的用量。

（2）穿好白大褂，戴好口罩、帽子和手套。消毒人员使用强烈刺激性或腐蚀性消毒剂时，应配戴防护口罩、手套，穿防护服、胶鞋。

（3）安装：按照使用说明书中各部位的安装顺序组装配件。塑料喷雾器各连接部位适宜旋紧，避免破裂。

（4）试喷：在液桶内加少量清水，打气到一定压力时试喷。检查各连接处有无漏气、漏水，喷雾是否正常。

（5）装药液：将配好的药液过滤后倒入桶内。药液不能超过标准线，以保持桶内有一定的空间储藏压缩气体。

（6）打气：装好泵体并适宜旋紧。有的喷雾器压力达到一定程度后将自动排气，没有排气设备的气压不宜太足。

3. 操作中

（1）室外作业（学校操场、传染病疫区等）：①消毒人员站在上风向。②进行喷雾：喷洒应先从足下喷洒，开辟无害化通道至操作端点，而后按先上后下、先左后右的顺序依次喷洒。雾滴大小与压力强度有关，可根据杀灭对象和环境，调整喷头进行喷洒。

（2）室内作业（学校教室、食堂、家庭居室、禽舍等）：①喷前将食品、衣被及其他不需消毒的物品收叠放好，或用塑料膜覆盖防湿。②进行喷雾：喷洒应先从足下喷洒，开辟无害化通道至操作端点，而后按先上后下、先左后右的顺序依次喷洒。雾滴大小与压力强度有关，可根据杀灭对象和环境，调整喷头进行喷洒。③喷洒完毕，关闭门窗，人员离开现场，静置 30～60 分钟，再通风。

4. 操作后

（1）作业完毕后，将桶内余气放掉，倒出残余药液。

（2）将喷雾器各部位清洗并擦干。

（3）将喷雾器放置在阴凉干燥、通风处。

（4）如较长时间不使用，喷雾器各连接部位擦抹少量润滑油，包装存放。

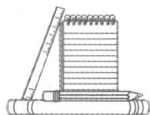

实训三　膳食指导服务

【实训目标】

通过本次实训，能深刻理解膳食与人群健康的关系，能按照合理膳食的基本要求对人群膳食状况进行正确分析、评价，能对膳食中存在的问题提供咨询服务与改进建议。

【学时数】

2 学时。

【实训内容】

一、膳食调查

（一）记账法

记录被调查单位每日各种食物的消耗量，共 1 个月，并仔细统计每日吃饭人数，得出平均每人每日各种食物的消耗量，然后按食物成分表进行膳食计算。此方法的缺点是就餐人数变动较大，难以开展。

（二）称重法

称重法是一种常用的膳食调查方法，是将餐饮单位每餐各种食物的消耗量都加以称重记录，共 7 天。分类汇总后（在团体调查中应计算各年龄、性别的人日数），再求得每人每日平均食物消耗量，然后查食物成分表，做膳食调查计算，见表 4-2 及表 4-3。

称重时要准确掌握两方面的资料：一是厨房中每餐所用各种食物生重和烹调后的熟重，从而得出各种食物的生熟重量比值；二是称重个人所摄入熟食的重量，然后按照生熟重量比值算出每人摄取各种生食的重量，再计算出每人每日各种生食的摄取量。

表 4-2　食物称重登记表

餐别	食物名称	食物原料名称	总重量（g）	可食量（g）	熟食量（g）	熟食余量（g）	净熟食量（g）	净生食量（g）	备注

表 4-3　食物消耗量表

食物编码	食物名称	结存量	每日每种食品共计（g）													剩余总量	实际消费量
			第1天		第2天		第3天		第4天		第5天		第6天		第7天			
			购进量	废弃量	购进量	废弃量	购进量	废弃量	购进量	废弃量	购进量	废弃量	购进量	废弃量	购进量	废弃量		

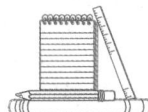

二、膳食调查分析

对个体膳食进行调查时，可用称重法称量出个人摄入的每种食物所用的各种原料的重量，连续调查 7 天，分类汇总后求得每天平均各种原料消耗量（可食部重量）。

1. 根据食物营养成分表（附录 1）计算所消耗的各种食物所供给的热能和各种营养素数量，汇总合计就是在调查期间每日热能和各种营养素量摄入量，见表 4-4。

表 4-4　每人每日热能和营养素摄取量计算表

餐次	食物名称	重量（g）	蛋白质（g）	脂肪（g）	碳水化合物（g）	热能（kcal）	钙（mg）	锌（mg）	铁（mg）	维生素A（IU）	胡萝卜素（mg）	硫胺素（mg）	核黄素（mg）	尼克酸（mg）	抗坏血酸（mg）	维生素D（mg）
总计																

2. 计算每人每天摄入的三大营养素提供的热能占总热能百分比。

3. 计算蛋白质来源百分比。

4. 将膳食调查结果与我国每日膳食中营养素供给量标准进行比较，评价膳食中热能及各种营养素的摄取量能否满足需要，评价三大营养素占热能来源比例是否合适。一般认为，热量可有 -10%～ +5% 的出入，蛋白质适宜摄入范围为 -10%～ +10%，其他营养素摄入下限允许有 -10% 的出入，即摄入量占供给量标准的百分比在 90% 以上均正常。摄入量上限原则上不超过 UL 即可，但是考虑到营养素供给量的安全性，一般上限以 RNI 或 AI 的 1.5～ 2 倍为宜；若摄入量低于供给量标准的 80%，说明体内贮存量降低，可能出现缺乏症状，可评定为摄入不足，需要增加营养素供给。

例 4-3-1　李某，男，16 岁，轻体力劳动，24 小时膳食记账调查的内容及结果见表 4-5。

表 4-5　李某 24 小时膳食调查数据（原料质量均为可食部重量）

餐次	食谱（食物重量均指可食部分）
早餐	馒头、粥、牛奶（小麦标准粉 75g、标一碗籼米 50g、鲜牛奶 250g）
中餐	米饭、炒肉丝、猪肉焖扁豆（标一碗籼米 150g、猪腿肉 95g、扁豆 120g、豆油 15g、盐适量）
晚餐	米饭、猪肉炒芹菜、鱼片豆腐汤（标一碗籼米 150g、猪腿肉 50g、芹菜 150g、草鱼 100g、豆腐 200g、豆油 15g、盐适量）

（1）将该食谱按食物成分表及表 4-4 格式，计算出各种食物的热能和各种营养素，然后与《中国居民膳食营养素参考摄入量》标准进行比较，评价摄入的热能和各种营养素是否达到要求。

（2）按表 4-6 计算全天三大营养素所产生的热能占总热能的百分比，看其比例是否符合要求。

（3）按表 4-7 计算蛋白质来源的百分比，分析动物蛋白、豆类蛋白、其他植物蛋白的比例是否合理。

（4）按表4-8计算早、午、晚三餐所得热能的比例是否合理。

（5）进行综合评价，提出改善食谱的建议。

表4-6 每人每日所摄入的三大营养素提供的热能占总热能百分比

类别	摄入量（g）	生理卡价（kcal）	热量（kcal）	热量百分比（%）	要求热量百分比（%）
蛋白质		4			10～15
脂肪		9			20～30
碳水化合物		4			55～65
总计					

表4-7 蛋白质来源百分比

分类	蛋白质		
	摄取量（g）	百分比（%）	要求百分比（%）
动物性			动物类和大豆类应占50
大豆类			
植物性			
其他			
合计			

表4-8 一日三餐摄入热能百分比

餐别	$\dfrac{每餐摄入能量}{日摄入总能量} \times 100\%$	要求热量百分比（%）
早餐		30
午餐		40
晚餐		30
合计		100

实训四 社区食物中毒事件讨论

【实训目标】

通过本次实训，树立对食物中毒事件及时报告的意识，明确基层临床医师在食物中毒调查处理过程中的工作职责，提高对食物中毒诊断和处理的能力，遵循食物中毒事件调查工作的科学性、有效性与合法性原则。

【学时数】

2学时。

【实训内容】

一、事件发生背景

2023年10月27日凌晨3点，某县卫生健康委员会接到某乡卫生院值班医师朱某关于发生

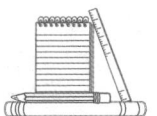

疑似食物中毒的电话报告，该院收进了 20 余名疑似食物中毒患者，大部分为本乡某村村民。县卫生健康委员会立即启动预案，责成县疾病预防控制中心相关工作人员组成调查组并立即携带相关调查用品（采样用品、调查登记本等）赶赴现场，并立即通知市场监督管理部门。

讨论 1：食物中毒调查处理相关法律、法规、基本内容和原则要求有哪些？

二、现场工作

1. 妥善安置患者 调查人员到达现场后，了解到该院已经收治 22 名患者，病床已满，并且还有些患者急需入院，于是向县卫生健康委员会汇报。随后由县卫生健康委员会协调安排了县城其他三所医院收治后续尚待入院的患者，所有患者均得到妥善安置，各医院对所收治患者的救治方案基本符合食物中毒诊疗常规。妥善安置患者后，调查人员开始进行食物中毒的流行病学调查工作。

讨论 2：临床医生在此类事件发生后首要开展的工作是什么？如果怀疑是食物中毒，应重点做哪些工作？临床医生如何配合食品卫生调查人员开展工作？

2. 调查事件是否为食物中毒 调查人员详细询问、逐一登记患者中毒情况。了解本次中毒于 27 日晚 10 点出现第一例患者，表现为腹泻、呕吐、畏寒。到 28 日上午，有 80 多人出现以腹痛、腹泻、恶心、呕吐为主的症状，且均有发热。患者共同食用过"熟牛肉"。调查人员初步认为这是一起感染型细菌性食物中毒，同时要求各收治医院参照感染型细菌性食物中毒诊断抢救治疗患者。

讨论 3：进行调查的小组成员应该如何组成？到现场后分别负责什么工作？在现场如何尽快判定是否为食物中毒？得出初步诊断有何重要意义？

3. 确定致病餐饮情况和可疑食物 经过调查询问，中毒患者绝大多数是本村村民，在发病前均在该村村民刘某家中参加酒宴，共有 121 人进餐。患者在发病前 24～48 小时所吃各餐及食物种类中除均吃过"熟牛肉"外，无其他共同食物和可疑食物。经询问刘某，"熟牛肉"是从乡集镇一处肉食个体摊点上购买，购回后未经加热就摆上了宴席。调查发现，所有患者都吃过"熟牛肉"，而未吃者无一发病。查询近期该地疫情资料，当地没有类似临床特征的传染病流行，且尚未发现其他引起中毒的可疑食物。

讨论 4：确定可疑餐次、可疑食物并结合潜伏期与临床表现对做出临床诊断有何重要性？

4. 中毒现场处理 为防止食物中毒再次发生，根据上述情况，通知肉食摊点及所有买过该批"熟牛肉"的人一律停止销售及食用"熟牛肉"，并集中就地清点封存。要求凡接触过"熟牛肉"的工具、器皿一律消毒处理。

讨论 5：此项现场处理及封存可疑中毒食物的措施有何重要性？如何保障其得到有效的贯彻执行？

三、患者临床情况

第一例患者 27 日晚 10 点开始发病，有腹泻、呕吐、畏寒等症状。到 28 日上午，有 80 多人出现类似的症状。截至 30 日上午 10 点，出现病例 93 人，均为参加酒宴者，发病率 76.86%。中毒患者中，男性 42 人，女性 51 人；年龄最大 80 岁，最小 11 个月；发病潜伏期最短 7 小时，最长 66 小时，平均为 16 小时。

主要症状和体征：头晕头痛，腹痛腹泻，恶心呕吐；大便呈黄绿色水样便，有的有黏液或脓血；体温 38～40℃。

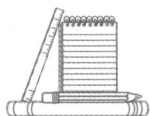

93 名患者经 5 ～ 7 天均治愈出院，无一人死亡。

讨论 6：临床表现与现场初步诊断是否相符？

四、可疑食物的流行病学调查

经调查，乡集镇市场个体肉食摊点张某和陈某所销售的"熟牛肉"是 26 日上午 10 时收购自一位身份不明者送来的死马肉。两人共同购得 60kg，到调查时仅剩余 11kg，其余均已售出。经查，送马肉的是隔壁村屠宰户朱某，其屠宰场所设备简陋，不具备屠宰条件。25 日，朱某违反个体户不许加工肉制品的规定，擅自把未经兽医检疫的病马宰杀，在自家将剔好的马肉煮 1 小时后捞出，用大塑料盆敞开放于棚户内。次日用塑料袋装好送到张某和陈某的肉食摊点销售。调查时，朱某处还存有剩肉 19kg。

讨论 7：擅自出售病马肉有什么不良后果？朱某、张某和陈某各自应负什么责任？

五、采样与送检

调查人员用无菌方法采集刘某家封存的熟马肉 3 份，张某和陈某摊点封存的剩肉各 1 份，朱某处生熟马肉各 1 份，未污染患者粪便 8 份、呕吐物 6 份，患者起病时血液及同食者两周后恢复期血液各 12 份。上述样品均加注标签、编号，严密封装，附加采样时间、条件，签字后送往实验室检测。结果显示：所有生熟马肉及患者泻、吐物中均检测出鼠伤寒沙门氏菌。

讨论 8：食物中毒调查处理工作中的采样时机是什么时候？如何采样？

六、确立诊断和结论

依据中毒发生经过、患者临床表现、现场卫生学调查及实验室检测结果，确认本事件是由污染有鼠伤寒沙门氏菌的病马肉引起的感染型细菌性食物中毒。中毒直接原因为朱某、张某和陈某非法屠宰、加工、出售病马肉所引起。相关责任人涉及的违法行为：①违反个体户不得加工肉制品的卫生行政法规。②违反不经兽医检疫擅自屠宰、加工、出售肉品的规定。③违反《中华人民共和国食品安全法》（主席令第八十一号）第三十四条中第六、第八和第九款之规定。

讨论 9：细菌性食物中毒的诊断依据是什么？本案例对相关人员的责任认定是否符合法律规定？

七、处理和总结

1. 对全部封存的生熟马肉在市场监督管理工作人员监督下一律予以销毁；接触生熟马肉的工具、容器等，用 1% ～ 2% 碱性液体煮沸 10 分钟；对于患者吐泻物及其污染场所，用 20% 石灰乳处理。

2. 经县卫生行政部门裁定和当事人同意，按照《中华人民共和国食品安全法》第一百四十七条，个体肉食摊主张某和陈某各自承担中毒患者医药费和误工费 20000 元的损害赔偿。依据《中华人民共和国食品安全法》第一百二十六条，对个体屠宰户朱某罚款 10000 元，对个体肉食摊主张某和陈某各罚款 3000 元。

3. 市场监督管理部门将本案例的全部材料编号归档，撰写总结材料。

讨论 10：本案例的善后处理是否正确？肇事者承担对受害人的损害赔偿和市场监督管理部门对其罚款是什么性质的处理？如何预防该类食物中毒？在处理过程中如何有效保护中毒患者的合法权益？

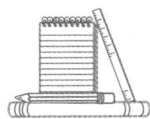

实训五　健康教育宣传板报设计

【实训目标】

通过实训，使学生掌握健康教育宣传板报的制作方法，熟悉制作要求。

【学时数】

2学时。

【实训内容】

1. 健康教育宣传板报的主要内容。

2. 宣传板报的制作方法和要求。

3. 分小组设计并进行组间点评。

在众多宣传媒介中，宣传板报是使用最多、普及性最广的媒体。健康宣传板报作为综合性的媒体，以文字和图片互相映衬的内容来传递信息，能使大众留下深刻的印象，取得良好的宣传效果。

一、健康教育宣传板报设计原则

（一）明确要宣传的主题和内容

1. 确定宣传的主题　宣传的主题应该是较为迫切解决且居民普遍关心的问题。另外，宣传的内容应具备时效性，结合当时的情况确定主题。

2. 确定目标人群　由于不同人群对于宣传板报的阅读能力、喜好和文化水平都不同，因此，首先应确定目标人群，根据人群的特点设计宣传板报。

3. 选择宣传板报的核心内容　即确定要宣传的关键信息，主次分明，重点凸出，通俗易懂，阅读时间以10分钟以内读完为宜。

（二）合理安排版面

宣传板报应该注重版面的合理布局、主题凸出、赏心悦目。设计时应注意以下几点。

1. 整体布局合理　内容与形式高度统一，核心信息准确、简洁，插图、照片与文字比例适当，图文并茂富有表现力。原则上必须凸出主题，将最关键的信息放在比较醒目的位置。通板报标题一般位于版面上方或左侧，文章标题可以与题头画合在一起用。排版方面，一般以横向排版为主，竖排应短小精悍。版面上下左右要留有一定的边距，一般为5cm。各内容模块之间既不能过于拥挤，也不宜太松散。

2. 善于色彩的配搭　不论是整体色调，还是图片与文字颜色的配置，都要力求协调美观、吸引观众。切忌过于花哨，使人眼花缭乱。

3. 合理选择配图　图片是为了更好地展示信息，便于观众接受。选择的图片一定要与内容相符，主题凸出。要保证图片质量，避免使用分辨率较低的图片。用来做图解的图片应放在显眼的位置，若为插图，则放在不重要的位置（一般为右下角）。图片颜色应与整体协调，避免使用过于鲜艳和凸出的图片。

（三）宣传板报硬件建设

1. 选材建造　选择美观、牢固、不变形、易维护的材料做宣传板报，板报内可用面积 $2cm^3$ 以上，以长方形为宜，长高比例要适当。

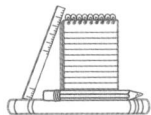

2.选址建立 选择人群易于通行、便于观看的地点来设置宣传板报。高度以正常成人不必太仰头就能看清第一行字为宜。室内宣传板报要考虑照明充足，室外宣传板报则要避免直接日晒雨淋。

（四）认真书写文字

若使用黑板作为宣传板报一定要书写规范、字迹清楚，否则会增加阅读者的难度，使宣传效果大打折扣。其次，文字的大小应为读者距离2～4步阅读的最佳大小。书写前应彻底擦净黑板，不留灰迹。

二、健康教育宣传板报分组设计

1.请根据以下信息，为某社区居民设计健康教育宣传板报 2024年7月28日是第14个"世界肝炎日"，今年我国的宣传主题是"消除肝炎，积极行动"，旨在进一步提升全民病毒性肝炎防治意识，号召全社会积极行动，最大限度遏制新发感染，有效发现和治疗患者，切实减轻疾病负担，尽早实现"消除病毒性肝炎公共卫生危害"的目标。病毒性肝炎主要分为甲型、乙型、丙型、丁型、戊型五种。甲肝和戊肝多为急性发病，绝大部分可治愈，预后良好。乙肝和丙肝感染后易转为慢性，进而发展为肝硬化和肝癌。全球每30秒钟就有一人死于肝炎相关疾病，全社会必须立即积极行动，消除肝炎。

2.学生分组 根据班级人数，每5～8人为一组，组长1名，副组长1名。

3.收集资料 根据宣传的核心内容，可在国家卫生健康委员会、中国疾病预防控制中心、中国健康教育中心等官方网站上收集相关资料，确定内容。

4.设计要求 根据确定的宣传内容设计版面，要求在A4纸内画出25cm×15cm(比例5∶3)的方框，模拟宣传黑板，按比例缩小文字和图片的大小，进行设计。也可按5∶3的比例用电脑软件设计电子版的宣传板报。各小组任选其一。

5.组间评价 根据健康教育宣传板报的设计要求，各小组之间就设计的科学性、思想性、针对性、艺术性等方面互相进行评价。包括组间评价和老师评价，组间评价和老师评价各占成绩的50%，作为最终评价成绩。

6.思考并讨论

（1）健康教育宣传板报设计常见的错误有哪些？

（2）如何确定健康教育宣传板报的关键信息？

（3）针对不同人群，设计的注意事项有哪些不同？

实训六 突发公共卫生事件案例分析

【实训目标】

通过本次实训，掌握突发公共卫生事件的概念、特点、分类，掌握医疗机构的职责及现场应急控制措施，熟悉突发公共卫生事件的应急处理原则，了解突发公共卫生事件流行病学调查的原则。

【学时数】

2学时。

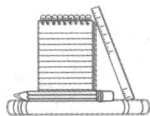

【实训内容】

一、疫情报告

某男，52 岁，为四川省资阳市某村村民。2005 年 6 月 24 日上午 11 时 50 分出现发热，体温 38.2℃，出现寒战、恶心、呕吐、全身疼痛、皮肤淤斑等症状，下午 19 时在送往医院途中死亡。本年 6 月下旬以来，资阳市相继发生了以急性起病、高热，伴有头痛等全身中毒症状，重者出现中毒性休克、脑膜炎为主要临床表现的病例，四川资阳市雁江区疾病预防控制中心通过《全国传染病与突发性公共卫生事件报告系统》紧急报告当地发生不明原因疾病，发病 5 例，其中死亡 4 例。

讨论 1：该事件是否为突发公共卫生事件？依据是什么？

讨论 2：针对此事件，如何开展调查？应该做好哪些准备工作？

二、暴发调查

（一）三间分布

1. 地区分布　发病区域相对集中，主要发生在四川资阳、内江等地。疫情呈散发，相互间没有明显联系，所有疫情均发生在农村、地处偏远、经济条件较差的地区。

2. 人群分布　所有病例均急起发病，病程短，病死率高，病例均有私自宰杀、加工病死猪的经历。

3. 时间分布　发病主要集中在 6～7 月份。6～8 月份疫情区域的气候属湿热多雨季节，其中疫情最严重的资阳、内江温度较去年同期高近 2℃，湿度高约 2～5 个百分点。

（二）暴露时间

以病例发病前一周内第一次暴露于病死猪（羊）的时间与发病时间的间隔估算潜伏期，计算最短潜伏期为 2 小时，最长为 13 天，平均潜伏期为 2.6 天。

（三）未发现病例之间有明确的接触史

病例没有与其他明显的动物、食物和水源等共同暴露史，且病例的密切接触者和家庭成员中未发现二代病例，无证据表明该病能在人与人之间传播。病例发生前，当地农村既有病（死）猪的情况，且有证据表明当地猪群中存在链球菌感染疫情。

讨论 3：以上资料说明了什么？你的病因假设是什么？还需要哪些资料？

三、实验室检查

病例的全血、脾脏标本获得纯培养的猪链球菌，分离菌株经形态学、生化反应、猪链球菌特异毒力基因等方法鉴定后符合猪链球菌 2 型的特征。患者发病前接触的猪和当地病死猪中同样分离到猪链球菌。

讨论 4：以上实验室检测结果是否可以确定本次疫情的原因和性质？

四、疫情确定

根据病例的临床表现、流行病调查和实验室检测结果，初步判断此次疫情为一起人猪链球菌病暴发。主要依据：病例的潜伏期、主要临床症状、体征和临床实验室检测符合文献报道的人猪链球菌感染后的普通型、中毒性休克综合征型和脑膜炎型的临床表现；病例发病前有病死

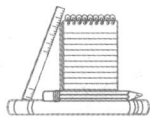

猪的接触史；当地猪群中存在链球菌感染疫情。

　　讨论5：医疗机构在该事件中的责任是什么？

　　讨论6：如何进行现场控制及防护？

五、疫情控制

　　发生猪链球菌病疫情后，国家卫生和计划生育委员会、农业部高度重视，密切配合，及时研究、部署各项防控措施，协助四川省政府开展防控工作。四川省等有关地区党委、政府迅速行动，启动应急机制，按照应急预案，全面落实防控措施，有效控制了疫情扩散和蔓延。具体包括：对死猪（羊）进行焚烧、掩埋等无害化处理；封锁疫区，严格控制人员、车辆进出，严禁从疫区调出生猪及其产品；疫区对生猪实行预防性治疗，对疫区及周围进行严格消毒；对相关市（县）畜禽健康状况进行全面普查，开展流行病学调查；对群众进行广泛宣传，印发防疫宣传材料，防止宰杀和食用病死猪。临床治疗包括一般治疗（吸氧、退热等）、病原治疗（早期、足量使用抗生素，使用三代头孢菌素治疗）、抗休克治疗、DIC治疗等。截至8月20日12时，四川省累计报告人感染猪链球菌病例204例，其中死亡38例，治愈出院146例，仍在住院的病例20例。

　　讨论7：根据以上资料，你认为应如何开展临床救治？

实训七　个人防护用品穿脱

　　【实训目标】

　　通过本次实训，明确临床医护人员在处理突发公共卫生事件，救治传染病或疑似传染病患者过程中的分级防护。通过个人防护用品的穿脱练习，提高个人防护的能力，保护自身安全，防止医源性感染。

　　【学时数】

　　2学时。

　　【实训内容】

一、医务人员的分级防护原则

　　（一）一般防护

　　一般防护适用于在医院传染病区、发热门急诊以外从事诊疗工作的医护人员。

　　1.工作时应穿工作服、戴工作帽和医用口罩。

　　2.认真执行手卫生。

　　（二）一级防护

　　一级防护适用于初筛门诊、发热门急诊的医务人员。

　　1.严格遵守消毒、隔离的各项规章制度。

　　2.工作时应穿工作服、隔离衣、戴工作帽和防护口罩，必要时戴乳胶手套。

　　3.严格执行手卫生。

　　4.下班时进行个人卫生处置，并注意呼吸道与黏膜的防护。

　　（三）二级防护

　　二级防护适用于进入发热留观室、专门病区的医务人员，接触从患者身上采集的标本或处理

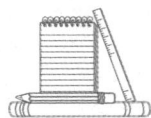

其分泌物、排泄物、使用过的物品及处理死亡患者尸体的工作人员，转运患者的医务人员和司机。

1.严格遵守消毒、隔离的各项规章制度。

2.进入隔离病房、隔离病区的医务人员必须戴医用防护口罩，穿工作服、隔离衣或防护服、戴鞋套、手套、工作帽。

3.严格按照清洁区、潜在污染区和污染区的划分，正确穿戴和脱摘防护用品，并注意呼吸道、口腔、鼻腔黏膜的防护。

（四）三级防护

三级防护适用于为患者实施吸痰、气管插管和气管切开的医务人员。除二级防护外，还应当加戴面罩或全面型呼吸防护器。

二、医务人员防护用品准备

1.防护口罩。

2.一次性帽子。

3.隔离衣或防护服。

4.防护眼镜、防护面罩。

5.胶鞋。

6.一次性手套。

7.加强型防护手套。

8.污物袋。

三、医务人员防护用品的穿脱顺序

（一）穿脱隔离衣顺序

1.穿戴隔离衣顺序

（1）戴工作帽　戴帽子时注意双手不接触面部。

（2）戴口罩　一只手托着口罩，扣于面部适当的部位，另一只手将口罩带戴在合适的部位，压紧鼻夹，使之紧贴于鼻梁处。在此过程中，双手不接触面部任何部位。

（3）穿隔离衣

1）持领取衣：手持衣领取下隔离衣，清洁面朝自己展开，两手将衣领的两端向外折，露出袖笼，见图4-1。

2）穿衣袖：右手持衣领，左手伸入袖内，举起手臂，将衣袖上抖，穿好左袖，换手依法穿好另一袖，见图4-2。

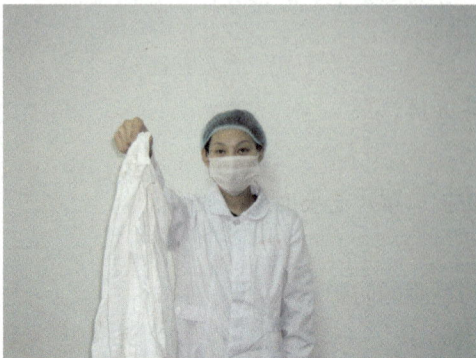
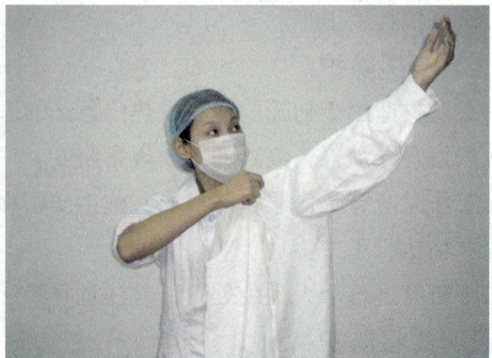
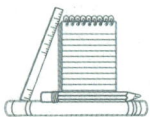

图4-1　取隔离衣　　　　　　　　　图4-2　穿衣袖

3）系领扣：两手持衣领中央，顺边缘向后将衣领扣扣好，见图4-3。

4）系袖扣：袖口边缘对齐，扣好扣子或细带，见图4-4。

5）系腰带：双手在腰带下约5cm处捏住隔离衣侧缝将隔离衣后片向前拉，捏住正面边缘；两侧边缘在背后对齐，一手捏紧两片向后牵拉并顺衣领开口方向折叠（不暴露清洁面），见图4-5，另一手协助；一手按住，两手交替持腰带由背后交叉后绕至前面打一活结。

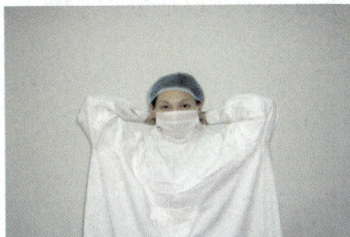
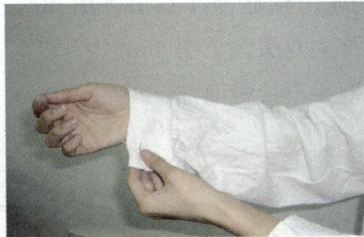
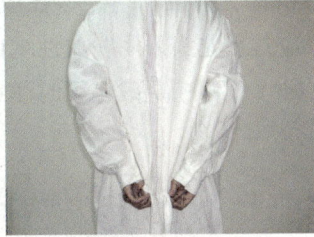

图4-3　系领扣　　　　　　　　图4-4　系袖扣　　　　　　　　图4-5　两侧对齐

2. 脱摘隔离衣顺序

（1）脱隔离衣

1）解开腰带，在前面打一活结，解开袖扣，在肘部将部分隔离衣袖塞入工作服袖下，暴露双手前臂至1/3以上，见图4-6。

2）手卫生（刷手）：用毛刷蘸消毒液（或肥皂）刷手，顺序为前臂→腕部→手背→手掌→指缝→手指→指甲，每只手刷半分钟，再用流水冲净。再重复刷1次，共2分钟。刷洗完毕后烘干手（或用纸巾擦干手）。

3）解领扣：两手由领子中央，顺边缘向后将领口解开。

4）脱衣袖：一手伸入另一手袖口内，拉下衣袖包住手，再用遮盖住的手抓住另一手隔离衣袖的外面，将袖拉下，两臂逐渐退出，见图4-7。

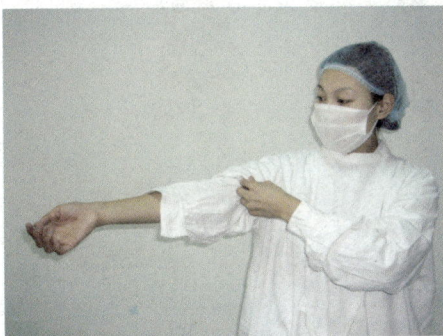
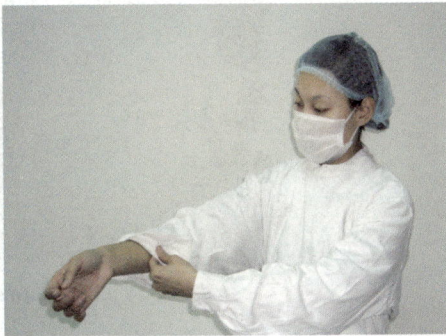

图4-6　解袖口　　　　　　　　　　图4-7　脱衣袖

（2）摘口罩　一手轻扶口罩，另一只手将口罩摘下，放入医疗废物袋中，注意双手不要接触面部。

（3）摘工作帽　将手指反掏进工作帽内，将帽子轻轻摘下，里面朝外，放入医疗废物袋中。

3. 穿脱隔离衣的注意事项

（1）穿隔离衣之前要检查隔离衣有无破损。

（2）穿隔离衣后只限在规定区域内进行操作活动。

（3）穿着隔离衣时勿使衣袖触及面部及衣领。

（4）隔离衣有渗漏或破损应立即更换。

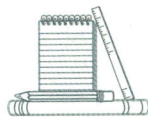

（5）脱隔离衣时要注意避免污染。

（二）穿脱防护服顺序

1. 穿戴防护服顺序

（1）**手卫生（七步洗手法）** 在流动水下，使双手充分淋湿，取适量皂液均匀涂抹至整个手掌、手背、手指和指缝，按七步洗手法认真揉搓双手至少15秒钟，应注意清洗双手所有皮肤，包括指背、指尖和指缝，在流动水下彻底冲净双手，用一次性纸巾擦干，取适量护手液护肤。非感应式水龙头采用一次性纸巾开关龙头，见图4-8。

（2）**戴帽子** 戴帽子时注意双手不接触面部，见图4-9。

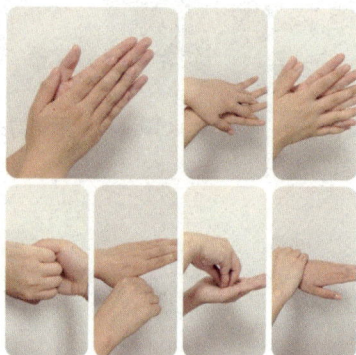

图4-8   七步洗手法   图4-9   戴帽子

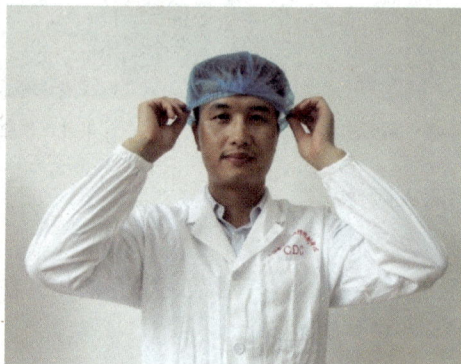

（3）**戴 N95 口罩** 一只手托着口罩，扣于面部适当的部位，另一只手将口罩带戴在合适的部位，压紧鼻夹，使之紧贴于鼻梁处。在此过程中，双手不接触面部任何部位，见图4-10。

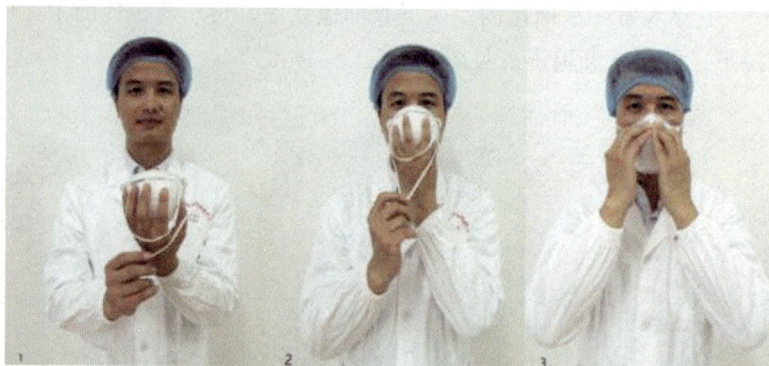

图4-10   戴口罩

N95 型口罩是美国国家职业安全卫生研究所（NIOSH）认证的 9 种防颗粒物口罩中的一种。N95 不是特定的产品名称，只要符合 N95 标准，并且通过 NIOSH 审查的产品就可以称为"N95 型口罩"。

（4）**戴里层一次性乳胶手套** 操作见图4-11。

（5）**穿防护服**

1）打开防护衣后，将拉链拉至合适位置。

2）左右手握住左右袖口的同时，抓住防护服腰部的拉链开口处。

3）先穿下肢，后穿上肢，然后将拉链拉至胸部，再将防护帽扣至头部，将拉链完全拉上后，密封拉链口，见图4-12。

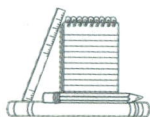

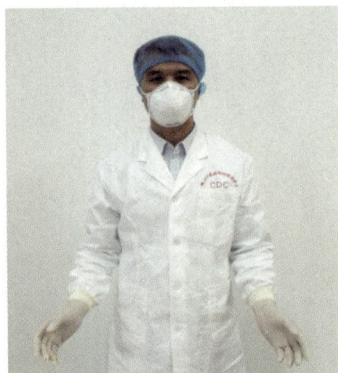

图 4-11 戴里层乳胶手套

图 4-12 穿防护服

（6）戴防护眼镜 注意双手不接触面部，见图 4-13。

（7）穿防水胶鞋 示意图如下，见图 4-14。

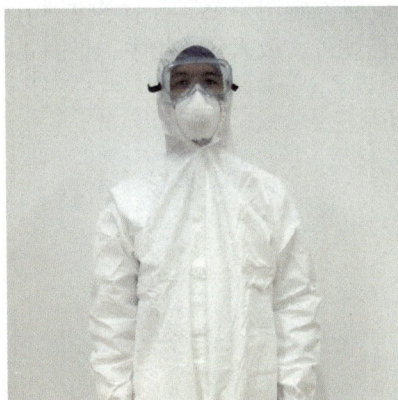

图 4-13 戴防护眼镜

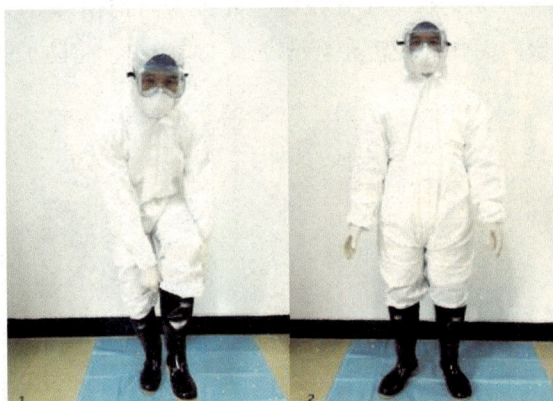

图 4-14 穿防水胶鞋

（8）戴外层一次性乳胶手套 将手套套在防护服袖口外面，见图 4-15。

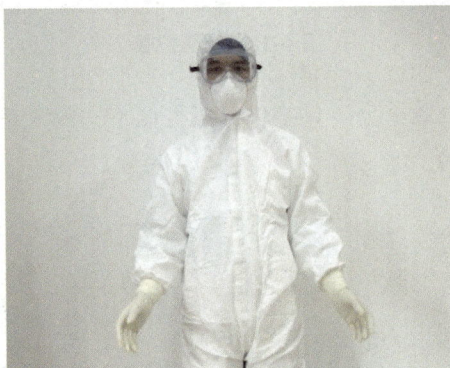

图 4-15 戴外层手套

2. 脱摘防护服顺序

（1）更换 更换外层一次性乳胶手套。

（2）脱下防水胶鞋 将胶鞋放入消毒液中。

（3）摘掉防护眼镜 放入消毒液中。见图 4-16。

（4）摘掉外层手套 一次性手套应将里面朝外，放入黄色塑料袋中，橡胶手套放入消毒液中。见图 4-17。

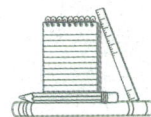

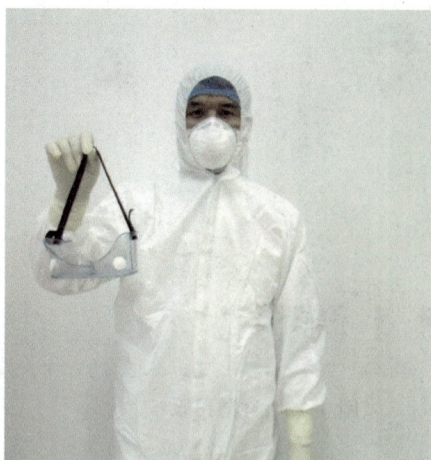

图 4-16　摘防护眼镜

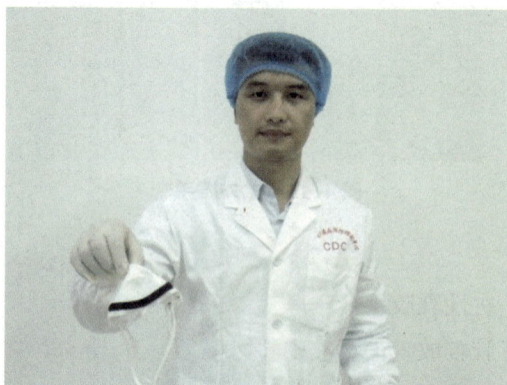

图 4-17　摘外层手套

（5）解防护服　拉开拉链，先脱去防护帽部分，再将袖子脱出后双手抓住防护服的内面，将防护服内面朝外轻轻卷至脚踝部，脚拉出，将防护服里面朝外，放入污衣袋中，见图 4-18。

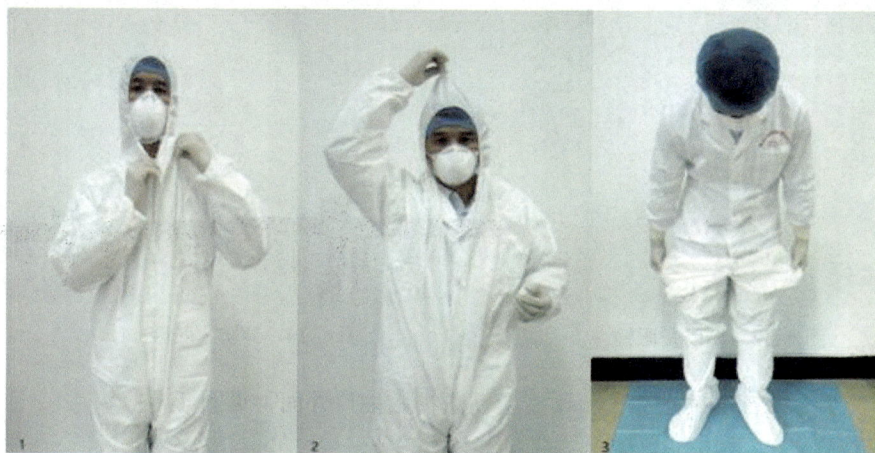

图 4-18　解防护服

（6）摘口罩　一手按住口罩，另一只手将口罩带摘下，放入黄色塑料袋中，注意双手不接触面部及口罩外面，见图 4-19。

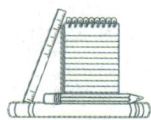

图 4-19　摘口罩

（7）摘一次性帽子　将手指反掏进帽子，将帽子轻轻摘下，里面朝外，放入黄色塑料袋中或污衣袋中。

（8）脱掉里层手套　摘下里层一次性乳胶手套。

（9）手卫生　（同七步洗手法）。

3. 穿脱防护服的注意事项

（1）穿防护服之前要检查防护服有无破损。

（2）穿防护服后只限于规定区域内进行操作活动。

（3）穿着防护服时勿使衣袖触及面部及衣领。

（4）防护服有渗漏或破损时应立即更换。

（5）脱防护服时要注意避免污染。

四、防护用品的处理

1. 可以重复使用的防护用品应当在使用后放入双层布袋中封扎，可煮沸 10 分钟消毒或使用 250mg/L 的含氯消毒剂浸泡 15 分钟后送洗衣房，清洗消毒。

2. 防护眼镜、防护面罩用有效氯 1000mg/L 的含氯消毒剂浸泡消毒 30 分钟以上，用清水冲洗干净，干燥后可重复使用。

实训八　疾病三间分布的描述

【实训目标】

通过本次实训，学会按时间、地区和人群分布描述疾病分布特征，分析疾病在人群中的流行规律。

【学时数】

2 学时。

【实训内容】

一、疾病的地区分布

大多数疾病在不同地区的发生频率不相同，不同疾病的地区分布特征往往也不相同，其原因与周围条件有关，反映了致病因子在该地区的作用。因此，研究不同地区某种疾病的分布可阐明疾病不同分布的原因，有助于制定防制策略和措施。

练习一：某年 7 个国家 35～64 岁男性冠心病标化死亡率及总死亡率资料见表 4-9。

表 4-9　某年 7 个国家 35～64 岁男性冠心病标化死亡率及总死因死亡率

国家	冠心病（1/10 万）	总死因（1/10 万）
希腊	78	712
日本	79	986
意大利	187	985
美国	463	1286
荷兰	243	831
芬兰	534	1432

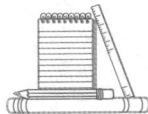

讨论 1：造成各国间冠心病死亡率差别的可能原因是什么？

二、疾病的时间分布

练习二：某年中国部分地区儿童意外伤害事故发生的时间分布情况见表 4-10。

表 4-10   某年中国部分地区儿童意外伤害事故发生时间统计表

时点	事故次数
0:00 ～	56
6:00 ～	179
9:00 ～	551
12:00 ～	427
15:00 ～	584
18:00 ～	362
21:00 ～ 24:00	33
合计	2192

讨论 2：根据表 4-10 提供的资料，计算各时点儿童意外伤害事故的构成比，并描述儿童意外伤害发生的时间分布特点，探讨其可能的原因。

三、疾病的人群分布

疾病的发生频率随着人群的不同特征，如性别、年龄、职业、种族及婚姻状况等的不同而有差异。研究疾病在不同人群中的分布特征，可以帮助人们确定高危人群，探索病因及流行因素。

练习三：2003 年我国城市恶性肿瘤年龄别死亡率见下表 4-11。

表 4-11   2003 年我国城市与农村恶性肿瘤年龄别死亡率

年龄（岁）	城市（1/10 万）	农村（1/10 万）
0 ～	10.69	12.21
1 ～	3.36	4.29
5 ～	2.67	3.36
10 ～	4.28	5.28
15 ～	4.57	5.39
20 ～	6.62	7.43
25 ～	10.25	12.54
30 ～	23.82	32.01
35 ～	50.64	70.24
40 ～	87.23	104.06
45 ～	174.52	225.17
50 ～	247.52	306.13
55 ～	335.22	407.11

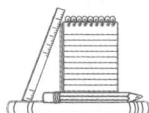

续表

年龄（岁）	城市（1/10 万）	农村（1/10 万）
60～	486.90	593.89
65～	788.03	864.66
70～	1190.44	1215.39
75～	152.91	1488.52
80～	1643.81	1533.29
≥85	1461.69	1081.69

讨论3：从表4-11可见，城市与农村恶性肿瘤随着时间变化的趋势是什么并探讨其可能的原因。

四、疾病三间分布的综合分析

甲型H1N1流感疫情暴发是指在14天内出现2例及以上具有流行病学联系的甲型H1N1流感疑似和（或）确诊病例。学校甲型H1N1流感局部疫情暴发是指同一学校同一年级2～3个班级在14天内出现多个甲型H1N1流感校内感染病例的确诊病例，且病例呈现明显的聚集性。

练习四：2009年，广州市一些学校发生了甲型H1N1流感暴发疫情，请根据其流行病学调查结果对本次疫情进行三间分布分析。

1. 时间分布 广州市于2009年6月13日确认首起学校甲型H1N1流感暴发疫情，截至6月30日共发生8起学校局部暴发疫情，病例发病时间分布见图4-20。

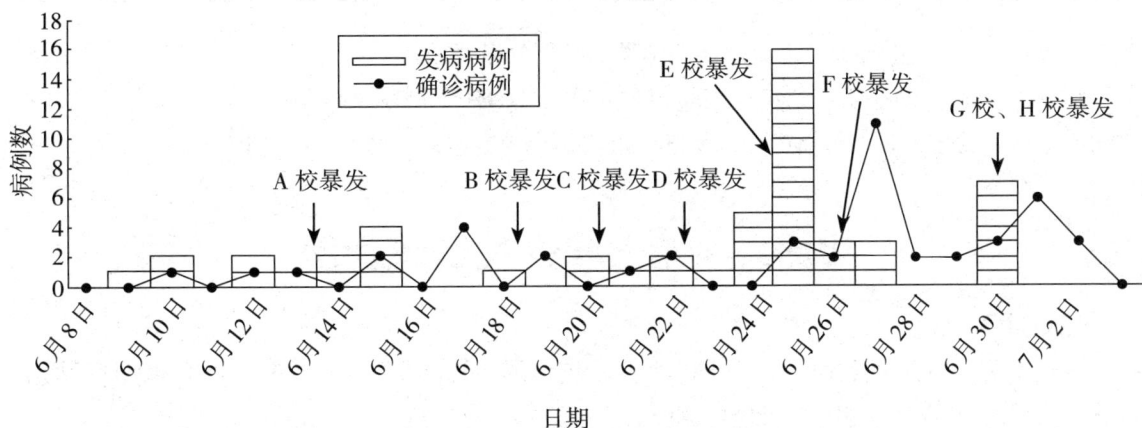

图4-20 2009年广州市一些学校甲型H1N1流感暴发疫情病例分布

讨论4：请分析甲型H1N1流感学校暴发的时间分布特征。

2. 地区分布 8起疫情主要分布在广州市6个区，占全广州市12个辖区的50%，暴发疫情地区分布见表4-12。

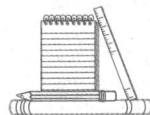

表 4-12　2009 年广州市一些学校甲型 H1N1 流感暴发疫情发病情况

暴发疫情学校	区属	学校类型	学校班级数	流行波及班级数	波及人口数	发病人数	罹患率（%）
A 校	越秀区	大专	9	2	1382	5	0.36
B 校	天河区	大专	7	2	1244	3	0.24
C 校	白云区	大专	8	2	1265	4	0.32
D 校	白云区	大专	8	1	1180	2	0.17
E 校	荔湾区	大专	12	3	1429	23	1.61
F 校	黄埔区	小学	16	1	787	2	0.25
G 校	黄埔区	初中	20	1	863	2	0.23
H 校	萝岗区	小学	12	2	620	5	0.81
合计			92	14	8770	46	0.52

讨论 5：请分析甲型 H1N1 流感学校暴发的地区分布特征。

3. 人群分布　8 起甲型 H1N1 流感暴发疫情中，5 起发生在大专学校，占 62.5%，初中发生 2 起，小学发生 1 起。发病者男、女性别比为 1∶1，病例人群分布见表 4-13。

表 4-13　2009 年广州市学生甲型 H1N1 流感暴发疫情人群分布

年龄（岁）	职业	发病人数	构成比（%）
8～11	学生	7	15.21
12～15	学生	2	4.35
16～19	学生	31	67.39
20～23	学生	4	8.70
24 岁及以上	教师、校医	2	4.35
合计		46	100.00

讨论 6：请分析甲型 H1N1 流感学校暴发的年龄分布特征。

讨论 7：根据 2009 年广州市一些学校发生甲型 H1N1 流感暴发疫情的三间分布特征，分析本次疫情暴发的传染源、传播途径及易感人群，提出控制本次疫情发展的防控措施。

实训九　用 Excel 绘制统计图

【实训目标】

通过本次实训，学会使用 Excel 制作常见的统计图，并能根据现有数据（可用本实训所提供问题与数据），独立完成相关统计图的制作。

【学时数】

2 学时。

【实训内容】

一、用 Excel 制作圆图

练习一：以下是某企业工程技术人员职称的分布，要求按此材料绘制圆图，见表 4-14。

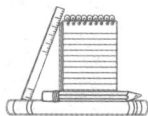

表 4–14 某企业工程技术人员职称分布

职称	构成比（%）
工程师	47.0
助理工程师	21.1
技术员	14.7
高级工程师	13.0
其他	4.2
合计	100.0

【实训步骤】

1.启动 Excel，新建一个工作表，输入表 4–14 中的数据，见图 4–21。

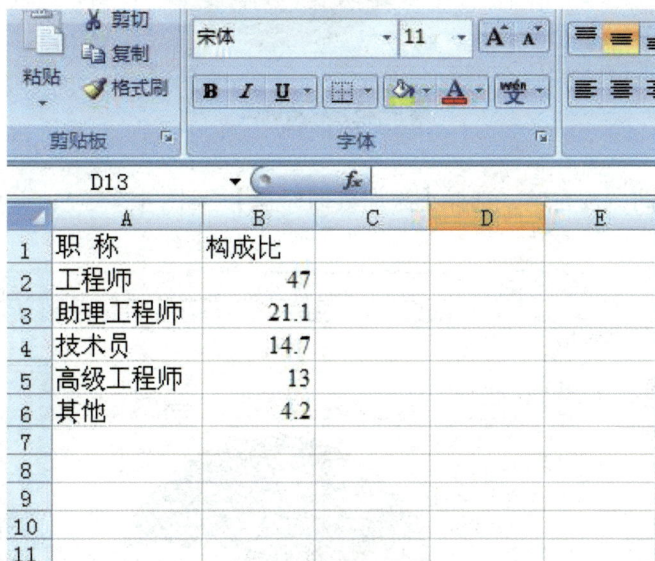

图 4–21 新建工作表

2.选定数据，点击【插入】，选择【饼图】。在下拉菜单栏中选择合适的饼状图，在此选择【二维饼图】，见图 4–22。

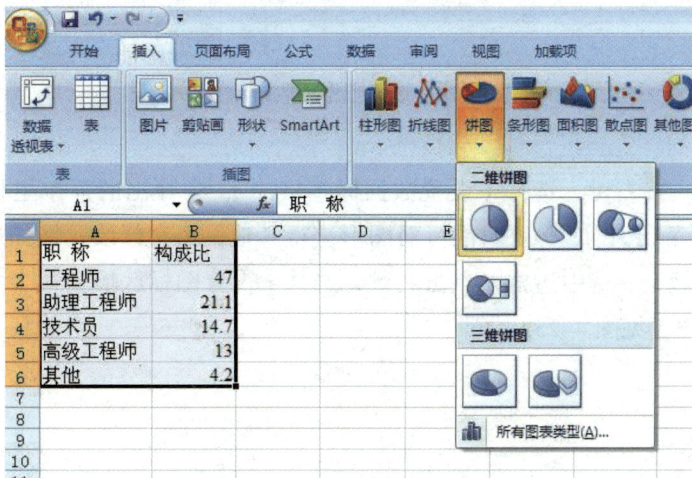

图 4–22 选择二维饼图

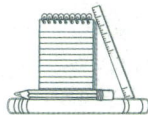

3. 生成如下的原始饼图，然后根据要求进行编辑，见图 4-23。

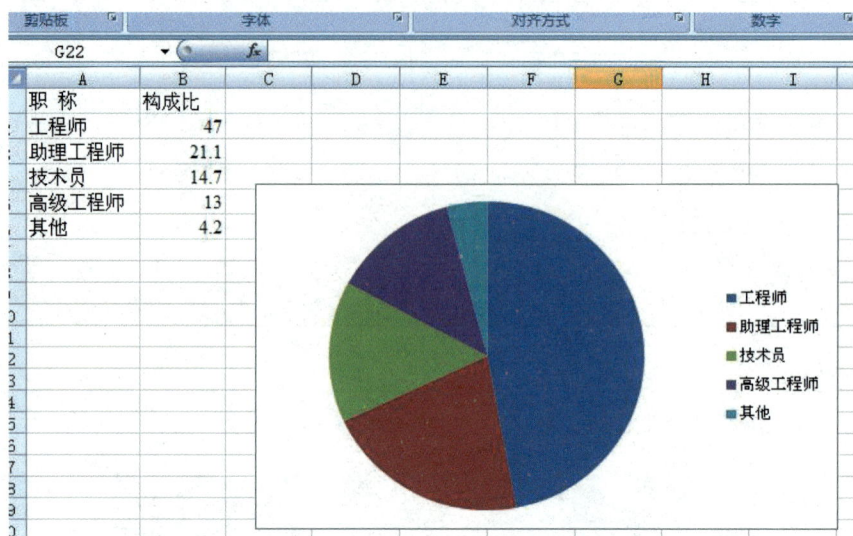

图 4-23 原始饼图

4. 点击做好的饼图，按右键，选择【添加数据标签】，见图 4-24。

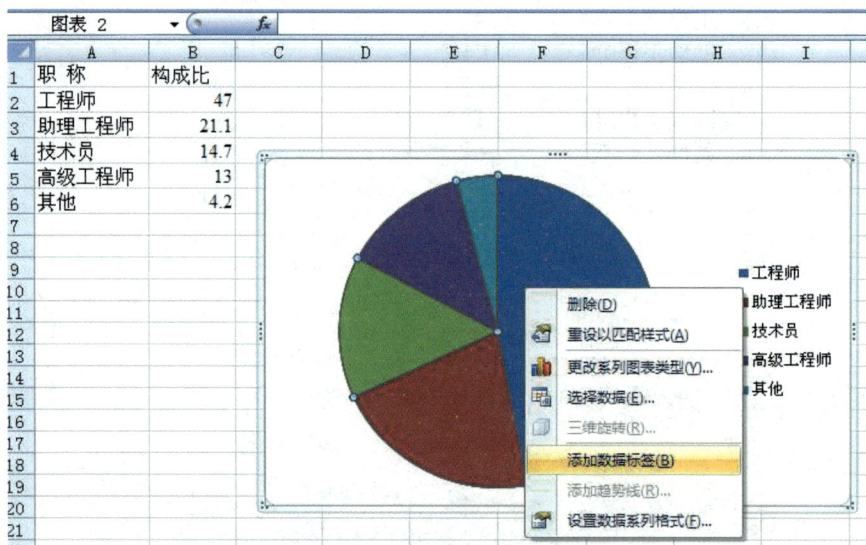

图 4-24 选择【添加数据标签】

5. 再点击饼图，按右键，选择【设置数据标签格式】，在弹出的菜单里将【标签选项】的【值】去掉，选择【百分比】。必要时也可对图形进行其他编辑和修改，例如选择你喜欢的颜色对圆中的扇形进行填充。选中边框，点击右键，选择【设置图标区域格式】→【边框颜色】→【无线条】，去掉边框，见图 4-25。

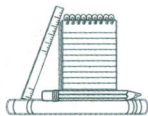

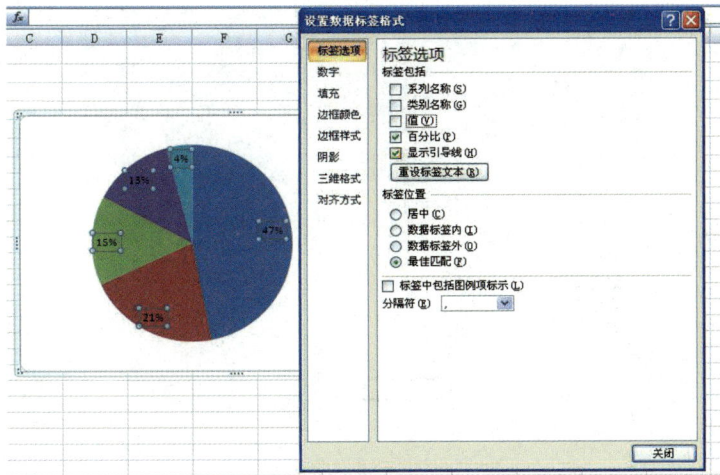

图 4-25　设置格式

6. 点击饼图，在图标工具窗口菜单栏选择【布局】→【图标标题】，在弹出的菜单选择【图标上方】，加入标题，编辑完成后将标题移动到饼图下方。制做好的圆图见图 4-26。

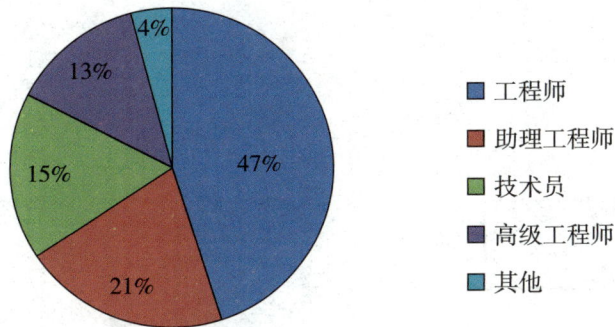

图 4-26　某企业工程技术人员职称分布

二、用 Excel 制作直条图

练习二：某年某地居民四种疾病的死亡率资料见表 4-15，请绘制直条图来表示。

表 4-15　某年某地居民四种疾病的死亡率

疾病	死亡率（1/10 万）
恶性肿瘤	112
脑血管病	101
心脏病	71
肺结核	10

【实训步骤】

1. 启动 Excel，新建一个工作表，输入表 4-15 中的数据，见图 4-27。

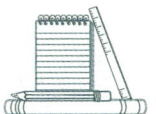

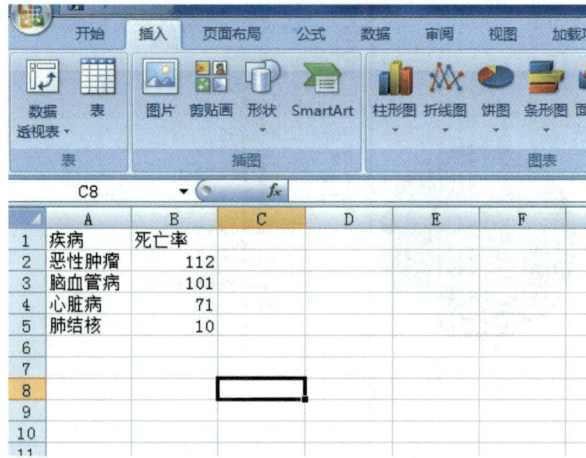

图 4-27　新建工作表

2. 选定数据，点击【插入】，选择【柱形图】。在下拉菜单栏中选择合适的柱形图，在此选择【二维柱形图】→【簇状柱形图】，见图 4-28。

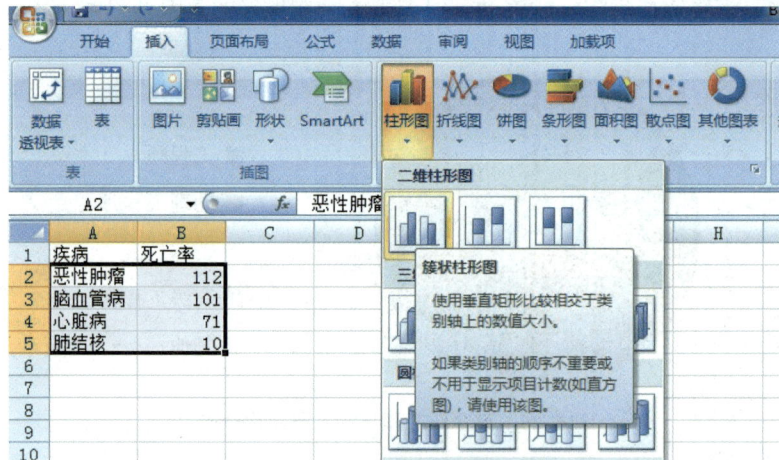

图 4-28　选择图形

3. 生成如下的原始直条图，然后根据要求进行编辑，见图 4-29。

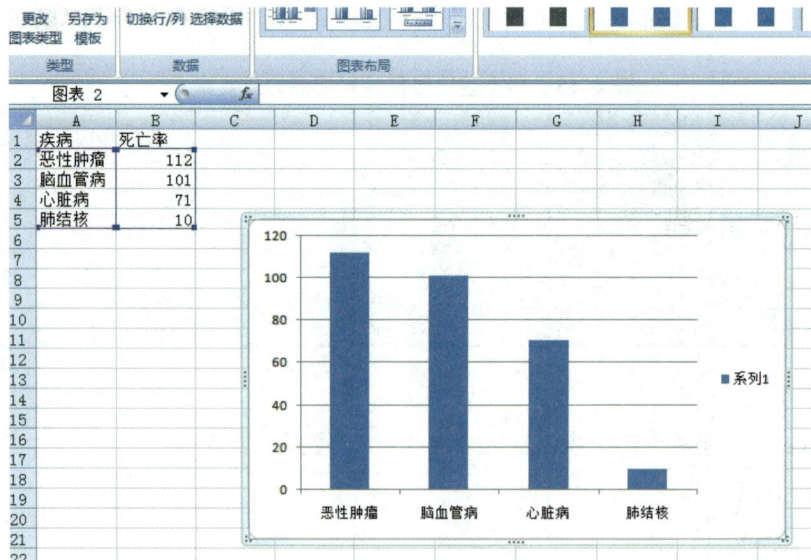

图 4-29　原始直条图

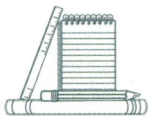

4. 选中图中的网格线，点击右键，选择【设置网格线格式】，在弹出的菜单中选中【实线】，将【透明度】改为100%，则直条图中的网格线消失，见图4-30。

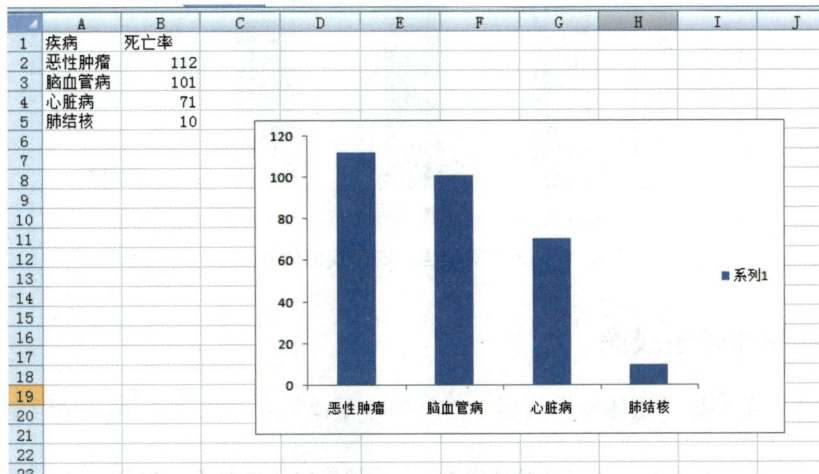

图4-30 取消网格线

5. 对于所生成的直条图，可通过选中需要修改的部位，再进行修改。例如，单式条图可删除图中的【系列1】；选中边框，点击右键，选择【设置图标区域格式】→【边框颜色】→【无线条】，去掉边框；还可选中图中的直条，点击右键，选择【设置数据系列格式】，在弹出的菜单中选择你喜欢的颜色进行填充，见图4-31。

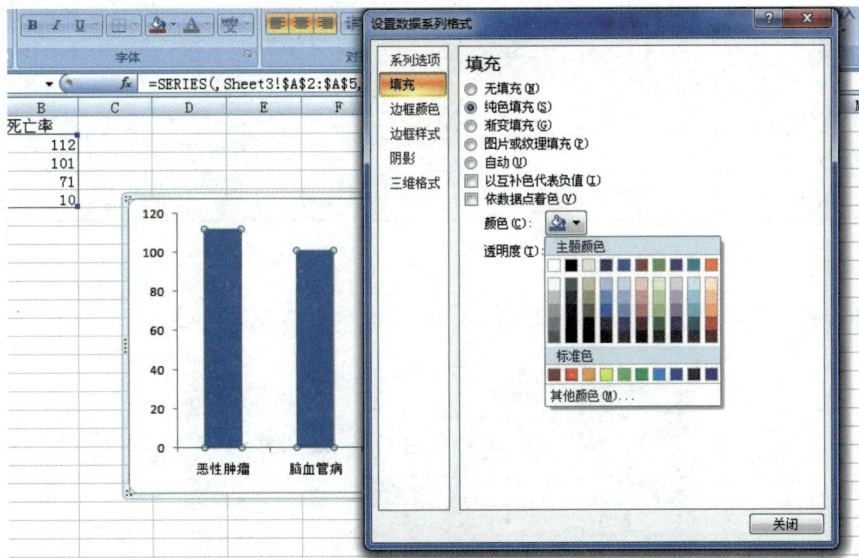

图4-31 设置格式

6. 点击直条图，在图标工具窗口菜单栏选择【布局】→【坐标轴标题】，在弹出的菜单选择【主要纵坐标轴标题】，加入纵轴标目；再选择【图表标题】，添加标题，具体方法同圆图。制作好的直条图见图4-32。

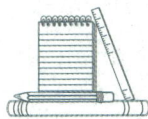

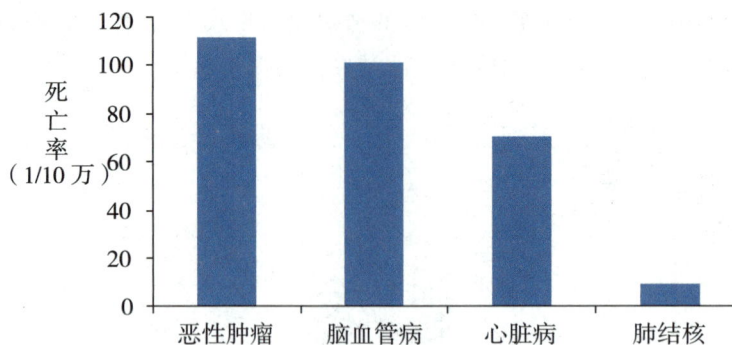

图 4-32   某年某地居民四种疾病的死亡率

三、用 Excel 制作普通线图

练习三：2024 年某地学生体质调研男生与女生体重比较资料见表 4-16，请绘制普通线图。

表 4-16   2024 年某地学生体质调研男生与女生体重比较

年龄	男生（kg）	女生（kg）
7 岁	26	24.2
8 岁	29.1	26.9
9 岁	32.5	30.2
10 岁	36.3	34.4
11 岁	40.6	38.8
12 岁	45.6	43.3
13 岁	50.8	47.5
14 岁	55.4	49.9
15 岁	58.7	51.3
16 岁	60.8	52.7
17 岁	62.6	53.0
18 岁	62.3	53.3

【实训步骤】

1. 启动 Excel，新建一个工作表，输入表 4-16 中的数据，见图 4-33。

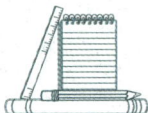

图 4-33   新建工作表

2.选定数据，点击【插入】，选择【折线图】。在下拉菜单栏中选择合适的折线图，在此选择【二维折线图】，见图 4-34。

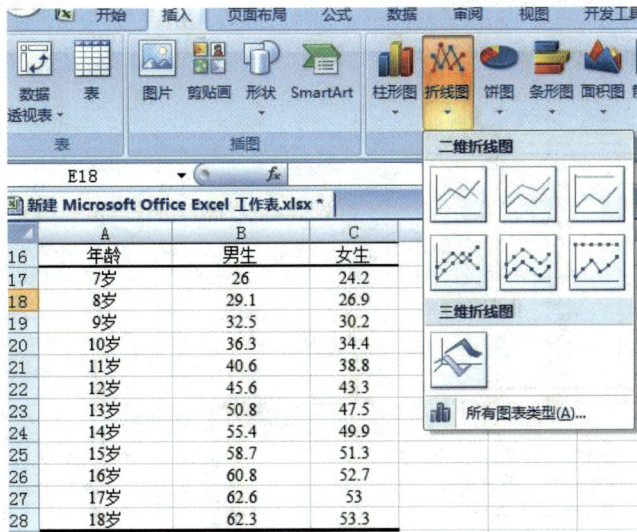

图 4-34 选择二维折线图

3.生成如下的原始线图，然后根据要求进行编辑，见图 4-35。

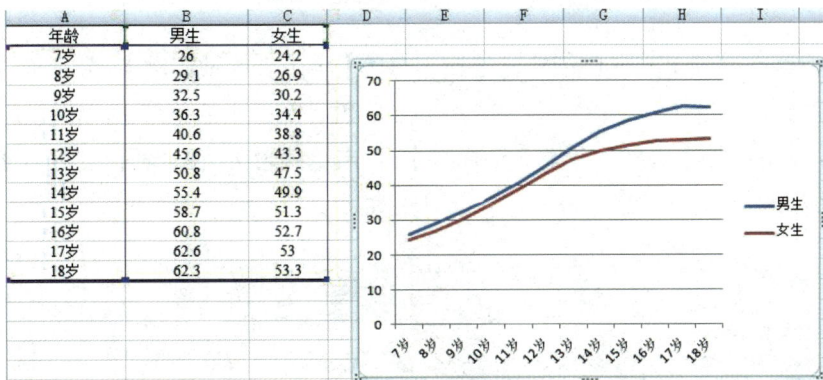

图 4-35 原始线图

4.选中图中的网格线，点击右键，选择【设置网格线格式】，在弹出的菜单中选中【实线】，将【透明度】改为 100%，则线图中的网格线消失，见图 4-36。

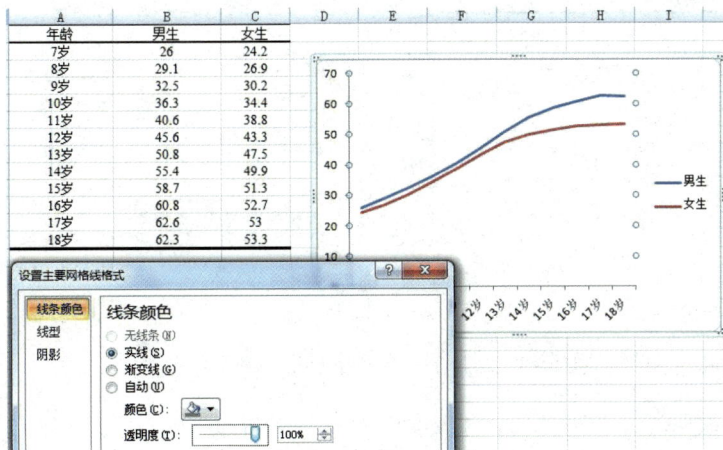

图 4-36 取消网格线

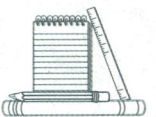

5.对于所生成的线图，可通过选中需要修改的部位，再进行修改。例如单式线图可删除图中的【系列1】；选中边框，点击右键，选择【设置图标区域格式】→【边框颜色】→【无线条】，去掉边框；还可选中图中的折线，点击右键，选择【设置数据系列格式】，在弹出的菜单中选择你喜欢的线条颜色、线型，见图4-37。

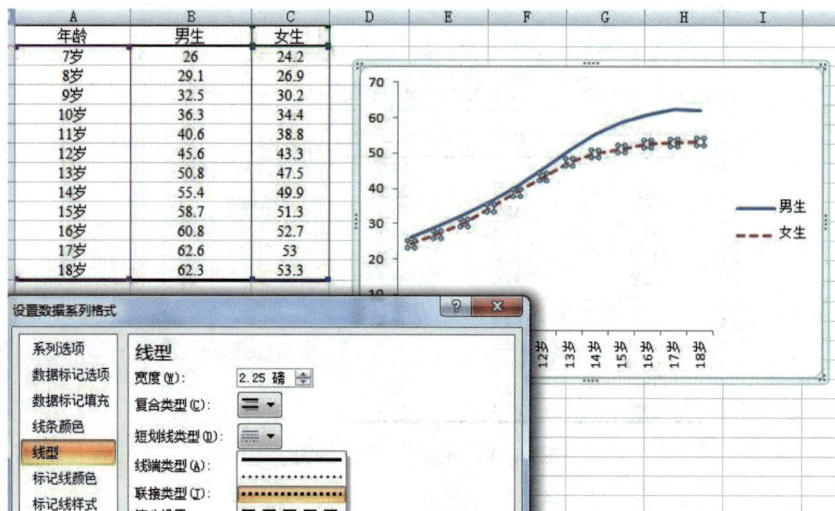

图4-37　设置线条颜色、线型

6.点击线图，在图标工具窗口菜单栏选择【布局】→【坐标轴标题】，分别加入横、纵轴标目；选中横轴的数据部分（即"1、2……9"），点击右键，在弹出的菜单中点击【选择数据】，在【选择数据源】窗口选择【水平（分类）轴标签】，点击【编辑】，在【轴标签区域】选中年份并【确定】，见图4-38。

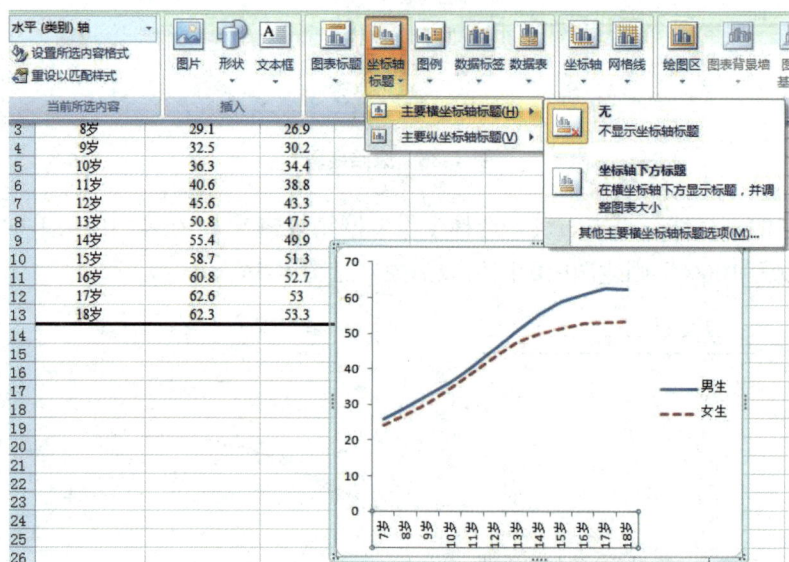

图4-38　选择数据源

7.添加图表标题，具体方法同上。制作好的线图见图4-39。

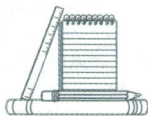

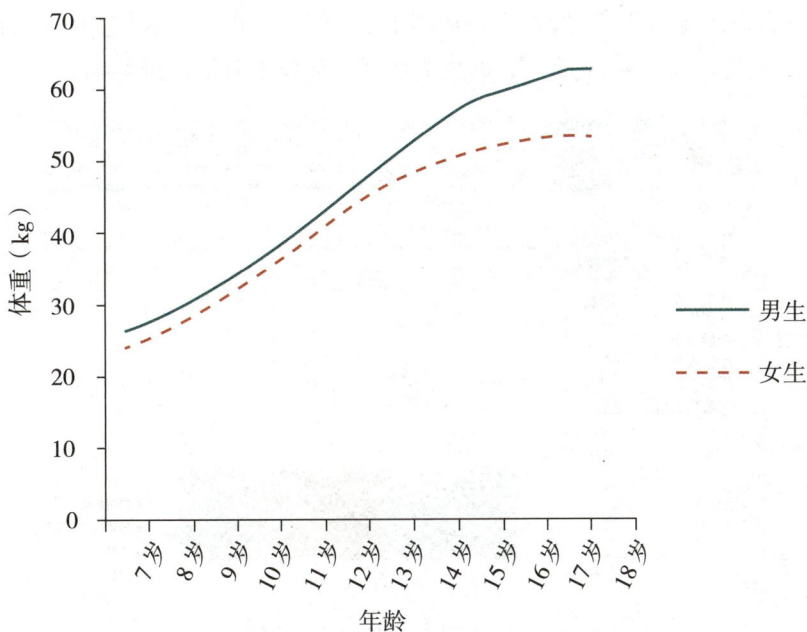

图 4-39　2024 年某地学生体质调研男生与女生体重比较

四、用 Excel 制作百分条图

练习四：某医院各类技术人员构成资料见表 4-17，请绘制百分条图。

表 4-17　某医院各类技术人员分布情况

技术人员	构成比（%）
医生	40.1
护理人员	32.4
检验人员	4.5
药剂人员	10.2
其他	12.8
合计	100.0

【实训步骤】

1. 启动 Excel，新建一个工作表，输入表 4-17 中的数据，见图 4-40。

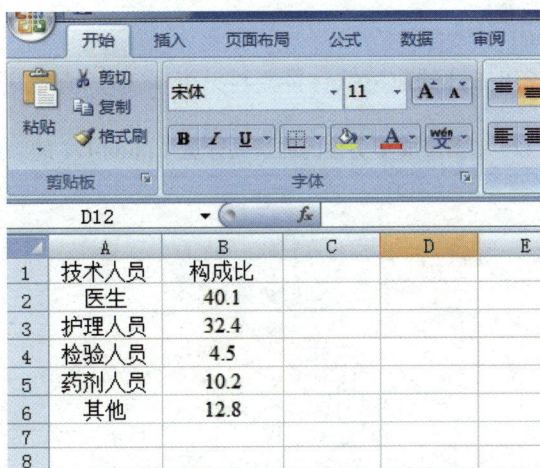

图 4-40　新建工作表

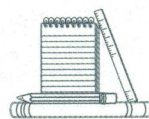

2.选定数据，点击【插入】，选择【条形图】。在下拉菜单栏选择【二维条形图】→【百分比堆积条形图】，再点击【切换行／列】，即生成如下的百分条图，见图4-41。

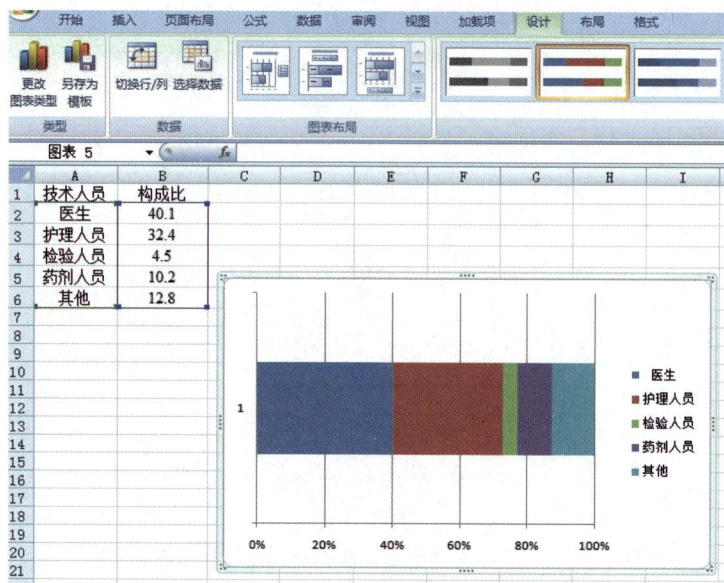

图4-41　选择百分条图

3.对于所生成的直条图，可通过选中需要修改的部位，再进行修改。选中图中的网格线，点击右键选择【删除】；依次选中直条的各部分，点击右键，选择【添加数据标签】；还可选中直条，点击右键，选择【设置数据系列格式】，选择你喜欢的颜色进行填充；去掉图形边框的方法同上。最后选择【图表标题】，添加标题，具体方法同上。制作好的百分条图见图4-42。

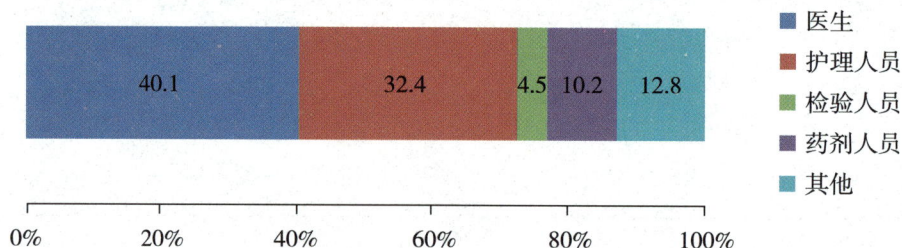

图4-42　某医院各类技术人员分布情况

五、用 Excel 制作直方图

练习五：120名健康成年男性的血清铁含量资料见表4-18，请绘制直方图来表示。

表4-18　120名健康成年男性的血清铁含量（μmol/L）的频数分布表

组段	频数	组中值
6～	1	7
8～	3	9
10～	6	11
12～	8	13
14～	12	15
16～	20	17

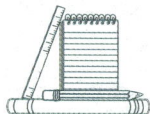

续表

组段	频数	组中值
18 ～	27	19
20 ～	18	21
22 ～	12	23
24 ～	8	25
26 ～	4	27
28 ～ 30	1	29
合计	120	—

【实训步骤】

1. 启动 Excel，新建一个工作表，输入表 4-18 中的组中值和频数，见图 4-43。

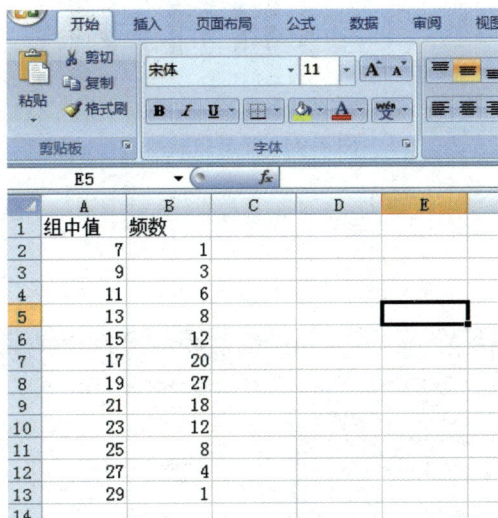

图 4-43　新建工作表

2. 选择频数，点击【插入】，选择【柱形图】，在下拉菜单栏选择【二维柱形图】→【簇状柱形图】，即生成如下图形，见图 4-44。

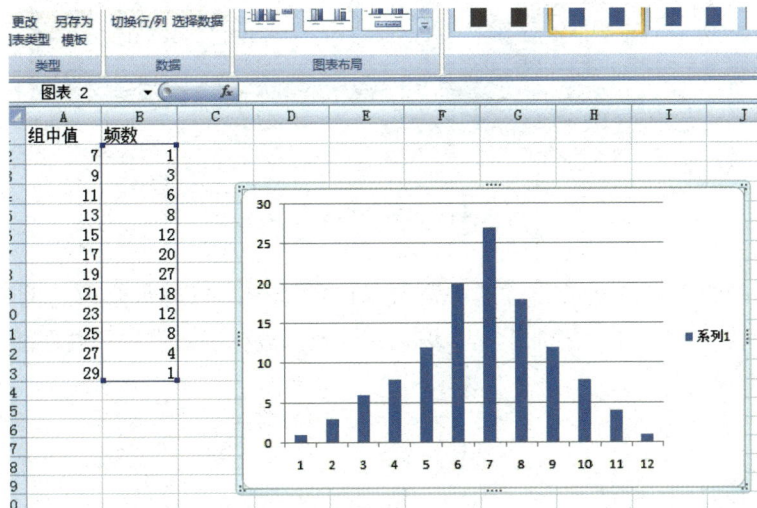

图 4-44　选择柱形图

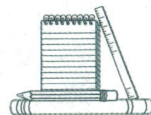

3.选中横轴的数据部分（即"1、2······12"），点击右键，在弹出的菜单中点击【选择数据】，在【选择数据源】窗口选择【水平（分类）轴标签】，点击【编辑】，在【轴标签区域】选中组中值并【确定】，见图4-45。

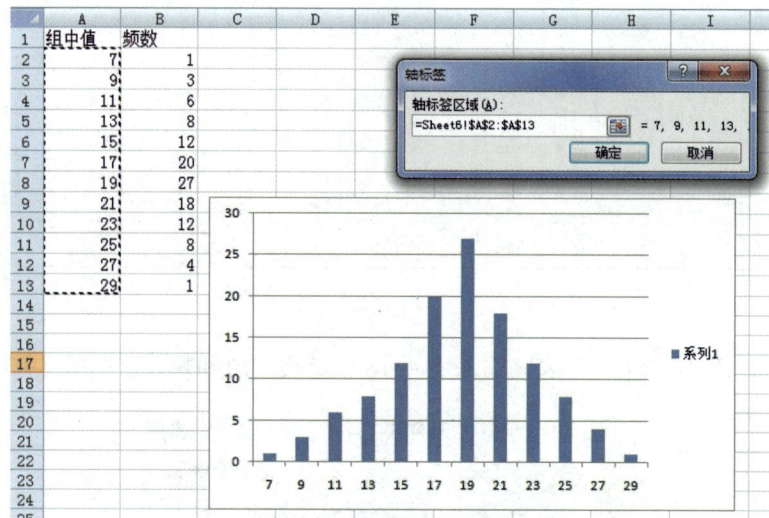

图4-45　选择数据源

4.选择图中的直条，点击右键，选择【设置数据系列格式】，将【分类间距】改为0，见图4-46。

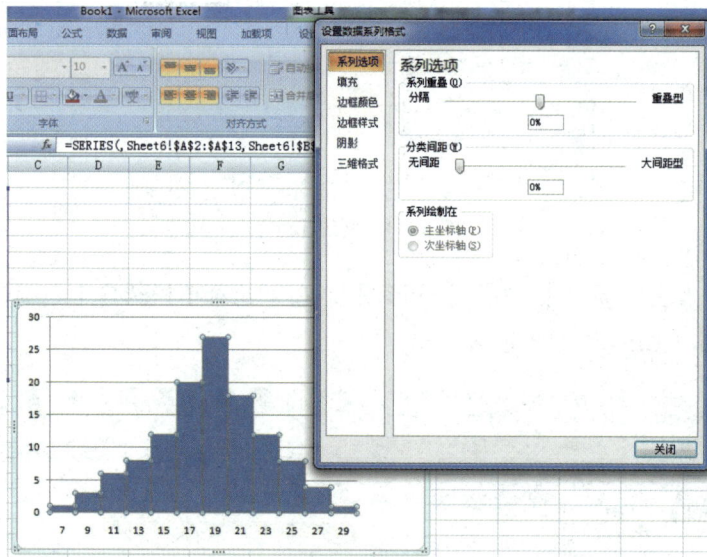

图4-46　设置数据系列格式

5.对于所生成的直方图，可通过选中需要修改的部位，再进行修改。例如，删除图中的【系列1】，删除网格线和边框，并加上横、纵轴标题及图表标题，方法同其他图。制作好的直方图如图4-47。

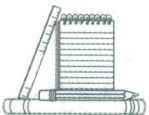

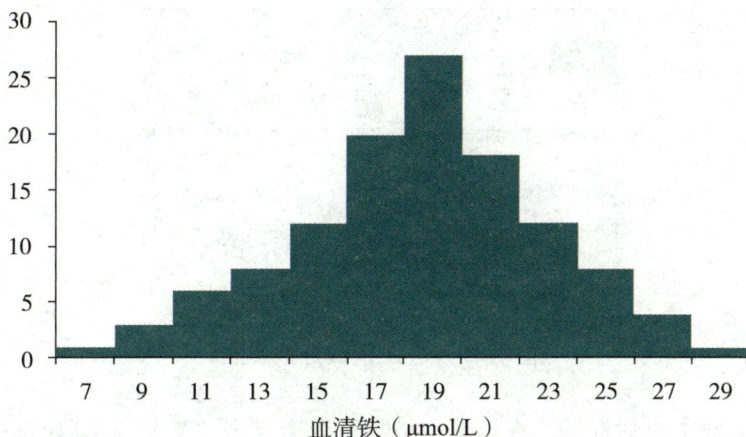

图 4-47　120 名健康成年男性的血清铁含量分布

实训十　用 Excel 做数值变量资料的统计分析

【实训目标】

通过使用 Excel 中的插入函数功能，做数值变量资料的统计分析。学会计算均数、几何平均数、中位数、方差和标准差等指标。可以进行单样本 t 检验、配对样本 t 检验、两独立样本 t 检验，计算出确切的 P 值，得出统计推论。

【学时数】

2 学时。

【实训内容】

使用 Excel 做数值变量资料的统计分析都是从 Excel 中的插入函数功能开始的。点击出【插入函数】对话框的方法：

方法一：直接单击 "f_x"，见图 4-48，可出现【插入函数】对话框。

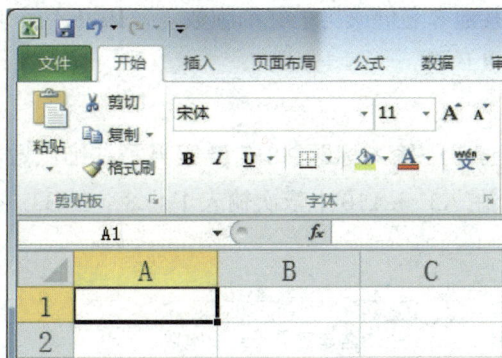

图 4-48　"f_x" 的位置

方法二：单击【公式】，再点击【f_x】插入函数，见图 4-49，可出现【插入函数】对话框。

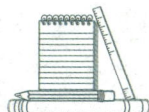

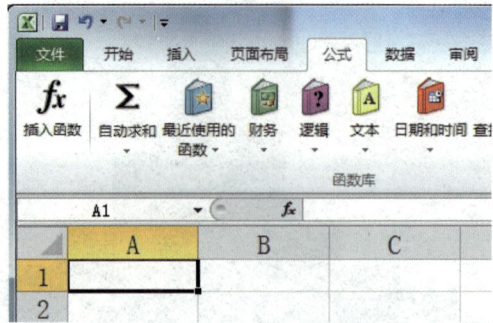

图 4-49 【公式】、【f_x】的位置

出现【插入函数】对话框后，在"常用函数"旁边点击"▼"，在下拉框中选择"统计"。然后根据统计分析的需要选择不同的函数，见图 4-50。

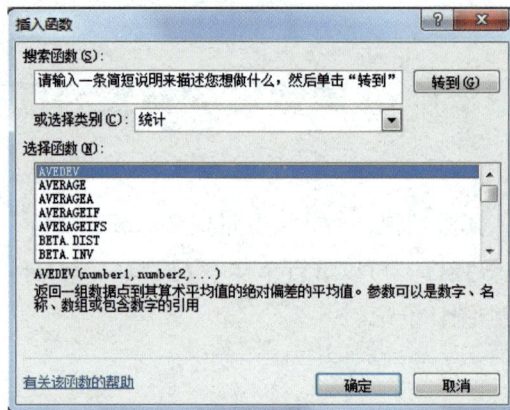

图 4-50 【插入函数】对话框，点击"▼"，选择"统计"

一、平均数与变异指标的计算

（一）算术平均数

练习一：用例 3-2-2，某地 8 名健康男子红细胞数（$\times 10^2$/L）分别为 4.68、4.75、4.72、4.78、4.88、4.71、4.82、4.91，求其均数。

【步骤】

1. 新建一个工作表，在 A1 中输入标题"8 名健康男子红细胞数"，在 A2 中输入"编号"，在 B2 中输入"红细胞数"，在 A3 ～ A10 中依次输入 1 ～ 8，在 B3 ～ B10 中依次输入对应的红细胞数值，见图 4-51。

	A	B	C
1	8名健康男子红细胞数		
2	编号	红细胞数	
3	1	4.68	
4	2	4.75	
5	3	4.72	
6	4	4.78	
7	5	4.88	
8	6	4.71	
9	7	4.82	
10	8	4.91	
11			

图 4-51 在 Excel 中的某地 8 名健康男子红细胞数（$\times 10^2$/L）信息

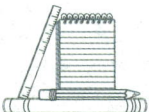

2. 单击工作表中的 A12 单元格→输入"均数"。单击 B12 单元格→单击【插入函数】→【统计】→【AVERAGE】→【确定】，出现【函数参数】对话框。

3. 在【函数参数】对话框中，单击"Number1"后折叠按钮→选择"B3∶B10"单元框区域，见图 4-52。

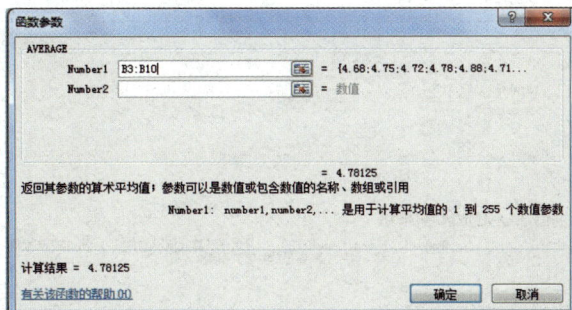

图 4-52　在"Number1"中选择 B3 ∶ B10 单元格区域

4. 显示计算结果 =4.78125，单击【确定】，"4.78125"显示在 B12 单元格里，见图 4-53。

图 4-53　8 名健康男子红细胞数（×10^2/L）的均数计算结果

8 名健康男子红细胞数的均数为 4.78（×10^2/L）。

（二）几何平均数

练习二：用例 3-2-3，测得 8 个人的血清抗体滴度分别为 1∶2、1∶4、1∶4、1∶8、1∶16、1∶32、1∶64、1∶64，求其平均滴度。

【步骤】

1. 新建一个工作表，在 A1 中输入表头"8 个人的血清抗体滴度"，在 A2 中输入"编号"，在 B2 中输入"抗体滴度的倒数"，在 A3 ～ A10 中依次输入 1 ～ 8，在 B3 ～ B10 中依次输入对应的抗体滴度倒数，见图 4-54。

图 4-54　在 Excel 中的 8 个人血清抗体滴度的倒数信息

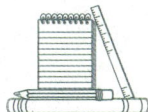

2. 单击工作表中的 A12 单元格→输入"几何平均数"。单击 B12 单元格→单击【插入函数】→【统计】→【GEOMEAN】→【确定】，出现【函数参数】对话框。

3. 在【函数参数】对话框中，单击"Number1"后折叠按钮→选择"B3：B10"单元框区域，见图 4-55。

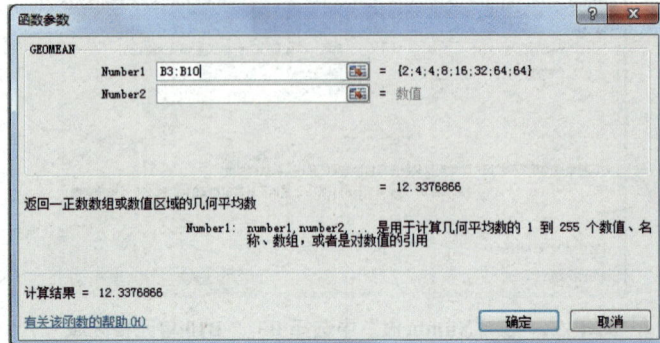

图 4-55 在"Number1"中选择 B3：B10 单元格区域

4. 显示计算结果 =12.33769，单击【确定】，"13.3376866"显示在 B12 单元格里，见图 4-56。

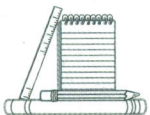

图 4-56 8 个人血清抗体滴度倒数的计算结果

注意：因为使用的是倒数计算，最后的答案还要倒回来，即 8 个人的平均抗体滴度应为 1：12.34。

(三) 中位数

练习三：用例 3-2-5，某传染病患者 9 例，他们的潜伏期分别是 4、5、6、6、6、7、7、8、15 天，求中位数。

【步骤】

1. 新建一个工作表，在 A1 中输入标题"9 例某传染病的潜伏期"，在 A2 中输入"编号"，在 B2 中输入"潜伏期"，在 A3 ～ A11 中依次输入 1 ～ 9，在 B3 ～ B11 中依次输入对应的潜伏期数值，见图 4-57。

图 4-57 在 Excel 中的 9 例某传染病的潜伏期信息

2. 单击工作表中的 A13 单元格→输入"中位数"。单击 B13 单元格→单击【插入函数】→【统计】→【MEDIAN】→【确定】，出现【函数参数】对话框。

3. 在【函数参数】对话框中，单击"Number1"后折叠按钮→选择"B3：B11"单元框区域，见图 4-58。

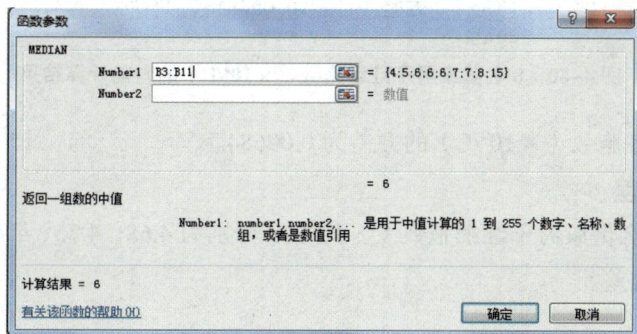

图 4-58 在"Number1"中选择 B3 ： B11 单元格区域

4. 显示计算结果 =6，单击【确定】，"6"显示在 B13 单元格里，见图 4-59。

图 4-59 9 例某传染病潜伏期的中位数计算结果

9 例传染病患者平均潜伏期为 6 天。

（四）方差

练习四：用例 3-2-2，某地 8 名健康男子红细胞数（$\times 10^2$/L）分别为 4.68、4.75、4.72、4.78、4.88、4.71、4.82、4.91，求其方差。

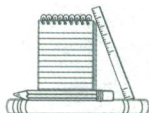

【步骤】

1. 与计算"算术平均数的步骤1."相同。

2. 单击工作表中的 A13 单元格→输入"方差"。单击 B13 单元格→单击【插入函数】→【统计】→【VAR.S】→【确定】，出现【函数参数】对话框。

3. 在【函数参数】对话框中，单击"Number1"后折叠按钮→选择"B3：B10"单元框区域。

4. 显示计算结果 =0.006841，单击【确定】，"0.00684"显示在 B13 单元格里，见图 4-60。

	A	B	
1	8名健康男子红细胞数		
2	编号	红细胞数	
3	1	4.68	
4	2	4.75	
5	3	4.72	
6	4	4.78	
7	5	4.88	
8	6	4.71	
9	7	4.82	
10	8	4.91	
11			
12	均数	4.78125	
13	方差	0.00684	
14			

图 4-60   8名健康男子红细胞数（$\times 10^2/L$）的方差计算结果

8 名健康男子红细胞数（$\times 10^2/L$）的方差为 0.00684。

（五）样本标准差

练习五：某地 8 名健康男子红细胞数（$\times 10^2/L$）分别为 4.68、4.75、4.72、4.78、4.88、4.71、4.82、4.91，求其标准差。

【步骤】

1. 与计算"算术平均数的步骤1."相同。

2. 单击工作表中的 A14 单元格→输入"标准差"。单击 B14 单元格→单击【插入函数】→【统计】→【STDEV.S】→【确定】，出现【函数参数】对话框。

3. 在【函数参数】对话框中，单击"Number1"后折叠按钮→选择"B3：B10"单元框区域。

4. 显示计算结果 =0.082711，单击【确定】，"0.08271"显示在 B14 单元格里，见图 4-61。

	A	B	
1	8名健康男子红细胞数		
2	编号	红细胞数	
3	1	4.68	
4	2	4.75	
5	3	4.72	
6	4	4.78	
7	5	4.88	
8	6	4.71	
9	7	4.82	
10	8	4.91	
11			
12	均数	4.78125	
13	方差	0.00684	
14	标准差	0.08271	
15			

图 4-61   8名健康男子红细胞数（$\times 10^2/L$）的标准差计算结果

8 名健康男子红细胞数的标准差为 0.08271（$\times 10^2/L$）。

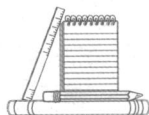

二、均数的假设检验

（一）单样本 t 检验

练习六：已知正常成年男性白细胞均值 μ_0 为 7.0×10^9 个／升。某医生随机抽取苯作业男工 25 名，测得其白细胞数（$\times 10^9$ 个／升）分别为 5.2、4.8、5.0、4.2、5.6、7.8、4.7、6.0、4.1、4.5、6.2、4.1、4.3、4.7、5.4、5.2、5.0、6.9、6.8、4.3、3.7、4.6、5.6、5.2、6.7，计算得其白细胞均数为 5.224×10^9 个 /L。问苯作业男工的白细胞均数是否低于正常成年男性白细胞均数？

【步骤】

1.输入样本资料的数据 新建一个工作表，在 A1 中输入"25 名苯作业男工白细胞数"，在 A2～A9、在 B2～B9、C2～C10 中依次输入 25 个白细胞数数值，见图 4-62。

	A	B	C
1	25名苯作业男工白细胞数		
2	5.2	4.1	5.0
3	4.8	4.5	6.9
4	5.0	6.2	6.8
5	4.2	4.1	4.3
6	5.6	4.3	3.7
7	7.8	4.7	4.6
8	4.7	5.4	5.6
9	6.0	5.2	5.2
10			6.7
11			

图 4-62 在 Excel 中的 25 名苯作业男工白细胞数（$\times 10^9$ 个／升）数值信息

2.计算样本均数 单击工作表中的 A12 单元格→输入"样本均数"。单击 B12 单元格→单击【插入函数】→【统计】→【AVERAGE】→【确定】，出现【函数参数】对话框。在【函数参数】对话框，单击"Number1"后折叠按钮→选择"A2：C10"单元框区域，显示计算结果 =5.224，见图 4-63。单击【确定】，"5.224"显示在 B12 单元格里，见图 4-66。

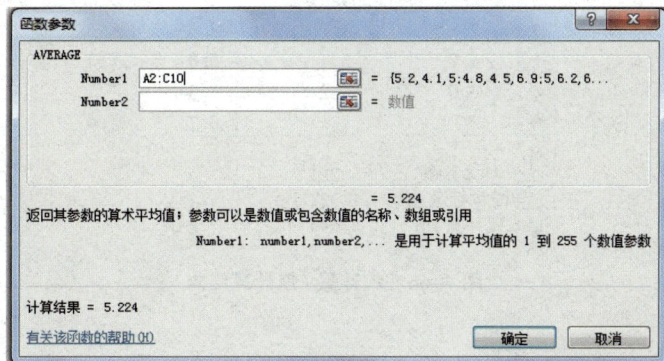

图 4-63 在"Number1"中选择"A2 ： C10"单元格区域

3.计算样本标准差 单击工作表中的 A13 单元格→输入"样本标准差"。单击 B13 单元格→单击【插入函数】→【统计】→【STDEV.S】→【确定】，出现【函数参数】对话框。在【函数参数】对话框中，单击"Number1"后折叠按钮→选择"A2:C10"单元框区域，显示计算结果 = 1.027246，见图 4-64。单击【确定】，"1.027"显示在 B13 单元格里，见图 4-66。

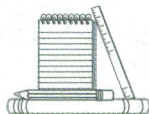

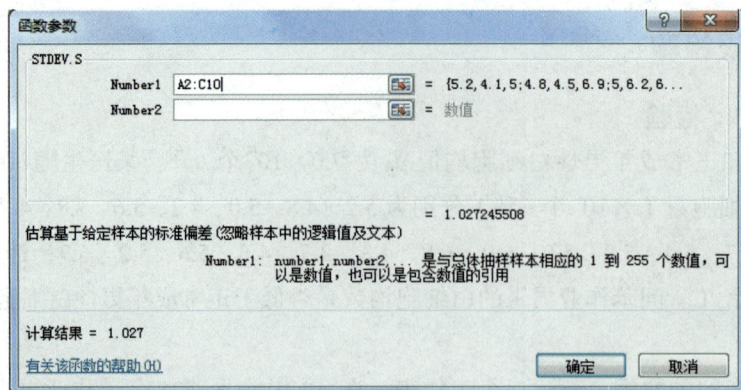

图 4-64 在 "Number1" 中选择 "A2：C10" 单元格区域

4.计算统计量 *t* 值 单击工作表中的 A14 单元格→输入 "统计量 t 值"。单击 B14 单元格，在编辑栏输入 "=（7-B12）/（B13/SQRT（25）"，见图 4-65。按回车键，计算结果为 8.644，"8.644" 显示在 B14 单元格里，见图 4-66。

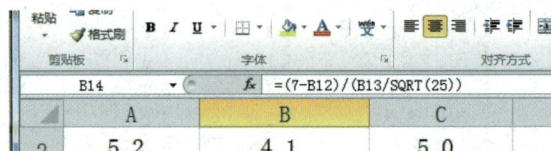

图 4-65 在编辑栏输入 "=（7-B12）/［B13/SQRT（25）］"

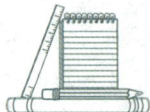

图 4-66 统计量 *t* 值计算结果

5.计算概率 *P* 值 单击工作表中的 A15 单元格→输入 "概率 *P* 值"。单击 B15 单元格→单击【插入函数】→【统计】→【T.DIST.RT】→【确定】，出现【函数参数】对话框。在【函数参数】对话框的 "X" 中输入 "B14"，在 "Deg_freedom" 中输入 "24"，显示计算结果 =3.89803E-09（即 3.89803×10^{-9}），见图 4-67。单击【确定】，"0.000" 显示在 B15 单元格里，见图 4-68。

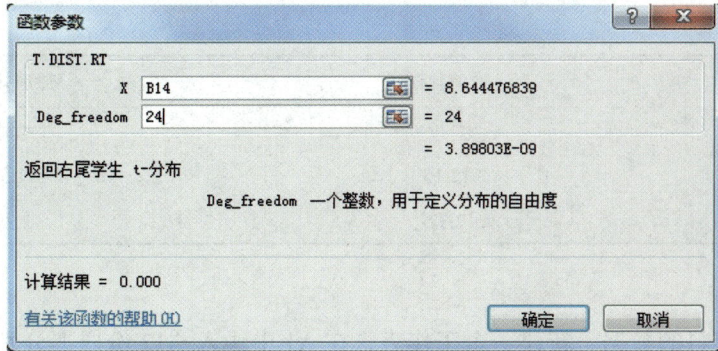

图 4-67 对话框的 "X" 中输入 "B14"，在 "Deg_freedom" 中输入 "24"

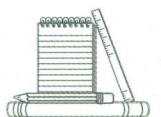

图 4-68 概率 P 值计算结果

按单侧 $\alpha = 0.05$ 的检验水准，$P = 0.000 < 0.05$，拒绝 H_0，接受 H_1，差别有统计学意义，可认为苯作业男工的白细胞均数低于正常成年男性白细胞均数。

（二）配对样本 t 检验

练习七：对 12 名铅中毒患者采集尿样，每份样本分别用硝酸 - 高锰酸钾冷消化法和湿式热消化 - 双硫腙法测定尿铅，结果见表 4-19。请问，两种方法测得结果有无差别？

表 4-19 两种方法测得尿铅（µmol/L）结果

患者号	冷消化法	热消化法
1	1.26	1.45
2	10.35	10.87
3	2.92	3.11
4	9.31	8.86
5	2.75	1.98
6	1.40	1.52
7	3.43	3.23
8	0.93	1.08
9	2.86	3.49

续表

患者号	冷消化法	热消化法
10	5.22	4.85
11	12.15	11.57
12	2.52	2.79

【步骤】

1. 输入样本资料的数据　新建一个工作表，在 A1 中输入"12 份样本分别用两种方法测定尿铅（μmol/L）结果"，在 B2 中输入"冷消化法"，在 C2 中输入"热消化法"，在 B3 ～ B14、C3 ～ C14 中依次输入两个方法测定尿铅的数值，见图 4-69。

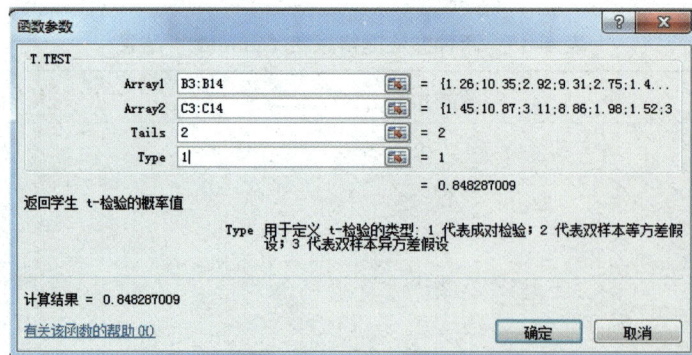

图 4-69　在 Excel 中的两个方法测定尿铅的数值信息

2. 计算配对 t 检验的概率 P 值　单击工作表中的 B16 单元格→输入"概率 P 值"。单击 C16 单元格→单击【插入函数】→【统计】→【T.TEST】→【确定】，出现【函数参数】对话框。在【函数参数】对话框中，单击"Array1"后折叠按钮→选择"B3：B14"单元框区域，单击"Array2"后折叠按钮→选择"C3：C14"单元框区域，在"Tails"中输入"2"，在"Type"中输入"1"，见图 4-70，显示计算结果 = 0.848287，单击【确定】，"0.848287009"显示在 C16 单元格里，见图 4-71。

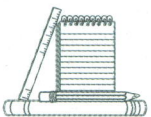

图 4-70　Array1 → B3：B14，Array2 → C3：C14，Tails → 2，Type → 1

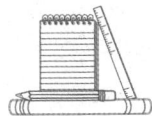

图 4–71 两个方法测定尿铅的概率 P 值计算结果

按 $\alpha = 0.05$ 的检验水准，$P = 0.848287$，$P > 0.05$，不拒绝 H_0，差别无统计学意义，尚不能认为两种方法检测尿铅结果有差别。

（三）两独立样本 t 检验

练习八：将 25 名糖尿病患者随机分成两组，甲组 12 名使用单纯药物治疗方法，乙组 13 名采用饮食疗法与药物治疗的综合方法。两个月后再次测得空腹血糖，见表 4–20，问不同治疗方法的两组患者血糖值是否有差别？

表 4–20 25 名糖尿病患者两种方法治疗两个月后血糖值（mmol/L）

编号	单纯药物治疗组（X_1）	饮食与药物治疗组（X_2）
1	8.6	5.2
2	11.2	6.6
3	11.8	5.3
4	12.0	6.4
5	13.6	7.1
6	14.7	8.3
7	16.8	10.6
8	18.2	11.7
9	19.4	12.4
10	20.3	13.6
11	22.1	15.8
12	17.8	13.2
13	—	17.5

【实训步骤】

1. 输入样本资料的数据　新建一个工作表，在 A1 中输入"25 名糖尿病患者两种方法治疗后血糖值（mmol/L）"，在 B2 中输入"单纯药物治疗组"，在 C2 中输入"饮食与药物治疗组"，在 B3 ～ B14、C3 ～ C15 中依次输入两组血糖的数值，见图 4–72。

	A	B	C	D
1		25名糖尿病患者两种方法治疗后血糖值（mmol/L）		
2		单纯药物治疗组	饮食与药物治疗组	
3		8.6	5.2	
4		11.2	6.6	
5		11.8	5.3	
6		12.0	6.4	
7		13.6	7.1	
8		14.7	8.3	
9		16.8	10.6	
10		18.2	11.7	
11		19.4	12.4	
12		20.3	13.6	
13		22.1	15.8	
14		17.8	13.2	
15			17.5	
16				

图 4-72   在 Excel 中的两组血糖的数值信息

2. 方差齐性检验   单击工作表中的 B17 单元格→输入"方差检验 P 值"。单击 C17 单元格→单击【插入函数】→【统计】→【F.TEST】→【确定】，出现【函数参数】对话框。在【函数参数】对话框中，单击"Array1"后折叠按钮→选择"B3：B14"单元框区域，单击"Array2"后折叠按钮→选择"C3：C15"单元框区域，见图 4-73。显示计算结果 = 0.942781，单击【确定】，"0.942780512"显示在 C17 单元格里，见图 4-74。

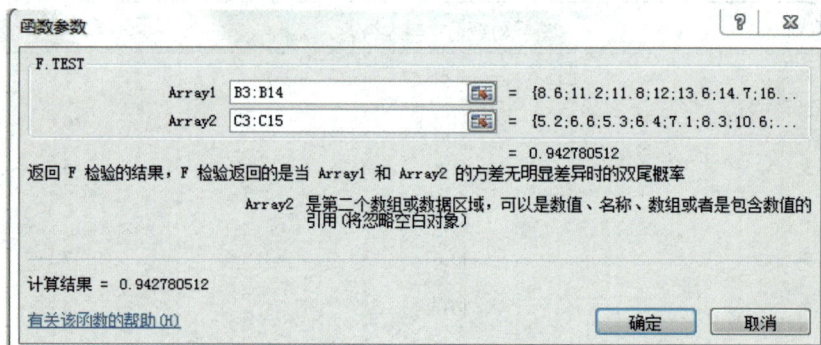

图 4-73   Array1 → B3：B14，Array2 → C3：C15

	A	B	C	D
1		25名糖尿病患者两种方法治疗后血糖值（mmol/L）		
2		单纯药物治疗组	饮食与药物治疗组	
3		8.6	5.2	
4		11.2	6.6	
5		11.8	5.3	
6		12.0	6.4	
7		13.6	7.1	
8		14.7	8.3	
9		16.8	10.6	
10		18.2	11.7	
11		19.4	12.4	
12		20.3	13.6	
13		22.1	15.8	
14		17.8	13.2	
15			17.5	
16				
17		方差齐性检验P值	0.942780512	
18				

图 4-74   方差检验 P 值的计算结果

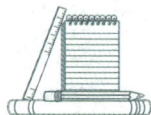

方差检验 $P = 0.942781$，$P > 0.05$，按照 $\alpha = 0.05$ 的检验水准，不拒绝 H_0，可认为两组数据的方差无差别，可以做独立样本 t 检验。

3. 计算独立样本 t 检验的概率 P 值 单击工作表中的 B18 单元格→输入"t 检验概率 P 值"。单击 C18 单元格→单击【插入函数】→【统计】→【T.TEST】→【确定】，出现【函数参数】对话框。在【函数参数】对话框中，单击"Array1"后折叠按钮→选择"B3：B14"单元框区域，单击"Array2"后折叠按钮→选择"C3：C15"单元框区域，在"Tails"中输入"2"，在"Type"中输入"2"，见图 4-75。显示计算结果 = 0.004259，单击【确定】，"0.004259095"显示在 C18 单元格里，见图 4-76。

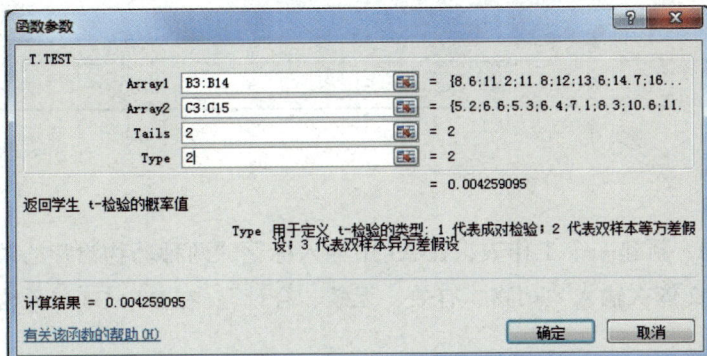

图 4-75 Array1 → B3：B14，Array2 → C3：C15，Tails → 2，Type → 2

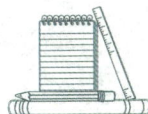

图 4-76 t 检验概率 P 值的计算结果

按 $\alpha = 0.05$ 的检验水准，$P = 0.004259$，$P < 0.05$，拒绝 H_0，接受 H_1，差别有统计学意义，可认为不同治疗方法的患者血糖值有差别。

实训十一　用 Excel 做分类变量资料的统计分析

【实训目标】

通过用 Excel 进行分类变量资料的统计分析，进一步掌握分类变量资料的统计分析方法，尤其是 χ^2 检验的上机操作方法。

【学时数】

2 学时。

【实训内容】

练习一：某医院用两种药物治疗心绞痛患者，经过三个月疗程后，疗效见表 4-21，问两种药物的治疗效果是否有差异？

表 4-21　两种药物治疗心绞痛的疗效比较

药物	有效	无效	合计	有效率（%）
甲	38	12	50	76.0
乙	31	19	50	62.0
合计	69	31	100	67.0

【步骤】

1.输入数据

（1）启动 Excel，新建一个工作表，在 A1 中输入标题"两种药物治疗心绞痛的疗效比较"。在 A1、B2、C2、D2 依次输入"药物、有效、无效、合计"。在 B3 : C4 单元格输入四个实际频数 38、12、31、19。

（2）分别计算出四个格子的理论频数：T11 = 50×69/100 = 34.5，T12 = 50×31/100 = 15.5，T21 = 50×69/100 = 34.5，T22 = 50×31/100 = 15.5。在 B7 : C8 单元格输入四个理论频数 33.5、16.5、33.5、16.5，见图 4-77。

（3）单击工作表中的 A7、A8、A9 单元格→依次输入"实际频数、理论频数、P 值"。

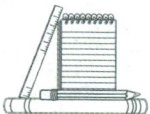

图 4-77　输入数据

2.统计分析

（1）选择函数　单击 B9 单元格，然后单击【公式】→【插入函数】，选择类别【统计】，选择函数【CHITEST】，见图 4-78；单击【确定】，出现【函数参数】对话框，见图 4-79。

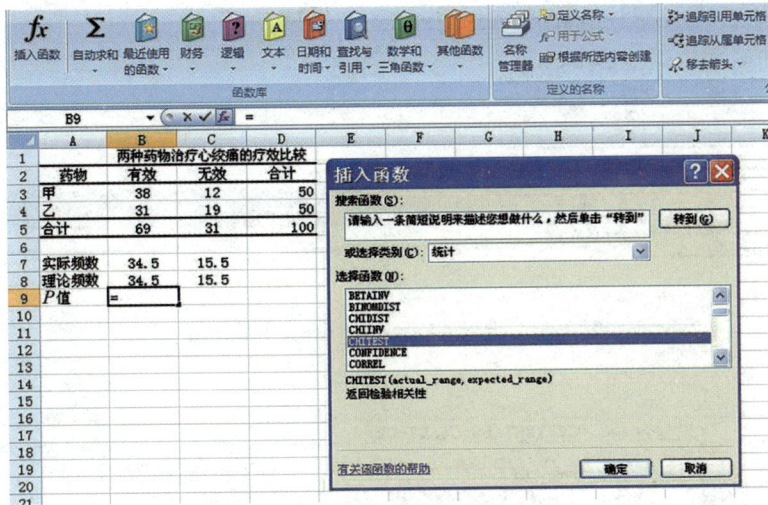

图 4-78 选择函数【CHITEST】

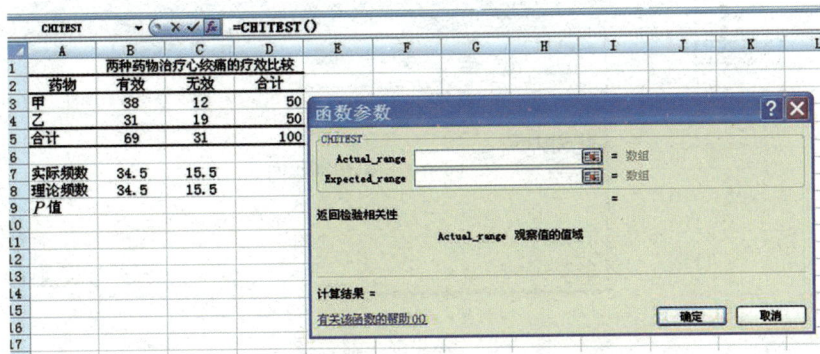

图 4-79 函数【CHITEST】对话框

（2）选择实际频数和理论频数　在出现的对话框中，单击【Actual_range】右侧折叠按钮，选择数据区域 B3：C4 单元格，见图 4-80；单击【Expected_range】右侧折叠按钮，选择数据区域 B7：C8 单元格，见图 4-81；单击【确定】，见图 4-82。显示计算结果 = 0.1301，即为 χ^2 检验所得概率 P。最后单击【确定】，"0.130144"显示在 B9 单元格里，见图 4-83。（也可直接在【Actual_range】后方框中输入 B3：C4，在【Expected_range】后方框中输入 B7：C8）。

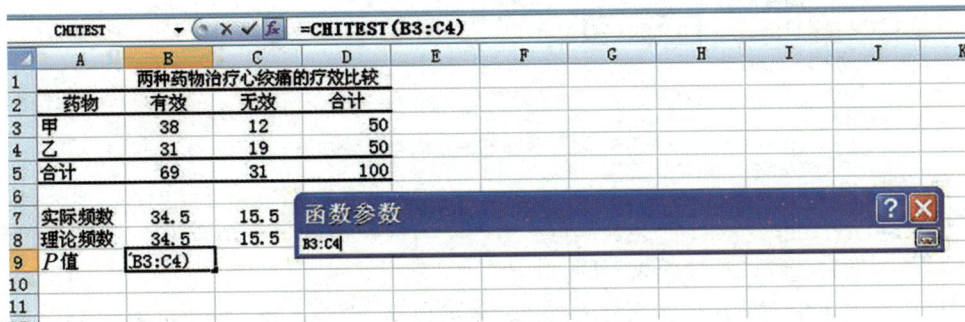

图 4-80 选择【Actual_range】单元格

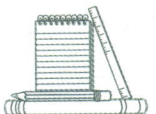

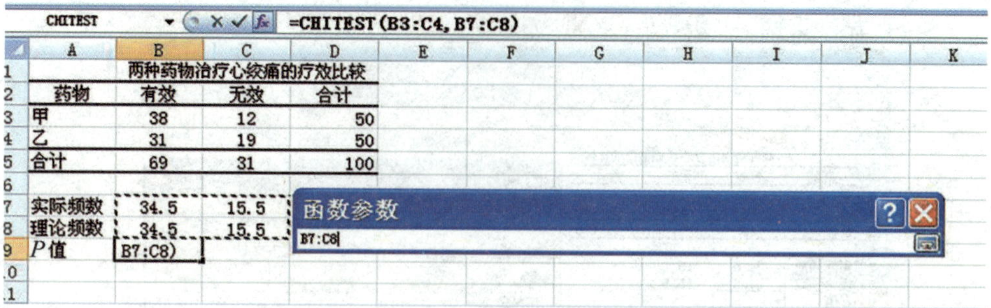

图 4-81 选择【Expected_range】单元格

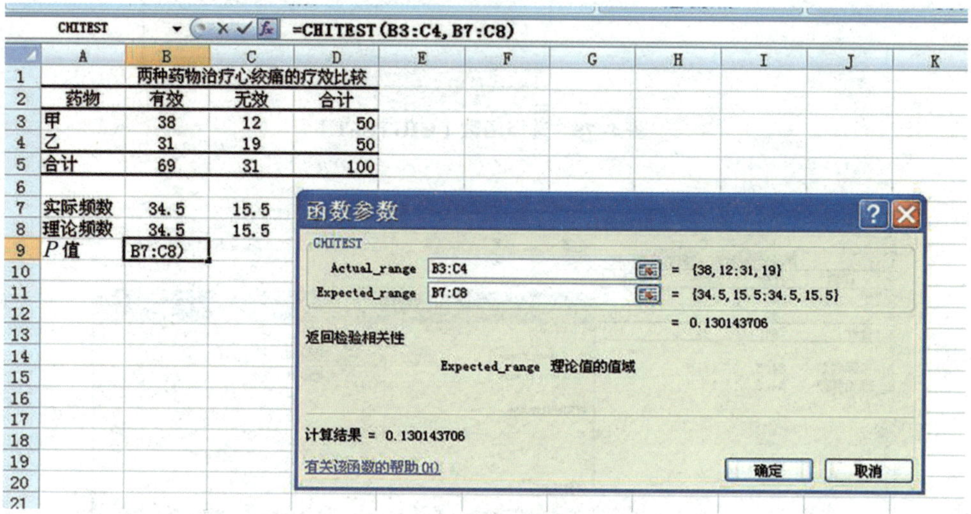

图 4-82 结果显示对话框

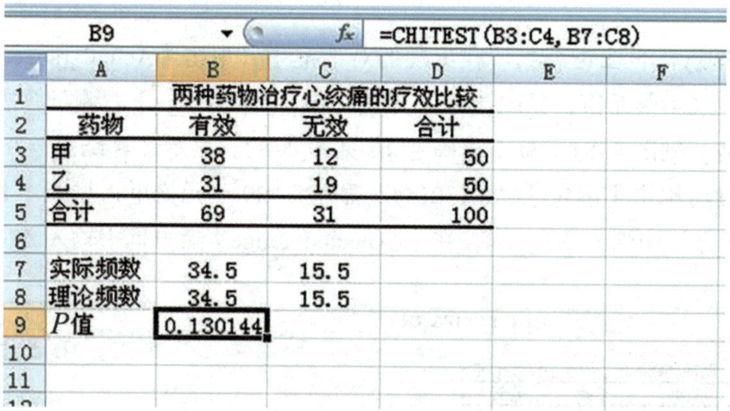

图 4-83 两种药物的治疗效果比较结果

3. 结果分析 $P = 0.130144 > 0.05$，按 $\alpha = 0.05$ 的检验水准，不拒绝 H_0，差别无统计学意义，还不能认为两种药物的治疗效果不同。

练习二：某医生用西药和中药两种方法治疗慢性胃炎病人 40 例，结果见表 4-22，问两种治疗方法的有效率有无差别？

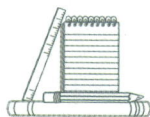

表 4–22 两种疗法缓解率的比较

组别	缓解	未缓解	合计
西药组	2	10	12
中药组	14	14	28
合计	16	24	40

1. 在计算机上练习并写出操作步骤。
2. 请对本题做出正确的统计推断。

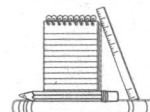

附录 1　常见食物主要营养成分表

（每100g可食部的含量）

类别	食物名称	可食部分(%)	能量(kcal)	蛋白质(g)	脂肪(g)	碳水化合物(g)	不溶性纤维(g)	VA(μgRE)	VB₁(mg)	VB₂(mg)	VC(mg)	VPP(mg)	VE(mg)	钙(mg)	钾(mg)	钠(mg)	铁(mg)	锌(mg)	硒(mg)
谷类及制品	小麦粉（标准粉）	100	349	11.2	1.5	73.6	2.1	—	0.28	0.08	—	2.0	1.80	31	190	3.1	3.5	1.64	5.36
	稻米（粳米）	100	345	7.7	0.6	77.4	0.6	—	0.16	0.08	—	1.3	1.01	11	97	2.4	1.1	1.45	2.50
	黑米	100	341	9.4	2.5	72.2	3.9	—	0.33	0.13	—	7.9	0.22	12	256	7.1	1.6	3.80	3.20
	糯米（江米）	100	350	7.3	1.0	78.3	0.8	—	0.11	0.04	—	2.3	1.29	26	137	1.5	1.4	1.54	2.71
	小米	100	361	9.0	3.1	75.1	1.6	17	0.33	0.10	—	1.5	3.63	41	284	4.3	5.1	1.87	4.74
	高粱米	100	360	10.4	3.1	74.7	4.3	—	0.29	0.10	—	1.6	1.88	22	281	6.3	6.3	1.64	2.83
	玉米（鲜）	46	112	4.0	1.2	22.8	2.9	—	0.16	0.11	16	1.8	0.46	—	238	1.1	1.1	0.90	1.63
	玉米面（白）	100	353	8.0	4.5	73.1	6.2	—	0.34	0.06	—	3.0	6.89	12	276	0.5	1.3	1.22	1.58
	莜麦面	100	376	12.2	7.2	67.8	4.6	3	0.39	0.04	—	3.9	7.96	27	319	2.2	13.6	2.21	0.50
干豆类及制品	黄豆	100	390	35.0	16.0	34.2	15.5	37	0.41	0.20	—	2.1	18.90	191	1503	2.2	8.2	3.34	6.16
	黑豆	100	401	36.0	15.9	33.6	10.2	5	0.20	0.33	—	2.0	17.36	224	1377	3.0	7.0	4.18	6.79
	绿豆	100	329	21.6	0.8	62.0	6.4	22	0.25	0.11	—	2.0	10.95	81	787	3.2	6.5	2.18	4.28
	豌豆	100	334	20.3	1.1	65.8	10.4	42	0.49	0.14	—	2.4	8.47	97	823	9.7	4.9	2.35	1.69
	赤小豆（红小豆）	100	324	20.2	0.6	63.4	7.7	13	0.16	0.11	—	2.0	14.36	74	860	2.2	7.4	2.20	3.80
	芸豆（杂，带皮）	100	327	22.4	0.6	63.3	10.5	—	—	—	—	—	—	349	1058	10.5	8.7	2.22	14.02

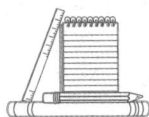

续表

类别	食物名称	可食部分(%)	能量(kcal)	蛋白质(g)	脂肪(g)	碳水化合物(g)	不溶性纤维(g)	VA(µgRE)	VB$_1$(mg)	VB$_2$(mg)	VC(mg)	VPP(mg)	VE(mg)	钙(mg)	钾(mg)	钠(mg)	铁(mg)	锌(mg)	硒(mg)
干豆类及制品	豆腐	100	82	8.1	3.7	34.2	0.4	—	0.04	0.03	—	0.2	2.71	164	125	7.2	1.9	1.11	2.30
	豆腐干	100	142	16.2	3.6	11.5	0.8	—	0.03	0.07	—	0.3	—	308	140	76.5	4.9	1.76	0.02
	豆腐脑(老豆腐)	100	15	1.9	0.8	0.0	—	—	0.04	0.02	—	0.4	10.46	18	107	2.8	0.9	0.49	微
	豆浆	100	16	1.8	0.7	1.1	1.1	15	0.02	0.02	—	0.1	0.80	10	48	3.0	0.5	0.24	0.14
蔬菜类及制品	胡萝卜(红)	96	39	1.0	0.2	8.8	1.1	688	0.04	0.03	13	0.6	0.41	32	190	71.4	1.0	0.23	0.63
	白萝卜	95	23	0.9	0.1	5.0	1.0	3	0.02	0.03	21	0.3	0.92	36	173	61.8	0.5	0.30	0.61
	豆角	96	34	2.5	0.2	6.7	2.1	33	0.05	0.07	18	0.9	2.24	29	207	3.4	1.5	0.54	2.16
	黄豆芽	100	47	4.5	1.6	4.5	1.5	5	0.04	0.07	8	0.6	0.80	21	160	7.2	0.9	0.54	0.96
	茄子(紫皮,长)	96	23	1.0	0.1	5.4	1.9	30	0.03	0.03	7	0.6	0.20	55	136	6.4	0.4	0.16	0.57
	番茄(西红柿)	97	20	0.9	0.2	4.0	0.5	92	0.03	0.03	19	0.6	0.57	10	163	5.0	0.4	0.13	0.15
	辣椒(尖,青)	84	27	1.4	0.3	5.8	2.1	57	0.03	0.04	62	0.5	0.88	15	209	2.2	0.7	0.22	0.62
	辣椒(红,尖,干)	88	295	15.0	12.0	52.7	41.7	—	0.53	0.16	—	1.2	8.76	12	1085	4.0	6.0	8.21	—
	冬瓜	80	12	0.4	0.2	2.6	0.7	13	0.01	0.01	18	0.3	0.08	19	78	1.8	0.2	0.07	0.22
	黄瓜	92	16	0.8	0.2	2.9	0.5	15	0.02	0.03	9	0.2	0.49	24	102	4.9	0.5	0.18	0.38
	苦瓜	81	22	1.0	0.1	4.9	1.4	17	0.03	0.03	56	0.4	0.85	14	256	2.5	0.7	0.36	0.36
	南瓜(倭瓜)	85	23	0.7	0.1	5.3	0.8	148	0.03	0.04	8	0.4	0.36	16	145	0.8	0.4	0.14	0.46
	西葫芦	73	19	0.8	0.2	3.8	0.6	5	0.01	0.03	6	0.2	0.34	15	92	5.0	0.3	0.12	0.28
	大白菜	87	18	1.5	0.1	3.2	0.8	20	0.04	0.05	31	0.6	0.76	50	—	57.5	0.7	0.38	0.49
	甘蓝(圆白菜、卷心菜)	86	24	1.5	0.2	4.6	1.0	12	0.03	0.03	40	0.4	0.50	49	124	27.2	0.6	0.25	0.96
	菠菜(赤根菜)	89	28	2.6	0.3	4.5	1.7	487	0.04	0.11	32	0.6	1.74	66	311	85.2	2.9	0.85	0.97
	菜花(花椰菜)	82	26	2.1	0.2	4.6	1.2	5	0.03	0.08	61	0.6	0.43	23	200	31.6	1.1	0.38	0.73

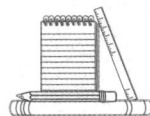

续表

类别	食物名称	可食部分(%)	能量(kcal)	蛋白质(g)	脂肪(g)	碳水化合物(g)	不溶性纤维(g)	VA(μgRE)	VB$_1$(mg)	VB$_2$(mg)	VC(mg)	VPP(mg)	VE(mg)	钙(mg)	钾(mg)	钠(mg)	铁(mg)	锌(mg)	硒(mg)
蔬菜类及制品	油菜	87	25	1.8	0.5	3.8	1.1	103	0.04	0.11	36	0.7	0.88	108	210	55.8	1.2	0.33	0.79
	芹菜茎	67	22	1.2	0.2	4.5	1.2	57	0.02	0.06	8	0.4	1.32	80	206	159.0	1.2	0.24	0.57
	生菜	94	15	1.3	0.3	2.0	0.7	298	0.03	0.06	13	0.4	1.02	34	170	32.8	0.9	0.27	1.15
	竹笋	63	23	2.6	0.2	3.6	1.8	—	0.08	0.08	5	0.6	0.05	9	389	0.4	0.5	0.33	0.04
	藕(莲藕)	88	73	1.9	0.2	16.4	1.2	3	0.09	0.03	44	0.3	0.73	39	243	44.2	1.4	0.23	0.39
	山药	83	57	1.9	0.2	12.4	0.8	3	0.05	0.02	5	0.3	0.24	16	213	18.6	0.3	0.27	0.55
菌藻类	蘑菇(鲜蘑)	99	24	2.7	0.1	4.1	2.1	2	0.08	0.35	2	4.0	0.56	6	312	8.3	1.2	0.92	0.55
	香菇(干)	95	274	20.0	1.2	61.7	31.6	3	0.19	1.26	5	20.5	0.66	83	464	11.2	10.5	8.57	6.42
	海带(江白菜)	100	13	1.2	0.1	2.1	0.5	—	0.02	0.15	—	1.3	1.85	46	246	8.6	0.9	0.16	9.54
	木耳(水发)	100	27	1.5	0.2	2.6	29.9	3	0.01	0.05	1	0.2	7.51	34	52	8.5	5.5	0.53	0.46
	银耳(干)	96	261	10.0	1.4	67.3	30.4	8	0.05	0.25	—	5.3	1.26	36	1588	82.1	4.1	3.03	2.95
	紫菜(干)	100	250	26.7	1.1	44.1	21.6	228	0.27	1.02	2	7.3	1.82	264	1796	710.5	54.9	2.47	7.22
水果类及制品	苹果	76	54	0.2	0.2	13.5	1.2	3	0.06	0.02	4	0.2	2.12	4	119	1.6	0.6	0.19	0.12
	梨	82	50	0.4	0.2	13.3	3.1	6	0.03	0.06	6	0.3	1.34	9	92	2.1	0.5	0.45	1.14
	菠萝	68	44	0.5	0.1	10.8	1.3	3	0.04	0.02	18	0.2	—	12	113	0.8	0.6	0.14	0.24
	草莓	97	32	1.0	0.2	7.1	1.1	5	0.02	0.03	47	0.3	0.71	18	131	4.2	1.8	0.14	0.70
	橙	74	48	0.8	0.2	11.1	0.6	27	0.05	0.04	33	0.3	0.56	20	159	1.2	0.4	0.14	0.31
	柑橘	77	51	0.7	0.2	11.9	0.4	148	0.08	0.04	28	0.4	0.92	35	154	1.4	0.2	0.08	0.30
	芒果	60	35	0.6	0.2	8.3	1.3	150	0.01	0.04	23	0.3	1.21	微	138	2.8	0.2	0.09	1.44
	葡萄	86	44	0.5	0.2	10.3	0.4	8	0.04	0.02	25	0.2	0.70	5	104	1.3	0.4	0.18	0.20
	柿	87	74	0.4	0.1	18.5	1.4	20	0.02	0.02	30	0.3	1.12	9	151	0.8	0.2	0.08	0.24
	桃	86	51	0.9	0.1	12.2	1.3	3	0.01	0.03	7	0.7	1.54	6	166	5.7	0.8	0.34	0.24
	香蕉	59	93	1.4	0.2	22.0	1.2	10	0.02	0.04	8	0.7	0.24	7	256	0.8	0.4	0.18	0.87

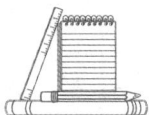

续表

类别	食物名称	可食部分(%)	能量(kcal)	蛋白质(g)	脂肪(g)	碳水化合物(g)	不溶性纤维(g)	VA(μgRE)	VB₁(mg)	VB₂(mg)	VC(mg)	VPP(mg)	VE(mg)	钙(mg)	钾(mg)	钠(mg)	铁(mg)	锌(mg)	硒(mg)
水果类及制品	樱桃	80	46	1.1	0.2	10.2	0.3	35	0.02	0.02	10	0.6	2.22	11	232	8.0	0.4	0.23	0.21
	枣（鲜）	87	125	1.1	0.3	30.5	1.9	40	0.06	0.09	243	0.9	0.78	22	375	1.2	1.2	1.52	0.80
	枣（干）	88	317	2.1	0.4	81.1	9.5	—	0.08	0.15	14	0.9	3.04	64	524	6.2	2.3	0.65	1.02
	中华猕猴桃	83	61	0.8	0.6	14.5	2.6	22	0.05	0.02	62	0.3	2.43	27	144	10.0	1.2	0.57	0.28
	木瓜	86	29	0.4	0.1	7.0	0.8	145	0.01	0.02	43	0.3	0.30	17	18	28.0	0.2	0.25	1.80
	西瓜	56	26	0.6	0.1	5.8	0.3	75	0.02	0.03	6	0.2	0.10	8	87	3.2	0.3	0.05	0.17
坚果、种子类	核桃（鲜）	43	336	12.8	29.9	6.1	4.3	—	0.07	0.14	10	1.4	41.17	—	—	—	—	—	—
	花生（鲜）	53	313	12.0	25.4	13.0	7.7	2	—	0.04	14	14.1	2.93	8	390	3.7	3.4	1.79	4.50
	栗子（鲜）板栗	80	189	4.2	0.7	42.2	1.7	32	0.14	0.17	24	0.8	4.56	17	442	13.9	1.1	0.57	1.13
	南瓜子（炒）	68	582	36.0	46.1	7.9	4.1	—	0.08	0.16	—	3.3	27.28	37	672	15.8	6.5	7.12	27.03
	松子（炒）	31	644	14.1	58.5	21.4	12.4	5	—	0.11	—	3.8	25.20	161	612	3.0	5.2	5.49	0.62
	西瓜子（炒）	43	582	32.7	44.8	14.2	4.5	—	0.04	0.08	—	3.4	1.23	28	612	187.7	8.2	6.76	23.44
肉类及制品	牛肉（瘦）	100	106	20.2	2.3	1.2	—	6	0.07	0.13	—	6.3	0.35	9	284	53.6	2.8	3.71	10.55
	羊肉（瘦）	90	118	20.5	3.9	0.2	—	11	0.15	0.16	—	5.2	0.31	9	403	69.4	3.9	6.06	7.18
	猪肉（瘦）	100	143	20.3	6.2	1.5	—	44	0.54	0.10	—	5.3	0.34	6	305	57.5	3.0	2.99	9.50
	猪肝	99	129	19.3	3.5	5.0	—	4972	0.21	2.08	20	15.0	0.86	6	235	68.6	22.6	5.78	19.21
	牛肝	100	139	19.8	3.9	6.2	—	20220	0.16	1.30	9	11.9	0.13	4	185	45.0	6.6	5.01	11.99
	羊肝	100	134	17.9	3.6	7.4	—	20972	0.21	1.75	9	22.1	29.93	8	241	123.0	7.5	3.45	17.68
	猪血	100	55	12.2	0.3	0.9	—	—	0.03	0.04	—	0.3	0.20	4	56	56.0	8.7	0.28	7.94
	火腿	100	330	16.0	27.4	4.9	—	46	0.28	0.09	—	8.6	0.80	3	220	1086.7	2.2	2.16	2.95
	鹅	63	251	17.9	19.9	0.0	—	42	0.07	0.23	—	4.9	0.22	4	232	58.8	3.8	1.36	17.68
	鸡	66	167	19.3	9.4	1.3	—	48	0.05	0.09	—	5.6	0.67	9	251	63.3	1.4	1.09	11.75
	鸭	68	240	15.5	19.7	0.2	—	52	0.08	0.22	—	4.2	0.27	6	191	69.0	2.2	1.33	12.25

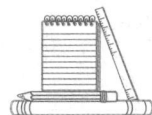

续表

类别	食物名称	可食部分(%)	能量(kcal)	蛋白质(g)	脂肪(g)	碳水化合物(g)	不溶性纤维(g)	VA(μgRE)	VB₁(mg)	VB₂(mg)	VC(mg)	VPP(mg)	VE(mg)	钙(mg)	钾(mg)	钠(mg)	铁(mg)	锌(mg)	硒(mg)
乳类及制品	母乳	100	65	1.3	3.4	7.4	—	11	0.01	0.05	5	0.2	—	30	—	—	0.1	0.28	—
	牛乳	100	54	3.0	3.2	3.4	—	24	0.03	0.14	1	0.1	0.21	104	109	37.2	0.3	0.42	1.94
	全脂牛乳粉	100	478	20.1	21.2	51.7	—	141	0.11	0.73	4	0.9	0.48	676	449	260.1	1.2	3.14	11.80
	酸奶	100	72	2.5	2.7	9.3	—	26	0.03	0.15	1	0.2	0.12	118	150	39.8	0.4	0.53	1.71
	鲜羊乳	100	59	1.5	3.5	5.4	—	84	0.04	0.12	—	2.1	0.19	82	135	20.6	0.5	0.29	1.75
	全脂羊乳粉	100	498	18.8	25.2	49.0	—	—	0.06	1.60	—	0.9	0.20	—	—	—	—	—	—
蛋类及制品	鹅蛋	87	196	11.1	15.6	2.8	—	192	0.08	0.30	—	0.4	4.50	34	74	90.6	4.1	1.43	27.24
	鸡蛋(白皮)	87	138	12.7	9.0	1.5	—	310	0.09	0.31	—	0.2	1.23	48	98	94.7	2.0	1.00	16.55
	鸡蛋(红皮)	88	156	12.8	11.1	1.3	—	194	0.13	0.32	—	0.2	2.29	44	121	125.7	2.3	1.01	14.98
	鸡蛋白	100	60	11.6	0.1	3.1	—	—	0.04	0.31	—	0.2	0.01	9	132	79.4	1.6	0.02	6.97
	鸡蛋黄	100	328	15.2	28.2	3.4	—	438	0.33	0.29	—	0.1	5.06	112	95	54.9	6.5	3.79	27.01
	松花蛋(鸭)/(皮蛋)	90	171	14.2	10.7	4.5	—	215	0.06	0.18	—	0.1	3.05	63	152	542.7	3.3	1.48	25.24
	鸭蛋	87	180	12.6	13.0	3.1	—	261	0.17	0.35	—	0.2	4.98	62	135	106.0	2.9	1.67	15.68
	鸭蛋(咸)	88	190	12.7	12.7	6.3	—	134	0.16	0.33	—	0.1	6.25	118	184	2706.1	3.6	1.74	24.04
鱼虾蟹贝类	草鱼	58	113	16.6	5.2	0.0	—	11	0.04	0.11	—	2.8	2.03	38	312	46.0	0.8	0.87	6.66
	带鱼	76	127	17.7	4.9	3.1	—	29	0.02	0.06	—	2.8	0.82	28	280	150.1	1.2	0.70	36.57
	鲤鱼	54	109	17.6	4.1	0.5	—	25	0.03	0.09	—	2.7	1.27	50	334	53.7	1.0	2.08	15.38
	鲈鱼	58	105	18.6	3.4	0.0	—	19	0.03	0.17	—	3.1	0.75	138	205	144.1	2.0	2.83	33.06
	小黄花鱼	63	99	17.9	3.0	0.1	—	—	0.04	0.04	—	2.3	1.19	78	228	103.0	0.9	0.94	55.20
	鳕鱼	45	88	20.4	0.5	0.5	—	14	0.04	0.13	—	2.7	—	42	321	130.3	0.5	0.86	24.80
	扇贝(干)/(干贝)	100	264	55.6	2.4	5.1	—	11	微	0.21	—	2.5	1.53	77	969	5.6	5.6	5.05	76.35
	海参(干)	93	262	50.2	4.8	4.5	—	39	0.04	0.13	—	1.3	—	—	356	4968.0	9.0	2.24	150.00

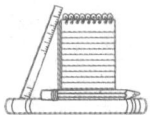

续表

类别	食物名称	可食部分(%)	能量(kcal)	蛋白质(g)	脂肪(g)	碳水化合物(g)	不溶性纤维(g)	VA(μgRE)	VB₁(mg)	VB₂(mg)	VC(mg)	VPP(mg)	VE(mg)	钙(mg)	钾(mg)	钠(mg)	铁(mg)	锌(mg)	硒(mg)
鱼虾蟹贝类	牡蛎	100	73	5.3	2.1	8.2	—	27	0.01	0.13	—	1.4	0.81	131	200	462.1	7.1	9.39	86.64
	乌贼（鲜）	97	84	17.4	1.6	0.0	—	35	0.02	0.06	—	1.6	1.68	44	290	110.0	0.9	2.38	38.18
	鱿鱼（水浸）	98	75	17.0	0.8	0.0	—	16	—	0.03	—	—	0.94	43	16	134.7	0.5	1.36	13.65
	河虾	86	87	16.4	2.4	0.0	—	48	0.04	0.03	—	—	5.33	325	329	133.8	4.0	2.24	29.65
	龙虾	46	90	18.9	1.1	1.0	—	—	微	0.03	—	4.3	3.58	21	257	190.0	1.3	2.79	39.36
	虾皮	100	153	30.7	2.2	2.5	—	19	0.02	0.14	—	3.1	0.92	991	617	5057.7	6.7	1.93	74.43
	蟹（河蟹）	42	103	17.5	2.6	2.3	—	389	0.06	0.28	—	1.7	6.09	126	181	193.5	2.9	3.68	56.72
油脂类	菜籽油（青油）	100	899	—	99.9	0.0	—	—	—	微	—	微	60.89	9	2	7.0	3.7	0.54	—
	豆油	100	899	—	99.9	0.0	—	—	—	微	—	微	93.08	13	3	4.9	3.0	1.09	—
	花生油	100	899	—	99.9	0.0	—	—	—	微	—	微	42.06	12	1	3.5	2.9	0.48	—
其他类	二锅头	—	351	—	—	—	—	—	0.05	—	—	—	—	1	—	0.5	0.1	0.04	—
	啤酒	—	32	0.4	—	—	—	—	0.15	0.04	—	1.1	—	13	47	11.4	0.4	0.30	0.64
	红糖	100	389	0.7	—	96.6	—	—	0.01	—	—	0.3	—	157	240	18.3	2.2	0.35	4.20
	绵白糖	100	396	0.1	—	98.9	—	—	微	—	—	0.2	—	6	2	2.0	0.2	0.07	0.38
	酱油	100	63	5.6	0.1	10.1	0.2	—	0.05	0.13	—	1.7	—	66	337	5757.0	8.6	1.17	1.39
	味精	100	268	40.1	0.2	26.5	—	—	0.08	0	—	0.3	—	100	4	8160.0	1.2	0.31	0.98
	精盐	100	0	—	—	0.0	—	—	—	—	—	—	—	22	14	39311.0	1.0	0.24	1.00

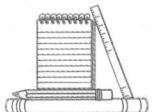

附录2 标准正态分布函数 Φ（z）值表

z	0.00	0.01	0.02	0.03	0.04	0.05	0.06	0.07	0.08	0.09
−2.9	0.0019	0.0018	0.0018	0.0017	0.0016	0.0016	0.0015	0.0015	0.0014	0.0014
−2.8	0.0026	0.0025	0.0024	0.0023	0.0023	0.0022	0.0021	0.0021	0.0020	0.0019
−2.7	0.0035	0.0034	0.0033	0.0032	0.0031	0.0030	0.0029	0.0028	0.0027	0.0026
−2.6	0.0047	0.0045	0.0044	0.0043	0.0041	0.0040	0.0039	0.0038	0.0037	0.0036
−2.5	0.0062	0.0060	0.0059	0.0057	0.0055	0.0054	0.0052	0.0051	0.0049	0.0048
−2.4	0.0082	0.0080	0.0078	0.0075	0.0073	0.0071	0.0069	0.0068	0.0066	0.0064
−2.3	0.0107	0.0104	0.0102	0.0099	0.0096	0.0094	0.0091	0.0089	0.0087	0.0084
−2.2	0.0139	0.0136	0.0132	0.0129	0.0125	0.0122	0.0119	0.0116	0.0113	0.0110
−2.1	0.0179	0.0174	0.0170	0.0166	0.0162	0.0158	0.0154	0.0150	0.0146	0.0143
−2.0	0.0228	0.0222	0.0222	0.0212	0.0207	0.0202	0.0197	0.0192	0.0188	0.0183
−1.9	0.0287	0.0281	0.0274	0.0268	0.0262	0.0256	0.0250	0.0244	0.0239	0.0233
−1.8	0.0359	0.0351	0.0344	0.0336	0.0329	0.0322	0.0314	0.0307	0.0301	0.0294
−1.7	0.0446	0.0436	0.0427	0.0418	0.0409	0.0401	0.0392	0.0384	0.0375	0.0367
−1.6	0.0548	0.0537	0.0526	0.0516	0.0505	0.0495	0.0485	0.0475	0.0465	0.0455
−1.5	0.0668	0.0655	0.0643	0.0630	0.0618	0.0606	0.0594	0.0582	0.0571	0.0559
−1.4	0.0808	0.0793	0.0778	0.0764	0.0749	0.0735	0.0721	0.0708	0.0694	0.0681
−1.3	0.0968	0.0951	0.0934	0.0918	0.0901	0.0885	0.0869	0.0853	0.0838	0.0823
−1.2	0.1151	0.1131	0.1112	0.1093	0.1075	0.1056	0.1038	0.1020	0.1003	0.0985
−1.1	0.1357	0.1335	0.1314	0.1292	0.1271	0.1251	0.1230	0.1210	0.1190	0.1170
−1.0	0.1587	0.1562	0.1539	0.1515	0.1492	0.1469	0.1446	0.1423	0.1401	0.1379
−0.9	0.1841	0.1814	0.1788	0.1762	0.1736	0.1711	0.1685	0.1660	0.1635	0.1611
−0.8	0.2119	0.2090	0.2061	0.2033	0.2005	0.1977	0.1949	0.1922	0.1894	0.1867
−0.7	0.2420	0.2389	0.2358	0.2327	0.2296	0.2266	0.2236	0.2206	0.2177	0.2148
−0.6	0.2743	0.2709	0.2676	0.2643	0.2611	0.2578	0.2546	0.2514	0.2483	0.2451
−0.5	0.3085	0.3050	0.3015	0.2981	0.2946	0.2912	0.2877	0.2843	0.2810	0.2776
−0.4	0.3446	0.3409	0.3372	0.3336	0.3300	0.3264	0.3228	0.3192	0.3156	0.3121
−0.3	0.3821	0.3783	0.3745	0.3707	0.3669	0.3632	0.3594	0.3557	0.3520	0.3483
−0.2	0.4207	0.4168	0.4129	0.4090	0.4052	0.4013	0.3974	0.3936	0.3897	0.3859
−0.1	0.4602	0.4562	0.4522	0.4483	0.4443	0.4404	0.4364	0.4325	0.4286	0.4247
−0.0	0.5000	0.4960	0.4920	0.4880	0.4840	0.4801	0.4761	0.4721	0.4681	0.4641
0.0	0.5000	0.5040	0.5080	0.5120	0.5160	0.5199	0.5239	0.5279	0.5319	0.5359
	0.5398	0.5438	0.5478	0.5517	0.5557	0.5596	0.5636	0.5675	0.5714	0.5753
0.1	0.5793	0.5832	0.5871	0.5910	0.5948	0.5987	0.6026	0.6064	0.6103	0.6141
	0.6179	0.6217	0.6255	0.6293	0.6331	0.6368	0.6406	0.6443	0.6480	0.6517
0.2	0.6554	0.6591	0.6628	0.6664	0.6700	0.6736	0.6772	0.6808	0.6844	0.6879
	0.6915	0.6950	0.6985	0.7019	0.7054	0.7088	0.7123	0.7157	0.7190	0.7224
0.3	0.7257	0.7291	0.7324	0.7357	0.7389	0.7422	0.7454	0.7486	0.7517	0.7549
	0.7580	0.7611	0.7642	0.7673	0.7704	0.7734	0.7764	0.7794	0.7823	0.7852
0.4	0.7881	0.7910	0.7939	0.7967	0.7995	0.8023	0.8051	0.8078	0.8106	0.8133
	0.8159	0.8186	0.8212	0.8238	0.8264	0.8289	0.8315	0.8340	0.8365	0.8389
0.5	0.8413	0.8438	0.8461	0.8485	0.8508	0.8531	0.8554	0.8577	0.8599	0.8621
	0.8643	0.8665	0.8686	0.8708	0.8729	0.8749	0.8770	0.8790	0.8810	0.8830
0.6	0.8849	0.8869	0.8888	0.8907	0.8925	0.8944	0.8962	0.8980	0.8997	0.9015
	0.9032	0.9049	0.9066	0.9082	0.9099	0.9115	0.9131	0.9147	0.9162	0.9177

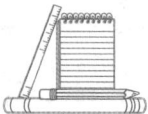

续表

z	0.00	0.01	0.02	0.03	0.04	0.05	0.06	0.07	0.08	0.09
0.7	0.9192	0.9207	0.9222	0.9236	0.9251	0.9265	0.9279	0.9292	0.9306	0.9319
	0.9332	0.9345	0.9357	0.9370	0.9382	0.9394	0.9406	0.9418	0.9429	0.9441
0.8	0.9452	0.9463	0.9474	0.9484	0.9495	0.9505	0.9515	0.9525	0.9535	0.9545
	0.9554	0.9564	0.9573	0.9582	0.9591	0.9599	0.9608	0.9616	0.9625	0.9633
0.9	0.9641	0.9649	0.9656	0.9664	0.9671	0.9678	0.9686	0.9693	0.9699	0.9706
	0.9713	0.9719	0.9726	0.9732	0.9738	0.9744	0.9750	0.9756	0.9761	0.9767
1.0	0.9772	0.9778	0.9783	0.9788	0.9793	0.9798	0.9803	0.9808	0.9812	0.9817
	0.9821	0.9826	0.9830	0.9834	0.9838	0.9842	0.9846	0.9850	0.9854	0.9857
1.1	0.9861	0.9864	0.9868	0.9871	0.9875	0.9878	0.9881	0.9884	0.9887	0.9890
	0.9893	0.9896	0.9898	0.9901	0.9904	0.9906	0.9909	0.9911	0.9913	0.9916
1.2	0.9918	0.9920	0.9922	0.9925	0.9927	0.9929	0.9931	0.9932	0.9934	0.9936
	0.9938	0.9940	0.9941	0.9943	0.9945	0.9946	0.9948	0.9949	0.9951	0.9952
1.3	0.9953	0.9955	0.9956	0.9957	0.9959	0.9960	0.9961	0.9962	0.9963	0.9964
	0.9965	0.9966	0.9967	0.9968	0.9969	0.9970	0.9971	0.9972	0.9973	0.9974
1.4	0.9974	0.9975	0.9976	0.9977	0.9977	0.9978	0.9979	0.9979	0.9980	0.9981
1.5	0.9981	0.9982	0.9982	0.9983	0.9984	0.9984	0.9985	0.9985	0.9986	0.9986

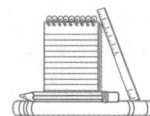

续表

附录 3　t 界值表

df	单 0.25 双 0.5	0.1 0.2	0.05 0.1	0.025 0.05	0.01 0.02	0.005 0.01	0.0025 0.005	0.001 0.002	0.0005 0.001	0.00025 0.0005	0.0001 0.0002	0.00005 0.0001
1	1.0000	3.0777	6.3138	12.7062	31.8205	63.6567	127.32	318.31	636.62	1273.2	3183.1	6366.2
2	0.8165	1.8856	2.9200	4.3027	6.9646	9.9248	14.089	22.327	31.599	44.705	70.700	99.993
3	0.7649	1.6377	2.3534	3.1824	4.5407	5.8409	7.4533	10.215	12.924	16.326	22.204	28.000
4	0.7407	1.5332	2.1318	2.7764	3.7469	4.6041	5.5976	7.1732	8.6103	10.306	13.034	15.544
5	0.7267	1.4759	2.0150	2.5706	3.3649	4.0321	4.7733	5.8934	6.8688	7.9757	9.6776	11.178
6	0.7176	1.4398	1.9432	2.4469	3.1427	3.7074	4.3168	5.2076	5.9588	6.7883	8.0248	9.0823
7	0.7111	1.4149	1.8946	2.3646	2.9980	3.4995	4.0293	4.7853	5.4079	6.0818	7.0634	7.8846
8	0.7064	1.3968	1.8595	2.3060	2.8965	3.3554	3.8325	4.5008	5.0413	5.6174	6.4420	7.1200
9	0.7027	1.3830	1.8331	2.2622	2.8214	3.2498	3.6897	4.2968	4.7809	5.2907	6.0101	6.5937
10	0.6998	1.3722	1.8125	2.2281	2.7638	3.1693	3.5814	4.1437	4.5869	5.0490	5.6938	6.2111
11	0.6974	1.3634	1.7959	2.2010	2.7181	3.1058	3.4966	4.0247	4.4370	4.8633	5.4528	5.9212
12	0.6955	1.3562	1.7823	2.1788	2.6810	3.0545	3.4284	1.7579	4.3178	4.7165	5.2633	5.6945
13	0.6938	1.3502	1.7709	2.1604	2.6503	3.0123	3.3725	3.8520	1.8140	4.5975	5.1106	5.5125
14	0.6924	1.3450	1.7613	2.1448	2.6245	2.9768	3.3257	3.7874	1.8140	1.8657	4.9850	5.3634
15	0.6912	1.3406	1.7531	2.1314	2.6025	2.9467	3.2860	3.7328	4.0728	1.8657	1.9285	5.2391
16	0.6901	1.3368	1.7459	2.1199	2.5835	2.9208	3.2520	3.6862	4.0150	4.3463	1.9285	1.9725
17	0.6892	1.3334	1.7396	2.1098	2.5669	2.8982	3.2225	3.6458	3.9651	4.2858	1.9285	1.9725
18	0.6884	1.3304	1.7341	2.1009	2.5524	2.8784	3.1966	3.6105	3.9216	4.2332	4.6480	1.9725
19	0.6876	1.3277	1.7291	2.0930	2.5395	2.8609	3.1737	3.5794	3.8834	4.1869	4.5899	1.9725
20	0.6870	1.3253	1.7247	2.0860	2.5280	2.8453	3.1534	3.5518	3.8495	4.1460	4.5385	4.8373
22	0.6858	1.3212	1.7171	2.0739	2.5083	2.8188	3.1188	3.5050	3.7921	4.0769	4.4520	4.7361
24	0.6848	1.3178	1.7109	2.0639	2.4922	2.7969	3.0905	3.4668	3.7454	4.0207	4.3819	4.6544
26	0.6840	1.3150	1.7056	2.0555	2.4786	2.7787	3.0669	3.4350	3.7066	3.9742	4.3240	4.5870
28	0.6834	1.3125	1.7011	2.0484	2.4671	2.7633	3.0469	3.4082	3.6739	3.9351	4.2754	4.5305
30	0.6828	1.3104	1.6973	2.0423	2.4573	2.7500	3.0298	3.3852	3.6460	3.9016	4.2340	4.4824
40	0.6807	1.3031	1.6839	2.0211	2.4233	2.7045	2.9712	3.3069	3.5510	3.7884	4.0942	4.3207
50	0.6794	1.2987	1.6759	2.0086	2.4033	2.6778	2.9370	3.2614	3.4960	3.7231	4.0140	4.2283
100	0.6770	1.2901	1.6602	1.9840	2.3642	2.6259	2.8707	3.1737	3.3905	3.5983	3.8616	4.0533
Z	0.6745	1.2816	1.6449	1.9600	2.3263	2.5758	2.8070	3.0902	3.2905	3.4808	3.7190	3.8906

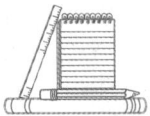

附录 4　百分率的可信区间

上行：95% 可信区间　下行：99% 可信区间

n	*X*													
	0	**1**	**2**	**3**	**4**	**5**	**6**	**7**	**8**	**9**	**10**	**11**	**12**	**13**
1	0~98													
	0~100													
2	0~84	1~99												
	0~93	0~100												
3	0~71	1~91	9~99											
	0~83	0~96	4~100											
4	0~60	1~81	7~93											
	0~73	0~89	3~97											
5	0~52	1~72	5~85	15~95										
	0~65	0~81	2~92	8~98										
6	0~46	0~64	4~78	12~88										
	0~59	0~75	2~86	7~93										
7	0~41	0~58	4~71	10~82	18~90									
	0~53	0~68	2~80	6~88	12~94									
8	0~37	0~53	3~65	9~76	16~84									
	0~48	0~63	1~74	5~83	10~90									
9	0~34	0~48	3~60	7~70	14~79	21~86								
	0~45	0~59	1~69	4~78	9~85	15~91								
10	0~31	0~45	3~56	7~65	12~74	19~81								
	0~41	0~54	1~65	4~74	8~81	13~87								
11	0~28	0~41	2~52	6~61	11~69	17~77	23~83							
	0~38	0~51	1~61	3~69	7~77	11~83	17~89							
12	0~26	0~38	2~48	5~57	10~65	15~72	21~79							
	0~36	0~48	1~57	3~66	6~73	10~79	15~85							
13	0~25	0~36	2~45	5~54	9~61	14~68	19~75	25~81						
	0~34	0~45	1~54	3~62	6~69	9~76	14~81	19~86						
14	0~23	0~34	2~43	5~51	8~58	13~65	18~71	23~77						
	0~32	0~42	1~51	3~59	5~66	9~72	13~78	17~83						
15	0~22	0~32	2~41	4~48	8~55	12~62	16~68	21~73	27~79					

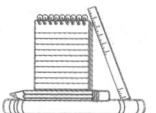

续表

n	X													
	0	1	2	3	4	5	6	7	8	9	10	11	12	13
	0~30	0~40	1~49	2~56	5~63	8~69	12~74	16~79	21~84					
16	0~21	0~30	2~38	4~46	7~52	11~59	15~65	20~70	25~75					
	0~28	0~38	1~46	2~53	5~60	8~66	11~71	15~76	19~81					
17	0~20	0~29	2~36	4~43	7~50	10~56	14~62	18~67	23~72	28~77				
	0~27	0~36	1~44	2~51	4~57	7~63	10~69	14~74	18~78	22~82				
18	0~19	0~27	1~35	4~41	6~48	10~54	13~59	17~64	22~69	26~74				
	0~26	0~35	1~42	2~49	4~55	7~61	10~66	13~71	17~75	21~79				
19	0~18	0~26	1~33	3~40	6~46	9~51	13~57	16~62	20~67	24~71	29~76			
	0~24	0~33	1~40	2~47	4~53	6~58	9~63	12~68	16~73	19~77	23~81			
20	0~17	0~25	1~32	3~38	6~44	9~49	12~54	15~59	19~64	23~69	27~73			
	0~23	0~32	1~39	2~45	4~51	6~56	9~61	11~66	15~70	18~74	22~78			
21	0~16	0~24	1~30	3~36	5~42	8~47	11~52	15~57	18~62	22~66	26~70	30~74		
	0~22	0~30	1~37	2~43	3~49	6~54	8~59	11~63	14~68	17~71	21~76	24~80		
22	0~15	0~23	1~29	3~35	5~40	8~45	11~50	14~55	17~59	21~64	24~68	28~72		
	0~21	0~29	1~36	2~42	3~47	5~52	8~57	10~61	13~66	16~70	20~73	23~77		
23	0~15	0~22	1~28	3~34	5~39	8~44	10~48	13~53	16~57	20~62	23~66	27~69	31~73	
	0~21	0~28	1~35	2~40	3~45	5~50	7~55	10~59	13~63	15~67	19~71	22~75	25~78	
24	0~14	0~21	1~27	3~32	5~37	7~42	10~47	13~51	16~55	19~59	22~63	26~67	29~71	
	0~20	0~27	0~33	2~39	3~44	5~49	7~53	9~57	12~61	15~65	18~69	21~73	24~76	
25	0~14	0~20	1~26	3~31	5~36	7~41	9~45	12~49	15~54	18~58	21~61	24~65	28~69	31~72
	0~19	0~26	0~32	1~37	3~42	5~47	7~51	9~56	11~60	14~63	17~67	20~71	23~74	26~77
26	0~13	0~20	1~25	2~30	4~35	7~39	9~41	12~48	14~52	17~56	20~60	23~63	27~67	30~70
	0~18	0~25	0~31	1~36	3~41	4~46	6~50	9~54	11~58	13~62	16~65	19~69	22~72	25~75
27	0~13	0~19	1~24	2~29	4~34	6~38	9~42	11~46	14~50	17~54	19~58	22~61	26~65	29~68
	0~18	0~25	0~30	1~35	3~40	4~44	6~48	8~52	10~56	13~60	15~63	18~67	21~70	24~73
28	0~12	0~18	1~24	2~28	4~33	6~37	8~41	11~45	13~49	16~52	19~56	22~59	25~63	28~66
	0~17	0~24	0~29	1~34	3~39	4~43	6~47	8~51	10~55	12~58	15~62	17~65	20~68	23~71
29	0~12	0~18	1~23	2~27	4~32	6~36	8~40	10~44	13~47	15~51	18~54	21~58	24~61	26~64
	0~17	0~23	0~28	1~33	2~37	4~42	6~46	8~49	10~53	12~57	14~60	17~63	19~66	22~70
30	0~12	0~17	1~22	2~27	4~31	6~35	8~39	10~42	12~46	15~49	17~53	20~56	23~59	26~63
	0~16	0~22	0~27	1~32	2~36	4~40	5~44	7~48	9~52	11~55	14~58	16~62	19~65	21~68
31	0~11	0~17	1~22	2~26	4~30	6~34	8~38	10~41	12~45	14~48	17~51	19~55	22~58	25~61
	0~16	0~22	0~27	1~31	2~35	4~39	5~43	7~47	9~50	11~54	13~57	16~60	18~63	20~66
32	0~11	0~16	1~21	2~25	4~29	5~33	7~36	9~40	12~43	14~47	16~50	19~53	21~56	24~59
	0~15	0~21	0~26	1~30	2~34	4~38	5~42	7~46	9~49	11~52	13~56	15~59	17~62	20~65
33	0~11	0~15	1~20	2~24	3~28	5~32	7~36	9~39	11~42	13~46	16~49	18~52	20~55	23~58

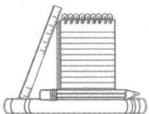

续表

n	X													
	0	1	2	3	4	5	6	7	8	9	10	11	12	13
	0~15	0~20	0~25	1~30	2~34	3~37	5~41	7~44	8~48	10~51	12~54	14~57	17~60	19~63
34	0~10	0~15	1~19	2~23	3~28	5~31	7~35	9~38	11~41	13~44	15~48	17~51	20~54	22~56
	0~14	0~20	0~25	1~29	2~33	3~36	5~40	6~43	8~47	10~50	12~53	14~56	16~59	18~62
35	0~10	0~15	1~19	2~23	3~27	5~30	7~34	8~37	10~40	13~43	15~46	17~49	19~52	22~55
	0~14	0~20	0~24	1~28	2~32	3~35	5~39	6~42	8~45	10~49	12~52	14~55	16~57	18~60
36	0~10	0~15	1~18	2~22	3~26	5~29	6~33	8~36	10~39	12~42	14~45	16~48	19~51	21~54
	0~14	0~19	0~23	1~27	2~31	3~35	5~38	6~41	8~44	9~47	11~50	13~53	15~56	17~59
37	0~10	0~14	1~18	2~22	3~25	5~28	6~32	8~35	10~38	12~41	14~44	16~47	18~50	20~53
	0~13	0~18	0~23	1~27	2~30	3~34	4~37	6~40	7~43	9~46	11~49	13~52	15~55	17~58
38	0~10	0~14	1~18	2~21	3~25	5~28	6~32	8~34	10~37	11~40	13~43	15~46	18~49	20~51
	0~13	0~18	0~22	1~26	2~30	3~33	4~36	6~39	7~42	9~45	11~48	12~51	14~54	16~56
39	0~9	0~14	1~17	2~21	3~24	4~27	6~31	8~33	9~36	11~39	13~42	15~45	17~48	19~50
	0~13	0~18	0~21	1~25	2~29	3~32	4~35	6~38	7~41	9~44	10~47	12~50	14~53	16~55
40	0~9	0~13	1~17	2~21	3~24	4~27	6~30	8~33	9~35	11~38	13~41	15~44	17~47	19~49
	0~12	0~17	0~21	1~25	2~28	3~32	4~35	6~38	7~40	9~43	10~46	12~49	13~52	15~54
41	0~9	0~13	1~17	2~20	3~23	4~26	6~29	7~32	9~35	11~37	12~40	14~43	16~46	18~48
	0~12	0~17	0~21	1~24	2~28	3~31	4~34	5~37	7~40	8~42	10~45	11~48	13~50	15~53
42	0~9	0~13	1~16	2~20	3~23	4~26	6~28	7~31	9~34	10~37	12~39	14~42	16~45	18~47
	0~12	0~17	0~20	1~24	2~27	3~30	4~33	5~36	7~39	8~42	9~44	11~47	13~49	15~52
43	0~9	0~12	1~16	2~19	3~23	4~25	5~28	7~31	8~33	10~36	12~39	14~41	15~44	17~46
	0~12	0~16	0~20	1~23	2~26	3~30	4~33	5~35	6~38	8~41	9~43	11~46	13~49	14~51
44	0~9	0~12	1~15	2~19	3~22	4~25	5~28	7~30	8~33	10~35	11~38	13~40	15~43	17~45
	0~11	0~16	0~19	1~23	2~26	3~29	4~32	5~35	6~37	8~40	9~42	11~45	12~47	14~50
45	0~8	0~12	1~15	2~18	3~21	4~24	5~27	7~30	8~32	9~34	11~37	13~39	15~42	16~44
	0~11	0~15	0~19	1~22	2~25	3~28	4~31	5~34	6~37	8~39	9~42	10~44	12~47	14~49
46	0~8	0~12	1~15	1~18	3~21	4~24	5~26	7~29	8~31	9~34	11~36	13~39	14~41	16~43
	0~11	0~15	0~19	1~22	2~25	3~28	4~31	5~33	6~36	7~39	9~41	10~43	12~46	13~48
47	0~8	0~12	1~15	2~17	3~20	4~23	5~26	6~28	8~31	9~34	11~36	12~38	14~40	16~43
	0~11	0~15	0~18	1~21	2~24	2~27	3~30	5~33	6~35	7~38	9~40	10~42	11~45	13~47
48	0~8	0~11	1~14	2~17	3~20	4~22	5~25	6~28	8~30	9~33	11~35	12~37	14~39	15~42
	0~10	0~14	1~18	1~21	2~24	2~27	3~29	5~32	6~35	7~37	8~40	10~42	11~44	13~47
49	0~8	0~11	1~14	2~17	2~20	4~22	5~25	6~27	7~30	9~32	10~35	12~37	13~39	15~41
	0~10	0~14	0~17	1~20	1~24	2~26	3~29	4~32	6~34	7~36	8~39	9~41	11~44	12~46
50	0~7	0~11	1~14	2~17	2~19	3~22	5~24	6~26	7~29	9~31	10~34	11~36	13~38	15~41
	0~10	0~14	0~17	1~20	1~23	2~26	3~28	4~31	5~33	7~36	8~38	9~40	11~43	12~45

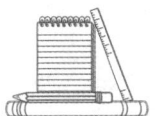

续表

n	X											
	14	15	16	17	18	19	20	21	22	23	24	25
27	32~71											
	27~76											
28	31~69											
	26~74											
29	30~68	33~71										
	25~72	28~75										
30	28~66	31~69										
	24~71	27~74										
31	27~64	30~67	33~70									
	23~69	26~72	28~75									
32	26~62	29~65	32~68									
	22~67	25~70	27~73									
33	26~61	28~64	31~67	34~69								
	21~66	24~69	26~71	29~74								
34	25~59	27~62	30~65	32~68								
	21~64	23~67	25~70	28~72								
35	24~58	26~61	29~63	31~66	34~69							
	20~63	22~66	24~68	27~71	29~73							
36	23~57	26~59	28~62	30~65	33~67							
	19~62	22~64	23~67	26~69	28~72							
37	23~55	25~58	27~61	30~63	32~66	34~68						
	19~60	21~63	23~65	25~68	28~70	30~73						
38	22~54	24~57	26~59	29~62	31~64	33~67						
	18~59	20~61	22~64	25~66	27~69	29~71						
39	21~53	23~55	26~58	28~60	30~63	32~65	35~68					
	18~58	20~60	22~63	24~65	26~68	28~70	30~72					
40	21~52	23~54	25~57	27~59	29~62	32~64	34~66					
	17~57	19~59	21~61	23~64	25~66	27~68	30~71					
41	20~51	22~53	24~56	26~58	29~60	31~63	33~65	35~67				
	17~55	19~58	21~60	23~63	25~65	27~67	29~69	31~71				
42	20~50	22~52	24~54	26~57	28~59	30~61	32~64	34~66				
	16~54	18~57	20~59	22~61	24~64	26~66	28~67	30~70				
43	19~49	21~51	23~53	25~56	27~58	29~60	31~62	33~65	36~67			
	16~53	18~56	19~58	21~60	23~62	25~65	27~66	29~69	31~71			
44	19~48	21~50	22~52	24~55	26~57	28~59	30~61	33~63	35~65			
	15~52	17~55	19~57	21~59	23~61	25~63	26~65	28~68	30~70			

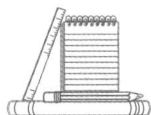

n	14	15	16	17	18	19	20	21	22	23	24	25
45	18~47	20~49	22~51	24~54	26~56	28~58	30~60	32~62	34~64	36~66		
	15~51	17~54	19~56	20~58	22~60	24~62	26~64	28~66	30~68	32~70		
46	18~46	20~48	21~50	23~53	25~55	27~57	29~59	31~61	33~63	35~65		
	15~50	16~53	18~55	20~57	22~59	23~61	25~63	27~65	29~67	31~69		
47	18~45	19~47	21~49	23~52	25~54	26~56	28~58	30~60	32~62	34~64	36~66	
	14~19	16~52	18~54	19~56	21~58	23~60	25~62	26~64	28~66	30~68	32~70	
48	17~44	19~46	21~48	22~51	24~53	26~55	28~57	30~59	31~61	33~63	35~65	
	14~49	16~51	17~53	19~55	21~57	22~59	24~61	26~63	28~65	29~67	31~69	
49	17~43	18~45	20~47	22~50	24~52	25~54	27~56	29~58	31~60	33~62	34~64	36~66
	14~48	15~50	17~52	19~54	20~56	22~58	23~60	25~62	27~64	29~66	31~68	32~70
50	16~43	18~45	20~47	21~49	23~51	25~53	26~55	28~57	30~59	32~61	34~63	36~65
	14~47	15~49	17~51	18~53	20~55	21~57	23~59	25~61	26~63	28~65	30~67	32~68

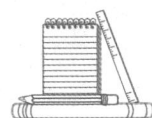

附录 5　χ^2 界值表

自由度 v	概率 P												
	0.995	0.99	0.975	0.95	0.9	0.75	0.5	0.25	0.1	0.05	0.025	0.01	0.005
1	…	…	…	…	0.02	0.10	0.45	1.32	2.71	3.84	5.02	6.63	7.88
2	0.01	0.02	0.02	0.10	0.21	0.58	1.39	2.77	4.61	5.99	7.38	9.21	10.60
3	0.07	0.11	0.22	0.35	0.58	1.21	2.37	4.11	6.25	7.81	9.35	11.34	12.84
4	0.21	0.30	0.48	0.71	1.06	1.92	3.36	5.39	7.78	9.49	11.14	13.28	14.86
5	0.41	0.55	0.83	1.15	1.61	2.67	4.35	6.63	9.24	11.07	12.83	15.09	16.75
6	0.68	0.87	1.24	1.64	2.20	3.45	5.35	7.84	10.64	12.59	14.45	16.81	18.55
7	0.99	1.24	1.69	2.17	2.83	4.25	6.35	9.04	12.02	14.07	16.01	18.48	20.28
8	1.34	1.65	2.18	2.73	3.40	5.07	7.34	10.22	13.36	15.51	17.53	20.09	21.96
9	1.73	2.09	2.70	3.33	4.17	5.90	8.34	11.39	14.68	16.92	19.02	21.67	23.59
10	2.16	2.56	3.25	3.94	4.87	6.74	9.34	12.55	15.99	18.31	20.48	23.21	25.19
11	2.60	3.05	3.82	4.57	5.58	7.58	10.34	13.70	17.28	19.68	21.92	24.72	26.76
12	3.07	3.57	4.40	5.23	6.30	8.44	11.34	14.85	18.55	21.03	23.34	26.22	28.30
13	3.57	4.11	5.01	5.89	7.04	9.30	12.34	15.98	19.81	22.36	24.74	27.69	29.82
14	4.07	4.66	5.63	6.57	7.79	10.17	13.34	17.12	21.06	23.68	26.12	29.14	31.32
15	4.60	5.23	6.27	7.26	8.55	11.04	14.34	18.25	22.31	25.00	27.49	30.58	32.80
16	5.14	5.81	6.91	7.96	9.31	11.91	15.34	19.37	23.54	26.30	28.85	32.00	34.27
17	5.70	6.41	7.56	8.67	10.09	12.79	16.34	20.49	24.77	27.59	30.19	33.41	35.72
18	6.26	7.01	8.23	9.39	10.86	13.68	17.34	21.60	25.99	28.87	31.53	34.81	37.16
19	6.84	7.63	8.91	10.12	11.65	14.56	18.34	22.72	27.20	30.14	32.85	36.19	38.58
20	7.43	8.26	9.59	10.85	12.44	15.45	19.34	23.83	28.41	31.41	34.17	37.57	40.00
21	8.03	8.90	10.28	11.59	13.24	16.34	20.34	24.93	29.62	32.67	35.48	38.93	41.40
22	8.64	9.54	10.98	12.34	14.04	17.24	21.34	26.04	30.81	33.92	36.78	40.29	42.80
23	9.26	10.20	11.69	13.09	14.85	18.14	22.34	27.14	32.01	35.17	38.08	41.64	44.18
24	9.89	10.86	12.40	13.85	15.66	19.04	23.34	28.24	33.20	36.42	39.36	42.98	45.56
25	10.52	11.52	13.12	14.61	16.47	19.94	24.34	29.34	34.38	37.65	40.65	44.31	46.93
26	11.16	12.20	13.84	15.38	17.29	20.84	25.34	30.43	35.56	38.89	41.92	45.64	48.29
27	11.81	12.88	14.57	16.15	18.11	21.75	26.34	31.53	36.74	40.11	43.19	46.96	49.64
28	12.46	13.56	15.31	16.93	18.94	22.66	27.34	32.62	37.92	41.34	44.46	48.28	50.99
29	13.12	14.26	16.05	17.71	19.77	23.57	28.34	33.71	39.09	42.56	45.72	49.59	52.34

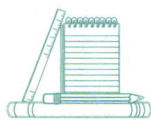

续表

自由度 ν	概率 P												
	0.995	0.99	0.975	0.95	0.9	0.75	0.5	0.25	0.1	0.05	0.025	0.01	0.005
30	13.79	14.95	16.79	18.49	20.60	24.48	29.34	34.80	40.26	43.77	46.98	50.89	53.67
40	20.71	22.16	24.43	26.51	29.05	33.66	39.34	45.62	51.80	55.76	59.34	63.69	66.77
50	27.99	29.71	32.36	34.76	37.69	42.94	49.33	56.33	63.17	67.50	71.42	76.15	79.49
60	35.53	37.48	40.48	43.19	46.46	52.29	59.33	66.98	74.40	79.08	83.30	88.38	91.95
70	43.28	45.44	48.76	51.74	55.33	61.7	69.33	77.58	85.53	90.53	95.02	100.42	104.22
80	51.17	53.54	57.15	60.39	64.28	71.14	79.33	88.13	96.58	101.88	106.63	112.33	116.32
90	59.20	61.75	65.65	69.13	73.29	80.62	89.33	98.64	107.56	113.14	118.14	124.12	128.30
100	67.33	70.06	74.22	77.93	82.36	90.13	99.33	109.14	118.50	124.34	129.56	135.81	140.17

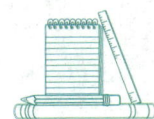

主要参考书目

[1] 傅华 . 预防医学 . 北京：人民卫生出版社，2008.

[2] 李鲁 . 社会医学 . 4 版 . 北京：人民卫生出版社，2012.

[3] 马骁 . 健康教育学 . 2 版 . 北京：人民卫生出版社，2012.

[4] 乌建平，王万荣，杨柳清 . 预防医学 . 北京：科学出版社，2013.

[5] 吴娟 . 预防医学 . 北京：人民卫生出版社，2014.

[6] 曲巍，唐军 . 预防医学 . 2 版 . 北京：科学出版社，2014.

[7] 傅华 . 预防医学学习指导与习题集 . 3 版 . 北京：人民卫生出版社，2014.

[8] 王建华 . 流行病学 . 8 版 . 北京：人民卫生出版社，2014.

[9] 刘明清，王万荣 . 预防医学 . 5 版 . 北京：人民卫生出版社，2014.

[10] 田本淳 . 健康教育与健康促进实用方法 . 2 版 . 北京：北京大学医学出版社，2014.

[11] 杨柳清 . 预防医学 . 北京：中国中医药出版社，2015.

[12] 凌文华，孙志伟 . 预防医学 . 3 版 . 北京：人民卫生出版社，2015.

[13] 陈杰 . 预防医学学习指导及习题集 . 北京：人民卫生出版社，2015.

[14] 魏双平，张东献 . 预防医学 . 3 版 . 西安：第四军医大学出版社，2015.

[15] 詹思延 . 流行病学 . 8 版 . 北京：人民卫生出版社，2017.

[16] 马骥，赵宏 . 预防医学 . 4 版 . 北京：科学出版社，2017.

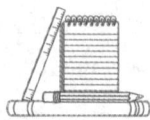

教材目录

注：凡标☆者为"十四五"职业教育国家规划教材。

序号	书 名	主 编		主编所在单位	
1	医古文	刘庆林	江 琼	湖南中医药高等专科学校	江西中医药高等专科学校
2	中医药历史文化基础	金 虹		四川中医药高等专科学校	
3	医学心理学	范国正		娄底职业技术学院	
4	中医适宜技术	肖跃红		南阳医学高等专科学校	
5	中医基础理论	陈建章	王敏勇	江西中医药高等专科学校	邢台医学院
6	中医诊断学	王农银	徐宜兵	遵义医药高等专科学校	江西中医药高等专科学校
7	中药学	李春巧	林海燕	山东中医药高等专科学校	滨州医学院
8	方剂学	姬水英	张 尹	渭南职业技术学院	保山中医药高等专科学校
9	中医经典选读	许 海	姜 侠	毕节医学高等专科学校	滨州医学院
10	卫生法规	张琳琳	吕 慕	山东中医药高等专科学校	山东医学高等专科学校
11	人体解剖学	杨 岚	赵 永	成都中医药大学	毕节医学高等专科学校
12	生理学	李开明	李新爱	保山中医药高等专科学校	济南护理职业学院
13	病理学	鲜于丽	李小山	湖北中医药高等专科学校	重庆三峡医药高等专科学校
14	药理学	李全斌	卫 昊	湖北中医药高等专科学校	陕西中医药大学
15	诊断学基础	杨 峥	姜旭光	保山中医药高等专科学校	山东中医药高等专科学校
16	中医内科学	王 飞	刘 菁	成都中医药大学	山东中医药高等专科学校
17	西医内科学	张新鹏	施德泉	山东中医药高等专科学校	江西中医药高等专科学校
18	中医外科学☆	谭 工	徐迎涛	重庆三峡医药高等专科学校	山东中医药高等专科学校
19	中医妇科学	周惠芳		南京中医药大学	
20	中医儿科学	孟陆亮	李 昌	渭南职业技术学院	南阳医学高等专科学校
21	西医外科学	王龙梅	熊 炜	山东中医药高等专科学校	湖南中医药高等专科学校
22	针灸学☆	甄德江	张海峡	邢台医学院	渭南职业技术学院
23	推拿学☆	涂国卿	张建忠	江西中医药高等专科学校	重庆三峡医药高等专科学校
24	预防医学☆	杨柳清	唐亚丽	重庆三峡医药高等专科学校	广东江门中医药职业学院
25	经络与腧穴	苏绪林		重庆三峡医药高等专科学校	
26	刺法与灸法	王允娜	景 政	甘肃卫生职业学院	山东中医药高等专科学校
27	针灸治疗☆	王德敬	胡 蓉	山东中医药高等专科学校	湖南中医药高等专科学校
28	推拿手法	张光宇	吴 涛	重庆三峡医药高等专科学校	河南推拿职业学院
29	推拿治疗	唐宏亮	汤群珍	广西中医药大学	江西中医药高等专科学校

序号	书 名	主 编		主编所在单位	
30	小儿推拿	吕美珍	张晓哲	山东中医药高等专科学校	邢台医学院
31	中医学基础	李勇华	杨 频	重庆三峡医药高等专科学校	甘肃卫生职业学院
32	方剂与中成药☆	王晓戎	张 彪	安徽中医药高等专科学校	遵义医药高等专科学校
33	无机化学	叶国华		山东中医药高等专科学校	
34	中药化学技术	方应权	赵 斌	重庆三峡医药高等专科学校	广东江门中医药职业学院
35	药用植物学☆	汪荣斌		安徽中医药高等专科学校	
36	中药炮制技术☆	张昌文	丁海军	湖北中医药高等专科学校	甘肃卫生职业学院
37	中药鉴定技术☆	沈 力	李 明	重庆三峡医药高等专科学校	济南护理职业学院
38	中药制剂技术	吴 杰	刘玉玲	南阳医学高等专科学校	娄底职业技术学院
39	中药调剂技术	赵宝林	杨守娟	安徽中医药高等专科学校	山东中医药高等专科学校
40	药事管理与法规	查道成	黄 娇	南阳医学高等专科学校	重庆三峡医药高等专科学校
41	临床医学概要	谭 芳	向 军	娄底职业技术学院	毕节医学高等专科学校
42	康复治疗基础	王 磊		南京中医药大学	
43	康复评定技术	林成杰	岳 亮	山东中医药高等专科学校	娄底职业技术学院
44	康复心理	彭咏梅		湖南中医药高等专科学校	
45	社区康复	陈丽娟		黑龙江中医药大学佳木斯学院	
46	中医养生康复技术	廖海清	艾 瑛	成都中医药大学附属医院针灸学校	江西中医药高等专科学校
47	药物应用护理	马瑜红		南阳医学高等专科学校	
48	中医护理	米健国		广东江门中医药职业学院	
49	康复护理	李为华	王 建	重庆三峡医药高等专科学校	山东中医药高等专科学校
50	传染病护理☆	汪芝碧	杨蓓蓓	重庆三峡医药高等专科学校	山东中医药高等专科学校
51	急危重症护理☆	邓 辉		重庆三峡医药高等专科学校	
52	护理伦理学☆	孙 萍	张宝石	重庆三峡医药高等专科学校	黔南民族医学高等专科学校
53	运动保健技术	潘华山		广东潮州卫生健康职业学院	
54	中医骨病	王卫国		山东中医药大学	
55	中医骨伤康复技术	王 轩		山西卫生健康职业学院	
56	中医学基础	秦生发		广西中医学校	
57	中药学☆	杨 静		成都中医药大学附属医院针灸学校	
58	推拿学☆	张美林		成都中医药大学附属医院针灸学校	